# Die Geschichte *der* Medizin

## Von der Antike bis zur Gegenwart

# 医药文化史（修订本）

Bernt Karger-Decker

[德] 伯恩特·卡尔格-德克尔 著

姚燕 周惠 译

生活·讀書·新知 三联书店

**图书在版编目（CIP）数据**

医药文化史：修订本 /（德）伯恩特 · 卡尔格 - 德克尔著；姚燕，周惠译. —2 版. —北京：生活 · 读书 · 新知三联书店，2019.10
ISBN 978 – 7 – 108 – 06669 – 5

Ⅰ. ①医… Ⅱ. ①伯… ②姚… ③周… Ⅲ. ①医学史 – 世界 Ⅳ. ① R-091

中国版本图书馆 CIP 数据核字（2019）第 169361 号

特邀编辑 张艳华
责任编辑 徐国强
装帧设计 罗 洪 康 健
责任校对 曹秋月
责任印制 徐 方
出版发行 生活 · 讀書 · 新知 三联书店
(北京市东城区美术馆东街 22 号 100010)
网 址 www.sdxjpc.com
图 字 01-2018-4886
经 销 新华书店
印 刷 北京隆昌伟业印刷有限公司
版 次 2004 年 1 月北京第 1 版
2019 年 10 月北京第 2 版
2019 年 10 月北京第 3 次印刷
开 本 720 毫米 × 1020 毫米 1/16 印张 27.25
字 数 200 千字 图 694 幅
印 数 12,001 – 18,000 册
定 价 78.00 元
(印装查询：01064002715；邮购查询：01084010542)

# 目 录

十一



十二

十三



十四



十五

二十一

二十二



二十三



二十四

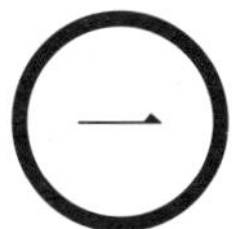

# 巫医与神职医生

对需要医学的人来说，
医学几乎是一种神奇的魔术，
而它的效力总有一部分来自对它的信念。

——阿达尔贝特・冯・沙米索
（Adalbert von Chamisso，1781—1838）

# 1. 氏族巫医的魔力无所不在

柏林夏利特（Charité）医院首家门诊部的前任主任特奥多尔·布鲁格施（Theodor Brugsch）教授曾经说过，医疗的艺术同人类历史一样久远。他这样说并没有丝毫夸张。那时，尚处于氏族制度中的祖先们的生活习惯与动物没有根本区别，他们始终处在遭受伤害或者患病的危险之中。

然而，当某个原始人帮助同族人取出捕猎时扎进皮肤中的木刺时，他们会用唾液涂抹在伤口上，以便让伤口迅速愈合。可以说，原始人用一个贝壳碎片、一根鱼刺、一个自己磨成的石刀切开一个脓肿包块的时候，治疗学便开始了自己的历史。

原始人通过自己的经验逐渐地认识到药用植物所带来的益处。尤其是妇女和母亲们能够借助某些草本植物来调节身体，使自己保持舒适的感觉：用调味植物激起食欲，用含油植物排除消化不良，用麻醉植物减轻疼痛，甚至仅仅用汁水丰富的叶片敷在身体某个发热的部位以降低该处的体温。但是即使如此，我们远古的祖先仍然遭受某些疾病的折磨。这些疾病与外伤相比，其病因有些隐秘，所以，他们不知道该如何治疗这些疾病。因而在他们看来，这些疾病是魔鬼降临侵入人体所带来的不幸。人们认为只有与氏族和神灵们有着联系的氏族巫医才拥有消除、驱赶病魔的力量。于是，氏族巫医应运而生。人们视之为神明，并对他们崇敬备至。

直到今天，在某些尚生活于原始部落的民族中，巫医仍然发挥着他们的作用。令人毛骨悚然的面部化妆、仪式中的大声叫嚷、驱魔咒语的诵念、自我陶醉般的舞蹈、殴打昏迷中的病人以祛除侵入身体的魔鬼等，所有这些方式与从原始社会流传下来的流血的手术以及自然疗法，均属于原始巫医的仪式。

**插图 1　印第安巫医在众人的注视下大声驱赶臆想中的病魔**

根据美国人种学家乔治·卡特林的绘画绘制，他于 1832 年和 1840 年考察了北美的印第安部落。出自查理·达尔文：《教士精神与教士帝国的发展》（Charles Darwin: *Die Entwicklung des Priestertums und der Priesterreiche*），莱比锡，1930 年

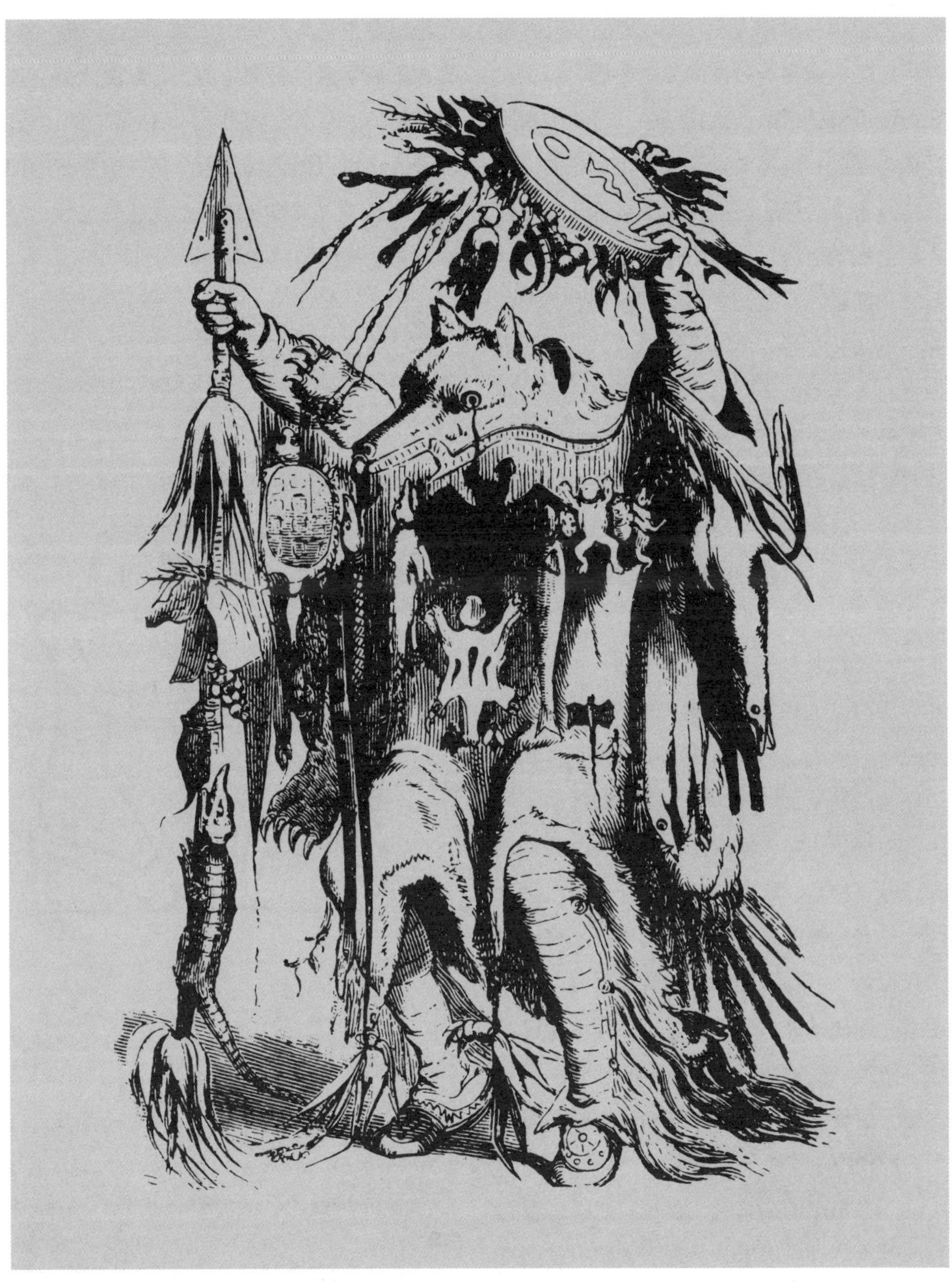

1

# 2. 病床边的神职医生

如果说，早期人类将那些无法从外在解释病因的疾病视为魔鬼的肆虐的话，那么在氏族制度解体后的奴隶社会中，这些疾病则被认为是公正的神灵对人们所犯罪行的一个惩罚。于是，神职医生取代了超自然能力给人们治病的巫医，他们的任务是通过祈祷、献祭和赎罪，向“遭到冒犯的”神灵请求宽恕。

奴隶社会塑造出了自己的神。负责联系神灵与人类的祭司除了管理社会对神灵的崇拜之外，也要负责医治病人。但是当时几乎仅有统治阶级才能享受祭司的治疗。祭司的治疗方法取决于他们的宇宙观，如把手放在病人的头上，以召神祛魔，又让病人服用祭祀饮料，或者让病人净身，或节制、规律地生活，以此来为自己赎罪。

当时，这些仪式很重要的一个作用是促进医生与病人之间的信任关系。给予神职医生支持的是受过训练的世俗医生和辅助医疗人员，他们为病人做检查、备药、洗药浴、抹药膏、按摩、灌肠；负责实施一切在作为神灵侍者的神职医生眼里有损于自己尊严的治疗行为。另外，神职医生掌管着每个流血手术。即便是极小的手术，也必须由安置在庙宇附近、受神职医生们监管的外科医生来实施。尽管当时人们的外科知识有限，但他们的操作技术实在令人惊叹。

无数出土的莎草纸文稿让我们得以看到古埃及人的外科医术。从这些文稿中我们得知，四千多年前法老时代的外科医生已经成功地治疗头、鼻、颌骨、耳、唇、咽喉、颈、脊柱和胸等身体各部位的伤。除此之外，根据赫斯特莎草纸文稿( Papyros Hearst )的记载，埃及人还可以固定松动的牙齿、给骨折的四肢上夹板，以及有效地处理化脓的炎症、动物咬伤、挫伤和其他多种损伤。

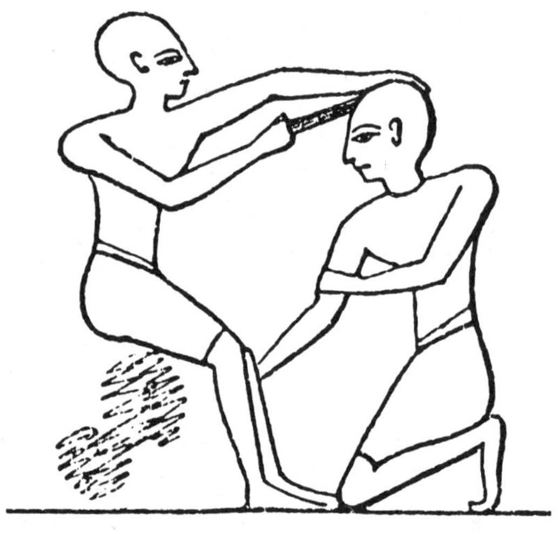

2*a*

**插图 2*a* 和 2*b*　古埃及的神职医生为病人召神祛除病痛**

根据古希腊的壁画绘制。出自《图绘世界史第一册》( *Illustrierte Weltgeschichte,Band I* )，莱比锡，1893 年

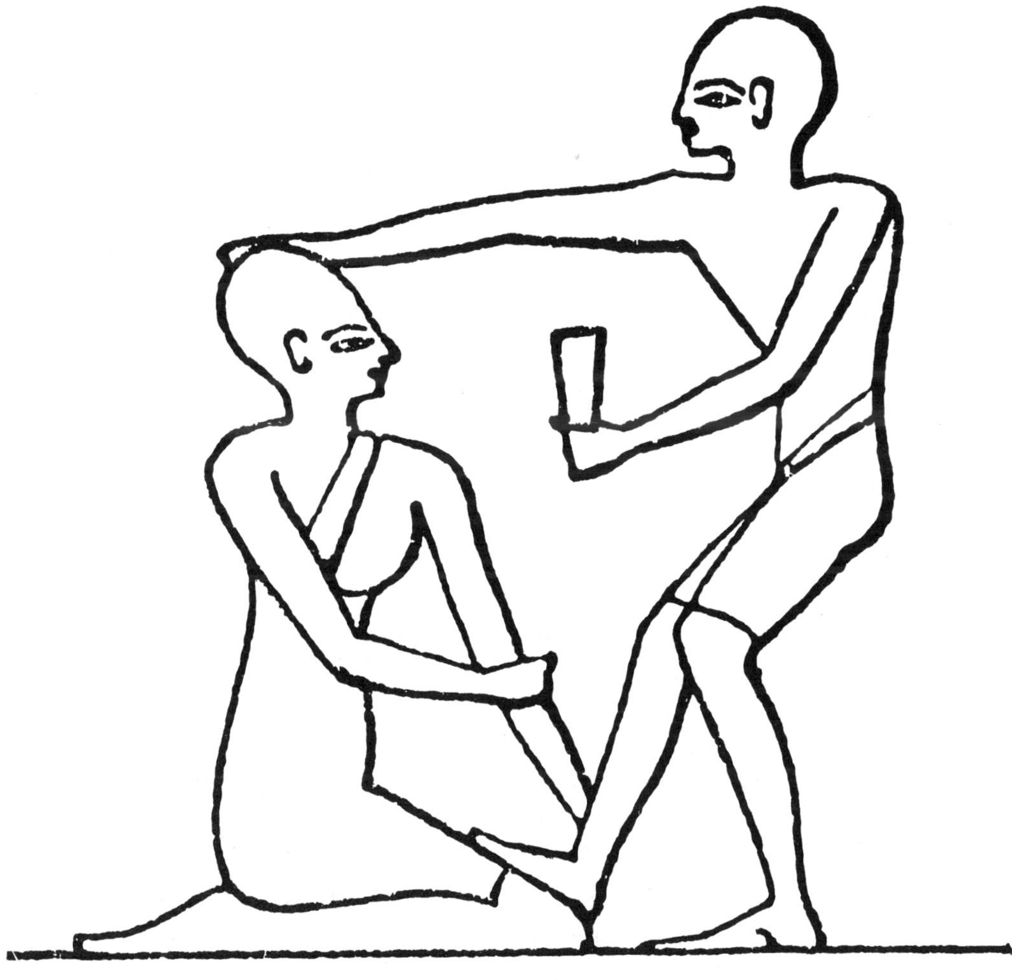

*2b*

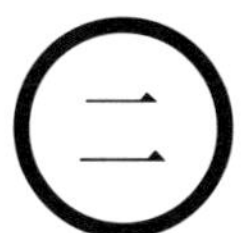

# 古代东方的医学

如果优秀的年轻人以为，
承认别人已经承认过的真理
就是丧失了创造性，
那他就大错特错了。

——约翰·沃尔夫冈·冯·歌德
（Johann Wolfgang von Goethe，1749—1832）

# 3. 古代中国的医学

公元前3世纪至前2世纪之交，古代中国已经实现了从氏族社会向奴隶制社会的过渡①，当时的医学发展首先服务于统治阶级，也就是说，被压迫和被剥削的阶级几乎得不到或只能接受很少的医疗。

在古代中国的医学中，预防疾病、保持健康的理念具有十分重要的地位。这不仅表现在某些卫生设备的建造上，也表现在促进个人健康的措施上，包括保持身体健康，通过食疗及自然疗法来实现合理饮食、强身健体等。那时中国人已经懂得把研磨后的天花痂吹入鼻黏膜，以预防更严重的天花。

在对病患的检查中，古代中国的医生特别重视诊断，但他们的诊断常常夹杂着推测的成分。诊断中最重要的要算切脉和检查舌、口、肛门及粪便。中国的古代医学从哲学的角度来解释疾病的形成：同大宇宙一样，小宇宙——人也受制于阴阳这两种对立的力量。人一旦受到来自外部或内部因素的干扰，这两种力量便失去平衡，机体就会遭受损坏。

在治疗中，古代的中国医生使用各种各样被认为具有特殊功效的动、植物及矿类药物。处理疼痛时，除了使用鸦片之外，他们还把曼德拉草或曼德拉草根提取液作为麻醉药物。常用的、据说能够延年益寿的治疗方法是灸疗和针疗。灸疗是把灸条贴在皮肤表面，熏灼人体经络上的360个穴位，以达到刺激治疗的效果；而针疗是将软韧的细长针刺入穴位，以取得类似的疗效。

**插图3　古代中国针灸穴位图，图中注有不同疾病应施行治疗的身体部位**

出自弗兰茨·许伯特：《中国医学》（Franz Hübotter: *Die Chinesische Medizin*），莱比锡，1929年

① 此说法与我国历史学界的研究成果不同，仅供参考。——编者

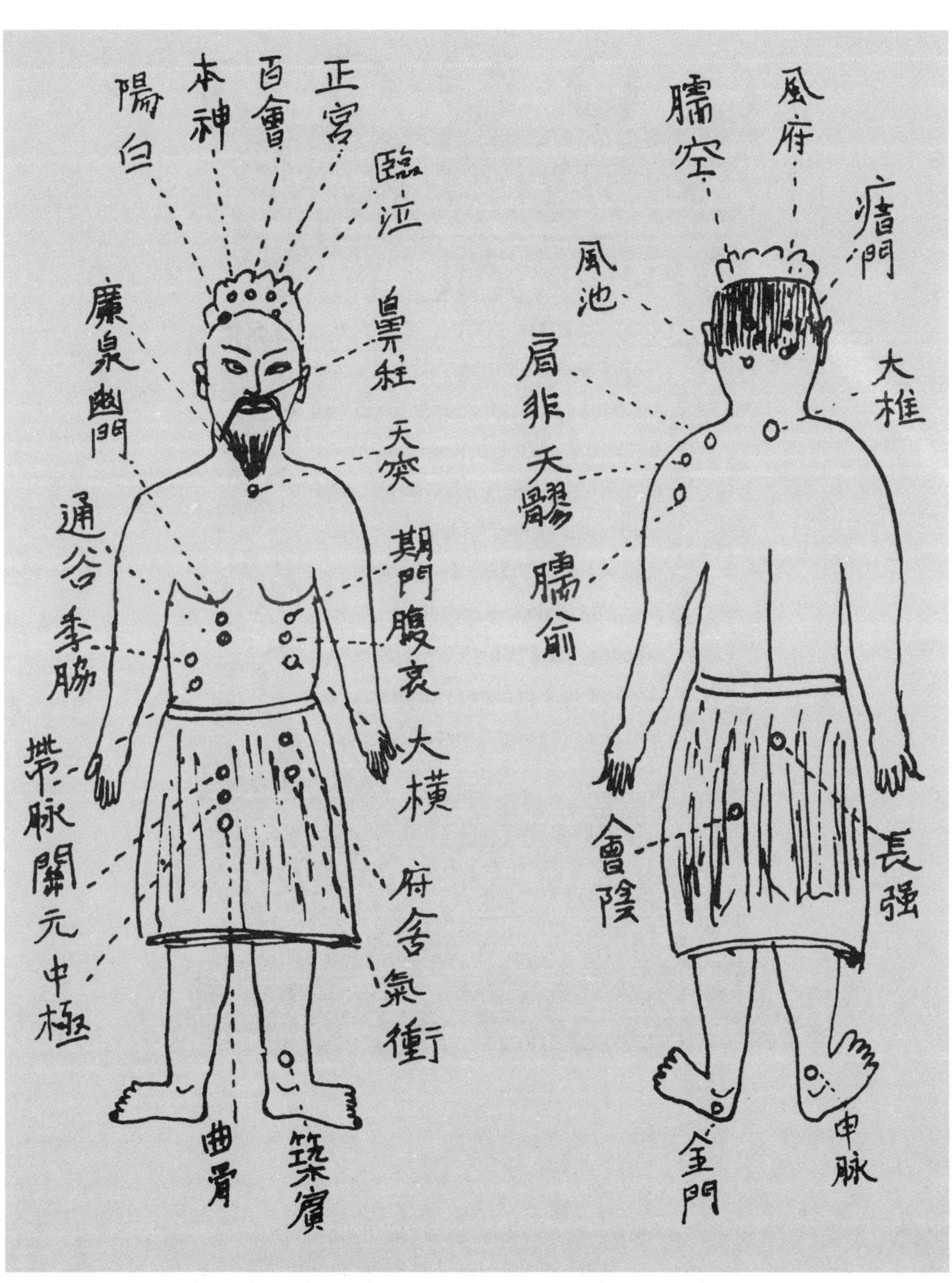


古代中国针灸穴位图，图中注有不同疾病应施行治疗的身体部位

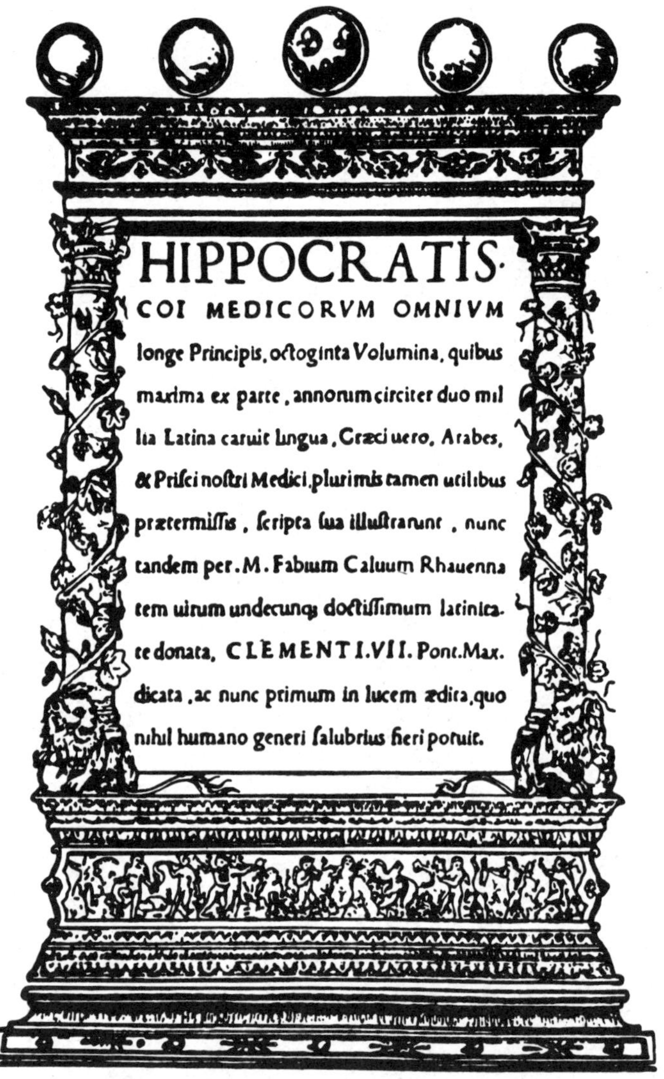

HIPPOCRATIS·
COI MEDICORVM OMNIVM
longe Principis, octoginta Volumina, quibus
maxima ex parte, annorum circiter duo mil
lia Latina caruit lingua, Græci uero, Arabes,
& Prisci nostri Medici, plurimis tamen utilibus
prætermissis, scripta sua illustrarunt, nunc
tandem per. M. Fabium Caluum Rhauenna
tem uirum undecunq; doctissimum latinita-
te donata, CLEMENTI.VII. Pont.Max.
dicata, ac nunc primum in lucem ædita, quo
nihil humano generi salubrius fieri potuit.

《希波克拉底文献》拉丁文初版（罗马，1525）的扉页，里面有《希波克拉底誓言》

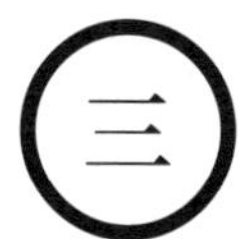

# 古希腊的医学

用药治不好的就用铁；
用铁治不好的就用火；
而用火也治不好的，
那就无药可治了。

——希波克拉底
（约公元前460—前377）

# 4. 古代的外科器材

1910年初，医学历史学家特奥尔多·迈耶尔－施泰内克（Theodor Meyer-Steineg，1873—1936）教授前往希腊和小亚细亚进行学术考察，就像他在考察报告中写到的那样，他要寻找“一切与古希腊医学有关的东西”。在加利风格的海滨城市以弗所（Ephesos）和多立斯风格的科斯（Kos）岛上，教授的收益颇丰。这位曾是眼科专家的教授成功地医治好了当地的眼疾病人，心怀感激的当地人帮助教授发掘他想寻找的东西，甚至把自己挖掘到的文物赠送给他。

就这样，迈耶尔－施泰内克不仅得到了许许多多的医学遗物，而且还找到了很多古希腊古罗马时代的外科器具，其中的大多数都是用含锡量为15%的铜制造的；其次是以铁和钢制成、特别是用于切割的工具。希波克拉底的著作偶尔提到手术刀时，会出现“sidéros”（“铁”或“钢”）这个词，以表示无情的坚硬。而金属银则偶尔用来制作内障针以及精细手术的器具。

当时，只要在规定许可的范围内，那些器具都由经验丰富的专业手工匠用一整块金属打造，而按规定制造的手柄常常装饰华美，用浇铸技术制成。由不同部分构成的外科器具，如用来检查以裸视无法直接观察到的器官的器具、产钳、窥器等，则制成可以组装的零件。希波克拉底时代的大部分医疗用具显示出当时的制造原则：工具尽可能简单，用途则多样化。古希腊古罗马时代的主要外科工具包括各式探针、匙、刮刀、单刃或双刃的直刀、弯刃刀、钳子、镊子、钩状或管状器具、针、骨锯、骨钻、骨凿、药膏研钵杵。这些用具都保留在医生诊所的医用工具箱里，如果医生出外行医，可以带上便携式盒装医用工具。

插图4*a*　古代的外科器具：左起：（1）于艾菲斯发现的药膏研钵杵（青铜铸人像，青铜锻造的杵身，蛇纹石制成的下部可以拧下）；（2）于艾菲斯发现的青铜探针残部；（3）于艾菲斯发现的青铜探针；（4）于艾菲斯发现的象牙探针残部；（5）于艾菲斯发现的青铜探针；（6）尼尼微发现的青铜带冠骨钻；（7、8）于艾菲斯发现的青铜探针

插图4*b*　左起：（1）一个碎颅钳（用于切割已穿孔的儿童颅骨的钳状工具，同时也用于拔出手术）的残部；（2）膀胱结石钩；（3）眼睑钩；（4）成套器具：匙（上端），尖钩（下端）；（5、6）锋利的创口拉钩；器具全部为青铜制造，全部制造于古希腊时期；（1）（2）（5）于艾菲斯发现；（3）（4）（6）于科斯发现

插图4*c*　左起：（1）于科斯发现的青铜扁药盒；（2）于科斯发现的青铜器具箱残片；（3）于科斯发现的青铜研钵杵；（4）于科斯发现的青铜平匙；（5）于科斯发现的橄榄叶状青铜烙器残片；（6、7）于科斯发现的青铜开睑器；（10）于科斯发现的银制睫毛镊；（11）于科斯发现的银制凸刃小刀

以上全部插图出自特奥尔多·迈耶尔－施泰内克：《古代的外科器具：探索古希腊手术外科学》（Theodor Meyer-Steineg: *Chirurgische Instrumente des Altertums: Ein Beitrag zur antiken Akiurgie*），耶拿，1912年

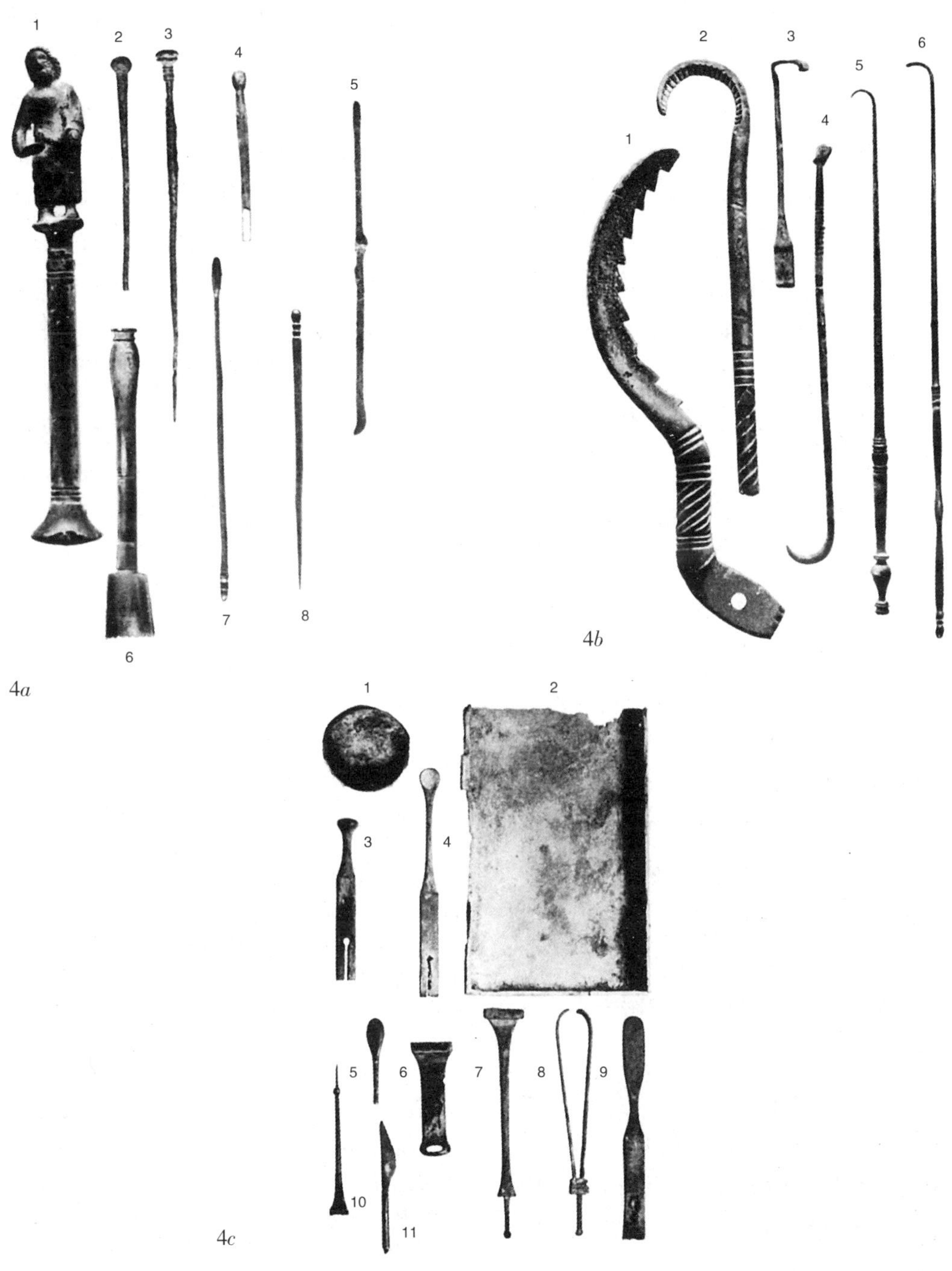
1
2
3
4
5
6
7
8
4a
1
2
3
4
5
6
4b
1
2
3
4
5
6
7
8
9
10
11
4c

# 5. 基戎医生的宗族

古希腊神话中的医生家族的命名，可追溯到其男性祖先基戎（Cheiron 或 Chiron）。在古希腊神话中，基戎是半人马族中的一员，属于人头马身的狂野魔怪，大部分生活在森林里。与放荡不羁的同类相比，只有他们的领头神怪基戎友善、明智，公义又乐于助人。在药用植物丰富的帖撒利亚地区（Thessalia）皮利翁（Pelion）山顶的一个山洞里，基戎向许许多多的希腊英雄传授药学和草药学的知识，以便英雄们在战争中受伤时可以互相医治。

曾受基戎指导过的英雄，包括荷马在史诗《伊利亚特》中描写的阿喀琉斯（Achilleus），他是特洛伊战争中最勇敢的英雄。在疗伤方面，他表现得尤其出色。流传下来的古希腊花瓶画描绘了他如何给他的朋友——被特洛伊国王的儿子赫克托耳击成重伤的帕特罗克洛斯（Patroklos）——技术高超地包扎伤口。除此之外，他还精通药用植物，这些植物的疗效，都是他在为人们祛病除害、为受苦大众的福祉努力探索而习得的。

后来，阿喀琉斯把从基戎那里学到的外科技术，传授给了他的病人帕特罗克洛斯。根据荷马史诗记载，帕特罗克洛斯的一个战友被箭射伤，生命危在旦夕，请求他帮助，帕特罗克洛斯搂住战友的胸部下方，用刀子把“尖利的、使人疼痛难忍的箭从腰中挖出来”，然后敷上洋葱。基戎最有名的学生是阿斯克勒庇俄斯（Asklepios 或 Aeskulapius），后来成为希腊的医神。直到今天，他在后世人心目中的形象是全世界通用的“阿斯克勒庇俄斯手杖”。据说阿斯克勒庇俄斯有个习惯，他出诊时要带着一条毒蛇做伴，盘在他手杖上的蛇自然就成为医学的主要象征。阿斯克勒庇俄斯之所以成为奥林匹斯山的众神之一，主要归功于他的神奇能力：他不仅可以治愈重病人，甚至能让死人复生。他把向基戎学到的医学知识都传授给了女儿许革雅（Hygieia）及儿子马卡昂（Machaon）和泼达勒里欧（Podalerios）。

**插图 5*a* 半人马基戎：传说中古希腊医生家族的祖先**

源自约公元前 520 年的阿提卡双耳陶罐上的绘画。出自雨果・布吕姆那：《希腊人的生活与习俗》（Hugo Blümner: *Leben und Sitten der Griechen*），莱比锡－布拉格，1887 年

**插图 5*b* 古希腊医生的基戎宗族：基戎、马卡昂、帕姆菲勒斯（Pamphiles）、色诺克拉底（Xenokrates）、尼格耳（Niger）、赫拉克利德斯（Heraklides）、曼提亚斯（Mantias）**

根据维也纳国家图书馆收藏的 6 世纪拜占庭时期手抄本上的小画像制成的木刻

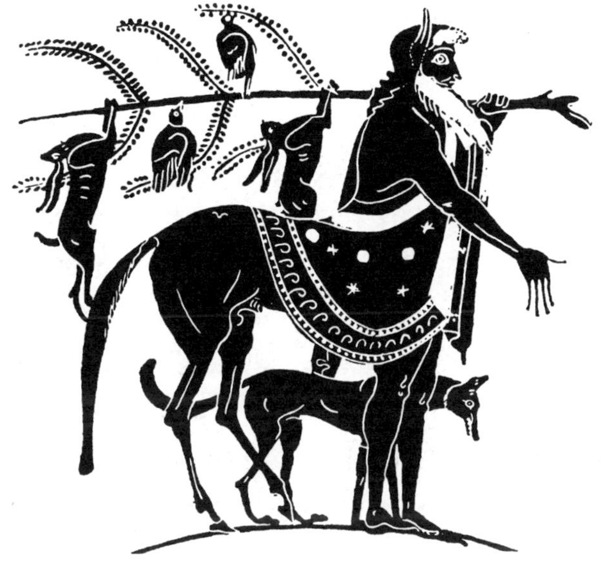

5*a*

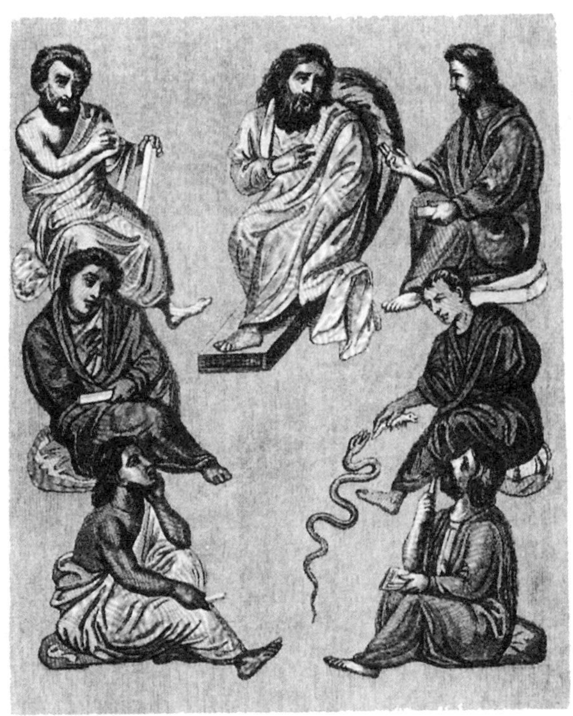

5*b*

# 6. 许革雅——古希腊的健康守护女神

大多数古希腊人都有爱好健美身体的特点，奥林匹克运动会至今为人们所惊叹的古希腊运动员雕塑和被特地挑选出来的各个健康守护神就是见证。处于最高地位的是医神阿斯克勒庇俄斯，他是古希腊神话中自由医生阶层的鼻祖。同时代的艺术家大多把他描绘成一个慈眉善目、蓄着胡子的旅行者，手执一根有神蛇缠绕的多节手杖。这根手杖伴随他一路漫游，其上的标志已经成为医学的象征。

有时候，人们在一些绘画中还可以看到医神和他的未婚女儿许革雅的形象：她的手中握着阿斯克勒庇俄斯的神蛇。而她个人的其他塑像，则是一个手里拿着祭品钵，抓取食物喂养受到敬仰的蛇的许革雅。人们就像崇敬她的父亲一样崇敬许革雅。她的神殿坐落在雅典。人们首先把她当作疾病预防女神来崇拜——所以“卫生”（Hygiene）这个词源自她的名字，按照现代的解释，这个词的意思包括医生实施的所有保持和促进健康的措施。

不论在古希腊人和古罗马人的私人生活还是公共生活中，保持健康都占有一个很重要的地位。在古希腊医学中，卫生学与研究如何按照个人具体情况安排膳食和形成生活方式的营养学，构成了其主要的组成部分，成为普遍适用的健康生活学说。在古希腊和古罗马，这种学说内容包括通过洗浴强身健体、预防疾病，以及旨在消除有害于健康的环境因素和维持健康而实施的各种预防措施。

古希腊人和古罗马人对清洁的极大需求反映在巨大的耗水量上。而工程浩大的中央供水设备则满足了此一需求。每个贵族的房子里都配备有淋浴装置。主人会为客人准备好洗浴用的温水、涂膏和按摩服务。总的来说，当时常见的是足浴和海水浴。另外，古罗马人还进行温泉浴和冷水浴。发汗浴、矿泉疗养浴也很普遍。促进健康的做法还包括体操和美容。人们频繁地清除粪便和垃圾，以使有害健康的环境污染现象得以改善。

**插图 6*a*　古希腊人保养身体：淋浴和涂抹乳膏**

一个古希腊无名花瓶的装饰画。出自《医学史》（*Geschichte der Medizin*），柏林，1957 年

**插图 6*b*　古希腊的健康守护神许革雅及她的三个姐妹**

根据约翰内斯·萨姆布库斯（Johannes Sambucus）编辑的一本有医生画像的对开本中的一幅 17 世纪初的铜版画绘制。重绘者：库尔特·孔策（Curt Kuntze）（十），罗斯托克（Rostock）

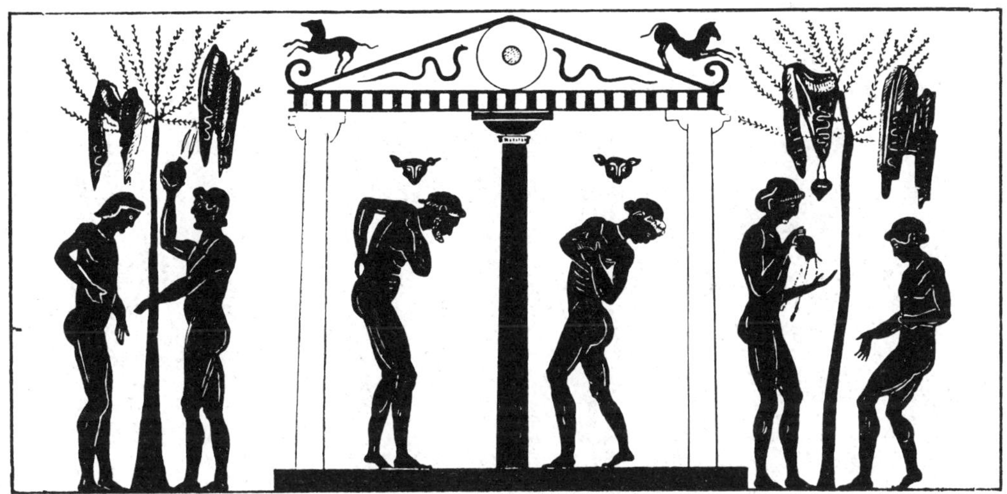

6*a*

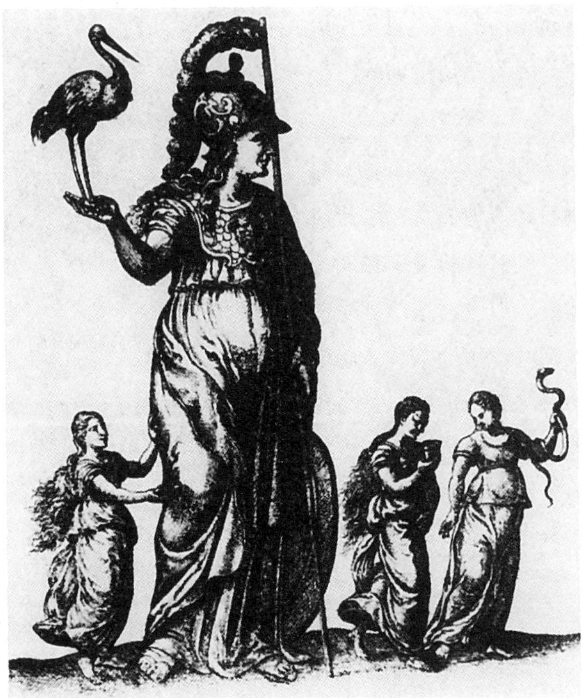

6*b*

# 7. 奥林匹亚的健美

标题中源自希腊语的外来词“健美”描绘了古希腊的教育理念：高贵的青年人在成长时期尽可能地接受最好的体、智、德教育，使之成为具有责任感的城邦公民。在努力造就“健美、优秀”的人的过程中，体育运动占据着重要地位，各种各样的体育竞赛便是很好的证明。奥林匹亚为敬拜最高神灵宙斯而每四年举行一次的体育运动会最为有名。通过获胜者名单而确立的最早的古希腊奥林匹克运动会纪录是在公元前776年。当时只有自由民出身，并且既无暴行记录也未亵渎神灵的人才可以参加运动盛会。每位参赛运动员必须在居住地进行10个月的艰苦训练，之后在奥林匹亚进行竞技体育训练。训练的场所叫作竞技场“Gymnasien”，源自希腊语“gymnós”（赤裸），因为运动员训练时都赤裸着身子。

教练员是“竞技教师”（Gymnast），同时是经验丰富的体育教师。他们掌握医药知识，是为了了解运动员的身体状况，在训练中指导运动员合理饮食，以及在运动员受伤时施行急救。竞技教师都配有助手，他们负责清洗伤口，用绷带和纱布垫做包扎。最终他们能否参加运动会，只有在最后阶段，由裁判员做出决定。

在男性的体育运动中积累起来的医疗经验，促进了古希腊医学科学的发展。由于古希腊人认识到了促进和保持健康的价值以及健康生活方式起到的预防疾病的作用，所以创建了包括洗浴、按摩、运动治疗，以及食疗、卫生措施在内的一整套体育治疗系统理论，尤其是实施治疗骨折和多种运动伤病的措施，使外科因而获得极大的丰富和发展。

**插图 7*a*　古代奥林匹亚复原图**

按雷伦德（G.Rehlender）的原画制作的木版画，署名不清。出自伯恩特·卡尔格－德克尔：《奥林匹克运动会史》（Bernt Karger-Decker: *Aus der Geschichte der Olympischen Spiele*），赖兴巴赫地区，1972年

**插图 7*b*　古希腊竞技训练场的一幕：为一个运动员做脚部按摩**

柏林夏洛滕堡宫古希腊馆收藏的约公元前500年高脚杯上的绘画。出自卡尔·布吕梅尔：《古希腊人的运动》（Carl Blümel: *Sport der Hellenen*），柏林，1936年

**插图 7*c*　古希腊人保持身体健康。左边的年轻人向手上倒圣油，右边的同伴脱下罩袍**

柏林夏洛滕堡宫古希腊馆收藏的约公元前500年高脚杯上的绘画。出自卡尔·布吕梅尔：《古希腊人的运动》，柏林，1936年

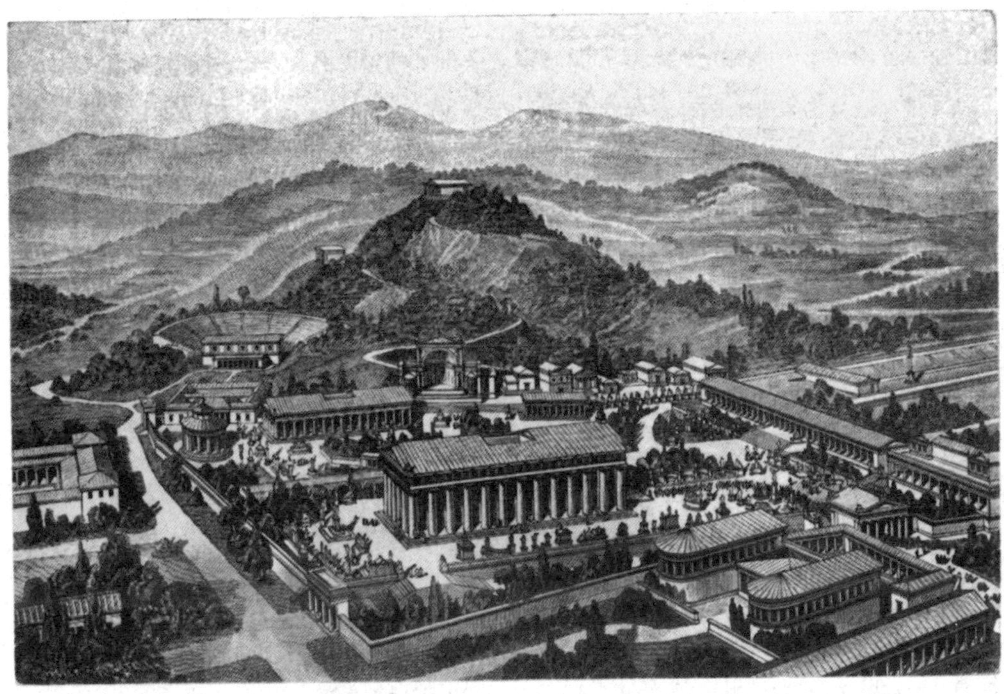

7*a*

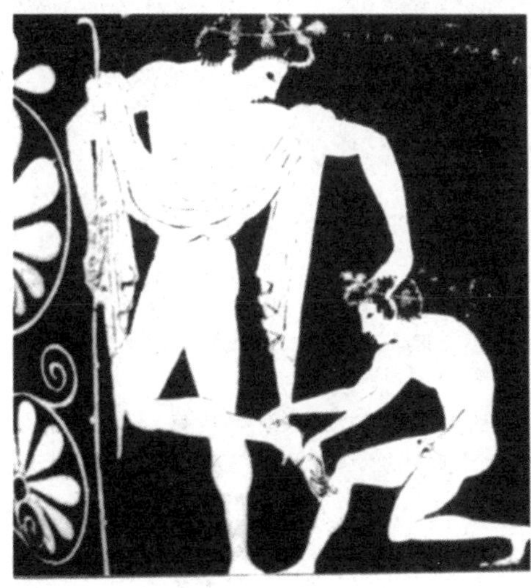

7*b*

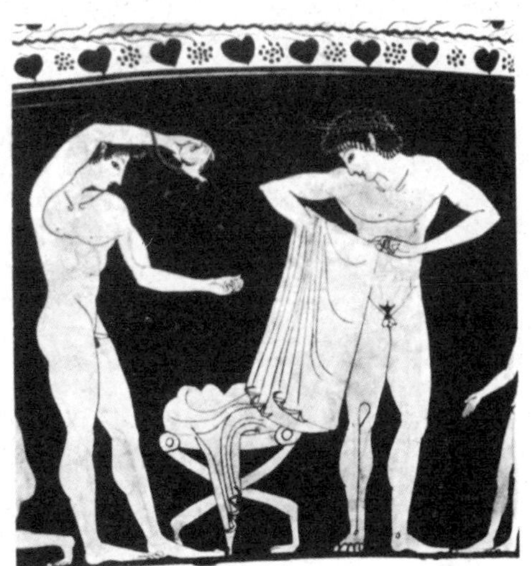

7*c*

# 8. 阿斯克勒庇俄斯神庙中的医疗环境

奥林匹亚诸神赠给古希腊人最美好的礼物是健康。古希腊人把阿波罗神的儿子阿斯克勒庇俄斯敬拜为自己的医神。他的第一座神庙建立在他的出生地帖撒利亚雷塔尤斯河（Lethaios）边的特利卡（Trikka）。遭受各种病痛折磨的希腊公民都到这里来朝拜，以求得诱导式心理治疗。

由于只有“纯洁的人”才能进入阿斯克勒庇俄斯神庙，寻求治疗者必须在神庙的前面涤清罪孽，献上斋戒及献祭，再按照宗教的礼仪，排好队列准备即将进行的治疗仪式。然后他们在神庙祭司的引领下进入一个特殊房间，在房内诸神画像的下方就寝。每人都要在第二天早晨向祭司报告前夜所做的梦。祭司向他们释梦，然后自称受神的委托，给病人治疗。

治疗的程序主要由水疗、气疗、涂抹膏药、按摩、灌肠、洗肠、运动和食疗组成。配合这些生理治疗措施的是心理治疗方法，如转移注意力。神庙里还采取外科性质的处置方法，但不是由祭司本人实施，而是由地位较低的助手操作。

恢复健康后，病人们不仅通过祭祀物品来感谢神灵，而且还献给神灵贵重的还愿品，特别是模仿病人被治愈的部位制作的仿制品。这些仿制品质地不同，是按病人的地位和财力而使用不同的材料制成的，如黏土、大理石、象牙或宝石。阿斯克勒庇俄斯神庙中的医疗活动类似于民间的庆祝活动。病人们在神庙中接受治疗时，陪同他们来治病的人就在庙会的商贩、喜剧演员和辩论者之间游逛，其乐无穷。古希腊喜剧作家阿里斯托芬（Aristophanes）在他的一部喜剧中，把这样的神灵崇拜嘲讽为眩晕疗法。由此说来，从阿斯克勒庇俄斯神庙中的医疗活动演变成欺骗治疗的例子似乎不少见。

但是柏林著名的医学历史学家乔治·哈里希（Georg Harig）教授认为：“尽管祭司们治疗病人时运用了神秘的力量，但他们积累了大量的经验性知识代代相传，渐渐地，阿斯克勒庇俄斯神庙中的治疗活动便具有了理性的特征。”

在以后的几个世纪里，除了特利卡之外，又出现了多个阿斯克勒庇俄斯神庙。其中的两个地方，如埃皮道罗（Epidauros）和科斯的神庙，胜过其他所有阿斯克勒庇俄斯神庙。科斯对阿斯克勒庇俄斯的崇拜发展成为城邦崇拜，城邦管理机构所做出的决议，均保存于阿斯克勒庇俄斯神庙。

**插图 8*a*　科斯的古希腊阿斯克勒庇俄斯神庙**

以特奥尔多·迈耶尔－施泰内克石膏模型为基础的复原图。出自《德国红十字会》（*Detusches Rotes Kreuz*），德累斯顿，1975 年第七期

**插图 8*b*　阿斯克勒庇俄斯神庙之眠，阿斯克勒庇俄斯为一个熟睡中的女病人治疗，身后是他的女儿许革雅**

比雷埃夫斯（piräus）的阿斯克勒庇俄斯神庙石雕，公元前 4 世纪。原件藏于比雷埃夫斯考古博物馆。出自伯恩特·卡尔格－德克尔：《战胜疼痛：麻醉与局部麻醉史》（Bernt Karger– Decker: *Besiegter Schmerz–Geschichte der Narkose und der Lokalanästhesie*），莱比锡，1984 年

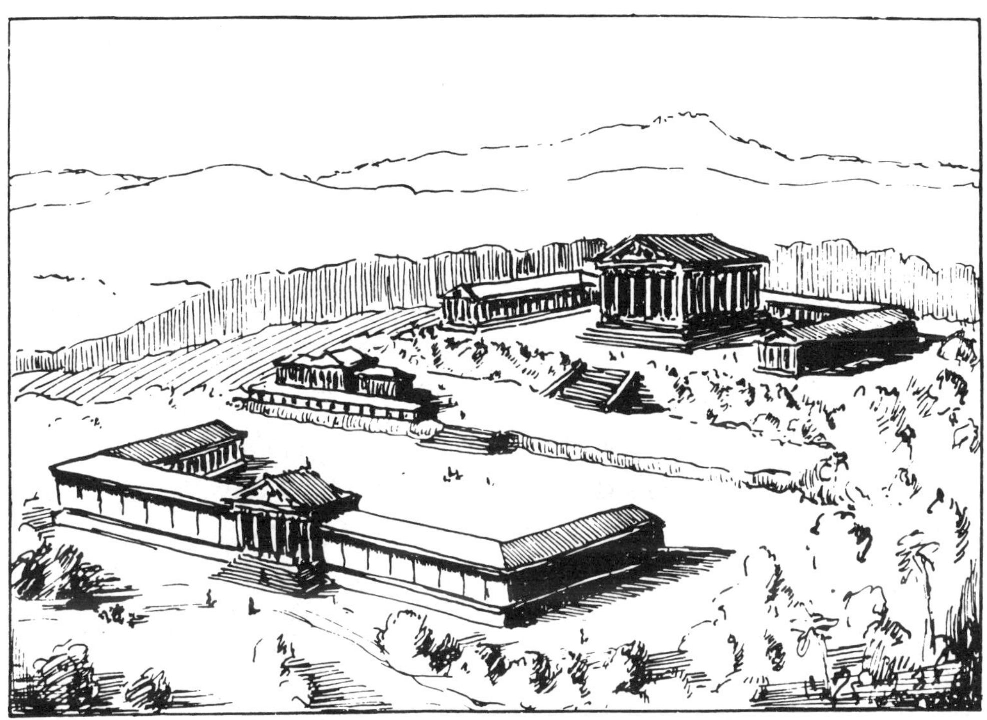

8*a*

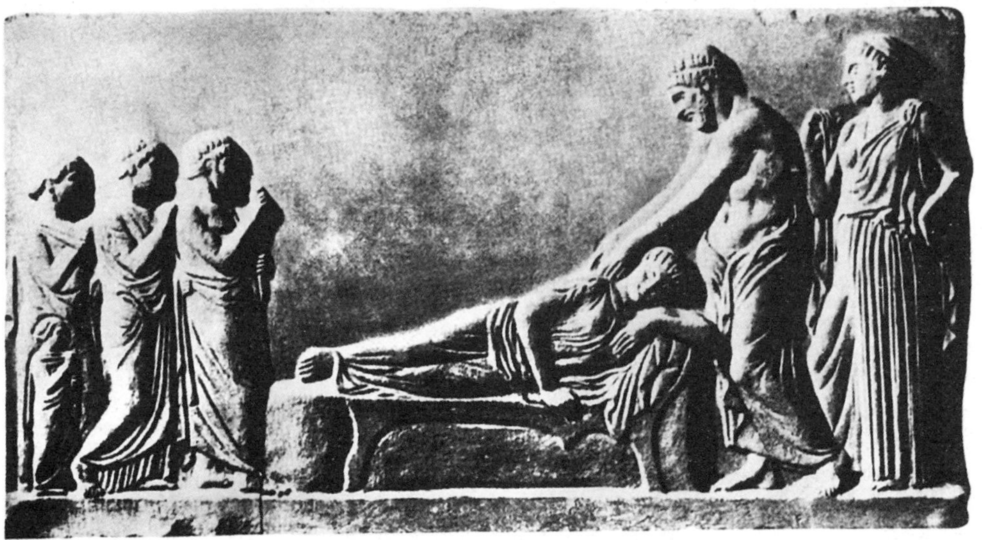

8*b*

# 9. 献给治愈之神的祭礼

在古希腊神秘的宗教性医学时代，人们把疾病的起因和治愈疾病的功劳大部分都归结于特殊神灵或魔鬼的作用。所以那时的病人在疾病得到治愈后习惯于到神庙献祭，借此向“冥冥之中的神力”表示感激。那些所谓还愿的祭品大多是价格不菲的肢体仿制品，人们把它们放置在神庙的祭坛边，在敬拜治愈之神时，由祭司呈现以表忠实的敬仰。无数的祭祀品让后世得以了解古希腊人对疾病的态度、疾病治疗和老年人患病的情况。对于医学史研究来说，这些祭祀品则成了价值不可低估的文化史的见证。古希腊最为经典的祭祀浮雕之一，要算约公元前400年雅典阿斯克勒庇俄斯神庙中的一个腿部浮雕，它表现了病人静脉曲张的情形。这个把腿部放大了数倍的浮雕，表现的是病人用双手抱住病腿的情景。当时的祭祀品分别用陶土、合金、金、银和象牙等材料制成。

最初，基督教对神灵的敬拜被指责为异教习俗而遭到憎恶，经过长时间的争论之后，最终在中世纪，它成了基督教文化的一部分。敬拜神灵的祭祀品大部分反映了奇特的医疗方法，颇具文化史的价值，如成功的白内障手术、有惊无险的脱位关节复位手术、大胆施行的腹部手术，等等。奥地利弗尔克马克（Völkermarkt）市主教堂保存了一幅作为祭祀品的还愿画，它便具有这两个方面的重要意义。这幅画刊登在1958年第三十期的《治疗学报》（*Therapeutische Berichte*）上。因为篇幅的关系，在这里不能详尽地阐释。根据学报的记载，还愿画描绘了1763年10月16日地方医院医生在场，一位外科医生为地方委员会委员施行脐疝（Nabelbruches）手术，救助病人于“生命最后时刻”的情景。尽管当时医生还不懂得无菌手术和麻醉术，但在这次风险极高的手术中，患者并未出现并发症，七个星期之后便康复了。从室内装饰的效果来看，这幅还愿画具有相当高的艺术价值。

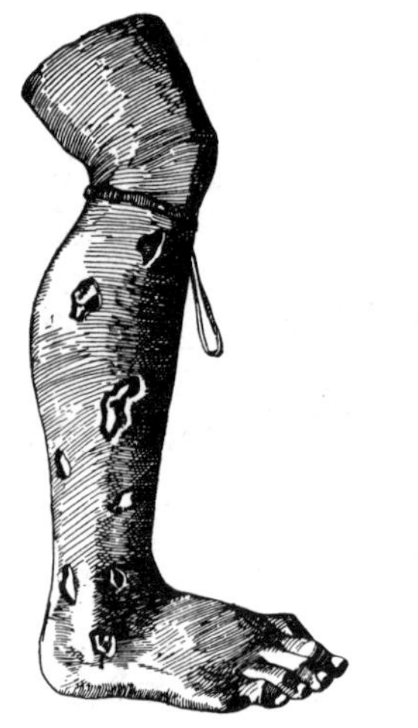

9*a*

**插图 9*a*　一个腿病患者的祭祀品**
出自奇伯（*Ciba*）杂志，1935年第二十六期

**插图 9*b*　1763年10月16日地方医院医生科格尔（Kögel）在场，一位外科医生约瑟夫·冯·谢德威尔（Joseph von Schedwill）为地方委员会委员马蒂亚斯·帕赫（Marthias Pacher）施行脐疝手术**
出自《治疗学报》（*Therapeutische Berichte*），拜尔－勒弗库森，1958年第三十期

**插图 9*c*　一个眼病患者的祭祀品。保罗·施坦格尔（Paul Stengel）**
出自奇伯杂志，1935年第二十六期

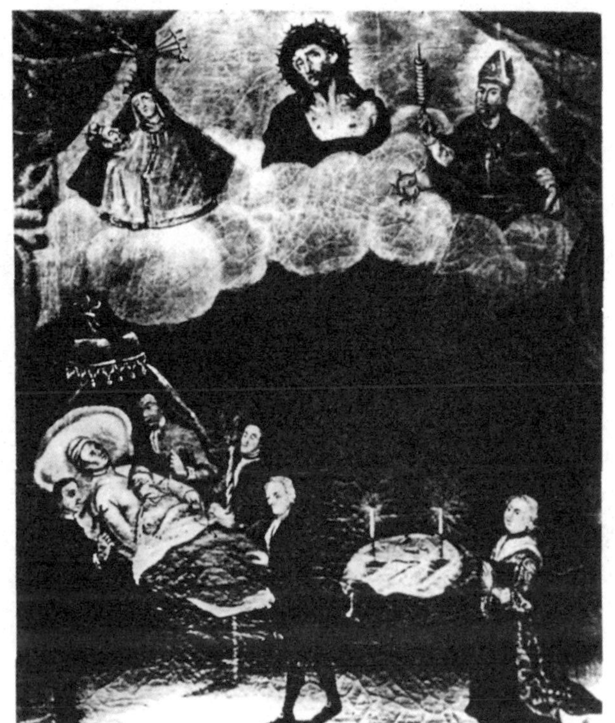

9b

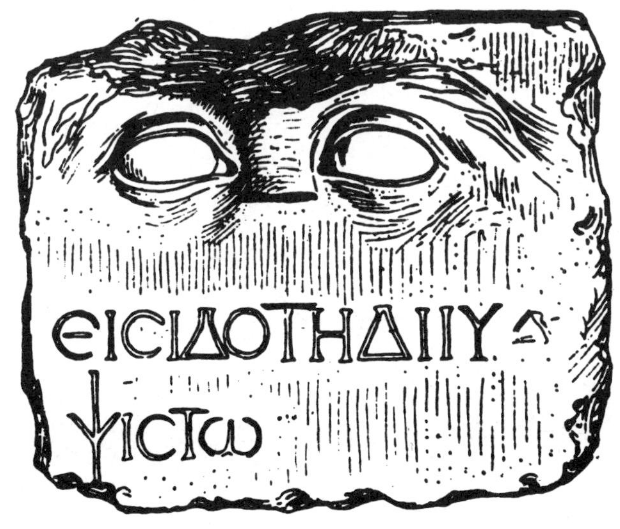


9c

# 10. 为苏格拉底准备的毒酒

公元前399年初，雅典人惊异地获悉：功勋卓著的白发哲学家苏格拉底努力向五百多名法官和陪审员说明事实真相，辩驳对方的指控，力图使他们相信自己无罪，但都徒劳无效。最终他被判定犯有亵渎神灵和误导青年之罪而处以死刑，死刑以服毒方式施行。另外，他们也得知，苏格拉底为其一生品行端正而引以为豪，他憎恨那种以阿谀奉承或以乞求同情的方式出卖自己而获得自由的做法。

这位71岁高龄的老人心情舒畅、从容不迫地走进了监狱，死刑执行前他在这里还要待上整整一个月，因为雅典正在举行祭拜阿波罗神的活动。死刑等待期结束后，执刑官递给苏格拉底毒酒时，他心境平和，以略带嘲弄的口吻问执刑官："那么，长官，我怎么做呢？"——"很简单，"执刑官答道，"喝下去，然后来回走一走，直到你觉得大腿发沉的时候就躺下。"苏格拉底毫无畏惧地一口喝下了毒酒。他看到站在自己周围的朋友们在哭泣，便让他们给医神阿斯克勒庇俄斯献上一只公鸡，作为感谢他让自己"重获健康"的献祭品。在苏格拉底看来，死亡意味着重获健康。

苏格拉底的学生柏拉图描述道，苏格拉底"在监牢里走来走去，最后四肢沉重，躺了下来。看守使劲按压这位死刑犯的脚，问他是否有感觉，苏格拉底给予了否定的回答。然后，执刑官按压他的小腿，问了同样的问题，之后按压其胸部。苏格拉底又说，当毒药到达心脏的时候，痛苦便结束了"。从这里我们可以看到，苏格拉底在意识十分清楚的情况下，感觉到身体的肌肉渐趋冰冷僵硬，最终瘫痪。

按照现代毒理学的解释，毒芹中含有生物碱和毒芹碱，它可以使人呼吸麻痹，从而导致死亡。古希腊医生就是用这种植物煎成淡汤剂来治疗痉挛，缓解病人的疼痛，或者把这种植物制作成膏药和热药糊，用来治疗疼痛难忍的腺体肿大和神经炎病症。从中世纪开始，因为用这种毒药治病和致人死亡的剂量难以把握，而不再把它作为药物使用。

**插图 10*a*　苏格拉底的最后时刻**

根据雅各－路易·戴维（Jacques-Louis David）的油画制作的木雕，作者克洛茨贝格（Ch. Kreutzberger），1787年。出自伯恩特·卡尔格－德克尔：《毒药、仙膏、爱情之饮》（Bernt Karger-Decker: *Gifte, Hexensalben, Liebestränke*），莱比锡，1967年

**插图 10*b*　毒芹，含有毒芹碱**

套色木雕。出自约瑟夫·佩茨卡：《奥地利与德国的有毒植物》（Josef Pecirka: *Die Giftgewächse des österreichischen Kaiserstaates und Deutschlands*），布拉格，1859年

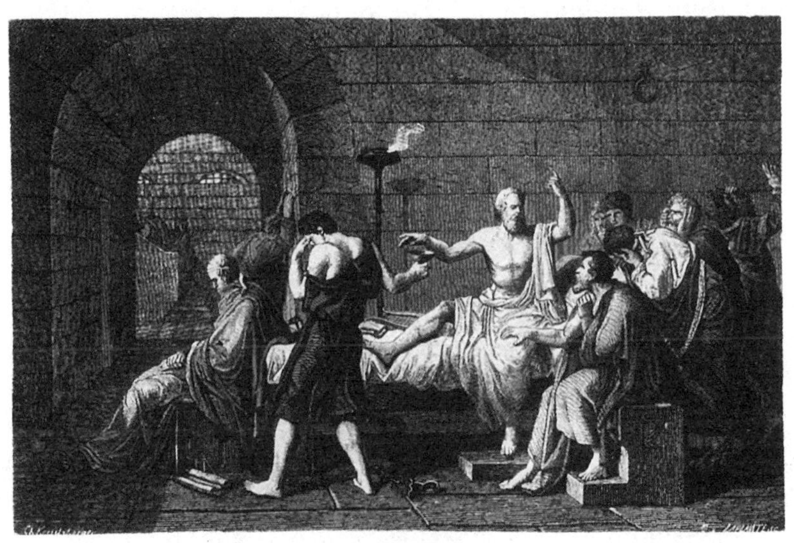

10*a*

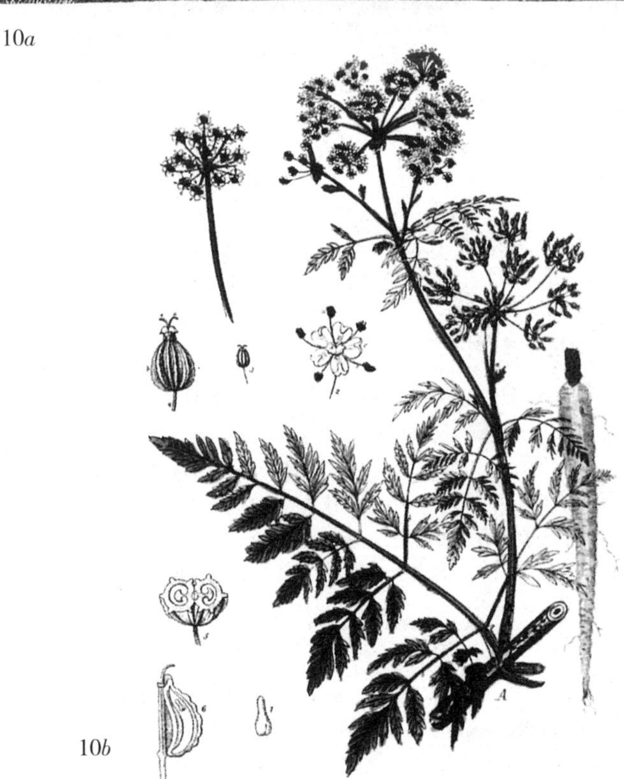

10*b*

# 11. 希波克拉底誓言

“我向医神阿斯克勒庇俄斯发誓，……遵守为病家谋利益之信条，并检束一切堕落和害人行为”，这是世界闻名的医生誓言中的核心内容，它总是与古希腊声名卓著的医疗科学创建者希波克拉底联系在一起。

研究古代科学的史学家们证明，希波克拉底誓言并非始出希波克拉底本人，早在希波克拉底生活时代的爱琴海中的科斯岛上，享有盛誉的一所医生学校里就已传出了这个誓言。只是希波克拉底作为最为出色的代表人物最终决定了誓言的形式。

《誓言》分为两部分，苏联医学历史学家斯拉布多夫斯基（Slabudowski）认为，《誓言》“清晰地反映出在奴隶社会医生所处于的矛盾地位同在其他剥削性质的社会中一样”。

《誓言》中的前两段，其价值在于它的提示功能，因为它是当时对未来的一种承诺方式，后面段落中的伦理要求则成为医生行为的准则。《誓言》中至高无上的准则是，作为一位真正的医生，绝不允许在重病人对生命绝望而求死时，给病人以导致其死亡的药品。《誓言》还提出，禁止医生施行自己把握不了的手术，要求医生恪尽职业道德、保守职业秘密，在治疗时不能做出有损名誉的行为。《誓言》提出，认真遵守《誓言》，即为世人谋福，将使医生的工作令世人满意；而违背《誓言》，就等同于背信弃义、永世耻辱。几千年来，世界上信奉一神教的民族尤其崇尚希波克拉底誓言中的理想，将它视为神的意志的体现，并将其融入信仰之中。

**插图 11*a*　古希腊声名卓著的医疗科学创建者希波克拉底和古希腊古罗马医生盖仑（Galenos）及中世纪医学界经院派的人物**

出自奥托·布斯伦费尔德：《医学图画目录》（Otto Brunsfeld: *Catalogus illustrorum medicorum*），斯特拉斯堡，1530 年

**插图 11*b*　《希波克拉底文献》拉丁文初版（罗马，1525）的扉页，里面有《希波克拉底誓言》**

出自《医学史》（*Geschichte der Medizin*），柏林，1957 年

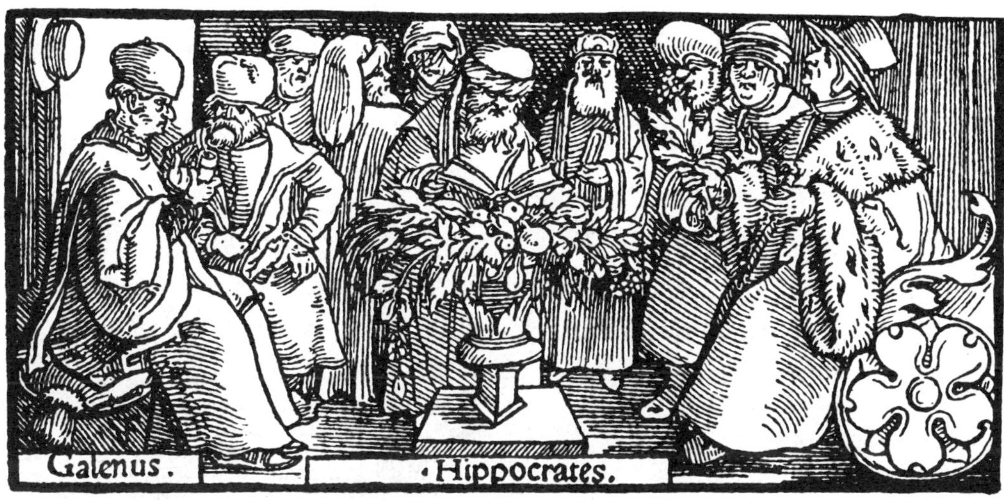


11*a*

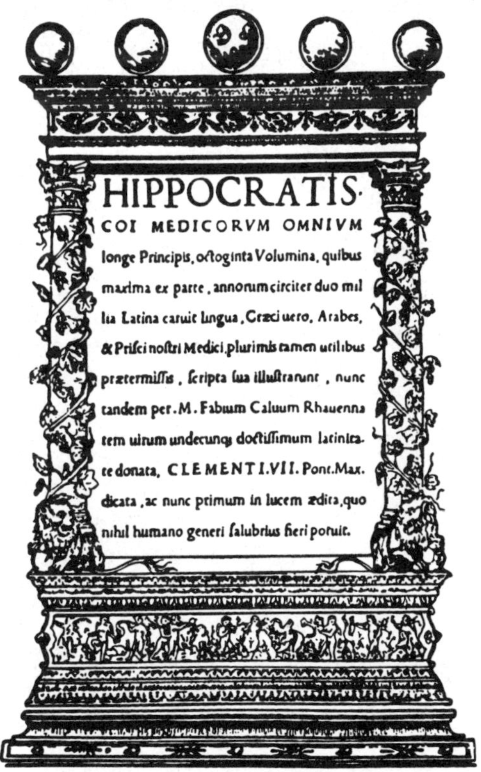

HIPPOCRATIS·
COI MEDICORVM OMNIVM
longe Principis, octoginta Volumina, quibus
maxima ex parte, annorum circiter duo mil
lia Latina caruit lingua, Græci uero, Arabes,
& Prisci nostri Medici, plurimis tamen utilibus
prætermissis, scripta sua illustrarunt, nunc
tandem per. M. Fabium Caluum Rhauenna
tem uirum undecunq; doctissimum latinita-
te donata, CLEMENTI. VII. Pont. Max.
dicata, ac nunc primum in lucem ædita, quo
nihil humano generi salubrius fieri potuit.

11*b*

# 12. 希波克拉底治疗台

公元前 300 年，埃及亚历山大城的医生们把希波克拉底的医学记录编纂成《希波克拉底文献》(*Corpus Hippocraticum*),但没有署名，后来人们只能靠推测来断定究竟哪些出自希波克拉底本人的手笔。直到今天，人们大多一直认为，书中的一些有关外科的记录出自希波克拉底之手，特别是其中的专题著作《谈关节复位》（*Über das Einrenken der Gelenke*）。

处理关节脱位是希波克拉底外科手术的杰作。其中的某些方式经世不衰。能够成功地达到这一步，必定是希波克拉底和他的弟子们对人体解剖学、人体支撑及运动的机能已然了解到相当深的程度。这在当时宗教严禁解剖研究的那个时代是十分令人吃惊的。

“牵引梯”是希波克拉底杰出的牵引疗法的最佳证明。世人是通过公元前 1 世纪希腊医学家阿波罗尼奥（Apollonios）评论希波克拉底有关关节病的著述中了解它的。此书中配有插图。其中有两张插图清楚地告诉读者，病人的头部和脚部被分别绑在两根梯梁上，医生助理借助于转轴，通过粗绳给病人做牵引。

希波克拉底治疗台(Scamnum Hippokrati)既被用作牵引梯，也被用作牵引床。希波克拉底在治疗关节脱位和骨折时，利用它进行各类骨科治疗。几千年来，它始终受到后世人们的景仰，吸引追随者，激发后人灵感，改造出适用于不同治疗目的的手术台。

比如文艺复兴时期的绘画作品，描绘了当时的医生根据不同的牵引治疗方法利用各式希波克拉底治疗台，有立式的、梯式的、台式的、床式的。床式治疗台用于病人牵引时俯卧或仰卧。

最后补充一个奇闻：法国外科医生德尼·富民耶（Denis Fournier）曾在 1683 年建议用令人作呕的刑台做牵引。

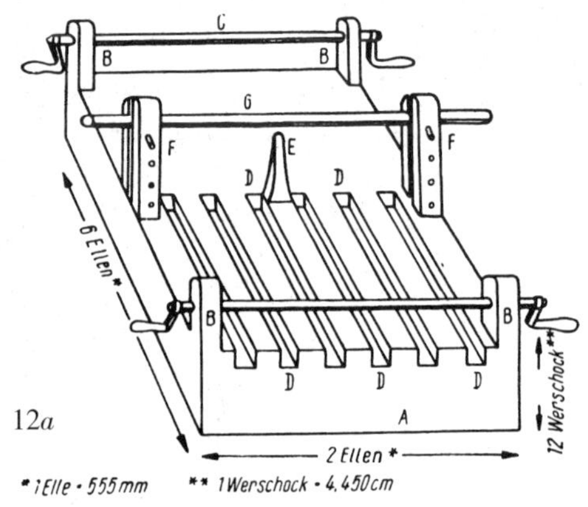


**插图 12*a* 希波克拉底设计并以他的名字命名的用以牵引治疗的希波克拉底治疗台**

一幅设计图，无署名。出自《德国红十字会》，德累斯顿，1986 年第一期

**插图 12*b* 科斯的希波克拉底**

古希腊半身塑像，无署名。出自《德国红十字会》，德累斯顿，1986 年第一期

**插图 12*c* 10 世纪阿拉伯外科学大师阿布·卡齐斯（Abulcasis）笔下的脊柱复位手术**

原图藏于奥地利国家图书馆的古抄本，罗伯特·赫里格尔：《从古代到约公元 1600 年的医学绘画史》（Robert Herrlinger: *Geschichte der medizinischen Abbildung von der Antike bis um 1600*），慕尼黑，1967 年。选自哈里希－图茨克－温特：《医药史》（Harig-Tutzke-Winter: *Geschichte der Medizin*），柏林，1980 年

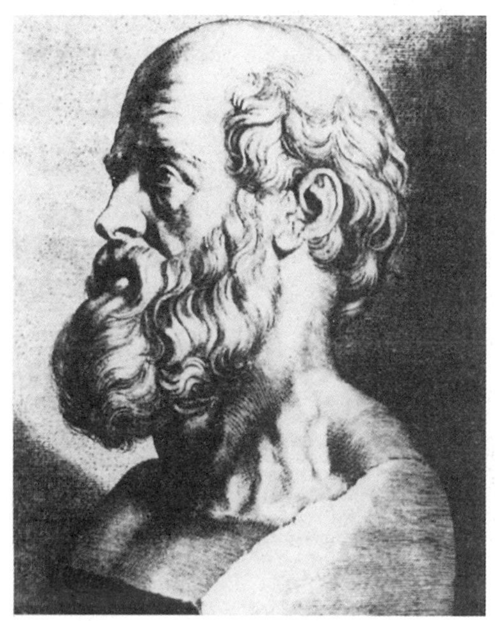

12*b*

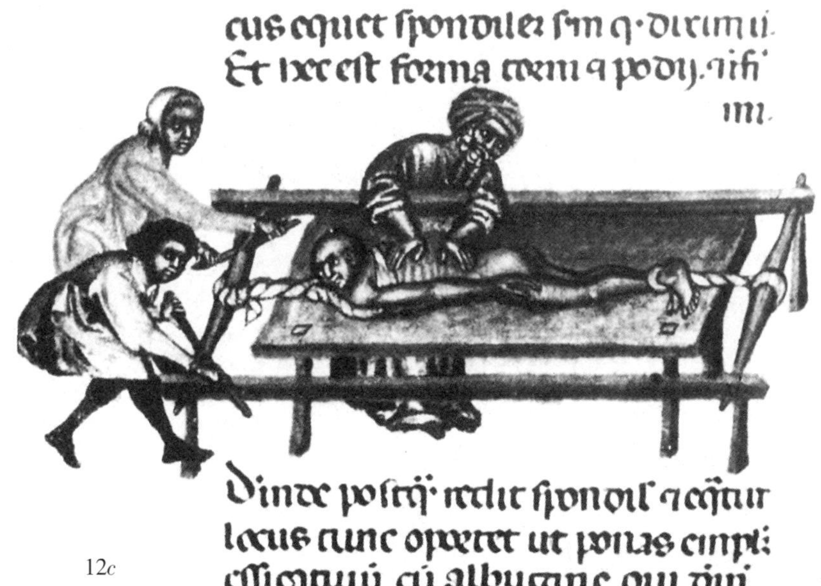

12*c*

# 13. 四种气质

出生在西西里岛阿克拉伽（Acragas）的古希腊哲学家恩培多克勒（Empedokles, 公元前 495—前 435），创建了火、水、土、气四元素理论。他认为，这几大元素在爱的驱动力下“混合”成一体，而在恨的驱动力下四散分离，这两种运动方式主宰着世界万物的变化和消亡。恩培多克勒哲学理论中导致宇宙轮回运动的四大元素，相当于希波克拉底体液病理学说中的热、冷、干、湿四个本原性质。希波克拉底体液病理学说认为，疾病皆因血液、黏液、黄胆汁和黑胆汁的混合失衡而产生，而健康的根本则在于体液平衡。古希腊哲学家亚里士多德（公元前 384—前 322）接受了二者的四元素理论，又影响了曾统治医学达千余年之久的古希腊古罗马医生盖仑（129—约 199）的生理学理论。盖仑发展了希波克拉底的体液学说，认为在生命的各因素和环境因素作用下，某种体液或本原性质起主导作用，也会影响到个人的内心活动和情感（心理积聚）。他的思路后来发展成为四气质学说。气质（Temperament）的概念来源于拉丁语“temperamentum”（适当的程度）和“temperare”（适当）。

古希腊人把人分为四种气质：乐天的人（Sanguiniker），他们活泼开朗，大多是乐观的人；忧郁、易沮丧、“黑胆汁型”多愁善感的人（Melancholiker）；充满激情、性情暴躁、行动积极、“黄胆汁型”易怒的人（Choleriker）；行动迟缓、不易动情、冷漠的人（Phlegmatiker）。按照希波克拉底的体液学说，最后一种人之所以具有那样的气质，是因为血液中的黏液过多。苏联生理学家巴甫洛夫（Pawlow,1849—1936）通过动物试验发现和详尽阐述的“神经类型”，在一定程度上能够支持古希腊气质生理学的观点。

**插图 13*a*　四种气质的人围坐在桌旁，左起：乐天的人、易怒的人、多愁善感的人、冷漠的人**

法国的舞台造型。出自《德国红十字会》，德累斯顿，1989 年第五期

**插图 13*b*　乐天的人**

德国第一部太阳历中的木雕，奥格斯堡，1480 年。出自海因茨·蒂勒：《哥特时代的生活》（Heinz Thiele: *Leben in der Gotik*），慕尼黑，1946 年

**插图 13*c*　多愁善感的人**

德国第一部太阳历中的木雕，奥格斯堡，1480 年。出自海因茨·蒂勒：《哥特时代的生活》，慕尼黑，1946 年

**插图 13*d*　易怒的人**

德国第一部太阳历中的木雕，奥格斯堡，1480 年。出自海因茨·蒂勒：《哥特时代的生活》，慕尼黑，1946 年

**插图 13*e*　冷漠的人**

德国第一部太阳历中的木雕，奥格斯堡，1480 年。出自海因茨·蒂勒：《哥特时代的生活》，慕尼黑，1946 年

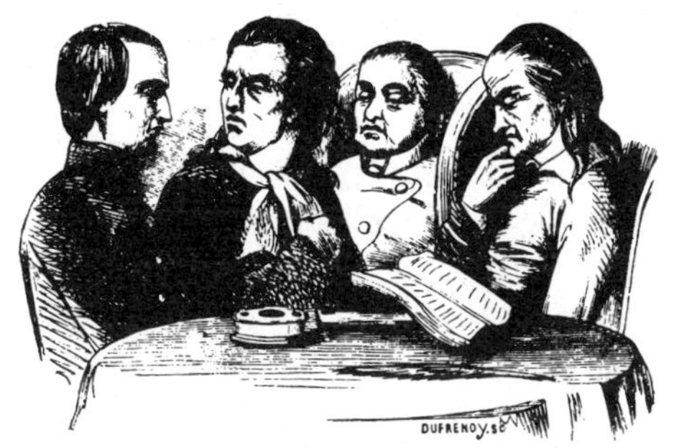


THE FOUR HUMAN TEMPERAMENTS

QUATUOR HUMORES HUMANO CORPORE CONSTANT : SANGUIS CUM CHOLERA, MELANCHOLIA QUOQUE, PHLEGMA. According to the Salerno School : "Those of sanguine temperament, servants of Venus and favourites of Bacchus, have a jovial humour... the choleric man has a bold heart but a lean body, slender and sickly. ... The melancholic person, of a sombre and sometimes crabbed humour, is diligent in his studies, but sleeps badly and broods over his plans with stubborn concentration. ... As for the phlegmatic person, he is short of stature, broad and thick-set and frigidly resists all forms of agitation..."

13*a*

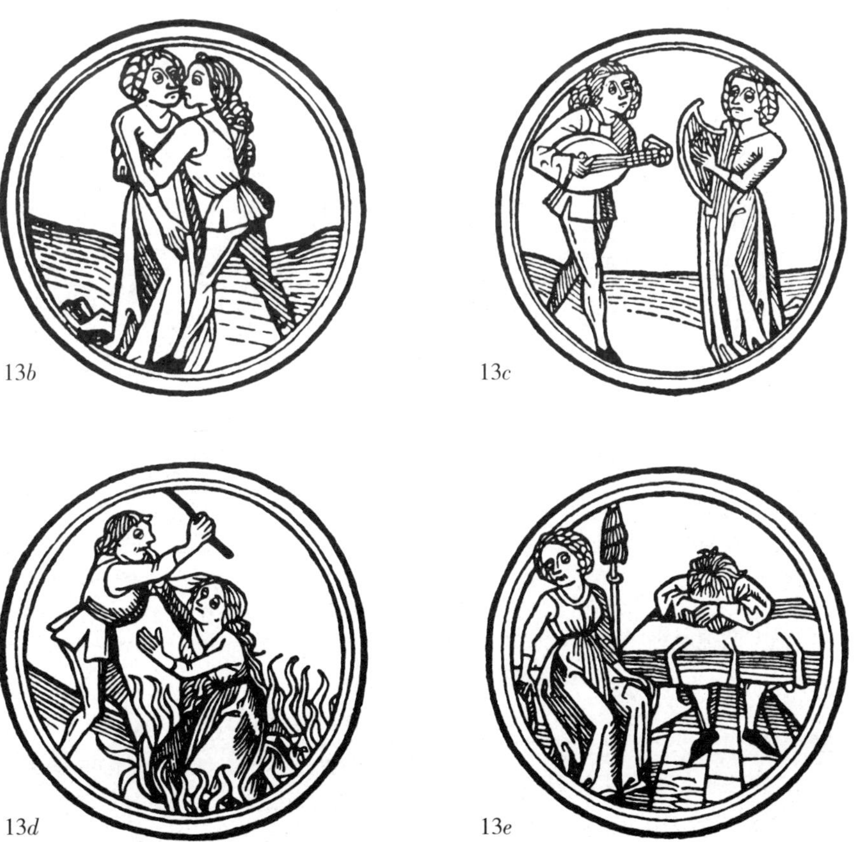

13*b* 13*c*

13*d* 13*e*

# 14. 古希腊的万灵药罗盘草

罗盘草（Silphion）是古代最有名的可食植物之一。它是生长在北非的凯里尼（Kyrene）、今利比亚（Libyen）的一种伞形花科植物。大约早在公元前 7 世纪，它就已成为居住在当地并建立殖民地的希腊人文化中的一部分。由于地中海沿岸其他地区都无法种植对气候条件依赖性强的灌木，凯里尼人十分高兴能够垄断罗盘草的拥有权，并把拥有神奇的财富归功于以这种能够加工成新鲜美味的食品和药品的植物所进行的世界贸易。

凯里尼人出口罗盘草在经济方面的重要性，从当时一个普通酒碗上用黑线条描绘的人物画上可见一斑。这个酒碗是在 1830 年左右从乌尔茨（Vulci）附近古意大利伊特拉斯坎的一个坟地里发掘出来的，后来收藏于巴黎国家图书馆的硬币保存室。酒碗上的图画描绘的是：在一条船的甲板上，看守者正在严格监督装满贵重商品的草袋过秤、包装和装船情况。国王阿凯谢拉（Arkesilas）坐在一旁。酒碗就是由发掘者按照这个国王的名字命名的。凯里尼的各种硬币也铸有罗盘草丛的图案，反映出当时人们对罗盘草的价值判断。

在古代，人们把这种植物的叶子当作蔬菜，把它的花和嫩茎制作成味道浓重的色拉。把它的根磨成粉后，可做调味汁和食物的调味品，味道也很浓重。切开它的根茎会流出黏稠的奶状汁液，可称作万灵药。根据公元 79 年死于维苏威火山爆发的罗马大作家普林尼（Plinius）记载，当时的医生给年纪较大的人开这种药，主要治疗神经疾病、咳嗽、声音沙哑、侧胸刺痛、食欲不振和消化系统疾病。服用前，奶状汁液要用酒或水来稀释。把它制成药膏可敷在患处治疗伤口、肿痛，甚至化解蛇毒、蝎毒。从古希腊时期开始，入侵凯里尼的蛮族灭绝了这种植物。此后，罗盘草消失了，直到今天，人们再也认不清哪种植物是罗盘草了。

**插图 14*a*　拜尔卡（Barka）出土的凯里尼硬币，正面为阿蒙（Ammon）头像，反面为罗盘草丛俯视图**

出自施帕默出版社《世界历史图解》第一卷（*Illustrierte Weltgeschichte,Band I*），莱比锡，1893 年

**插图 14*b*　国王阿凯谢拉（Arkesilas）监督凯里尼首要出口品罗盘草的过秤、装船情况**

根据巴黎卢浮宫保存的公元前 560 年左右的阿凯谢拉碗上的图画绘制。出自《布洛克豪斯大百科全书》第一卷（*Der Große Brockhaus,Band I*），莱比锡，1928 年

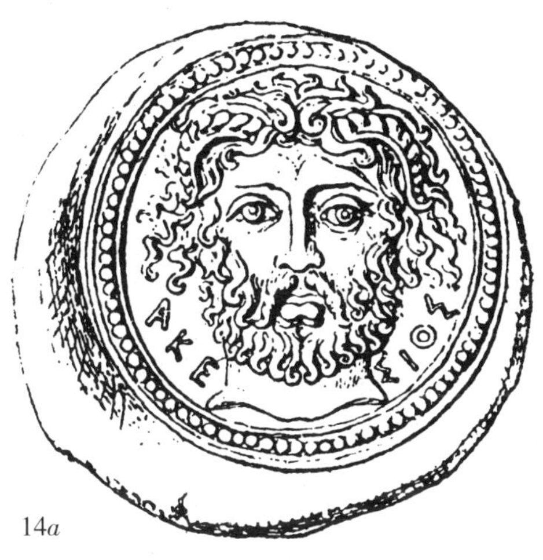

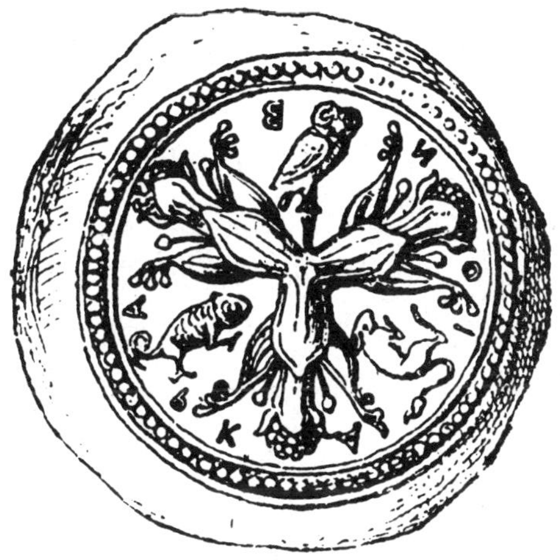

14*a*

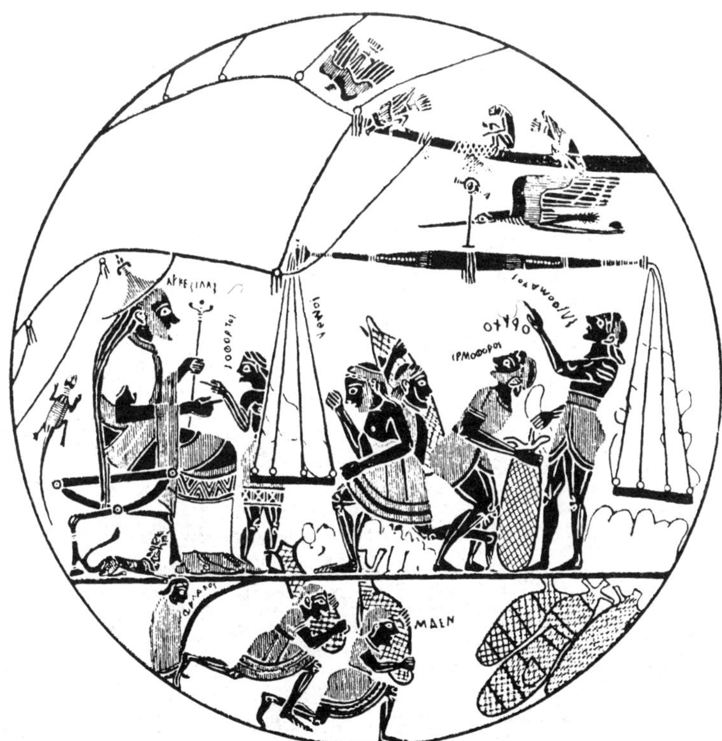

14*b*

# 15. 作为食物与药物的蜂蜜

从原始时代开始，人们就把蜂蜜看作大自然馈赠的美味礼物。最初，古希腊人从野蜂栖身的空树干和岩石洞中收集蜂蜜，遂后才逐渐开始进行蜜蜂的系统养殖。

通过养殖蜜蜂，希腊人对蜂蜜的需求得到了保证。他们把蜂蜜当作营养丰富的食物，稀释后把它当作饮料——在治疗某些疾病时，还是有效的药物。阿拉伯塔吉克族医生阿维森那（980—1037）认为，蜂蜜有提神醒脑、提高食欲、促进消化和增强记忆的功效。

古代印度人认为，大量食用蜂蜜可以达到美容和强健身体的功效。蜜蜂因有益健康而被印度人看作是神灵创造的生物，从而受到尊敬。在古埃及神话中，蜂蜜是从太阳神拉(Rê)的眼泪中产生的。除了用来做甜味剂、饮料和食品之外，尼罗河两岸的居民还用它来做药膏，治疗眼疾、皮炎和伤口。以色列国王所罗门（Salomo, 公元前 990—前 925）在他的《箴言》集中说道："食用蜂蜜吧，我的儿子，因为它能让人健康！"同时期的犹太人在拜访时，一般把蜂蜜当作礼品，以示礼貌，获得主人的好感。

希腊和罗马人把蜂蜜视为酒神狄俄倪索斯（Dionysos）或巴克科斯（Bacchus）的发明。医生们喜欢在羊奶里加蜂蜜，当作婴儿的营养品，用纯蜂蜜使新生儿排泄胎便，还把蜂蜜作为镇静剂和安眠药。

希波克拉底曾列出一个长长的可配蜂蜜的药方。他的大部分建议也为中世纪修道院的医生所采纳。熟悉医学的女修道院院长希尔德加德·冯·宾根（Hildegard von Bingen,1098—1179）尤其提倡妇女食用蜂蜜，以治疗四肢颤抖和月经不调。享有盛名的巴拉塞克苏斯（Paracelsus,1493—1541）在作品《谈自然万物》（*Von den natürlichen Dingen*）中大加推崇蜂蜜治疗法。

现代医学认识到，蜂蜜中含有特殊疗效的成分，除了碳水化合物之外，还有其他重要的成分：抗菌性的抑制素、促进心脏和胃肠功能的组织激素乙酰胆碱，以及人体内不可缺少的矿物质、微量元素、有机磷酸盐、香精油和氨基酸。蜂蜜对治疗胃肠疾病、肝胆疾病、卡他性疾病、咳嗽、流涕、炎症、痉挛等多种疾病都有益处，它促使健康的机体提高免疫力。

**插图 15*a*　古埃及的养蜂人**

公元前2400年建造的坟墓中画作的临摹画。出自《德国红十字会》，德累斯顿，1986 年第十二期

**插图 15*b*　劳动中的养蜂人**

斯特拉斯堡 1502 年木刻。出自古斯塔夫·弗赖塔格：《德国历史图绘》（Gustav Freytag: *Bilder aus der deutschen Vergangenheit*），莱比锡，年代不详

**插图 15*c*　草编蜂箱和劳作中的养蜂人**

"Ars memorativa"中的木刻，奥格斯堡，1480 年。出自古斯塔夫·弗赖塔格：《德国历史图绘》，莱比锡，年代不详

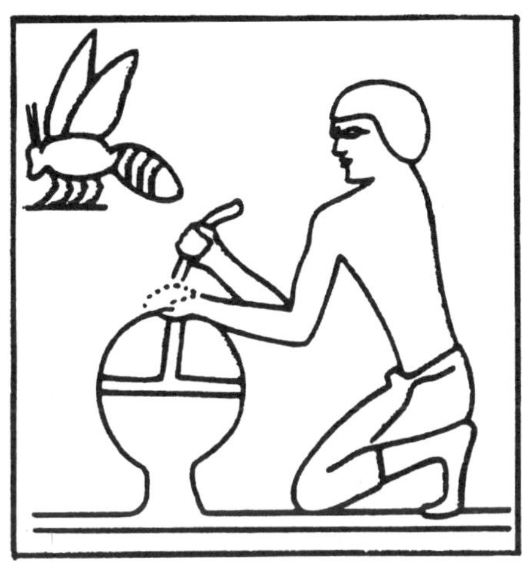

15*a*

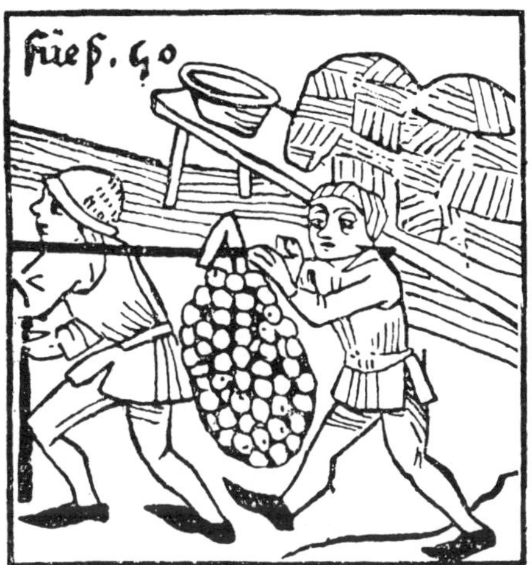


15*b*

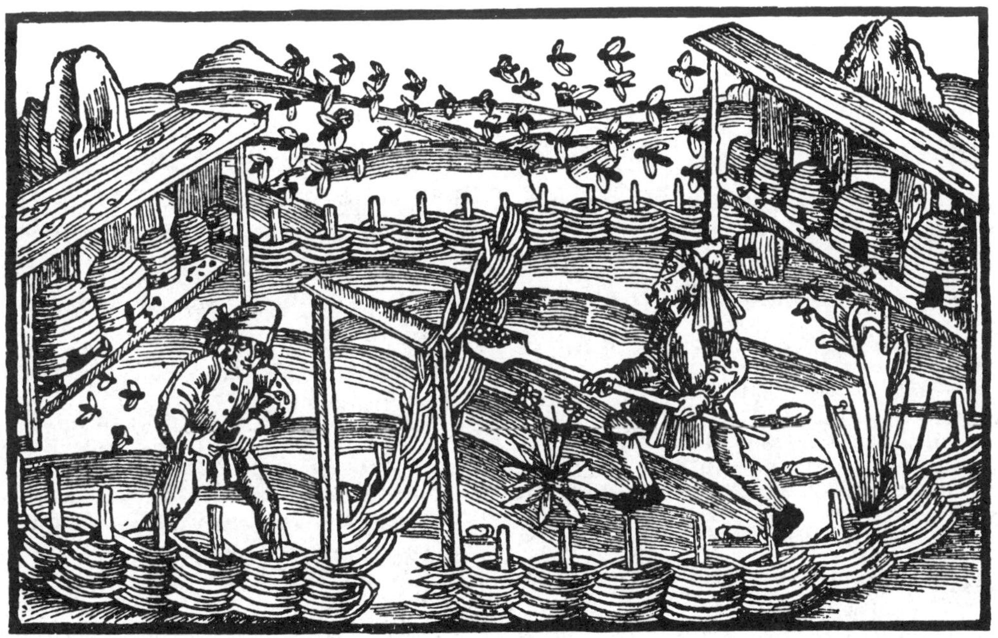

15*c*

# 16. 作为药物的乳香

《圣经》中记载，东方三博士为出生于伯利恒的耶稣带去的贵重礼物中，除了黄金、没药之外，还有乳香。乳香是用阿拉伯地区的一种叫作乳香树的香胶树树脂制成的黄褐色颗粒。古希腊人在祭拜神灵的仪式上，用它来作为具有象征意义的香薰料。由于乳香的消耗量巨大，它一下子便成为带来高额利润的贸易品。在红海出口处某地神话般的国家蓬特（Punt）与今天的索马里海岸之间，乳香贸易船队不断地进行着大规模的贸易巡游，以满足人们对乳香的巨大需求。当时古埃及女王哈特谢普苏特（Hatschepsut, 公元前 1504—前 1483 年在位）和以色列王所罗门的乳香贸易船队闻名世界。

除了祭拜神灵的用途之外，乳香常常与它的同属植物没药一同使用，也被用作药物。妇女们用乳香燃烧时产生的浓重香烟来熏衣物，同时还把乳香当作养颜美容品。在东方，男人们用乳香保养浓密的胡子；行完房事后，用乳香涂抹在生殖器上，尽管他们还没认识到乳香具有抗菌消毒的作用。

在古代，作为药物的乳香有丸状、乳液、膏贴和膏状几种类型。著名的希腊医生希波克拉底用乳香乳液振奋病人的精神、减轻哮喘、治疗黏膜炎或腹泻。葡萄酒加乳香和没药制成的饮料，可以使外科手术中的病人意识模糊，古希腊人在执行最为残酷的死刑钉十字架刑时，这种饮料可以减轻受刑者的痛苦。

在中世纪和近代，乳香在医学中被广泛地使用。但是现在，乳香与没药不同，在治疗中它只用作收敛剂和消毒剂。

**插图 16*a*　“古埃及女王哈特谢普苏特巡游乳香之国蓬特”画局部。前方为装卸工在起航前将乳香树装船**

Dar el Baheri 附近神庙壁画的临摹画。出自约翰内斯・迪米兴：《一个埃及女王的船队》（Johannes Dümichen: *Die Flotte einer ägyptischen Königin*），汉斯・克雷默：《宇宙与人类》（Hans Kraemer: *Weltall und Menschheit*）的插图，柏林－莱比锡－维也纳－斯图加特，年代不详

**插图 16*b*　17 世纪收获乳香的情景**

《宇宙全志》（*Cosmographie universelle*, 巴黎，1675）中的画。出自一本早期的旧书目录

**插图 16*c*　犹太人祭祀时使用乳香**

克尼林（Knilling）的画。出自兰道夫・查理・达尔文：《僧侣精神与僧侣帝国的发展》（Randolph Charles Darwin: *Die Entwicklung des Priestertums und der Priesterreiche*），莱比锡，1930 年

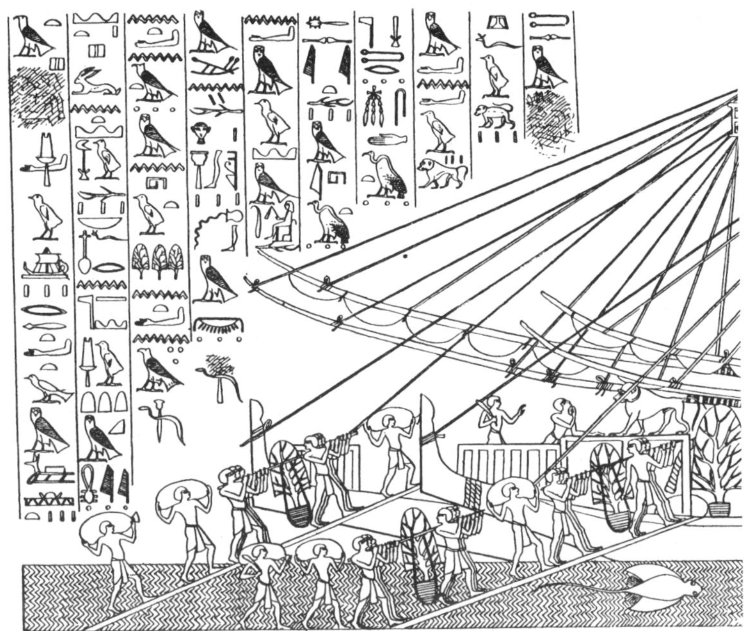

16*a*

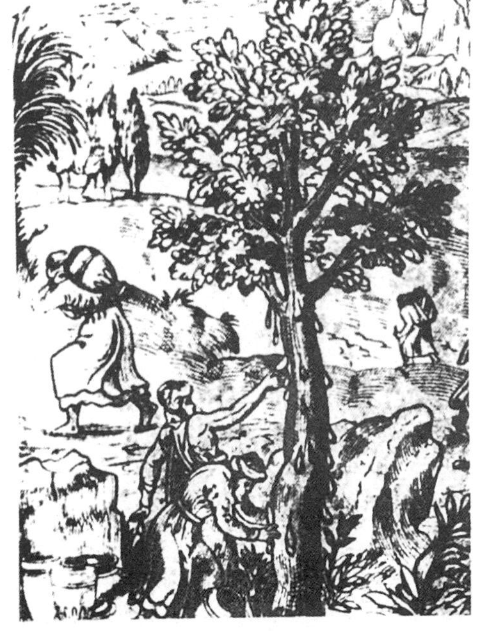

16*b*

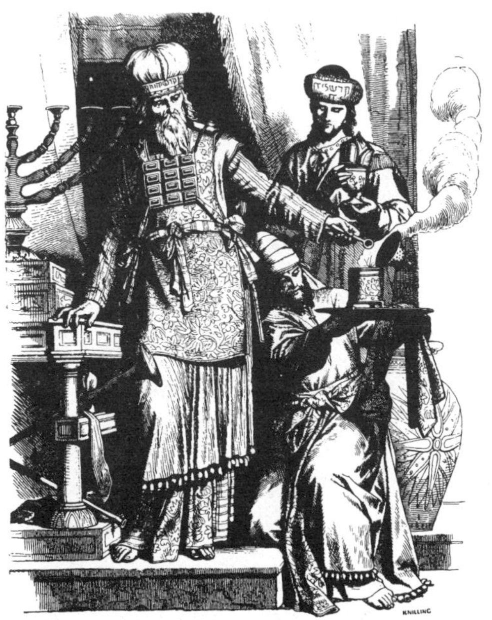


16*c*

# 17. 医药中的葡萄酒

自古以来，葡萄酒就被笼罩在一层神秘、奇特的光环之中。尤其对古代爱琴海边的人们而言，葡萄酒不仅是一种高贵、给人们带来极大享受的酒精饮料，还是一种妙不可言的长生药。古希腊著名的医生希波克拉底还认为它对万病皆灵，处处适用。例如，他和弟子把酒兑上水给病人治疗长期性头疼、消化不良、水肿和失眠。至于纯葡萄酒，希波克拉底在他的著作《谈内科疾病》中提出，它可以用来治疗坐骨神经疾病，而且，病人应当“喝葡萄酒，直到淌鼻血为止”。

发酵后的葡萄汁具有轻度麻醉作用，当时的医生们便在接生和手术时，用它来让病人的意识变得模糊，减轻病人的疼痛。在古希腊古罗马时期，竞技士专属医生盖仑曾把含葡萄酒的绷带敷在重伤病人的伤口上。后来，战胜中世纪正统医学的医生巴拉塞克苏斯发展了这种伤口清洗的方法，从而淘汰了几百年来用小便清洗伤口的做法。他毫不客气地说，小便清洁法“让伤口散发着一股臭味”，医生不得不先进行干扰治疗的清洗程序。

古代的另一项发明是，用掺有草药和调味品的药用葡萄酒治疗特殊的器官疾病，直到近代，医生们根据不同的病情，让病人冷服或热服葡萄酒。约翰·彼得·弗兰克（Johann Peter Frank）是一位倡导以维护环境卫生来提高公众健康水平的理论创立者。他在1794年出版的著作《疾病的治疗》（*Behandlung der Krankheiten*）中，虽然仍把葡萄酒作为一种药物，但没有深入地说明葡萄酒适用于治疗哪些病症。他知道葡萄酒主要可以强身健体，他的观点和与他同时代的另一位医生克里斯托夫·威廉·胡费兰（Christoph Wilhelm Hufeland）相同。胡费兰在著作《延年益寿的艺术》（*Die Kunst,das menshcliche Leben zu verlängern*）中，把葡萄酒评价为治疗体虚、疲倦、沮丧和眩晕的“最有效的强身振奋药物”。而葡萄酒“治病的效果总是不理想”，所以，“适用于无医嘱的情况”……

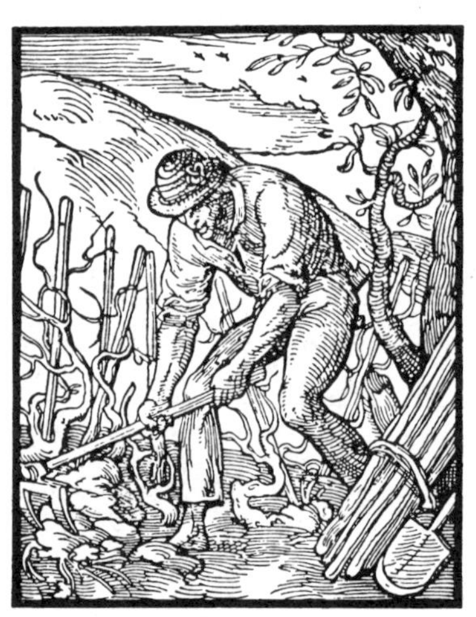

17*a*

**插图 17*a* 葡萄园的农民**

出自约斯特·阿曼（Jost Amman）关于货摊和手工业者书中的木刻画

**插图 17*b* 葡萄酒在教会中享有特权：出库前检查葡萄酒**

根据图尔奈（Tournai）15世纪天主教堂的窗绘所制作的木刻，无署名。出自亚历山大·冯·格莱兴－鲁斯沃姆、弗里德里希·温克：《哥特时期的世界》（Alexander von Gleichen- Russwurm、Friedrich Wencker: *Die Welt der Gotik*），维也纳－汉堡－苏黎世，年代不详

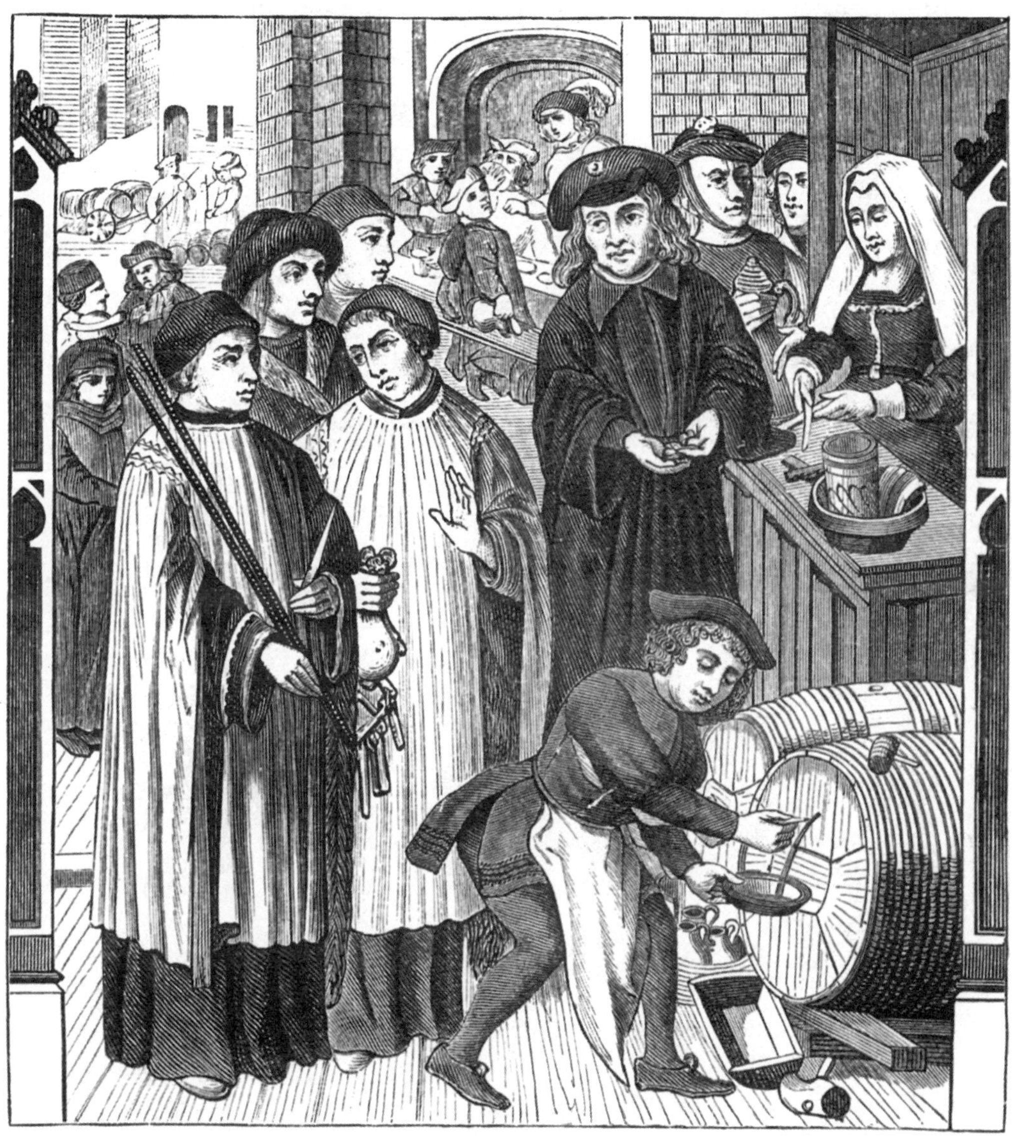

17*b*

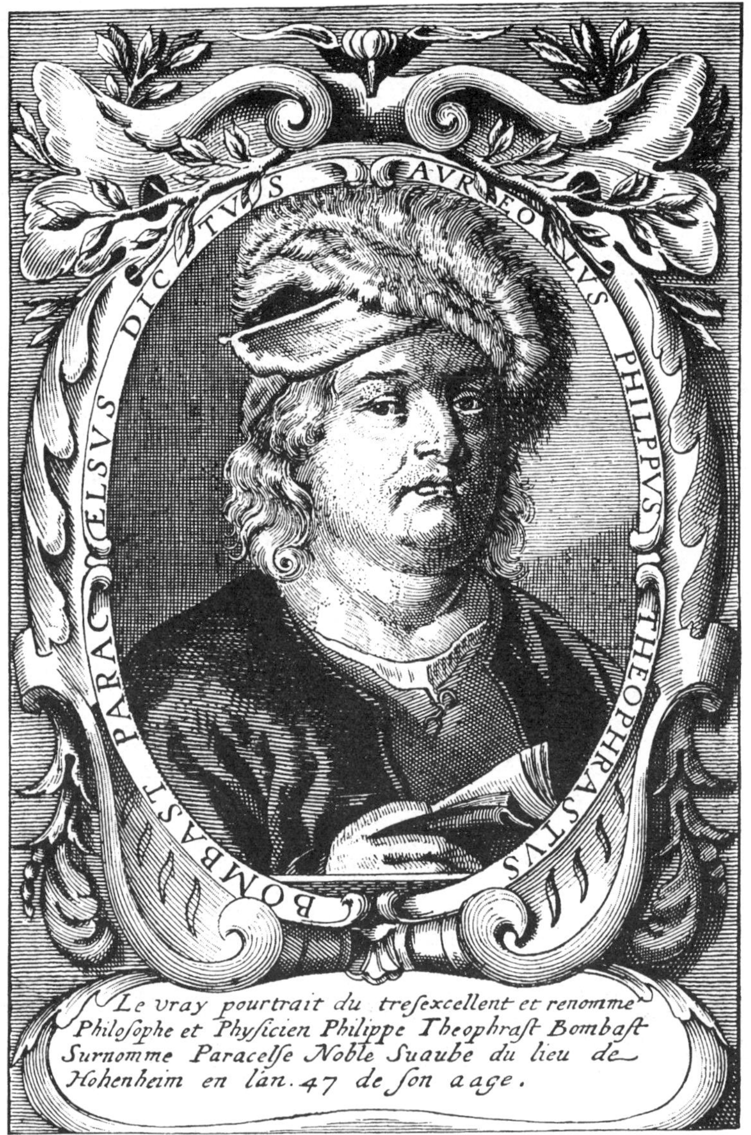
AVREOLVS PHILIPPVS THEOPHRASTVS BOMBAST PARACELSVS DICTVS
Le vray pourtrait du treſexcellent et renomme
Philoſophe et Phyſicien Philippe Theophraſt Bombaſt
Surnomme Paracelſe Noble Suaube du lieu de
Hohenheim en lan. 47 de ſon aage.

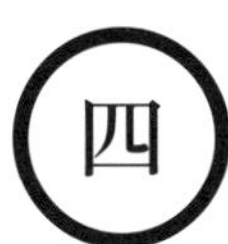

# 中世纪的医学

不论中世纪有多少弊病，
但它却有一个情感世界，
反映了人民内心热爱生活的天性。

——奥古斯特·贝贝尔
（August Bebel，1840—1913）

# 18. 萨莱诺学院

古希腊时期，帕埃斯图姆（Paestum）海湾边坐落着隶属南意大利坎帕尼亚（Campania）风景如画的海滨浴场撒勒尼（Salernium）。最初它由希腊殖民者建立，公元前 194 年转而由罗马人统治。到了中世纪，它陆续被伦巴德人、诺曼底人和那不勒斯人统治，当时它被称为萨莱诺（Salerno）。由于萨莱诺医生们享有很高的声望，他们在城里建立了一座医学院。这座集欧洲所有医学专业于一身的医学院向所有基督徒、犹太教徒和阿拉伯人敞开大门，从而摆脱了教会医学的影响。教师是 10 位著名的医生，其中年纪最长者终身担任院长。渴望医学知识的人们从各地奔赴萨莱诺医学院求学或接受实习培训。学院中所教授的内容，不仅有从古代流传下来的希腊—罗马医学，也有晚期阿拉伯医学。

学院中最重要的专业包括以动物解剖为基础的解剖学和盖仑将器官功能归因于人体内各种不同的力量的生理学，其他重要的专业还有把疾病归因于液体失衡的体液病理学，以及通过把脉、验尿、触摸病人和观察排泄物来判断病情的诊断学。

12 世纪时，萨莱诺学院处于鼎盛时期，这些都记载于学院的主要著作《保健术》（*Regimen sanitatis Salernitanum*）中。书中用萨莱诺学院的医学思想和方法，指导人们保持健康、延年益寿。其内容包括从营养饮食到卫生措施、从灌肠通便到放血、杯吸以及合理服药等方方面面。另外，学院开创了值得称赞的先例，接收女学生，并培养出著名的女医生。萨莱诺的女医生从事的治疗工作是，在当时被人们认为不体面因而归属浴室和理发店工作范围的妇儿疾病治疗、美容和外科疾病治疗。

Regimen sanitatis salerni

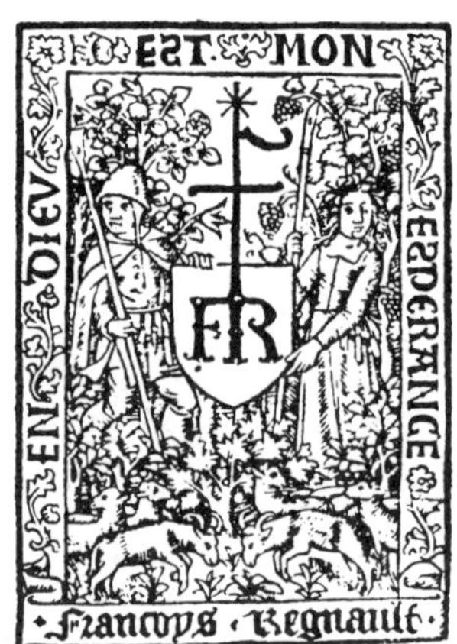


18*a*

Venale reperitur parisius sub intersignio diui Claudii vici sancti Jacobi.

**插图 18*a*　拉丁文版《保健术》一书的扉页（大约在 16 世纪初出版于巴黎）**

复印版：库尔特·海因茨·吕莫博士（Dr. Kurt Heinz Römer）（十）的医学论文

**插图 18*b*　萨莱诺学院的课堂，妇女也可以参加院里的讲座**

按照“*De conservanda bona valetudine. Opusculum scholae Salernitanae*”（1551）由杜弗雷诺（Dufrenoy）创作的木版画。出自伯恩特·卡尔格－德克尔：《医学中的妇女》（Bernt Karger-Decker: *Die Frau in der Heilkunde*），赖兴巴赫地区，1972 年

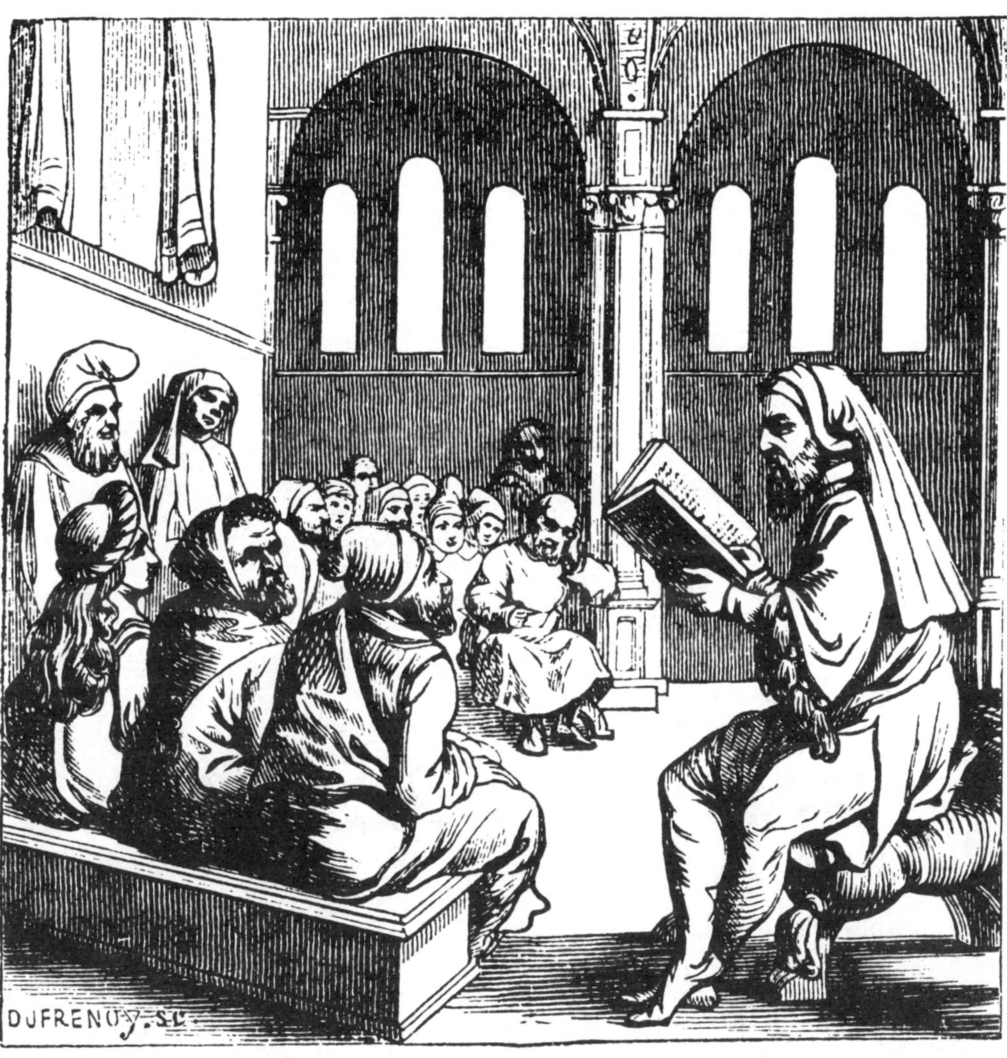


18*b*

# 19. “双料医生”

源于希腊语的“Chirurgie”在德文中的意思为“手工”。中世纪的学院派人士不满于利用外科手术的方法来恢复病人健康或救助生命，而把他们认为不神圣的流血手术交给了澡堂工、理发师和四处漂游的手术医生。只有少数思想开放的大学，如萨莱诺学院或帕多瓦（Padua）培养出来的医生敢于给病人疗伤，并自信地称自己为“双料医生”（beider Arzneien Doktor）。与那些被人们视为不体面、不光彩的手工劳动的“地位低微的外科医生”不同，“双料医生”在公众中享有很高的威望。

16 世纪解剖学研究开拓性的进展带动了外科学迅速进步，逐渐地减少了人们对外科的一些偏见，但是绝大多数医生仍然像以前一样，认为这些“手工业”出身的医生是不能与自己同日而语的。皇帝为恢复手术医生名誉的敕令声明，也无法带来太大的改变。所以，外科医疗仍然停留在治牙、除疝、治白内障和排结石等方面。在庙会和年市上，聚集着治疗这些疾病的江湖游医，他们为了竞争，铺开色彩丰富的流动舞台，演出喜剧，招揽那些心怀恐惧的病人。

有一个例子能够充分说明当时绝大多数学院派医生对将伤科纳入医学专业所产生的抵触情绪。1425 年，一个伤科医生攻读维也纳大学医学专业的正式医生学位。对伤科持有偏见的系主任三次拒绝了这位伤科医生的申请。直到四十年后，维也纳大学医学专业才第一次授予外科医生的头衔。后来德国医学史学家赫尔曼・彼得斯（Hermann Peters）把那些在实际操作中将“内科治疗和外科治疗结合起来”的医生称作“双料医生”或“医学科学大师”。

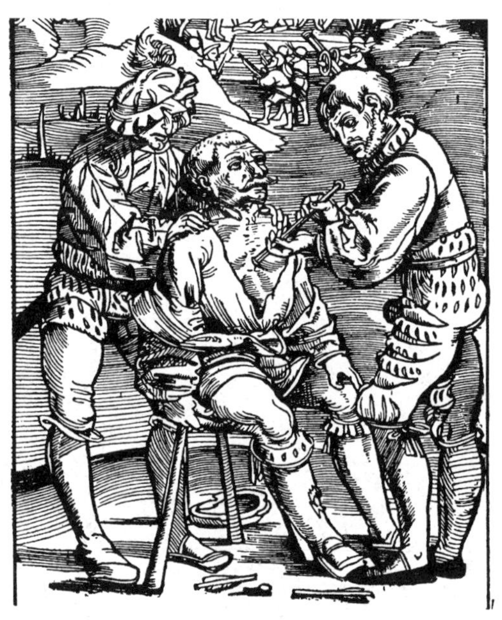

19*a*

**插图 19*a*　16 世纪的一个伤科军医从伤口中拔箭**

汉斯・冯・格斯多夫：《军事外科纪要》（Hanns von Gersdorff: *Feldtbuch der Wundartzney*）中的木刻画。出自赫尔曼・彼得斯：《德国历史上的医生与医疗》（Hermann Peters: *Der Arzt und die Heilkunde in der deutschen Vergangenheit*），耶拿，1924 年

**插图 19*b*　中世纪晚期的外科医生、助手及学生**

木刻画，未署名。出自希罗尼穆斯・布伦瑞克：《外科学》（Hieronymus Brunschwigs: *Chirurgia*），奥格斯堡，1497 年

复印版：库尔特・海因茨・吕莫博士㈩的医学论文

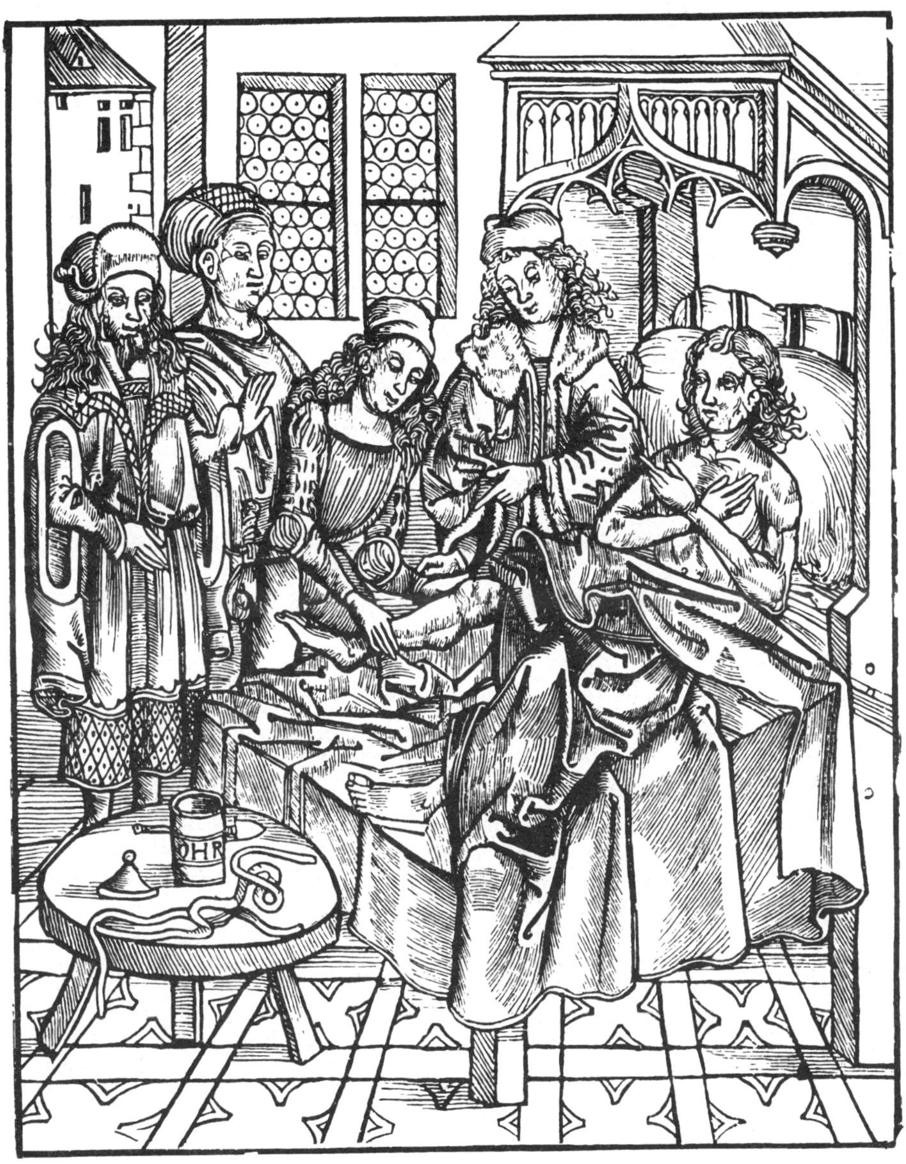


19*b*

# 20. 星象学影响下的医学

中世纪巴比伦和亚述的星象学深信，在神灵与天体之间存在着必然的联系。人们依赖于体现神灵的星体，这种观念深刻地影响着当时的医学观点和医疗方式。中世纪晚期的民间星象医学相信世俗中所发生的一切，而且尤其相信人的命运取决于天体的方位。所以，近代自然科学的先驱人物、持有部分神秘星象学观点的医学家巴拉塞克苏斯有言道："一个医生应当首先是天文学家。"

当时人们认为瘟疫爆发和蔓延的原因，在于星体的方位不吉利，比如丢勒（Dürer）1484 年制作的木刻就表现出了一种看法：土星、木星和火星在天蝎座会合而污染空气，造成了当时的梅毒流行。今天，古代流传下来表示流行性感冒的词"Influenza"（星体倾泻）原来指的是传染病产生于小的范围。此外，当时人们还认为星体和生肖动物控制和影响着人的四肢、器官和身体的各个部位。通晓星象知识的医生按照对应身体各部位的"相关星体"来解说某种疾病的性质和类型，说明自然界哪些药物可以治疗这些疾病。当然，这些药物本身也对应着星体，具有特殊的疗效。放血等外科手术的施行也由星象医学的观点指导。放血的时辰有吉有凶。历史上有各种放血人体图，图上标注有影响身体各部位的黄道十二宫，告诉人们最佳的放血治疗和疾病预防方法。对应星体的草药和炼丹要在与病症相对应的黄道吉时内及月亮所处适当的位置时服用。

**插图 20*a*　连医学家巴拉塞克苏斯也说："一个医生应当首先是天文学家。"**

根据 1540 年的铜版画制作的木刻。出自汉斯·克雷默：《宇宙与人类》，柏林－莱比锡－维也纳－斯图加特，年代不详

**插图 20*b*　13 世纪星象医学课**

根据拉克瓦《中世纪的科学与文学》（Larcoix: *Sciences et lettres de Moyen age*, 巴黎，1877 年）制作的木刻。出自汉斯·克雷默：《宇宙与人类》，柏林－莱比锡－维也纳－斯图加特，年代不详

**插图 20*c*　有毒的空气以及土星、木星和火星在天蝎座会合，造成了 1484 年瘟疫流行**

阿尔布莱希特·丢勒约在 1496 年制作的木刻。出自伯恩特·卡尔格－德克尔：《看不见的敌人：与传染病斗争的医生和研究者》（Bernt Karger-Decker: *Unsichtbare Feinde-Ärzte und Forscher im Kampf gegen den Infektionstod*），莱比锡，1968 年

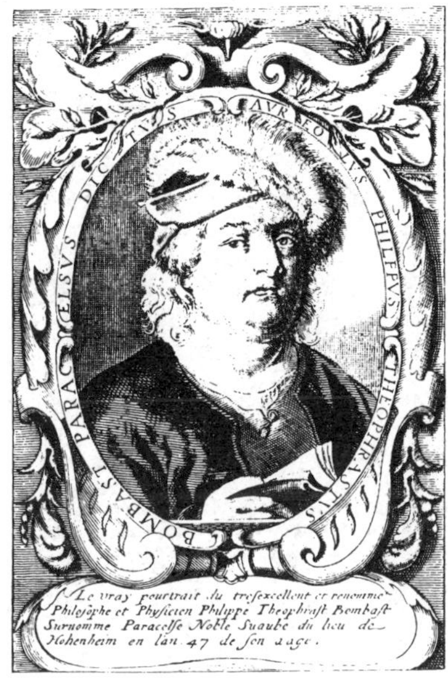
Le vray pourtrait du tresexcellent et renomme
Philosophe et Physicien Philippe Theophrast Bombast
Surnomme Paracelse Noble Suaube du lieu de
Hohenheim en lan 47 de son aage.

20*a*

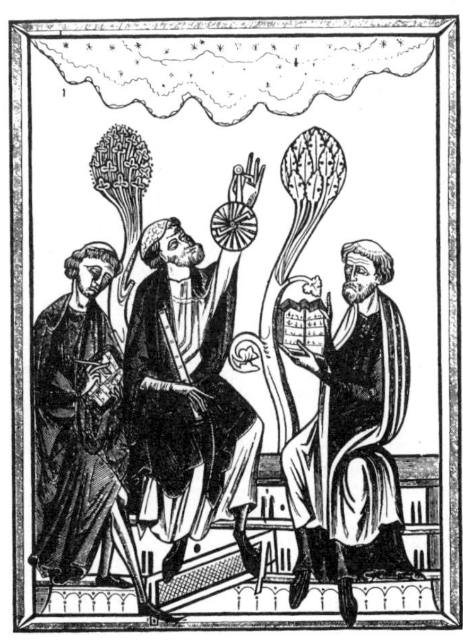

20*b*

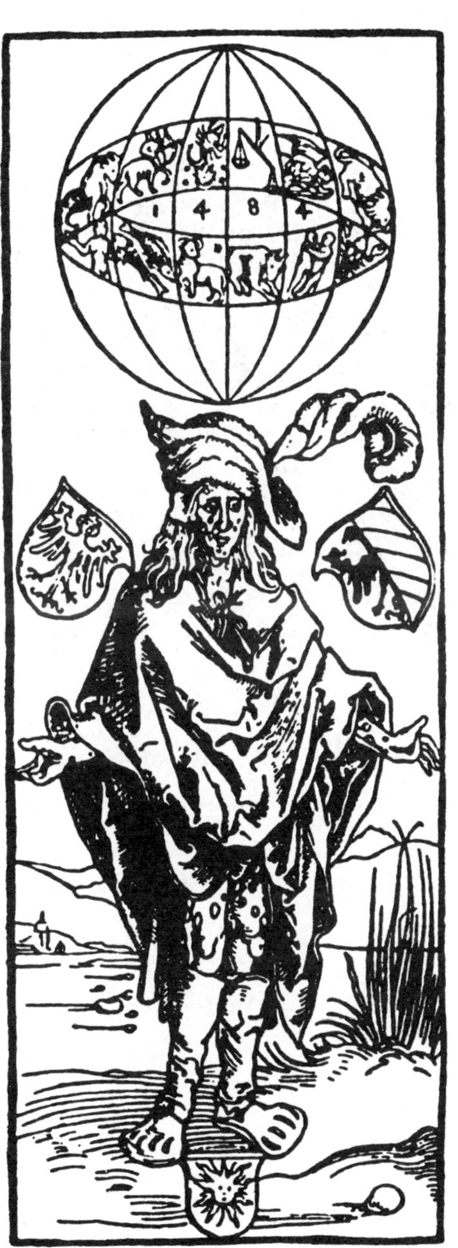
1 4 8 4

20*c*

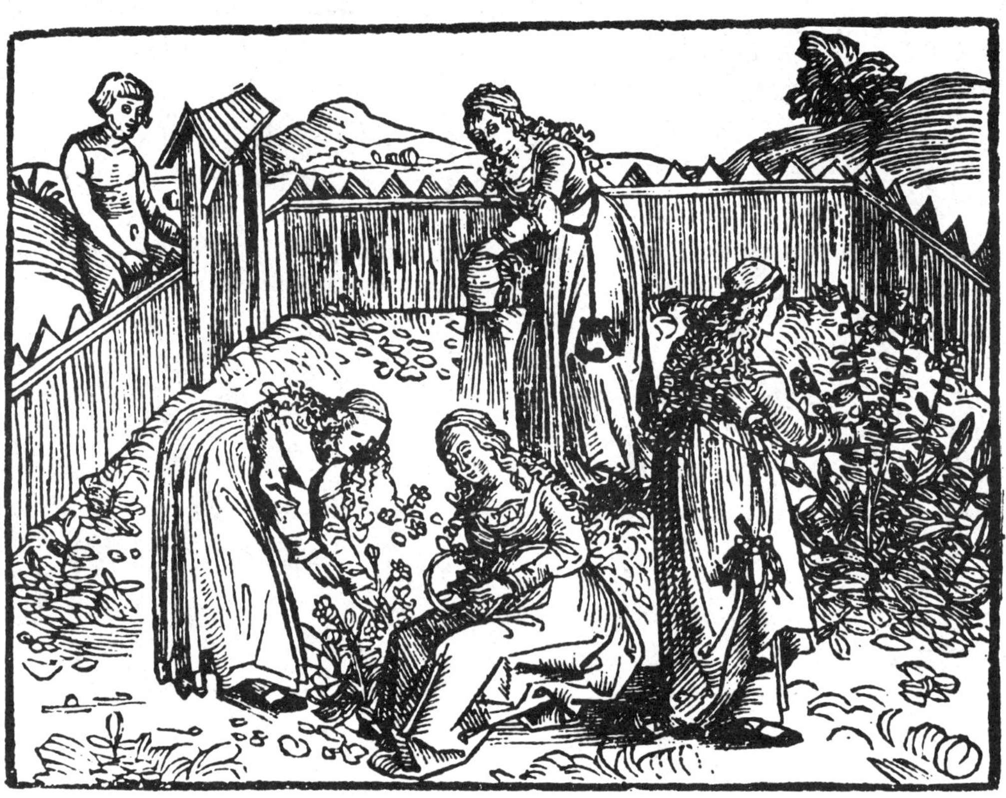

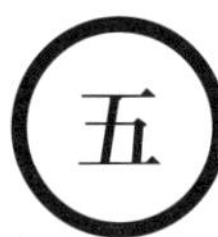

# 药房业

科学和药物都会随着时间而变化，
但药房的气味却与物质一样，
是永恒的。

——安东·契诃夫
（Anton Tschechow，1860—1904）

# 21. 早期的药房

古希腊时期的医生们都亲手用植物制药，所以那时还没有药房。自中世纪开始，药房才慢慢地发展起来。在欧洲，药房经营起源于以护理病人为主的修道院。药房是一个与病房隔离的大屋子，负责药房工作的修道士们从修道院的花园里采来药用植物，在药房里把它制作成药物。当时的诸侯和城市管理机构也设立了花园，定期发给花园管理员薪水，管理员同时负责制药。

13世纪德语地区出现了第一批城市药房，首先是在罗斯托克（Rostock，1262），之后在汉堡（Hamburg，1265）、明斯特（Münster，1267）、维斯玛（Wismar，1270）、奥格斯堡和马格德堡（Augsburg，Magdeburg，1285）。独立的药剂行业出现，可追溯到1240年弗里德里希二世颁布的著名医学条例《萨莱诺圣谕》（*Edikt von Salerno*）。条例中规定，任何医生不得开设药房，也不得参与药房的经营管理。

后来，药房的开设和经营必须经过君主的批准，这就要求申请者证明自己具备良好的医学知识和端正的品行。被批准开业的药剂师必须发誓，承诺自己谋求病人幸福和利益的初衷始终不变。关于中世纪药房情况的书面记载没有流传下来，我们现在能看到的绘画都是墙边放着若干个架子的房间，架子上摆着各种各样的容器；有的画上画有操作台，坐在旁边的是研磨药物的助手。

回顾这些在文化史上具有启发意义的插图时，我们可以看到，有的医生用诊疗棒指向他们开的药，因为当时还不需要处方。当时的药房管理条例把制药分成两种：被称作“调料”（Spezerei）的简单药物和被称为“加工水果”（Konfekt）的调制药。调制药在相关的书中有详细的介绍，它们通常包装在药盒里，盒上贴有使用说明。

**插图 21*a*　16世纪初德国的药房，按医生指导制药**

希罗尼穆斯：《蒸馏术最新介绍》（Hieronymus: *Das nüw Buch der rechten kunst zu destillierer*，1505）中的木刻画。

复印版：库尔特·孔策(+)，罗斯托克。出自伯恩特·卡尔格－德克尔：《草药、丸药、制剂》（Bernt Karger-Decker: *Kräuter*，*Pillen*，*Präparate*），莱比锡，1970年

**插图 21*b*　16世纪调制药的药盒上的标签。Konfekt 在这里指的是调制药**

当时的一个木刻。复印版：库尔特·孔策(+)，罗斯托克

**插图 21*c*　古代波斯药房中制药**

马丁（Martin）根据纽约大都会博物馆中第奥库里德（Dioskurides）手稿“Materia Medica”（巴格达，1224）的彩色微缩画临摹的黑白画。

复印版：库尔特·孔策(+)，罗斯托克。出自伯恩特·卡尔格－德克尔：《战胜疼痛：麻醉与局部麻醉史》，莱比锡，1984年

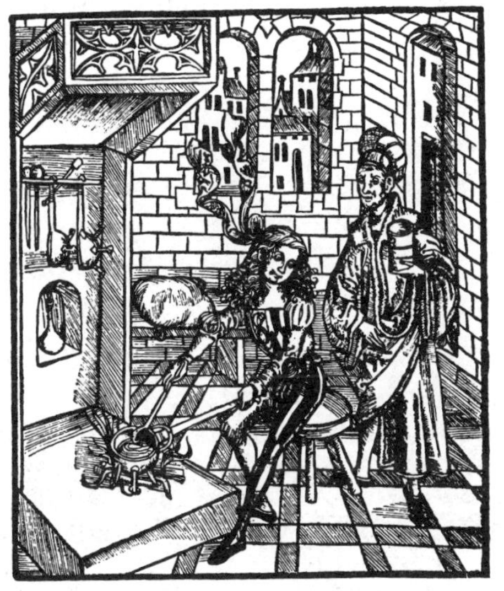

21*a*

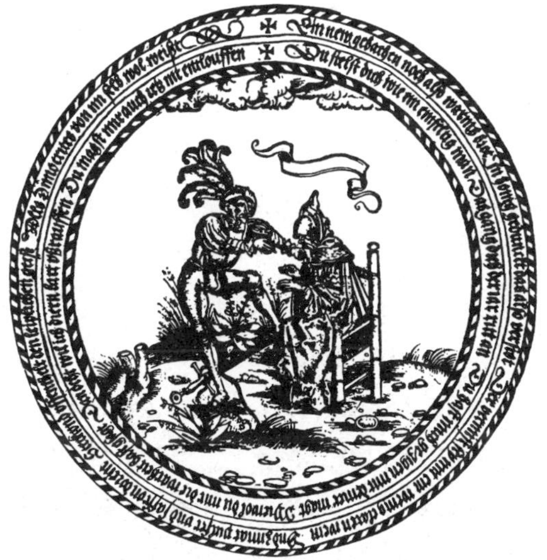

21*b*

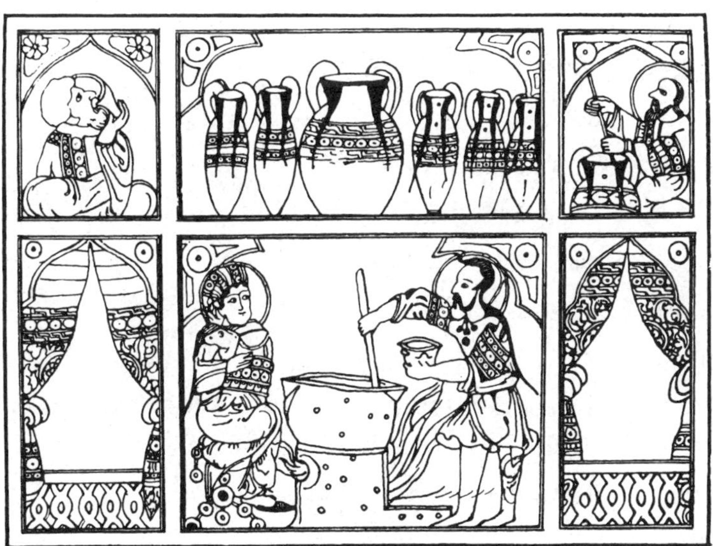

21*c*

# 22. 没有处方的时代

在维也纳国家博物馆名人手迹展览室里，每一位对医学史感兴趣的参观者看到这个处方都感到惊异：一个长方形的手写处方上，草草画出的线条把三个治疗膀胱疾病的医嘱划分开来。由于处方上既没有标注日期，也没有签名，参观的人都相信旁边的注解：该处方出自近代医学先驱巴拉塞克苏斯之手，是保留下来最早的处方。

在16世纪不严格的手写处方普及之前，医生在听完病人陈述后，亲自到药房口头指示药剂师配药，这都生动地反映在有关药房的绘画中。医生拿着类似教鞭的诊疗棒，指向高高的药物架上装饰精美的、盛着所需药物的瓶瓶罐罐，然后他亲自监督配药。对于重病人，医生马上亲自送药，让病人服用，而对于一般病人，他会让病人的亲属前来取药。

后来，为药剂师规定的义务渐渐地取代了医生的诊疗棒，配药室或制药室里专门为医生设置的位子上随时准备好了纸笔。“Rezept”这个词本意为医生给药剂师的书面医嘱，源自拉丁语的命令式“recipe”（拿着！）。以前接受过学院正统医学教育的医生，大概也曾在药物架旁挥动过诊疗棒，以同样的语气发号施令。从那以后直到现在，每张处方都以缩写“Rp”开头已成为惯例。不过药方上却不能像最初、甚至到19世纪还偶尔出现的情况那样，缺少任何一项详细说明（如开具处方的时间、地点、号码、医生签字等）或病人的资料（如姓名、地址、年龄等）。

**插图 22*a*　医生开药方的漫画。医生说：“我开的药是只吃小牛肉、野味和好的葡萄酒、静养（都是我想要的）。”**

阿道夫·威莱特（Adolphe Willette）的画。出自爱德华·福克斯：《欧洲各国漫画》（Eduard Fuchs: *Die Karikatur der europäischen Völker*），柏林，1903年

**插图 22*b*　16世纪的德国药房，一个医生用诊疗棒指着自己开的药**

希罗尼穆斯：《蒸馏术最新介绍》（1505）中的木刻画。出自汉斯·克雷默：《宇宙与人类》，柏林－莱比锡－维也纳－斯图加特，年代不详

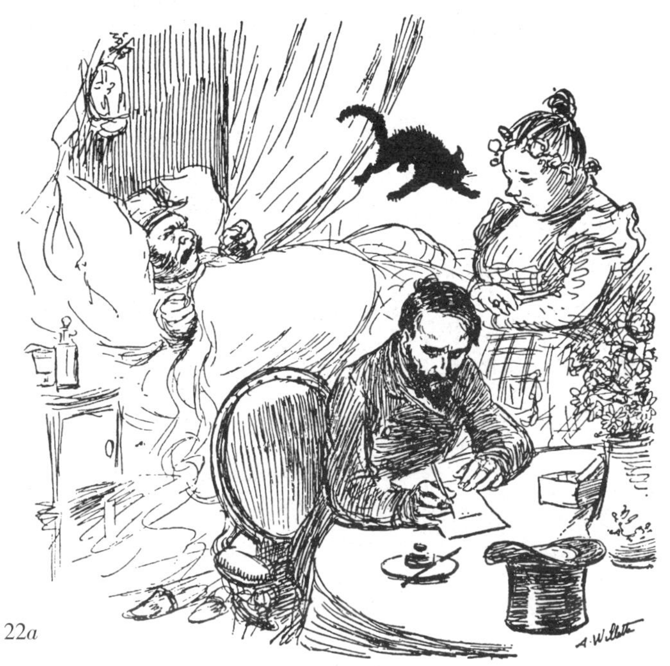


22*a*

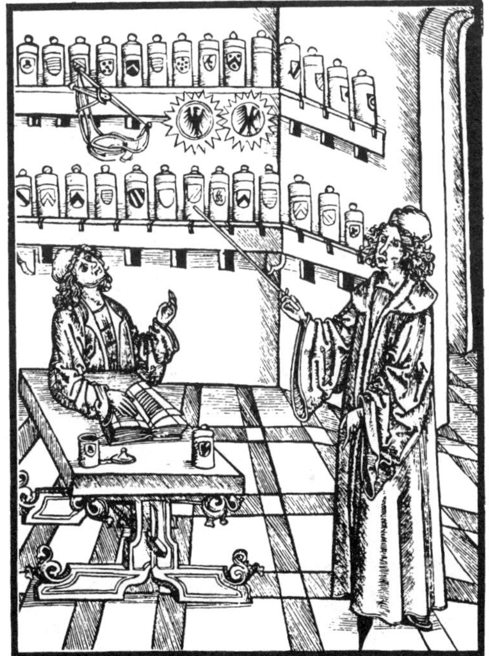

22*b*

# 23. 巫药房里的处方

中世纪甚或近代之前的药物治疗均可以用所谓的巫药来形容。巫药起源于原始社会，那时，人们把无法解释病因的疾病归结于魔鬼施法，所以也用魔法治疗病人。部落巫师除了用外科手术的方法或粗鲁的手段驱赶妖魔之外，还给病人服用一些以动物制成、令人作呕的药，他们认为这些药也可以驱赶附着在病人身上的妖魔。

中世纪和之后的巫药房里备有珍珠粉、干蟾蜍、烤鼹鼠、狼和鹿的内脏、羊血、鸡肫、梭鱼牙、蟹、虾眼，甚至动物的排泄物，比如牛粪、羊粪、蛇油和其他令人作呕的东西。按照柏林医学和自然科学史研究所前所长保罗・迪普根（Dr. Paul Diepgen）的说法，迷信的人们使用这些东西时并不是一点儿都不冒险的。他曾在著作中写道："蛇肉是治疗麻风病的特效药，羊血可以治疟疾，兔子被焚烧后的肉灰可治肾结石，用公牛胆按摩肛门区可通便，戴胜喉部的舌头是治疗健忘症的良药。活蚯蚓可直接放在溃疡和皮肤疖处。从宰杀的动物身上取出温热的器官，马上放在精神病和眩晕患者的头上，直到器官腐烂……动物粪便主要用于贴膏上……治疗不孕的方法，是用香木熏生殖器，吸入炭化蛋壳的烟可以治鼻出血，吸入驴蹄烟可以治子宫肿瘤。"

那时的病人甚至医生都满怀信心地使用这些巫药，而这些巫药常常是在举行过我们现代人看来十分可笑的仪式之后才配制的。尽管巴拉塞克苏斯在反对医学上的野蛮行为方面取得了成就，但是"三十年战争"之后，社会的风俗普遍趋于野蛮，医学上的野蛮行为也达到了登峰造极的程度。

插图 23*a*　出生于爱森纳赫（Eisenach）的"有侯爵封号、大主教地位"的御医克里斯蒂安・弗朗茨・保利尼（Kristian Frantz Paullini）1699 年著的《有治疗功效的巫药》（*Heilsamen Dreck-Apotheke*）一书的扉页
复制：库尔特・孔策，罗斯托克

插图 23*b*　漫画讽刺中世纪巫药房中的脏药师
原作Nazari: *Della Tramutazione Metallica*，布雷夏，1572 年。印刷版：吕莫博士㈩的医学论文

插图 23*c*　16 世纪炼丹房
佩特拉卡：《安慰镜》（Petrarcas: *Trostspiegel*，1539）中汉斯・魏德茨（Hans Weiditz）的木刻。出自古斯塔夫・弗赖塔格：《德国历史图绘》，莱比锡，年代不详

Neu-Vermehrte/
Heilsame
Dreck-Apotheke/
Wie nemlich mit
Koth und Urin
Fast alle/ ja auch die schwerste/
gifftigste Kranckheiten/ und bezauberte
Schaden vom Haupt biß zun Füssen/
inn- und äusserlich/ glücklich
curiret worden;
Durch und durch mit allerhand curieu-
sen/ so nütz- als ergetzlichen
Historien und Anmerckungen/
Auch andern
Feinen Denckwürdigkeiten/
Abermals bewährt und nun zum dritten mal
um ein merckliches vermehrt/ und verbessert
Von
Kristian Frantz Paullini.
Franckfurt am Mayn/
In Verlegung Friedrich Knochens/
Druckts Peter Begereiß 1699.

*23a*

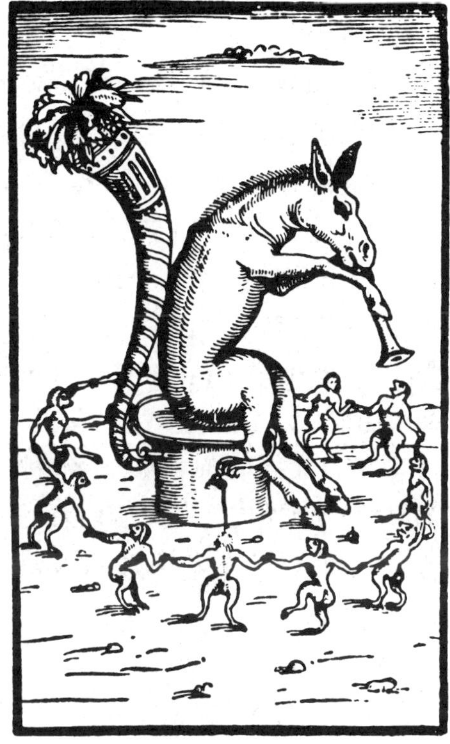

*23b*

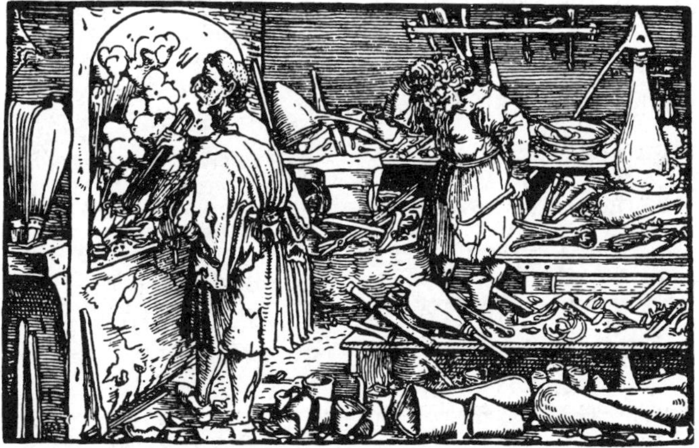

*23c*

# 24. 古老的草药书籍

《旧约》中的箴言家西拉克（Sirach）曾说，主让大地生长药物，所以聪明的人应该利用这些药物。中世纪的医学者都特别重视草药的利用。修道院是护理病人的主要机构，它和城市的管理机构一起经营草药园，这样他们就可以不断采集到原料，用以制作药茶、药酒和膏药。医生和药剂师从古希腊的手抄本中获得相关的知识给他们以指导，因为古希腊的医学家们已经把系统的说明和植物插图配在了一起。

留存下来最古老的植物、药物画册是希腊医生狄奥斯克里德斯（Dioskurides）于5世纪著述的《药材》（*Materia medica*），他在罗马做军医期间远游四方，获得了大量的草药知识。直到近代，阿拉伯和欧洲的医生们都继承了他的药物学知识体系。自书籍印刷术发明之后，法兰克福城里的医生约翰内斯·冯·考普（Johannes von Caub）所撰写的配有近400幅木刻画的《健康之园》(*Hortus sanitatis*)得以出版。该书在社会上引起了巨大的轰动，但是书中的插图不够逼真，结果没有实现初衷，令人遗憾。

后来，打破这一窘境的是，被称为“植物学之父”的科学家撰写出版的著作。这些著作科学性强，令人信服。开创性的著作首推新教神学家、医生奥托·布伦费尔斯（Otto Brunfels），他于1530—1537年以拉丁文出版了《长命草药》（*Herbarum vivae*），以德文出版了《草药书》（*Contrafayt Kreuterbuch*）。五年之后，植物学家、医学家莱昂哈德·富克斯（Leonhard Fuchs）撰写并以拉丁文出版了《植物史》（*Historia stirpium*），并翻译成中古高地德语。这两本经典著作都详细地描绘和介绍了各种植物，内容生动鲜明。路德教派的神学家、医生希罗尼穆斯·博克撰写的《新草药书》（*New Kreutterbuch*）则首次把植物分科，并配有大卫·坎德尔（David Kandels）的绘画，该书艺术性强，生动、自然。但遗憾的是，这些著作只局限于描述和介绍本土的草药。第一种被介绍的异国草药是，1613年由法兰克福出版社出版的《新草药书》（*Neues Kräuterbuch*）一书中提到的山马茶（Tabernaemontanus）。

**插图24*a*　瓦拉弗里德·施特拉波（Walahfried Strabo，808—849）的修道院花园，下面是关于草药疗效的诗作**

16世纪的木刻画。(十)

照片复制：埃德曼·施密特（Erdmann Schmidt），哈尔登斯莱本（Haldensleben）

**插图24*b*　开花的黑范蒿子草**

1492年出版于吕贝克、用新发明的印刷术印刷的古版画《健康之园》（*Gaerde der suntheit*）。照片复制：库尔特·孔策(十)，罗斯托克

**插图24*c*　草药女工**

哈尔登斯莱本管理委员会药房私人文件中的插图，无署名。照片复制：埃德曼·施密特(十)，哈尔登斯莱本

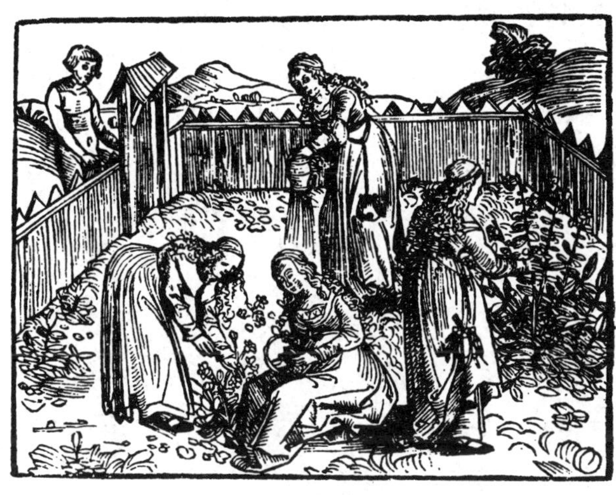

24*a*

Nigella Raden cccxxxvi.cap.

Nigella latinſch. Melanchion.effte Sitmelanchiũ grekiſch. Caruon.effte Stanix arabiſch j ¶ De meſter Paulus beſcrift vns vñ ſprikt dat de raden ſynt heit vñ droghe an dẽ drudden grade. Unde dat ſaet bruket me in der arſtedye.vnde dat is ghenomet nigella. Dit krut waſſet meyn liken an ſtenighẽ ſteden. vnde ſundergen waſſet yd gherne mank dẽ korne. ij ¶ Dyt ſaet waret.x.iar vnuorſeret an ſiner nature iij ¶ Serapio in dem boke Aggregatoris in dẽ cap. Caruon( dat is nigella)ſprikt. dat dit krut hebbe lutke blade vnde heft klene ſubtile ſtẽgele by na twyer ſpannen lank. An dẽ ſpiſſen heft id bouede gelik den korne blomen.dar in heft id ſaet dat is ſwart vnde ſcarp vnde heft eynen guden roke. iiij ¶ Dyaſcorides ſprikt.dat meel van radenſade ghemẽget mit wormeden ſap vñ dar uth ghemaket ein plaſter vnde dat up den buek gelecht.dodet de worme in deme buke. vnde is ſundergen guet den yungen kinderen. v ¶ Dyt obghe-ſcreuẽ ſtucke(alzo tempereret) vnde honnich dar to ghemenget.vnde dat ghenuttet.is ock gans guet den rudighen mynſchen vj ¶ Dit ſulue is gans guet vor de quade plackẽ des antlates.dat antlat vñ de plakken dar mede ghesmeret.

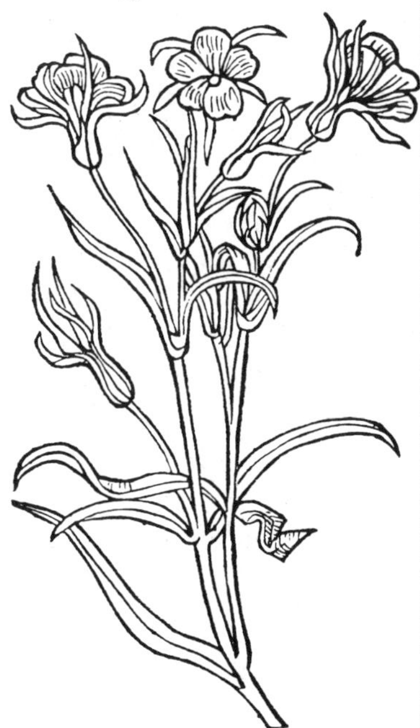

24*b*

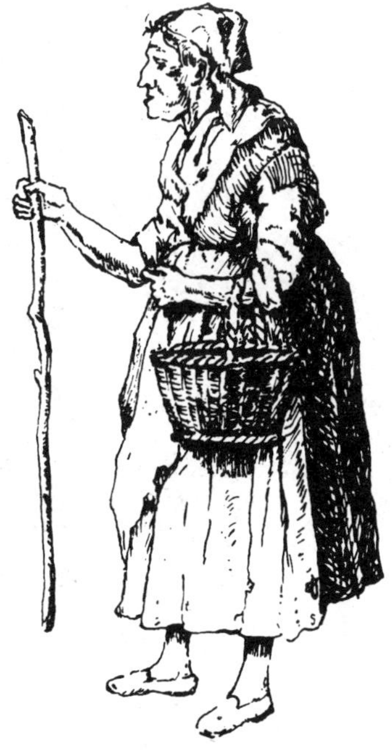

24*c*

# 25.“神药”解毒剂

1768年7月，正在环球旅行的法国“叶子花号”船（Bougainville）上的一名水手，在南太平洋某岛屿的岸边寻找海蚌时，被一条毒蛇咬伤了。根据领航员的记录，伤口引起败血，伴随着剧烈的疼痛与全身抽搐，他必定“忍受了五六个小时使人难以置信的痛苦。在他受伤后的半小时，曾给他服用了解毒剂（Theriak）和琥珀酸铵液（Eau de Luce），让他全身出汗，最终救活了他”。

琥珀酸铵液是一种抗菌药，解毒剂则是此前几百年就已有的一种炼丹类万灵药兼解毒剂。这种“神药”的历史可以追溯到古代：它是由一个无名希腊神职医生为治疗有毒动物咬伤发明的。根据神庙碑文记载，解毒剂是用欧茴香、茴香和兰芹等多种草药制成的，实际上它并没有解毒功能。

后来，一位对医学十分感兴趣、出身草原的米特里达悌（Mithridates）国王为了防止遭人投毒暗杀，亲身或在罪犯身上做了多年试验，最终配制出含有54种成分的混合剂，其中包括蝰蛇肉和鸭血。这种配方后来又由克里特岛的安德罗马修（Andromachos）稍微变动了一下，使这种新的解毒剂能够预防毒蛇咬伤和其他毒伤，甚至还具有某种程度的延年益寿的作用。据说新的解毒剂取得了巨大的成功。

中世纪的魔法又给解毒剂添加了巫药房里的东西。在此后的几百年时间里，解毒剂一直充当着万灵药的角色。据史书记载，人们敬畏地将解毒剂称作“天药”。每年春天，城镇管理者、医学界的要人和宣誓过的药剂师都要亲临解毒剂的制作现场，在公开制作这种“天药”的解毒剂之后，人们把它像贵重物品一样，保存在价格不菲的瓷罐里备用。

**插图25*a*　医生查看解毒剂的成分**

希罗尼穆斯：《蒸馏术最新介绍》（1512）中的木刻画。出自赫尔曼·彼得斯：《德国历史上的医生与医疗》，耶拿，1924年

**插图25*b*　17世纪贩卖解毒剂的游商用活蛇演示解毒剂的解毒作用**

当时的铜版画，作者库帝（H.Curti）。出自《图解会话辞典》（*Illustriertes Conversations-Lexicon für Jedermann*），莱比锡，19世纪

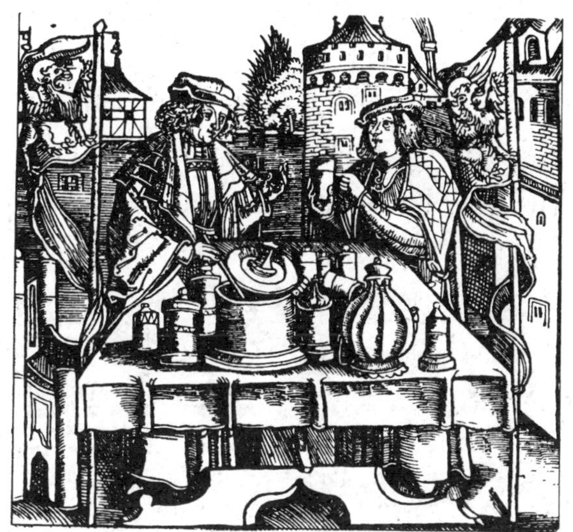

25*a*

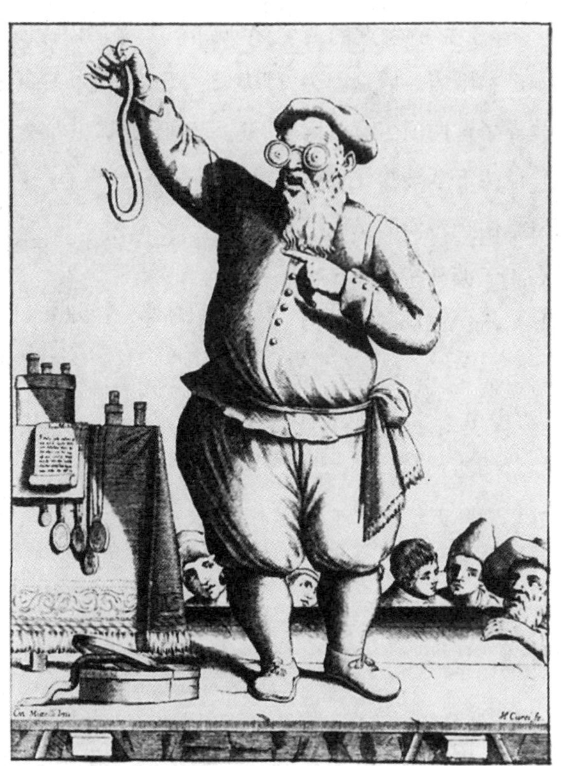

25*b*

# 26. 克拉那赫药房享有税收优惠的特权

1505年，维滕堡（Wittenberg）萨克森选帝侯弗里德里希聘请33岁的画家卢卡斯·克拉那赫（Lucas Cranach，1472—1553）为宫廷作画。克拉那赫的任务繁多，不光绘艺术画，其他一切正式的装饰画也都是他的分内事。不久，他不得不设立了一个手工工作间，雇了一些艺术学徒和绘画助手来帮忙。1508年，他决定把宫廷发给他聘书上的一枚徽章——带翅膀的蛇，作为他本人的画作和工作间的标志。

很快地，他积攒了一笔可观的收入，在市场旁边造建了一座“城里最大的房子”，同时作为他的绘画工作间。克拉那赫不仅是个画家，同时还是个经营数种生意的商人。他经营了一家印刷厂和纸店，但是因为利润微薄，他不得不放弃了这两项生意。为了长期有稳定的收入，他买下了维滕堡唯一的一家药房。这家药房是由选帝侯的御医、当地大学的首任校长马丁·波利希·冯·梅勒施塔特（Martin Pollich von Mellerstadt，约1450—1513）建立的。

波利希去世后，药房由一个助理药剂师——不能独立开业经营的药剂师管理，直到1520年，克拉那赫以2000古尔登买下了它。在此之前不久，克拉那赫被选进了城市的管理委员会。鉴于他作为宫廷画家的诚实劳动，选帝侯十分欣赏他，特批这个没有医药学知识的他——“本人及药房继承者”享有税收优惠特权——当然，因为克拉那赫本人不熟悉医药学专业，因此同时也规定了，他的药房要由具有医药专业水平的“雇工”来经营，他们应能够像专家一样接待医学界人士。克拉那赫认认真真地从莱比锡和法兰克福买进最好的药品，让专家定期检验库存药的情况。另外，由于他享有税收优惠的特权，他经营的调料、调制药、糖、彩蜡和葡萄酒生意得到了保证。1540年，出生在萨尔费尔德（Saalfeld）的药剂师助理卡斯帕·普夫洛伊特（Caspar Pfreund，1517—1574）进入了他的药房工作。

后来卡斯帕·普夫洛伊特娶了克拉那赫的小女儿安娜（Anna），克拉那赫离开了这个城市。普夫洛伊特便以药剂师助理的身份接管了药房，克拉那赫去世后，他才正式拥有了这间药房，并享受税收优惠的特权。

**插图26*a*　卢卡斯·克拉那赫，德国画家，雕刻家，药剂师**

邦（R.Bong）根据画家的自画像制作的木刻。出自《图解会话辞典》，莱比锡，19世纪

**插图26*b*　1546年左右的维滕堡风景**

卢卡斯·克拉那赫的一幅木刻

插图26*c*　卢卡斯·克拉那赫在维滕堡市场旁的房子，药房也在此

出自沃尔弗拉姆·凯泽，阿丽娜·福尔克：《维滕堡宗教改革时代的医学与自然科学》（Wolfram Kaiser und Arina Völker: *Medizin und Naturwissenschaften in der Wittenberger Reformationsära*），哈勒－维滕堡马丁－路德大学的科学文献，1982年

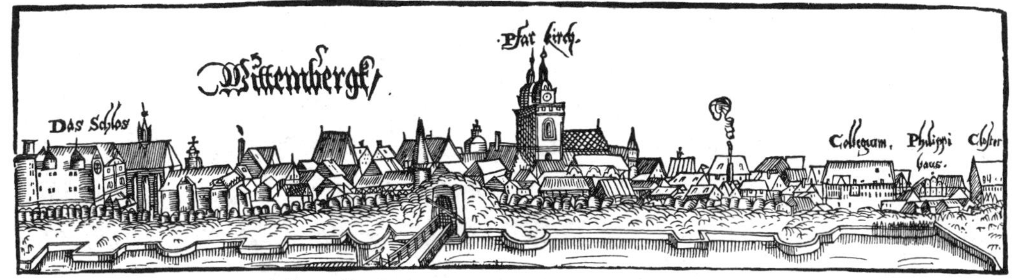


Ansicht von Wittenberg um 1546. Nach einem Holzschnitt von Lucas Cranach d. Ä.

26*b*

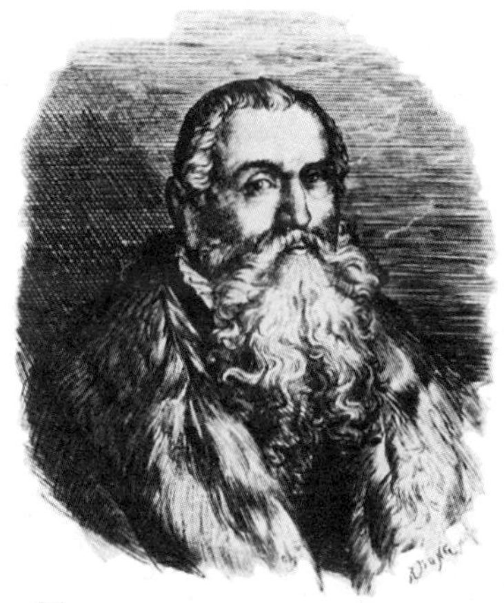

26*a*

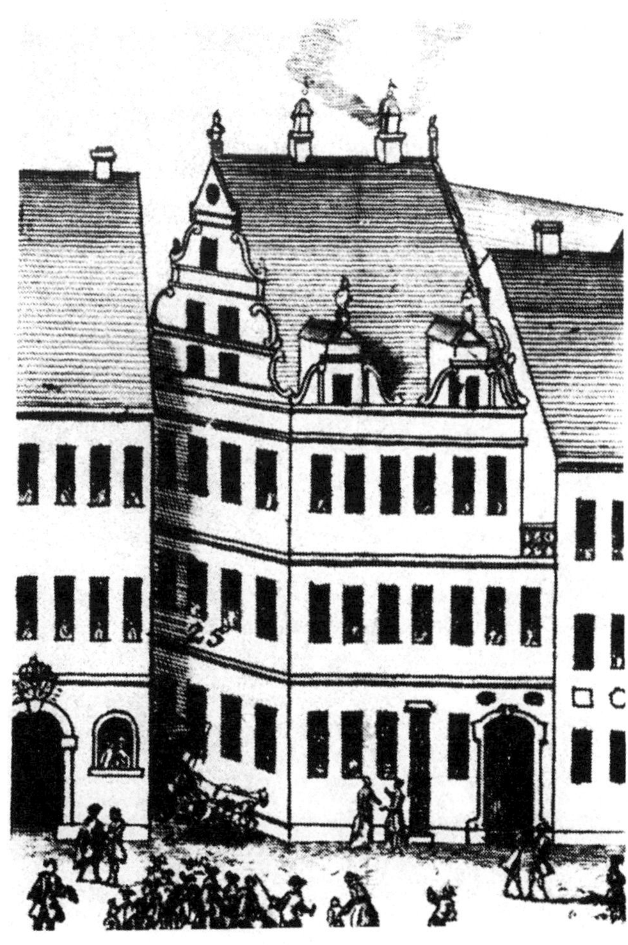

26*c*

# 27. 气压室

在 18 世纪的最后 30 年，两个研究人员分别发现了氧气，却没有认识到氧气的特性。第一个发现氧气的人是德国–瑞典人卡尔·威廉·舍勒（Karl Wilhelm Scheele，1742—1786）。1772 年 11 月，他用一个曲颈烧瓶加热硝酸钾，在细长的瓶颈上固定着一个用石灰水密封的牛膀胱。突然，牛膀胱发胀变大，由于没有集气槽，他就把玻璃圆筒放在水中收集生成的气体，再将一根蜡烛伸进其中，发现火苗变得明亮起来，于是他把这种气体称为“火气”。

由于出版商的怠慢，舍勒发现新气体的报告几年之后才得以发表，差点儿让舍勒失去发现者的地位，因为这时英国化学家约瑟夫·普里斯特利（Joseph Priestley）于 1774 年 8 月发现了同样的气体，并把它称为“脱燃素的空气”（dephlogisticated air）。他是用密封烧杯加热氧化汞时收集到这种气体的。普里斯特利还发现，在这种“新气体”中，“蜡烛燃烧得特别旺盛”。另外，人们在吸入这种后来被称为“氧气”的气体后，会感到“胸中有难以言表的舒适”。因此，他建议在吸入治疗法中也添加进这种新的气体。

慢慢地，在普里斯特利的倡导下，首先在英国，后来在欧洲大陆都建立了所谓的气压室。病人在气压室里通过吸氧，治疗各种疾病，特别是治疗肺病。据说首创吸氧治疗研究所的英国人、牛津的化学教授、开业医生托马斯·贝多斯（Thomas Beddoes），他于 1799 年在英国西南港口城市布里斯托尔（Bristol）不远的小镇克利夫顿（Clifton）建立了一个吸氧治疗研究所。

除了进行吸氧治疗之外，吸氧治疗研究所还研究了当时已经发现和新发现的各种气体对人的机体有何影响，因此它成为笑气止痛法的发祥地。

**插图 27*a*　舍勒关于研究空气构成、燃烧和呼吸现象的实验说明**

印刷版：佩特拉·库宾（Petra Kobin），比森塔尔

**插图 27*b*　著名药剂师、氧气的发现者卡尔·威廉·舍勒**

出自卡尔·洛伊特纳：《我们引以为豪的德国人》（Karl Leutner: *Deutsche auf die wir stolz sind*），柏林，1959 年

**插图 27*c*　卡尔·威廉·舍勒：《关于空气和火的化学论文》（Karl Wilhelm Scheele: *Chemischen Abhandlung von der Luft und dem Feuer*）一书扉页，乌普拉和莱比锡，1777 年**

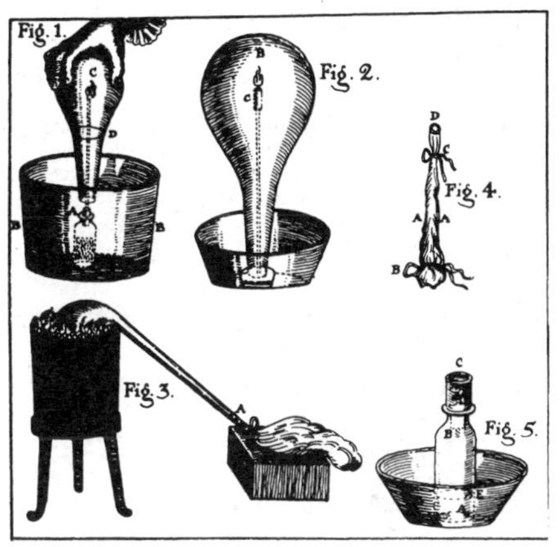


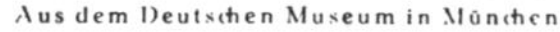


1. Wasserstoffflamme in Luftquantum, durch Wasser abgesperrt.
2. Kerzenflamme, durch Kalkwasser abgesperrt.
5. Atmendes Insekt, durch Kalkwasser abgesperrt.
3. Apparat zum Entwickeln und Aufsaugen von Gasen.

27*a*

27*b*

Carl Wilhelm Scheele's
d. Königl. Schwed. Acad. d. Wissenschaft. Mitgliedes,
Chemische Abhandlung
von der
Luft und dem Feuer.
Nebst einem Vorberichte
von
Torbern Bergman,
Chem. und Pharm. Prof. und Ritter; verschied.
Societ. Mitglied.

Upsala und Leipzig,
Verlegt von Magn. Swederus, Buchhändler;
zu finden bey S. L. Crusius.
1777.

27*c*

# 28. 水肿病人

1775 年，一名患有严重水肿的病人，请来了一位事业成功的英国医生威廉·威瑟灵（William Withering）到家里出诊。当时，人们既不知道此病的病因所在，也不知道病的性质。威瑟灵面对着这个呼吸急促、全身鼓胀得像气球般的病人束手无策。他对抽泣着向他求助的病人妻子说，用针扎进病人的肚子，让肚子里的液体迅速地流出，只能缓解一时之急。

在绝望之中，伤心的病人妻子给威瑟灵看了一个秘方，据说在相邻的伯爵领地什罗普郡（Shropshire）有个草药女工，因为医生对她的水肿病无能为力，就用这个方子给她治疗，效果很不错。此外，她还告诉威瑟灵，那种神药的作用就是让人“使劲地呕吐和泻肚”。

作为一个经验丰富的医生，威瑟灵马上联想到了另一种药物洋地黄，它可以与这个用 20 种不同草药配成的药物起到同样作用。早在 1543 年，图宾根（Tübingen）的医学家、植物科学的创建者莱昂哈特·福赫索斯（Leonhart Fuchsius）在出版于巴塞尔的《新草药书》（*New Kreutterbuch*）中首次描述了紫花洋地黄（*Digitalis purpurea*），并配以植物插图，指出煮熟后的紫花洋地黄可作为呕泻药。而威瑟灵的功劳在于认识到了病患因血液循环不良而导致水肿时，可用这种有毒的草药来排尿、祛水，并且大胆地使用它。另外，他还发明了一种方法来观察病人抗毒的能力。在对近 200 个病人进行了 10 年的临床试验之后，威瑟灵向医学界展示了自己的研究报告：“关于洋地黄及其医药方面应用的可能性以及对于水肿及其他不适应症的实用性的评论。”在运用这种草药治疗疾病的过程中，他取得了成功，但也遇到过失败。他公布了自己给病人服用这种草药的剂量，提出了指导采摘和加工这种富含生物碱草药的详细意见。从此，医学界把他恭称为“洋地黄治疗法”的创立人。

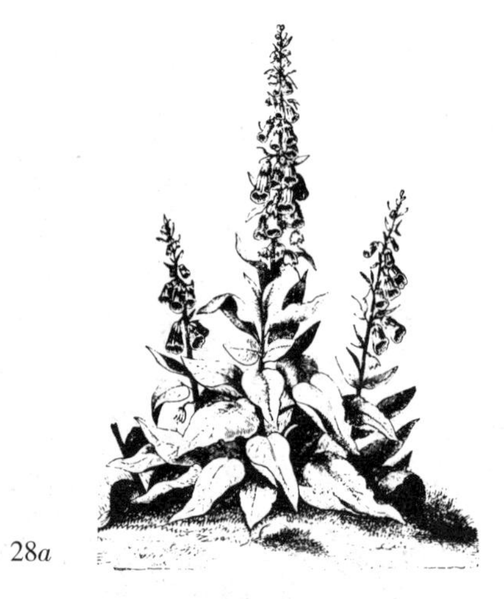

28*a*

**插图 28*a* 紫花洋地黄**
出自《图解会话辞典》，莱比锡，19 世纪

**插图 28*b* 16 世纪用针刺手术治疗水肿病人**
当时的铜版画，无署名。出自伯恩特·卡尔格－德克尔：《毒药、仙膏、爱情之饮》，莱比锡，1967 年

**插图 28*c* 德文版《谈洋地黄与其临床应用的可能性以及它对治疗水肿与其他适应症的具体说明》（1785）的扉页**

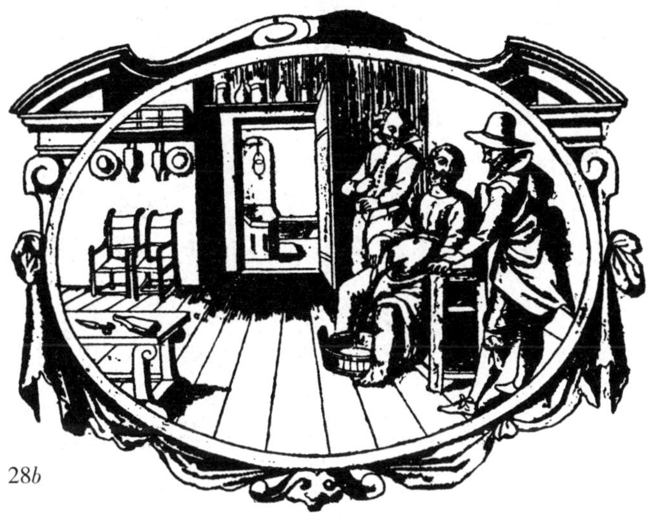

28*b*

Bericht

über den

# FINGERHUT

und

seine medizinische Anwendung

mit

praktischen Bemerkungen über Wassersucht

und andere Krankheiten

von

William Withering, M. D.

Arzt am Allgemeinen Krankenhaus

zu Birmingham

*

Nach der englischen Ausgabe von 1785

ins Deutsche übertragen

C. F. Boehringer & Soehne G. m. b. H., Mannheim

28*c*

# 29. 从罂粟汁到吗啡

早在史前时期，位于现在瑞士湖边，居住在用木桩建造的房子里的人们，就已经开始利用罂粟来治疗疾病了。后来，地中海边的古希腊人使用具有镇静作用的罂粟煎剂来治疗疼痛、失眠及长期的忧郁症，并在诗歌中对这种药物大加称颂。希腊化时代的人们甚至满怀感激地把罂粟归功于神灵修普诺斯（Hypnos），他们在绘画作品中画上一个充满果子鲜花的、象征着富有的丰饶角，修普诺斯从丰饶角中取出具有安眠作用的罂粟汁，滴洒到疲倦者的额头上。

所有流传下来的古希腊文献均未提及罂粟汁的麻醉作用。他们把罂粟汁熬成浓汁制成丸状；或者把未成熟的果子划开，使其奶状的液汁很快地在空气中干燥，从而获取鸦片。鸦片和罂粟汁在他们看来都是药物，在外科手术时可以用来减轻病人的痛苦，让病人的意识变得模糊；罂粟汁、鸦片溶液或鸦片膏可用来安肠，治疗严重的腹泻和妇女带下病；以之外用还可以治疗风湿病。

罂粟汁也可以让哭闹的孩子安静下来。希腊罗马医生盖仑还用鸦片治疗咳嗽、发热、创伤中毒、蛇咬伤。当然，作为解毒药时，鸦片是以解毒剂的形式出现的。在古希腊和中世纪进行外科手术时所使用的让人昏昏欲睡的“睡眠蕈”中，就含有罂粟和鸦片的提取液。中世纪医药学先驱巴拉塞克苏斯，总把鸦片丸放在他那个巡游棒可以拧下来的把手里，神秘地把它称为“鸦片秘方”（Arcanum-Laudanum），认为它“可以救一切人于死亡之时”。

帕德伯恩（Paderborn）的助理药剂师弗里德里希·威廉·泽图那（Friedrich Wilhelm Sertürner）在1803—1805年间，从药物中寻找有效的成分，成功地从鸦片中分离出吗啡，并适量地使用存在于吗啡中的生物碱，使它造福于社会。而过量地使用鸦片，会造成巨大的危害。“普拉瓦茨针”的发明（1853）结束了口服这种苦药的历史。1952年美国的研究人员在经历了几十年关于吗啡结构的艰难研究之后，成功地合成了吗啡。为了防止人们对吗啡依赖成瘾，化学家最终研究和开发出合成制剂，这种制剂相对于吗啡而言，其镇痛作用毫不逊色，但不会使人对其产生依赖。

**插图 29*a*　在喧闹的市场上以死亡形象出现的江湖医生，把能让人意识模糊的鸦片摆在售货架上的容器里**

赛茨（O.Seitz）连环画《一种新的死亡之舞》（*Ein neuer Totentanz*）中的讽刺画。出自《青年》（*Jugend*），慕尼黑，1899年。

**插图 29*b*　被切开的罂粟果，里面流出的奶状液汁是鸦片和吗啡的原料**

出自伯恩特·卡尔格－德克尔:《草药、丸药、制剂》，莱比锡，1970年

**插图 29*c*　卡尔·路德维希·施莱希（Carl Ludwig Schleich）手中拿着普拉瓦茨针**

出自施莱希：《灿烂的历史》（Schleich: *Besonnte Vergangenheit*），柏林，1920年

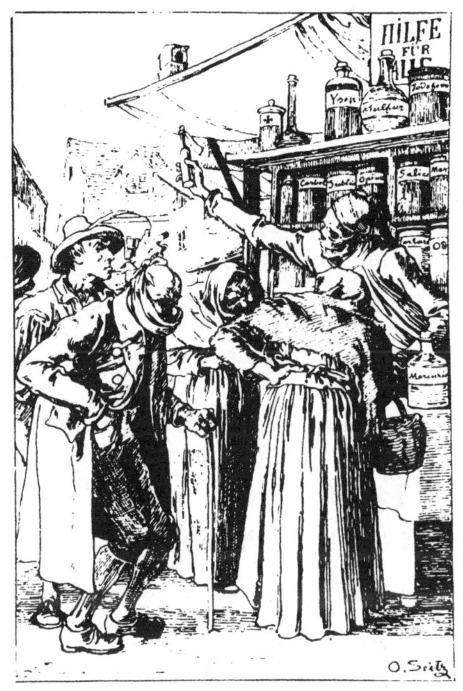


29*a*

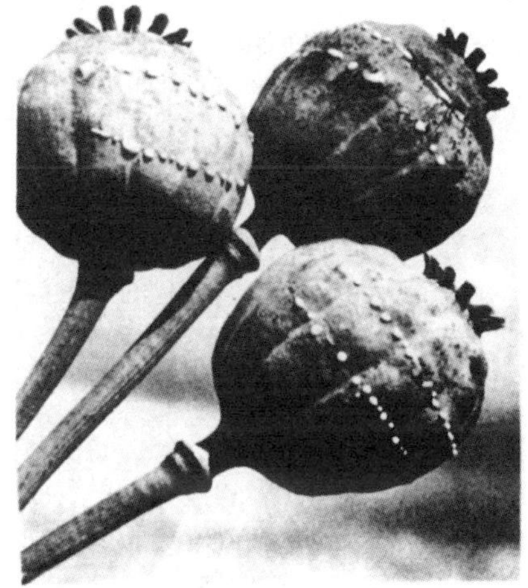

29*b*

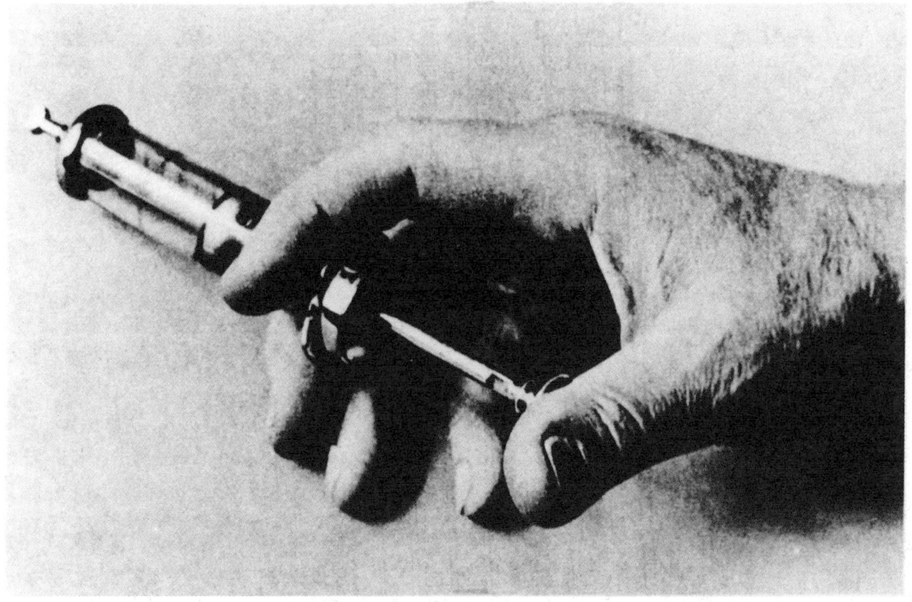

29*c*

# 30. 创造历史的实验室

在伟大的自然科学家和教育家亚历山大·冯·洪堡（Alexander von Humboldt）的推荐下，21岁的尤斯图斯·李比希（Justus Liebig）被黑森大公任命为吉森（Gießen）大学的化学教授。由于当时德国大学还没有实验化学，这个满怀激情、执着研究的年轻人在自己的母校建立起德国第一个教学实验室，不久之后，这个实验室就变成了吸引国际目光的焦点："李比希就是化学"的说法远近流传。在他艰难建立起的"王国"里，借助于自己发明的"五球仪器"，他创造了一套新式的程序来分析化学元素，解释有机物的结构。1831年，在研究氯对酒精作用的实验中，他发现了氯仿（三氯甲烷）。十五年后，英国的助产士詹姆斯·扬·辛普森（James Young Simpson）开始把氯仿当作麻醉药物使用。1832年李比希在实验室中还发现了氯醛。1869年，德国医学家、药物学家奥斯卡·李普莱希（Oskar Liebreich）将水合氯醛形式首创的合成安眠药用于治疗。

就像李比希在德国创建实验室一样，里尔（Lille）大学自然科学系教授和主任路易·巴斯德（Louis Pasteur）也在努力地进行实验。1857年他成功地证明了，发酵和腐烂是因某些微生物引起的，并且通过实验反驳了以往的学说。他通过烧瓶进行空气中病原菌的实验，为1867年由英国外科医生约瑟夫·李斯特（Joseph Liste）创立的抗菌学说开创了道路。在他后来建立的巴黎实验室中，他最终发现了对付危害人类的狂犬病疫苗。

1878—1890年间，罗伯特·科赫（Robert Koch）在他的柏林实验室中发现伤口感染是细菌引起的，发现了结核病的病原体，他因此发明了结核菌素。埃米尔·冯·贝林（Emil von Behring）在科赫传染病研究所里发明了血清治疗法，1890年他又发现了特殊的白喉抗毒素和破伤风抗毒素。1895年，威廉·康拉德·伦琴（Wilhelm Conrad Röntgen）在维尔茨堡（Würzburg）实验室中发现了后来以他名字命名的X光射线。1898年，居里（Curie）夫妇在他们简陋的巴黎实验室里，从沥青铀矿中分离出对治疗血管瘤和癌变肿瘤十分有用的镭。在1909—1912年间保罗·埃利希（Paul Ehrlich）的法兰克福实验室里诞生了抗梅毒素砷凡纳明。

**插图 30*a*　李比希在吉森大学教学实验室（与克罗伊茨，Kreuz）**

当时教学实验室的画册。出自伯恩特·卡尔格－德克尔：《毒药、仙膏、爱情之饮》，莱比锡，1967年

**插图 30*b*　罗伯特·科赫在实验室**

当时的绘画。出自《花园凉亭》（*Gartenlaube*），柏林，1891年

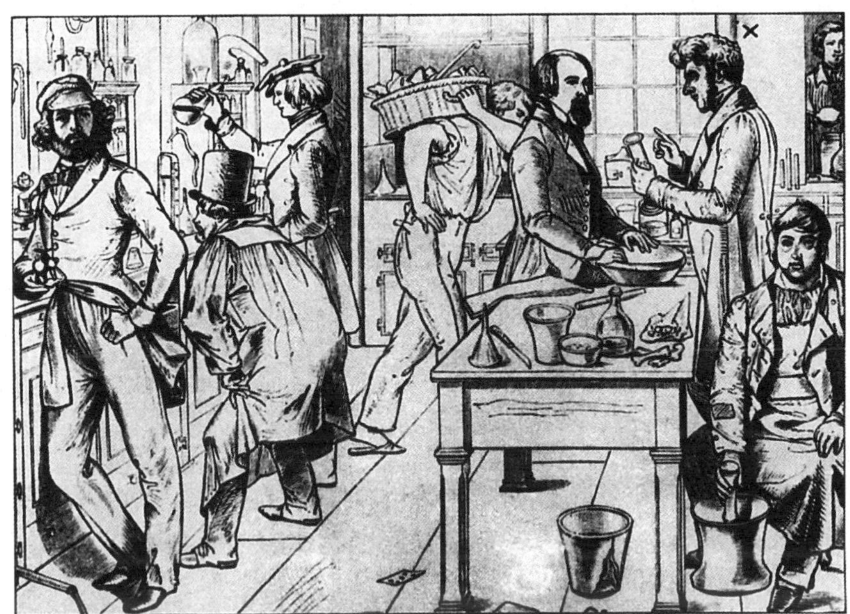

30*a*

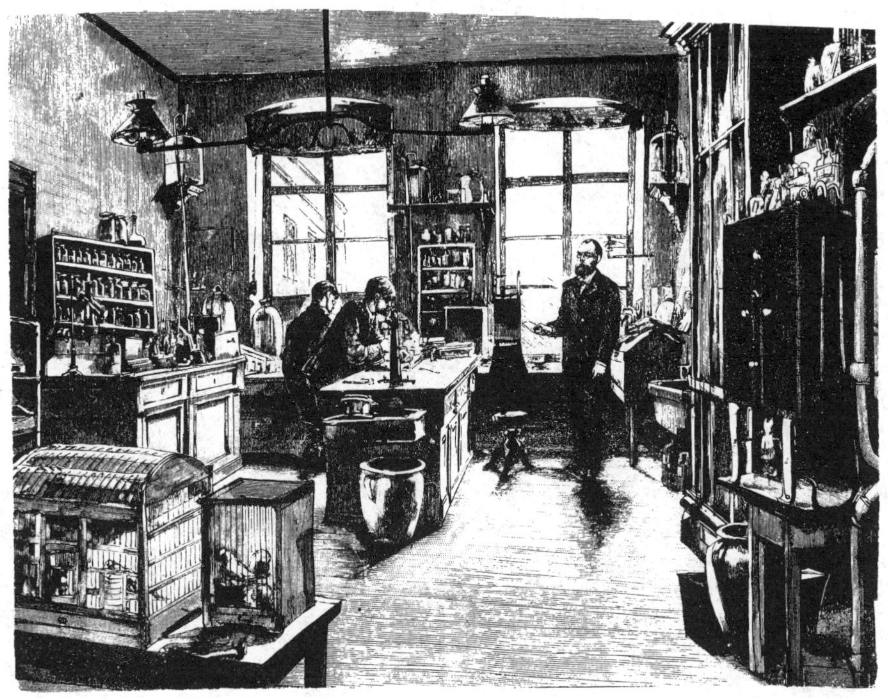

30*b*

# 31. 顺势疗法与对抗疗法

18 世纪初，萨穆埃尔·哈内曼（Samuel Hahnemann，1755—1843）和当时主张给病人大量开药的学院派医学意见相左，而创建了顺势疗法体系。以希腊语“hómoios”（类同）和“páthos”（病征）命名的顺势疗法（Homöopathie），建立在以推测性的类似原理的基础之上。这是一个富有勇气的创举。按照这个原理的解释，疾病只能通过某些最小剂量的药物来治疗，在健康的机体中大剂量地使用药物会引起类似病征，而小剂量使用则可以缓解病情。

1810 年哈内曼在其引起轰动的著作《理性治疗的器官》（*Organon der rationellen Heilkunde*）中提出了自己的治疗原则：“类似的病用类似的药治疗”，这与当时传统医学所主张的“用对抗药物治疗疾病”的原则相抵触。

哈内曼按照希腊语“állos”（不一样的）和“páthos”（病征）把这种与自己的顺势疗法相抵触的方法，取名为对抗疗法（Allopathie）。按照“药给得越少疗效就越明显”的原则，哈内曼在开药时大幅度地减少药物的剂量。同时他还大力反对混合使用药物。他的理论与一般的治疗原则背道而驰，难以为人们所理解。于是，他的追随者和反对者之间展开了激烈的争论，甚至不懂医学的人也加入了进来，幸灾乐祸地品头论足。

讽刺画家们则用戏剧性的方法，嘲笑了哈内曼治疗法的支持者和反对者之间的斗争。比如，他们在纸上画了一个病人躺在地上，他左右两边的两个人在互相扭打着，画中还配了讽刺诗：

小市民的医生在争吵，
究竟对抗治疗还是顺势治疗，
才能有效地治愈病人？
对抗疗法和顺势疗法的医生
终于争出结论，
病人早已安息，
快乐而又宁静。

**插图 31*a*　萨穆埃尔·哈内曼，德国医生，顺势疗法的创建者**

迪特马（Dittmar）根据一幅 1829 年标有“医圣”押花字的素描所创作的版画

**插图 31*b*　相互矛盾的顺势疗法与对抗疗法。结论令人恐怖：“两种方法是截然不同的：顺势疗法让病人死于疾病，对抗疗法让病人死于治疗。”**

托马斯·特奥多尔·海涅（Thomas Theodor Heine）的讽刺画。出自《大众》周刊（*Simplicissimus*），慕尼黑，1901 年

**插图 31*c*　1855 年 4 月 10 日和 11 日，来自各地的上千人聚集在迈森（Meißen）——哈内曼的故乡纪念哈内曼百岁诞辰**

当时报纸刊登的插画

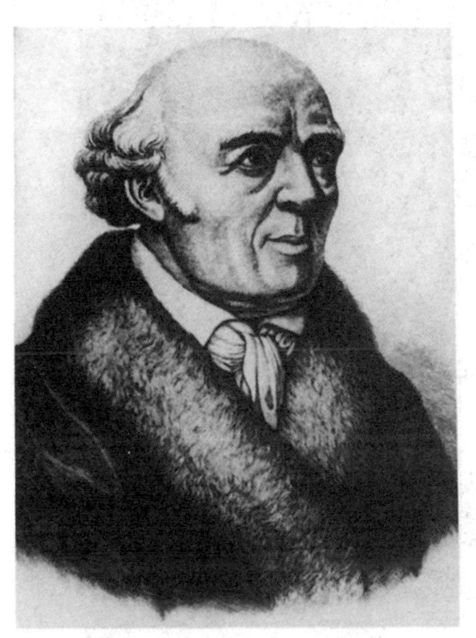

31*a*

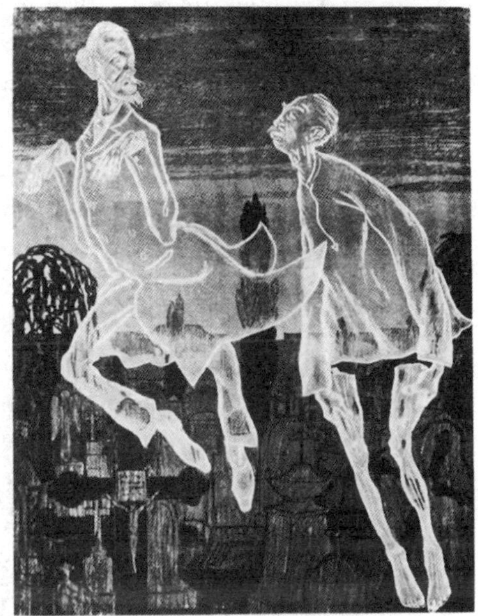

31*b*

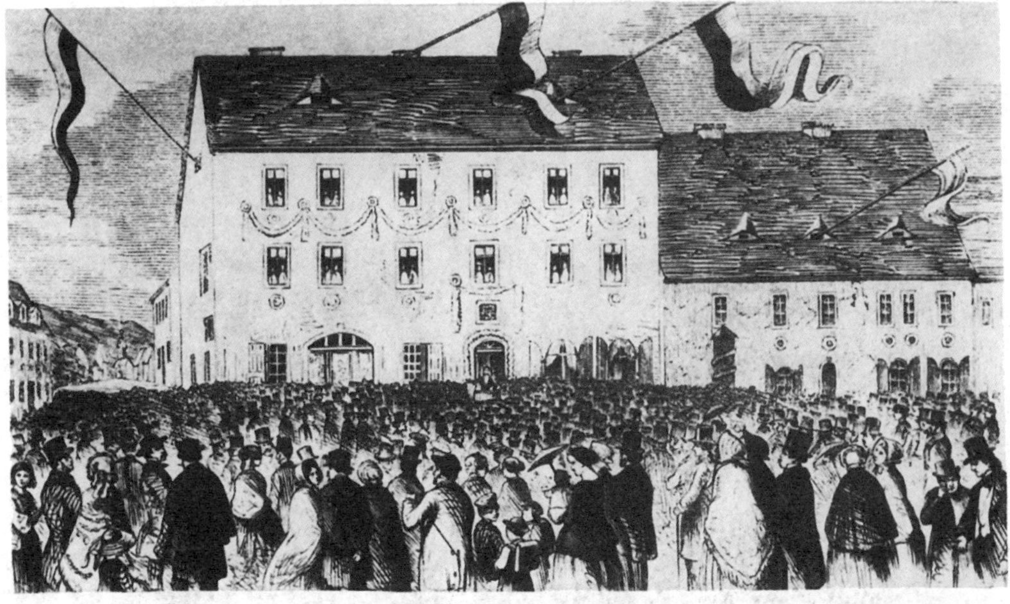

31*c*

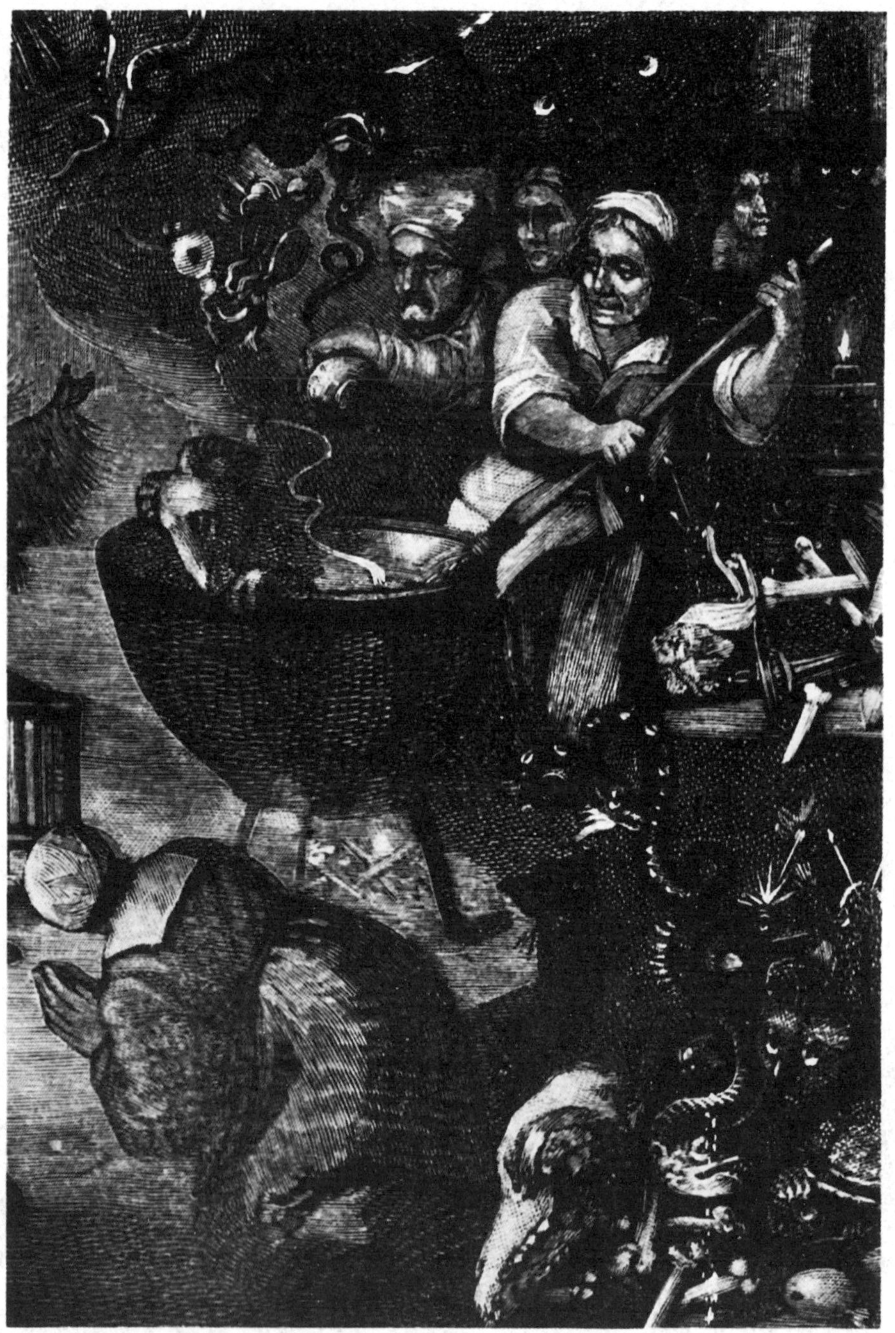

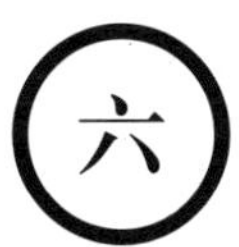

# 江湖医生和庸医

一切都是毒，
无毒则无物。
只有合适的剂量，
才使有毒变为无毒。

——巴拉塞克苏斯（1493—1541）

# 32. 江湖医生与庸医

民间把没有受过医学教育、没有经过国家批准就以医生和治疗者身份给病人进行商业性治疗的人称为江湖医生（Quacksalber）。这个词可以追溯到荷兰语“kwakken”（像鸭子一样嘎嘎叫）和“zalver”（卖膏药的人），意思是指那些没有得到许可而行医的人。这些人大多数都是使用无效的药进行医疗行骗的人。

在塞巴斯蒂安·勃兰特（Sebastian Brant）著名的漫画册《愚人船》中，有一幅配有讽刺诗、名为《撞骗医生》的讽刺漫画，我们可以从中看到，封建时代江湖医生祸害的程度有多大。作者嘲讽道：“江湖医生的手法非常高明，连长年不愈的病症都能治好……这个傻瓜在你发觉之前就把你推进了深渊，缩减你的寿命。”

五十年之后，德吕安德尔（Dryander）在1542年出版的一部药学书的前言中抨击了“这些流浪者和骗子”，说这些人推行愚蠢的医学害人，浪费别人的生命。但是还有很多病人不断地向江湖医生求助，这是因为江湖医生为自己大吹大擂，在庙会上宣传自己的“神药”。这些行走江湖的“医生”丝毫也不为自己的骗术感到不安。意大利的一个江湖骗子曾说，他在喧闹的人群面前把手指放在火焰上灼伤，然后在很短的时间内，他用自己的神药治好了伤口。但是他并没有告诉一脸惊讶的看客，在表演之前，他在手上涂抹过一层预防烫伤的隐形保护膜。

世界各国政府都力图通过制定医疗制度来制止医疗行骗的行为。鉴于江湖医生的欺骗行为，我们的祖先曾把他们讽刺为“庸医”（Scharlatan）。这个词来源于意大利语“ciarlare”，大概相当于“讲废话”的意思。不少江湖医生以演出马戏来招揽更多的病人。比如，在17世纪初，德国的除疝医卡尔·贝尔纳丁（Karl Bernardin）装扮成粗绳索上熊熊燃烧的火炬，以此吸引观众到他的流动舞台来。直到有一天，他从高处摔了下来，在人们惊恐的目光中痛苦地死去。

**插图32*a*　一个“神医”用热炉蒸发病人脑子里的忧郁情绪和古怪念头**

一张传单上讽刺江湖医生的画。出自伯恩特·卡尔格－德克尔：《手拿解剖刀，头戴检眼镜》（Bernt Karger-Decker: *Mit Skalpell und Augenspiegel*），莱比锡，1957年

**插图32*b*　吆喝叫卖的江湖医生**

19世纪安德烈·吉尔（André Gill，1840—1885）的漫画。无题活页画

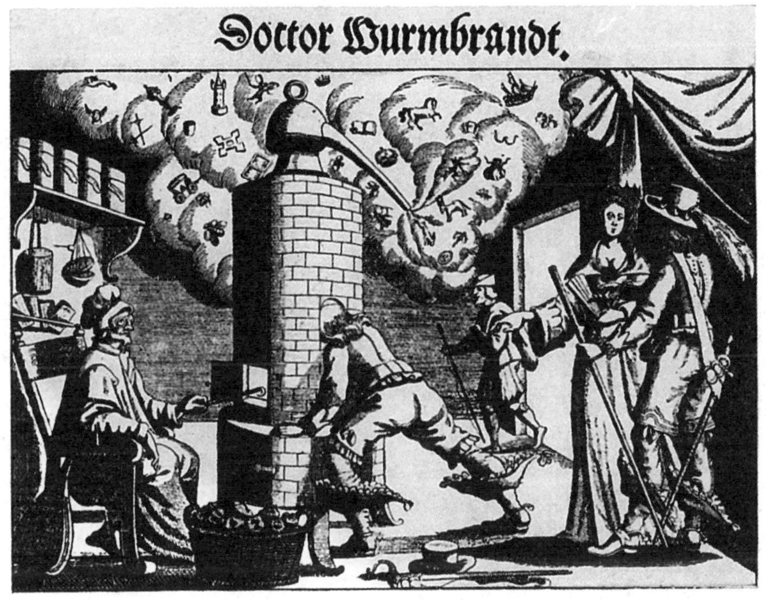


32*a*

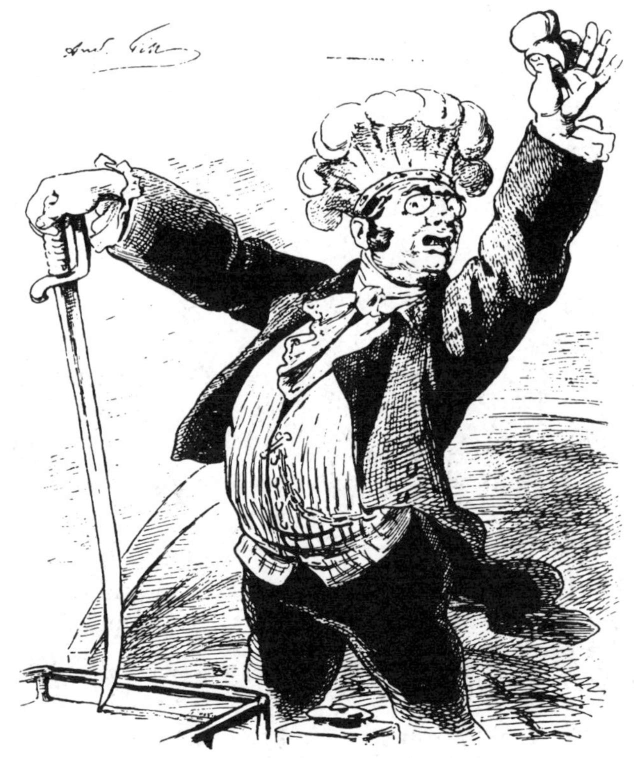

32*b*

# 33. 柏林浮士德式的庸医

在治愈了诸侯夫人萨比娜（Sabina）的病后，1571年，传言为神医的莱昂哈德·图尔内瑟（Leonhard Thurneysser，1530—1596）被勃兰登堡的选帝侯约翰·格奥尔格（Johann Georg）任命为柏林的宫廷医生。约翰·格奥尔格之所以感到有责任聘任这个巴塞尔人，是因为他刚完成的一部名为《拨弹机》（*Pison*）的书里，提到勃兰登堡蕴藏着十分重要的矿藏，这勾起了这位君主炼金的幻想。

图尔内瑟被认为是文艺复兴时期性格最为多变不定的人之一。他漂泊四方，当过战争的雇佣兵、矿工、冶金工，从事过星象、医疗职业等，周游了半个欧洲。他的医疗技能是在给一个医生当助手，帮助医生收集草药、加工药物时学会的。他曾经受过巴拉塞克苏斯正统医学的训练，不久之后，便成为一个很有经验的医药专业作家。

由于图尔内瑟没有放弃江湖行医的方法，致使人们对他产生截然不同的看法。他的医术不甚体面，带有欺骗色彩，他被嫉妒他的人和反对他的人怀疑成巫师，于是他不得不悄悄离开了柏林。但是他扎实的知识和经验以及他在经济方面的活动，为这座城市的发展立下了汗马功劳。他曾住在灰暗的修道院中，经营一个实验药房，主张把炼制的药物用在治疗中。他提议建造清洗街道的设施、安装自来水管，并提出可行的具体建议。他还是个成功的发行人，拥有印刷厂、造纸厂、铸字厂，雇用200人，带动了柏林的手工业资本主义发展。他所出版印刷的色彩绚丽的医药书籍闻名于世。另外，他还是矿物分析的开拓者。

但另一方面，图尔内瑟生产并大量销售令人怀疑的香料、药酒、炼金药和所谓有治疗功效的护身符，经营一家国际性的尿液研究中心，为“病人”遥感诊断，提供昂贵的药物。于是，他也招来了庸医的恶名。

**插图33*a*　曾任宫廷御医的莱昂哈德·图尔内瑟在勃兰登堡选帝侯约翰·格奥尔格面前炼药**

一幅木刻画。出自施蒂尔弗里德和库格勒：《霍亨佐伦人》（Stillfried、Kugler: *Die Hohenzoller*），时间、地点不详

**插图33*b*　16世纪炼金实验室**

加勒（J.Galle）根据约翰·施特拉达努斯（Johann Stradanus）的绘画制作的铜版画。出自汉斯·克雷默：《宇宙与人类》中的插图，柏林－莱比锡－维也纳－斯图加特，年代不详

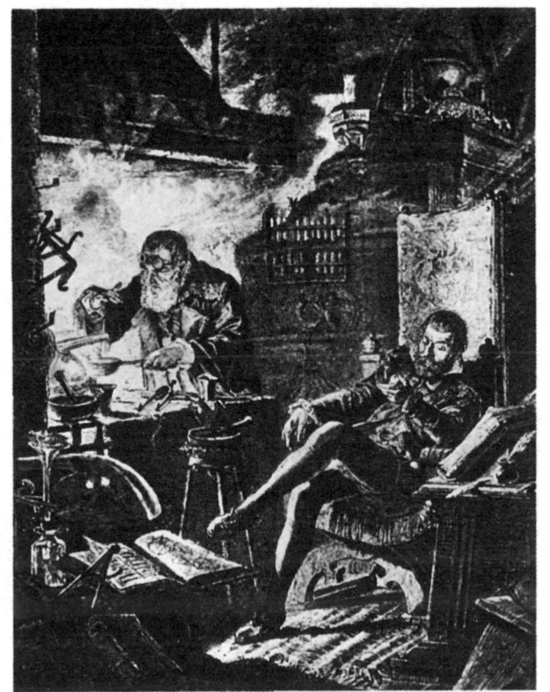

33*a*

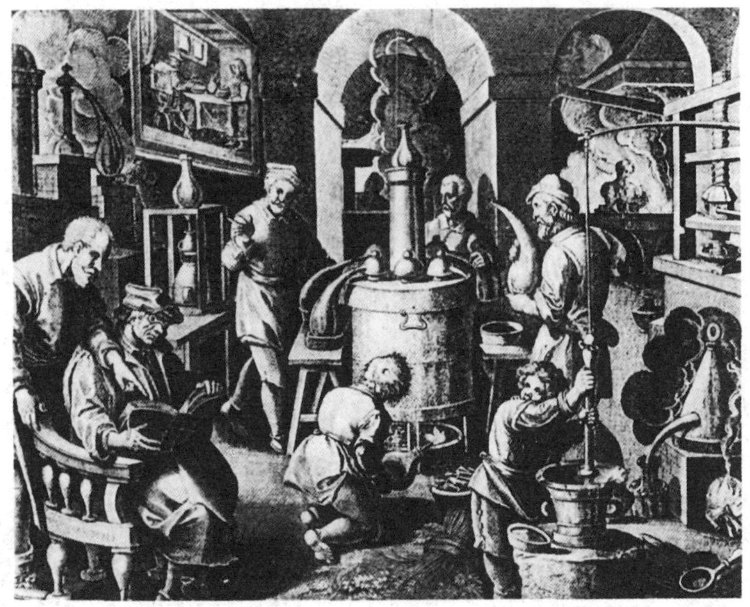

33*b*

# 34. 神秘的曼德拉草

传说古希腊巨神普罗米修斯给人类送去火种使人类拥有了文明，而他却受到众神之父宙斯的惩罚，被囚禁在高加索山上。一只老鹰每天啄食他那可以不断生长出来的肝脏，而在滴满“肝汁”的土地上却长出了曼德拉草。这是一种类似于土豆的茄属植物，古希腊人因此把它称为“普罗米修斯草”。古埃及人特别崇拜它，把那种气味强烈、藏红花颜色的球果尊称为“爱情小苹果”，因为据说它的果实可以提高性欲。另外，古希腊的医生还把它煎成汁液，作为安眠药和镇痛药。

在古代和中世纪，曼德拉草的根比果实作用更大。民间把它的根称作曼德拉草根。它的形状古怪，酷似人形，当时迷信的人将它当作护身符。谁拥有它，谁就会得到幸福和财富，还可免受疾病和困苦——当然前提条件是，小心呵护曼德拉草根，才能体会到它的“魔力”。所以人们以正式的仪式敬拜它，用小套子保护它，小心翼翼地把它单独放置在一个容器里，每天进餐前舔一舔，周末再用红葡萄酒浸洗。

精明的草药收藏者都因销售了曼德拉草根而获得了巨额利润，因为它很难找到，而且必须在举行严格的仪式之后，按星象学的规定在深夜吉辰挖掘。“巫婆们”用曼德拉草根做出各种饮料和膏药，据说，这些饮料和膏药能够帮助她们于瓦普儿司夜（5月1日前夜）在布罗肯山上“与魔鬼私通”。

事实上，借助曼德拉草根她们进入了一种醉迷状态。我们今天已经知道，这种醉迷状态是曼德拉草根中的一种有毒成分使然，这就是生物碱、东莨菪碱和莨菪碱。莨菪碱在植物被采摘后变成颠茄碱。1833年，德国制药学家菲利普·洛伦茨·盖格尔（Philipp Lorenz Geiger）首次分离出对医药学意义重大的颠茄碱。它可以在手术中使用，以减少病患的腺体分泌，消除平滑肌痉挛；此外，由于它还可以散瞳，因而对眼科医生诊断也有很大的帮助。

**插图 34*a*　古希腊医生第奥库里德让学生画曼德拉草根**

根据维也纳国家图书馆收藏的5世纪时第奥库里德的一个手抄本上的画制作的木刻画。出自赫尔曼·格尔：《古代的智者与学者》（Hermann Göll: *Die Weisen und Gelehrten des Alterthums*）

**插图 34*b*　一条狗拉出曼德拉草根。挖掘曼德拉草根的人自己吹号，使号声盖过酷似人形的曼德拉草根的叫喊声**

17世纪的一幅手绘画。出自古斯塔夫·弗赖塔格：《德国历史图绘》，莱比锡，年代不详

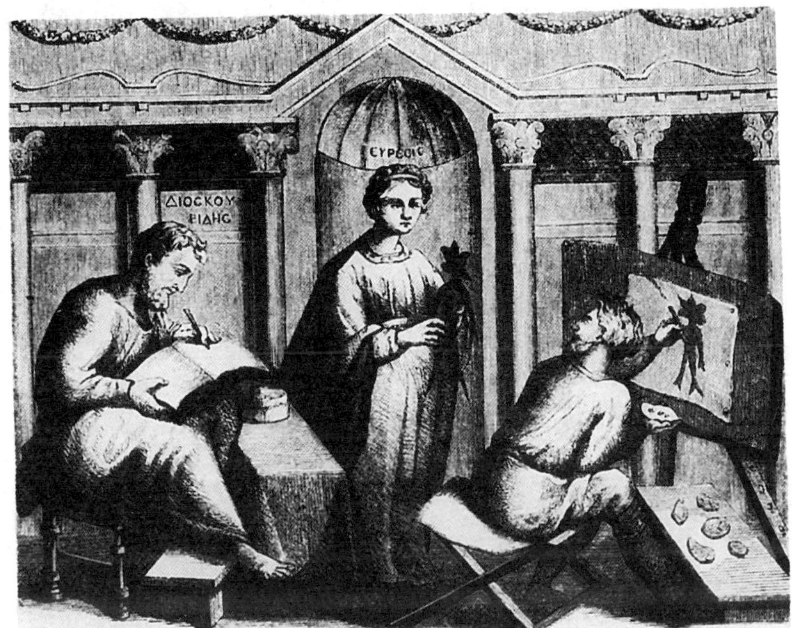


34*a*

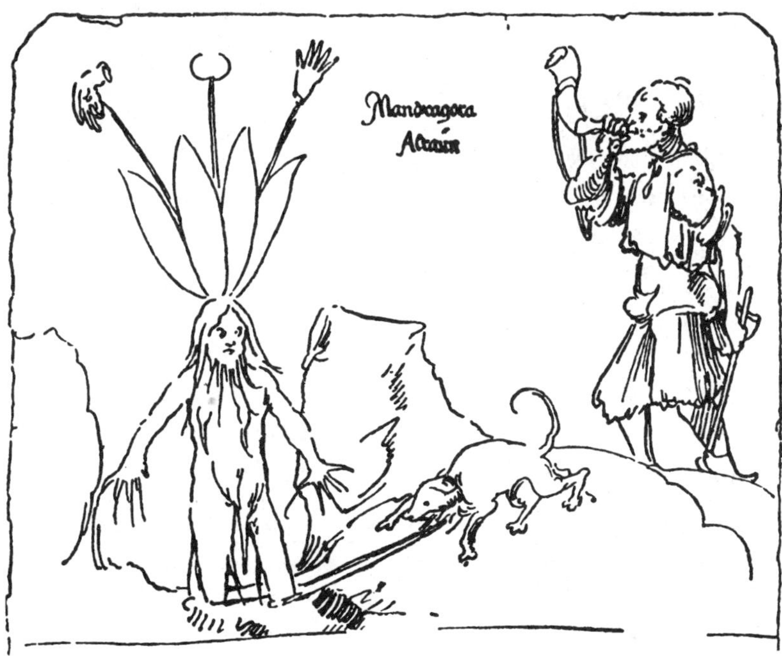


34*b*

# 35. 预示不祥的解毒剂

过去，不受欢迎和被人憎恨的人都害怕对手会用毒药将自己毒死，所以他们千方百计防备别人投毒。为此，试毒人在统治者和富人饭桌旁扮演着重要的角色。他们在每顿饭前当着主人的面，品尝每道菜和饮料。尽管如此，仍然不能百分之百地避免被人投毒，因为阴险的投毒者可以使用慢性毒药，其药效在饭后很长一段时间之后才发作。

所以，早在古代，米特里达悌( Mithridates )国王为了防止被人毒害，也为了避免被有毒动物咬伤，就用许许多多预示不祥的东西( 主要是蝰蛇肉和鸭血 )制成他自认为可以抗毒的解毒药。在魔法盛行的中世纪，此药甚至同时兼具了解毒药与万灵药的作用。后来，人们又制成一系列据说可以试毒的魔药，并从 15 世纪起，人们就将它们和解毒剂一起，小心翼翼地保存在特制的餐具柜里。

传说中的独角兽是所有用来检查餐桌上食物是否含毒的器物中的一种。古人认为独角兽那杯子般大的长牙，具有防止饮料中毒药发作的功能，而且认为它会通过使人突然冒汗来告诉人们食物中含有毒。当时有传言说，包裹在黄金中的蛇牙会在毒盐中出水。

然而，过去人们最相信粪石（牛黄）对毒物的敏感程度。粪石是一种在山羊胃中形成的球状结石，它由山羊吞咽到肚里的毛和其他不易消化的物质组成。当时的人认为，经过在镶满珠宝、艺术品一样的金罐中加工之后，它不但可以防毒解毒，而且还可防止大面积传染性瘟疫流行，因而那时候它是价格昂贵的珍宝，只有富人才买得起。

**插图 35　人们对粪石形成的想象图。早期的人们认为粪石有治疗和解毒的功效。实际上粪石是各种哺乳动物——特别是山羊胃里形成的类似胆结石的圆形物质，它是中世纪巫药房里的重要药物**

1582 年一幅无名木刻画。出自赫尔曼·彼得斯:《图解制药史》（Hermann Peters: *Aus pharmazeutischer Vorzeit in Bild und Wort*），柏林，1889 年

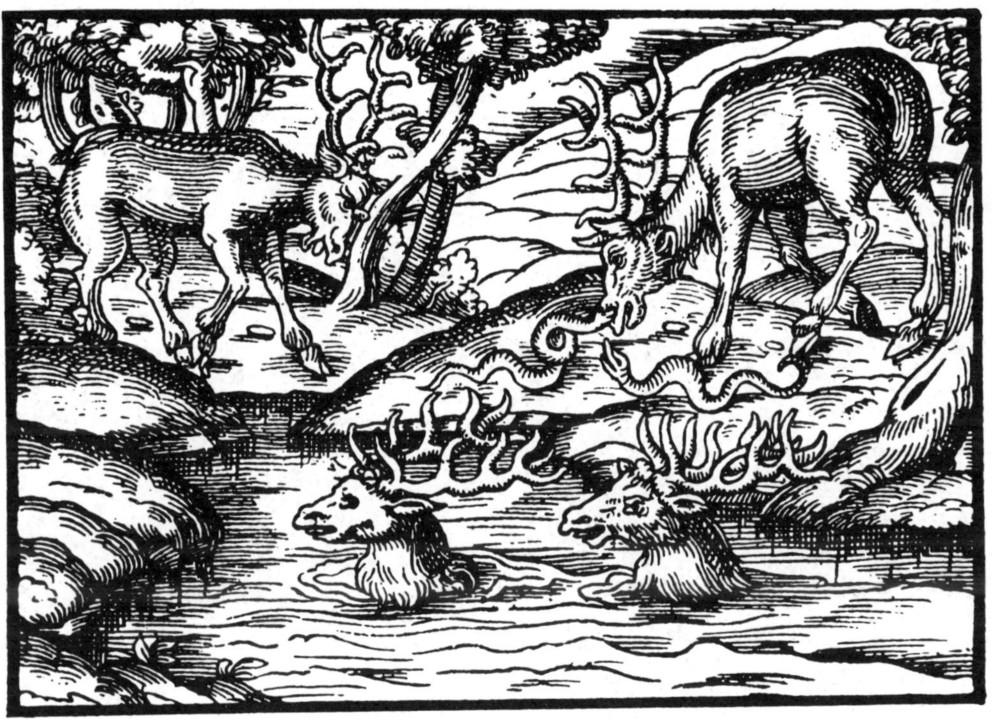

35

# 36.“神膏”的传说

1843年出版的《各阶层受教育者最新对话词典》（*Das neueste elegante Conversations-Lexikon für Gebildete aus allen Ständen*），读后令人毛骨悚然。书中提到了中世纪的女巫，她们是一些“女魔法师”，可以“借助鬼神的力量达到超自然的状态”。所以，当时人们把遭遇灾祸和一切令人作呕的事情的原因都归咎于这些女巫，如人或动物生怪胎，吞食昆虫蛹，或天上刮狂风、下暴雨，人患了痨病，等等，都与她们有关。特别是她们具有神秘的力量，可以在瓦普几司夜（5月1日前夜）骑着雄山羊、炉叉、扫把飞到布罗肯山上，与幽冥世界里的鬼神纵情欢愉。

在宗教法庭的严刑审讯中，女巫们承认自己有罪，被判处死刑。在一切审讯中，把女巫们推上焚烧堆的一个重要东西，是她们所使用的神秘膏药。比如，1570年3月15日被捕于奎德林堡（Quedlinburg）的玛格达莱娜·赫尔梅斯（Magdalena Hermes），在严刑拷打下，不堪剧痛，说她按照撒旦秘方，配制了药膏涂在外阴和腋窝上，随即便感到离开了地面，向空中飘去。笃信《圣经》的宗教法官对此毫不怀疑，而且“福音”的作者马太（Matthäus）曾经说过，魔鬼为了私利甚至把耶稣绑架到“一个高山上”。

不过，可以直截了当地说，那种神秘的药膏是真正存在的！它由脂肪和茄属植物，比如天仙子、曼陀罗和颠茄等提取物组成。当然这些植物中的药物成分在当时尚未被发现，按照现代毒理学的解释，这些药物成分对中枢神经系统起作用，正是它们使得那些名声败坏的女巫们失去意识、引起性欲、产生幻觉，让她们清醒之后觉得自己在梦境里的经历真实存在，由此而自命不凡。

**插图36*a*　想象中的“女巫厨房”：制作神膏（左），古时候民间认为这种膏药让“女妖”飘然升空。右边的女巫在飞向布罗肯山之前让人把药膏涂在自己身上**

根据维也纳艺术博物馆中弗兰斯·弗兰肯（1581—1642）的油画制作的木刻画。出自普洛斯：《自然学与民族学中的女性》（H.Ploss: *Das Weib in der Natur-und Völkerkunde*），莱比锡，1895年

**插图36*b*　飞向布罗肯山**

木刻，乌尔里库斯·莫利托（Ulricus Molitor），*De laniis et phitonicis muli-eribus*，斯特拉斯堡，1490年。出自约翰内斯·谢尔：《德国文化与风俗史》第二卷（Johannes Scherr: *Deutsche Kulturund Sittengeschichte, Band II*），柏林－维尔默斯多夫，年代不详

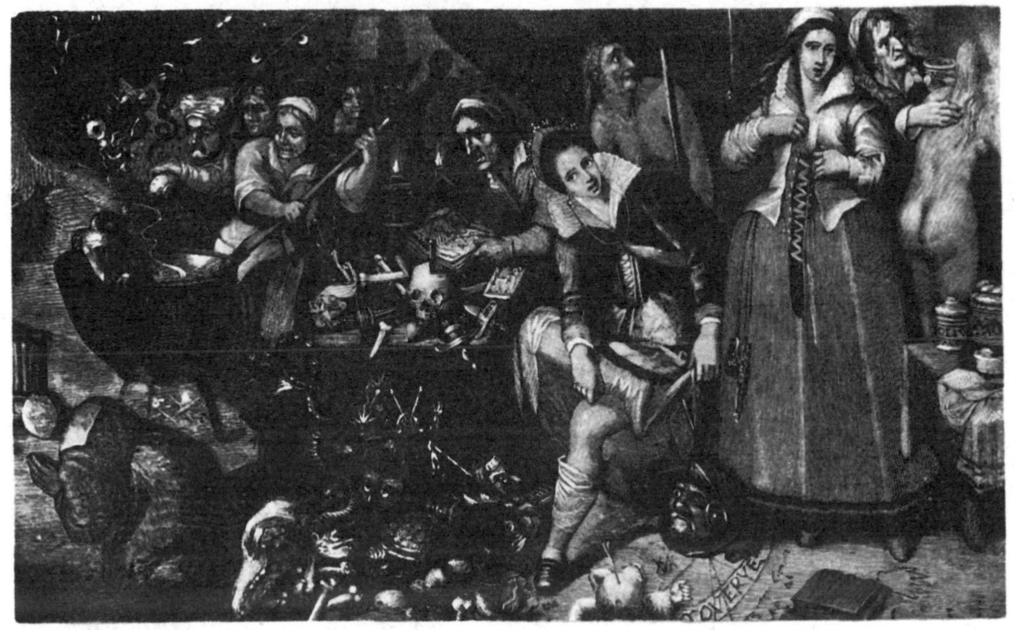

36*a*

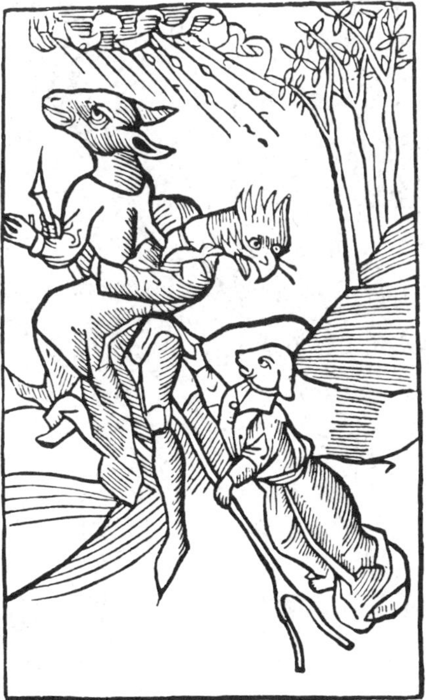

36*b*

# 37. 迷魂毒酒

莱比锡造型艺术博物馆中展出的一幅15世纪题为“爱情魔术师”的小型油画，吸引了无数参观者驻足观看。这幅油画是下莱茵地区一位不知名画家所作，描绘了一个温柔的裸体贵族姑娘正在自己的闺房中期待着情人的到来，进行着激起情人爱欲的神奇仪式。她做得十分投入，没有注意到爱慕她的人正悄悄地从身后走来，动作显然有些笨拙。

自从人类学会思考，便相信某些物质会激起性欲，相爱的人大多把它做成“迷魂酒”悄悄地喝下。古希腊人按照他们的爱情女神阿芙罗狄忒（Aphrodite）的名字给“迷魂酒”取名为“爱神酒”（Aphrodisiaka），而古罗马人则平淡地称之为“爱情杯”（Pocula amatoria）。在笃信一切神秘事物的中世纪，人们也相信“爱情杯”具有提高性欲的力量。

我们读过特里斯坦（Tristan）和伊索尔德（Isolde）的传说，这两个悄悄定情的人喝下了由伊索尔德母亲私下酿制后给他们的“迷魂酒”，于是爆发出火一样的激情，最后以悲剧告终。虽然故事没有说明那种造成悲剧的“迷魂酒”由什么成分组成，但是，通过历史记载，我们得知它主要含有麻醉药品（曼德拉草、天仙子、罂粟汁、鸦片）的提取物或煎剂。

此外，从文艺复兴时期开始，人们还使用西班牙的飞萤，把它加工成药酒、丸药和药粉，这些药物都可以提高人的性欲——但同时也危害健康。“迷魂酒”在历史上一直为遭人鄙视的情人和进行商业活动的调毒女巫所滥用，以此进行犯罪活动。因而，制造和贩卖有毒的“迷魂药”等行为是要受到严惩的。比如，中世纪鼎盛时期，弗里德里希二世颁布法令，判处“迷魂酒”的制造者和出售者徒刑，判处非法使用者死刑，罪犯甚至被处以绞刑。

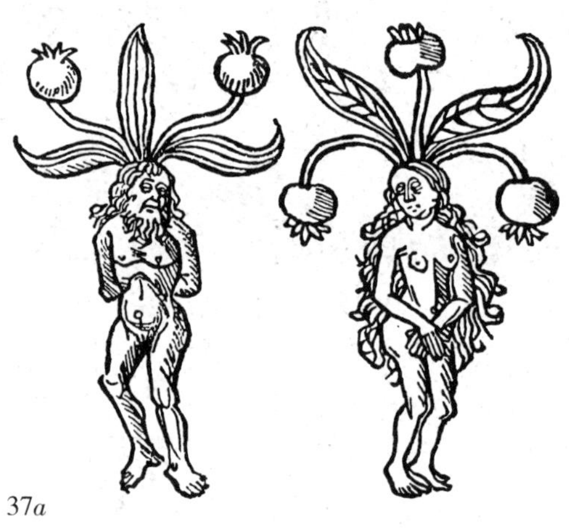

37*a*

**插图37*a* 雄性和雌性曼德拉草的想象画。除了其他茄属植物之外，这种植物过去也被用来做“迷魂酒”**

根据《健康之园》（奥格斯堡出版）制作的木刻。出自古斯塔夫·弗赖塔格：《德国历史图绘》，莱比锡，年代不详

**插图37*b* 15世纪末题为“爱情魔术师”的小型油画。这个姑娘正等待情人的到来，进行激起情人爱欲的神奇仪式**

根据莱比锡造型艺术博物馆所藏的15世纪下莱茵地区一位无名画家的油画制作的木版画。出自普洛斯：《自然学与民族学中的女性》，莱比锡，1895年

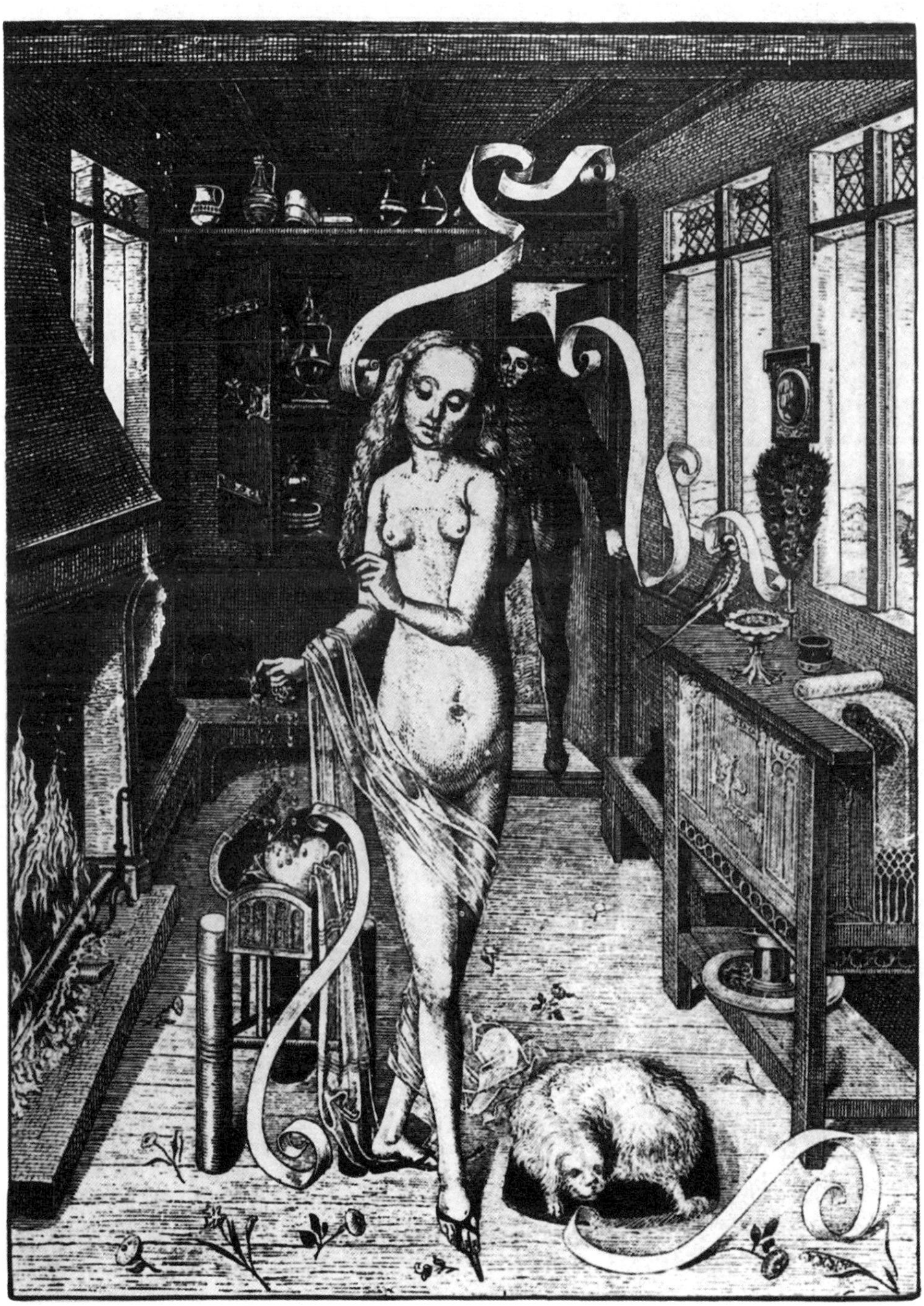

37*b*

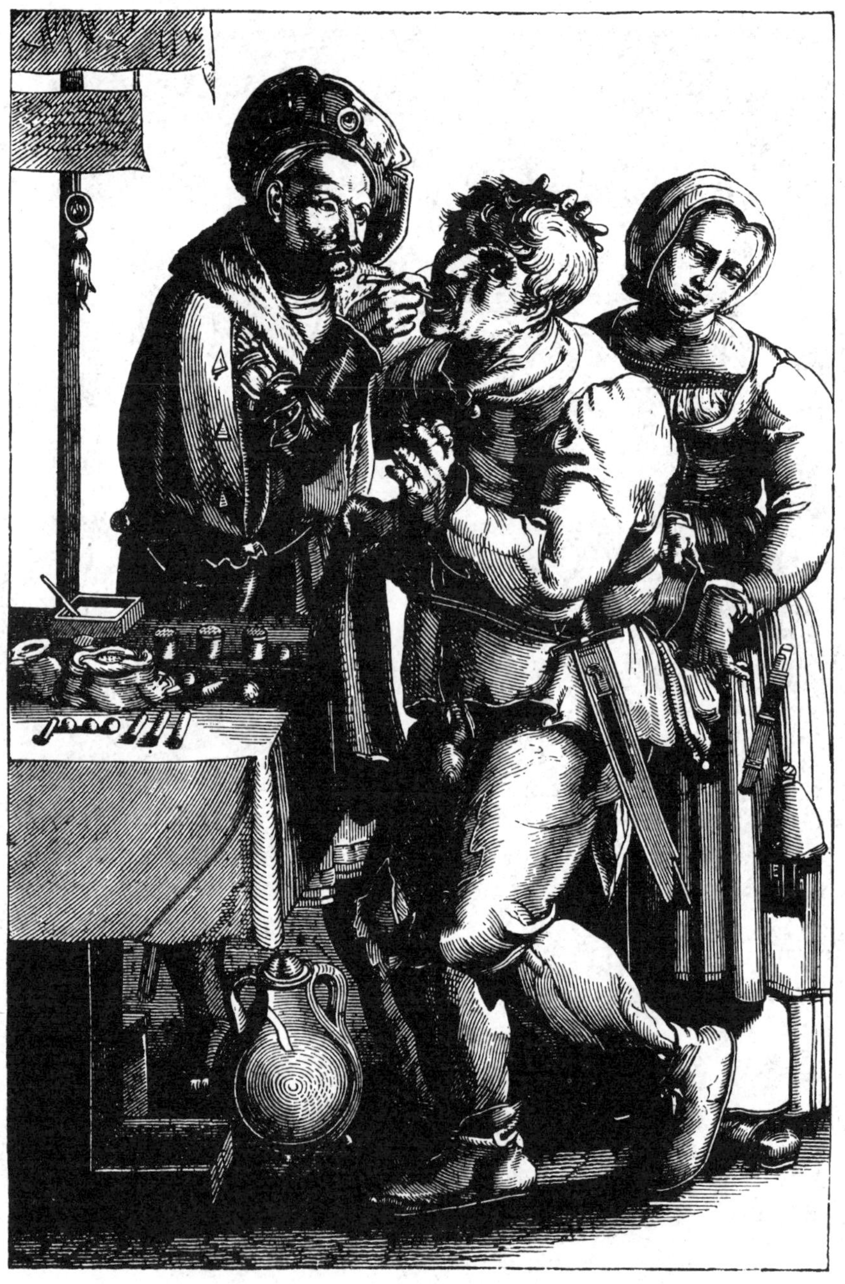

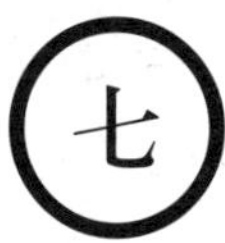

# 近代医学的进步

每个研究者都应该承认，
如果没有其他科学的存在，
任何一门科学都无法成为科学……

——诺瓦利斯
（Novalis，1772—1801）

# 38. 褒贬不一的医生同业行会

1571年，莱比锡人文主义者约阿希姆·卡梅拉留斯（Joachim Camerarius，1500—1574）向当时“秘密帝国首都”纽伦堡管理委员会提出建议，成立医生同业行会，使行会担负起最高医疗机构的职责，以改善医疗卫生事业。然而，这样一个专业委员会直到二十年后才得以建立。而在这期间，奥格斯堡已经成立了一个类似的组织，德国其他的城市也慢慢地实行了这项革新。

这个同业行会的领导职责，由大学医学系主任或另一位“身份显赫的医生”担任。召开大会时，行会成员就疑难病症及其治疗展开争论。此外，他们还研究解剖学，与药剂师一起进行药物考察旅行。行会不仅首先担负起培训的任务，而且要对行政管理机构提供健康卫生方面的咨询服务，解决等级和教育训练的问题，并且履行监督的义务。

当然，医生同业行会也常常做出丢面子的事。民间曾经流传着一些讽刺的话语，如：“对于一种病，三个医生各执己见，吃亏的是病人。”“医生争吵，死亡必至。”即使诸侯出于好意，颁布医疗法令也改变不了现实状况。在耶拿的医药史学家特奥尔多·迈耶尔－施泰内克看来，那些医疗法令虽然“规范了公共医疗卫生领域的某些问题，但是在很多方面，它们是绊脚石，并没有促进医学的发展”。

迈耶尔－施泰内克尖锐地批评了于1685年建立的勃兰登堡诸侯国医药机构“医药同业行会”（Collegium medicum），这个组织就当时情况来说已经十分先进了。但是，那时神秘主义的思想仍然阻碍着医学的发展，医院被看成“谋杀者之家”，尤其是在瘟疫大爆发的时候。为管理大型传染病的治疗，勃兰登堡－普鲁士另行成立了“健康同业行会”（Collegium sanitatis）。

18世纪初，这两个行会合并为“医药健康最高同业行会”（Collegium medicum et sanitatis），对卫生健康事业进行统一、有效的管理。

38*a*

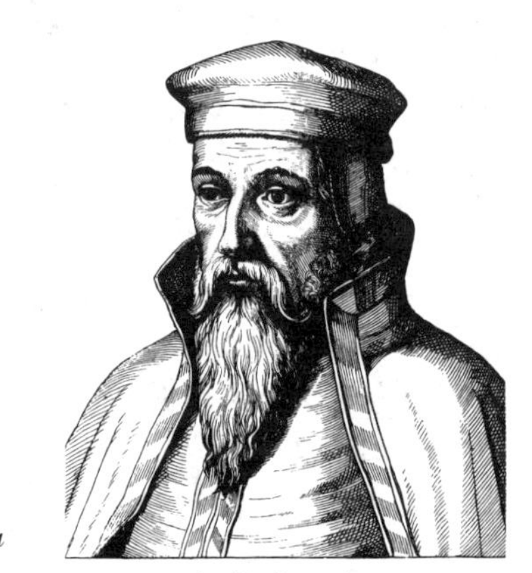


**插图38*a* 卡梅拉留斯首次向当时“秘密帝国首都”纽伦堡管理委员会建议成立医生同业行会**

木刻。出自《德国200名著名男性的肖像及生平》（*Zweihundert Bildnisse und Lebensbeschreibungen berühmter deutscher Männer*），莱比锡，1857年

**插图38*b* 守尸人同业行会**

威廉·霍格思（William Hogarth，1697—1764）讽刺以往医生同业行会的漫画。出自古斯塔夫·霍赫施泰特、乔治·策登：《听筒与针管》（Gustav Hochstetter, Georg Zehden: *Mit Hörrohr und Spritze*），柏林，1921年

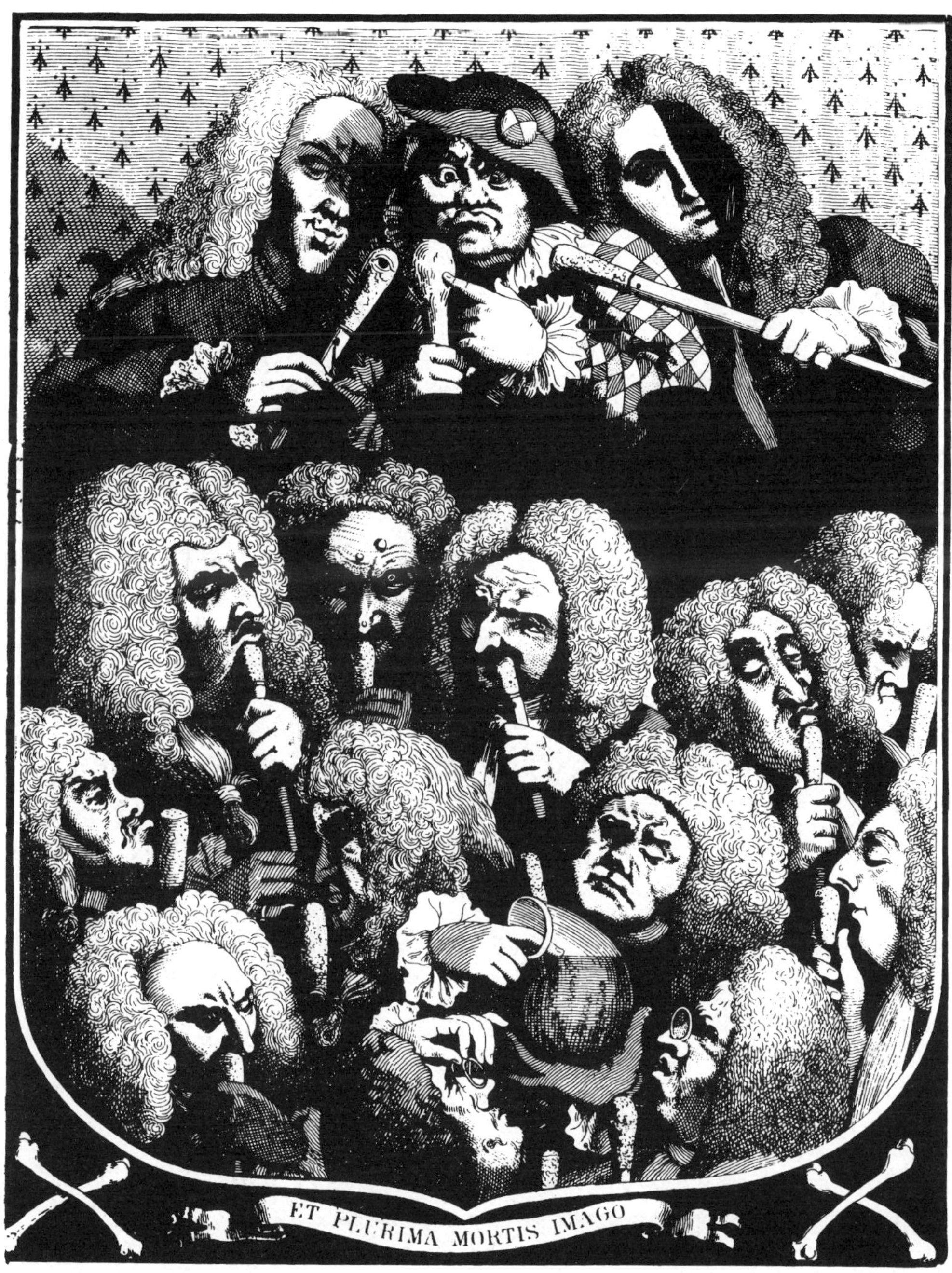


*38b*

# 39. 创建独立的牙科医学

直到 17 和 18 世纪，治疗牙病仍旧是外科医疗的一部分，主要由澡堂工、男理发师和地位卑微的江湖游医从事。牙科学的迅猛发展及成为独立的专业学科均肇始于法国，它的发展促成者则是外科江湖游医出身的巴黎优秀牙医皮埃尔·福沙尔（Pierre Fauchard，1678—1761）。

福沙尔精通牙医，技艺高超，因而他的医疗所始终门庭若市。后来他用自己的收入买下了邻近巴黎的一个城堡。1723 年，已经是上了年纪的福沙尔，经过多年的观察，积累了一些经验和方法，撰写了内容丰富的牙医教科书《牙科外科学》（*Le Chirurgien Dentiste*），创立了现代牙科医学。现代牙科医学的发展使它脱离了外科学，自成一个体系。五年以后即 1728 年，这部配有 40 幅铜版画、近 900 页的两卷本著作出版了。五十年之后，柏林出版社出版了德译本，在德国堪称开拓之举。

福沙尔就在这部具有导向性著作的题目中，提出职业的名称是“牙医”。他要求从事这个行业的人接受正规的大学教育。在此书 60 章的篇幅里，他介绍了从古希腊以来的牙病治疗知识，描述了自己观察到的口腔和牙病病征及其治疗方法。

在书中，龋齿和化脓性牙周炎的相关内容也占了很多篇幅。他在仔细研究了病因之后指出，长期流行着的“牙虫”理论纯属荒谬，真正伤害牙齿的是糖、酸、不当饮食和口腔不卫生。

福沙尔还详细地阐述了牙痛的治疗方法。他在叙述拔牙和其他口腔手术的治疗时，显示出其丰富、扎实的解剖学知识。他还一一介绍了当时牙科使用的器材、各种补牙方法、自己发明的全套假牙、牙桥制作方法，以及矫正青少年牙齿咬合不正的颌骨矫形措施。

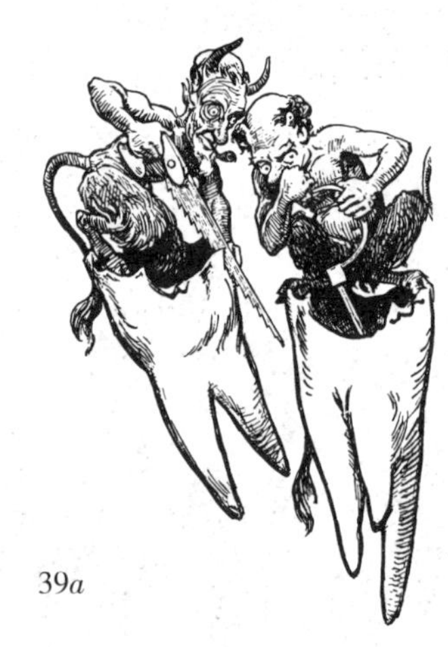

39*a*

**插图 39*a*　坏牙**

汉斯·特格纳（Hans Tegner）根据汉斯·克里斯蒂安·安德森《坦特皮娜姨妈》（Hans Christian Andersen: *Tante Tandpine*）1900 年版绘制的画

**插图 39*b*　16 世纪看牙病的情形**

卢卡斯·凡·莱登（Lucas van Leyden，1494—1533）1523 年的铜版画。出自约翰内斯·谢尔：《德国文化与风俗史》第二卷，柏林－维尔默斯多夫，年代不详

**插图 39*c*　皮埃尔·福沙尔，法国外科医生，独立牙科医学的创建者**

《牙科外科学》（巴黎，1728）的卷首铜版插图，刻版者：斯克亭（J.B.Scotin）。复印版：吕莫博士(十)的医学论文

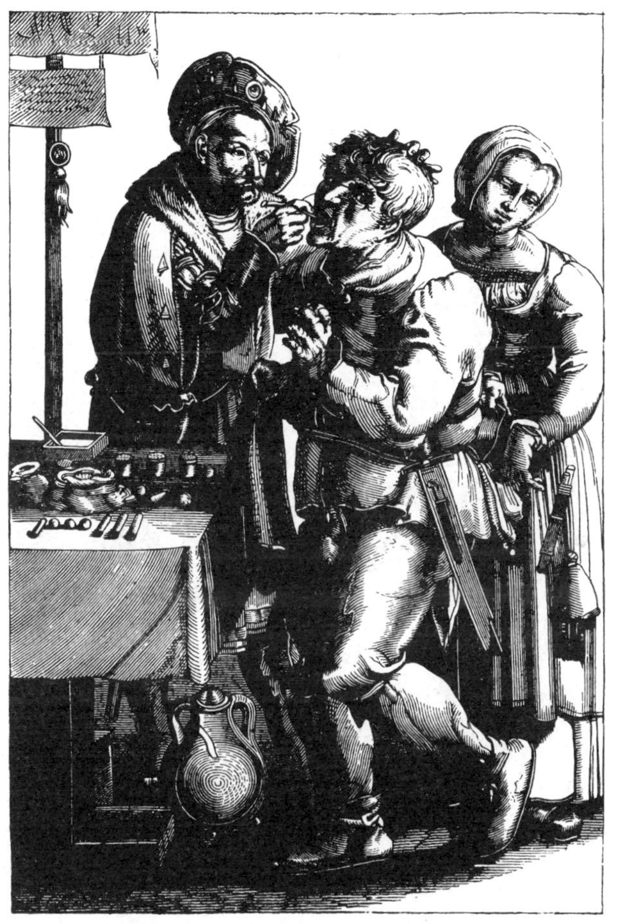

39*b*

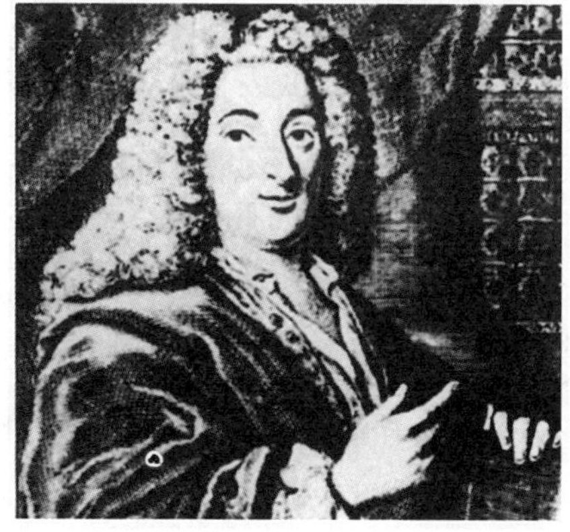

39*c*

# 40. 从对血的崇拜到输血

我们现在都知道，如果失血过多而得不到输血，人就会死亡。人类初期的神话和童话早就表明，我们的祖先已经懂得血即生命的道理。所以他们会在猎杀或宰杀动物后，把动物身上的鲜血清洗干净，或者把动物的血喝掉；在战斗中，甚至吮吸被自己杀死的对手的温热鲜血。他们相信，这样做可以汲取力量和勇气。

1492 年，一个犹太医生第一次把喝血作为医疗手段，他给一个因中风而生命垂危的病人喝男童的血。当然，病人并没有因此得救。要进行专业输血，首先必须具备血液循环的知识。大约在一百二十五年之后，英国医生、生理学家威廉·哈维（William Harvey）才发现了血液循环。1665 年，英国人理查·洛厄（Richard Lower）第一次成功地实施了动物间的输血。

1667 年 7 月 15 日，巴黎数学教授和御医让·巴蒂斯特·德尼（Jean Baptiste Denis）同一位外科医生一起，大胆地把动物血液输送到人体的手术。这次尝试也成功了。但是，这样的手术大多会引起人的器官功能紊乱，动物血在人体中会遇到强大的对抗力。

1825 年，英国助产士詹姆斯·布伦德尔（James Blundell）为一个大出血的产妇进行了人体输血。尽管输血成功，但后来这样的尝试并没有很多，因为受血病人的血液易凝集或产生凝集反应，引致输血一次次失败。所以，医生们更愿意使用 1881 年由德国医学家阿尔伯特·兰德雷尔（Albert Landerer）引入的静脉盐水输入的应急措施。

在 20 世纪初，维也纳血清学家卡尔·兰特施泰纳（Karl Landsteiner）发现了输血血型不同所造成的凝集反应。为了输入相同血型的血以防止凝血，1921 年德国人厄来克（Oehlecker）发明了生物性预试法，并提出了验血以及从血库取血等措施，从而避免了输血的危险性。

**插图 40*a*　把动物血输到人体**

约翰内斯·斯库尔特图斯《外科器械库》（Johannes Scultetus: *Armamentarium chirurgicum*），莱顿，1693 年。出自特奥尔多·迈耶尔－施泰内克、卡尔·祖德霍夫：《医药全史及图示》（Theodor Meyer-Steineg, Karl Sudhoff: *Geschichte der Medizin im Überblick mit Abbildungen*），耶拿，1950 年

**插图 40*b*　人体间输血**

根据厄来克的想法绘制。出自《德国红十字会》，德累斯顿，1980 年第一期

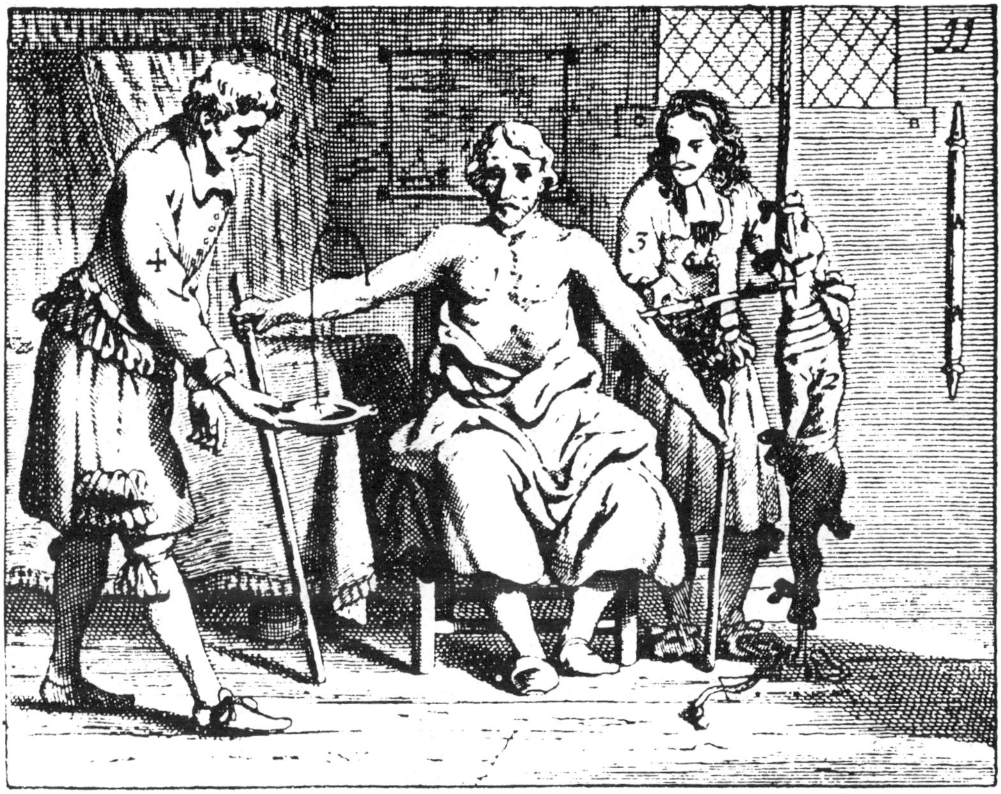

40*a*

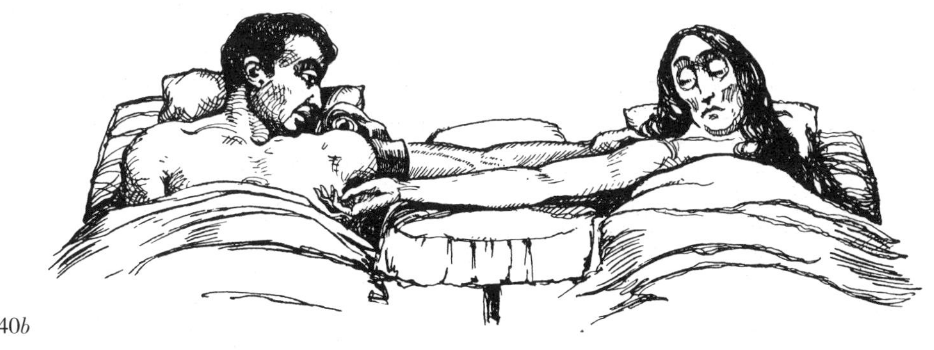

40*b*

# 41. 静脉和皮下注射

将液体药物注入血液中的想法，据说是由英国天文学家、建筑师克里斯托弗·雷恩（Christopher Wren）首次提出的。1656—1657年冬天，为了给朋友家的一只身患重病、极度虚弱的狗解除疼痛，雷恩将吗啡溶液放进一个动物的膀胱里，然后接上一根削尖的羽茎，将吗啡溶液通过羽茎朝狗的心脏方向注入到狗的前腿的静脉里。在麻醉剂的作用下，“病人”很快安然无恙地睡着了，在这段时间里，它免遭痛苦的折磨。不久，这种注入方法也应用在了人的身上。而这种方法的主要使用者是军医。勃兰登堡御医约翰·西吉斯蒙德·埃尔斯霍尔茨（Johann Sigismund Elsholtz）给静脉注射起名叫“Klysma chirurgicum”（输药）。1665年在出版的著作《新灌药法及方式方法》里，他还讲到，人们使用的尖头羽茎，就像一个空心针。在19世纪30—50年代，皮下注射才开始出现。为了把氯化铁溶液滴入血管闭塞的动脉瘤里，法国医生查理·加伯雷尔·普拉瓦（Charles Gabriel Pravaz）设计了一种圆柱形的玻璃管，上面带有螺纹和橡胶密封圈，套上尖细的金属空心针，就成了一支注射用针。1853年，苏格兰医生亚历山大·伍德（Alexander Wood）得知刚刚公布的新发明后，马上想到是否可以用普拉瓦注射针向神经干注射吗啡或鸦片溶液，以减少神经系统疾病的发作。他用自己改进过的针头，给一位患严重颈椎病的患者向锁骨沟里的组织注射镇痛药液，效果十分理想。由此，他将皮下和静脉注射药物的实用方法引入到了治疗中。自从注射液体药物的方法被引进医生诊所之后，针头也一次次得到了改进。

**插图41*a* 在人的胳膊上进行静脉注射。把动物膀胱中的药物挤入静脉**

约翰·丹尼尔·梅杰：《外科注射》（Johann Daniel Major: *Chirurgia infusoria*），基尔，1667年。出自费利克斯·本海姆：《从黄帝到哈维》《Felix Boenheim, *Von Huang-ti bis Harvey*），耶拿，1957年

**插图41*b* 17世纪埃尔斯霍尔茨的静脉注射法**

约翰·西吉斯蒙德·埃尔斯霍尔茨《新灌药法及方式方法》中的铜版画细部。出自伯恩特·卡尔格–德克尔:《战胜疼痛：麻醉与局部麻醉史》，莱比锡，1984年

**插图41*c* 各种注射针和配件**

（1）普拉瓦式,（2）吕埃尔式,（3,4）雷德式,（5—7）莱特式。出自阿尔伯特·奥伊伦贝格:《药物的皮下注射》（Albert Eulenberg: *Die hyperdermatische Injection der Arzneimittel*），柏林，1865年

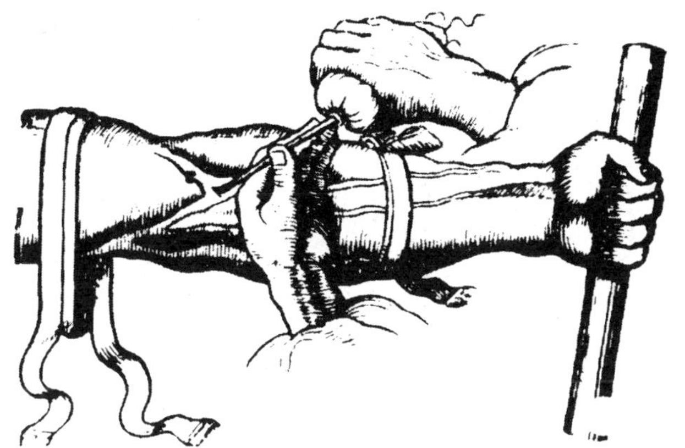

41*a*

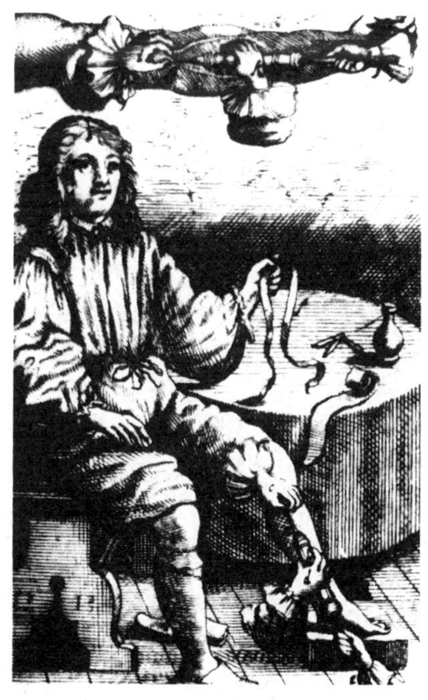

41*b*

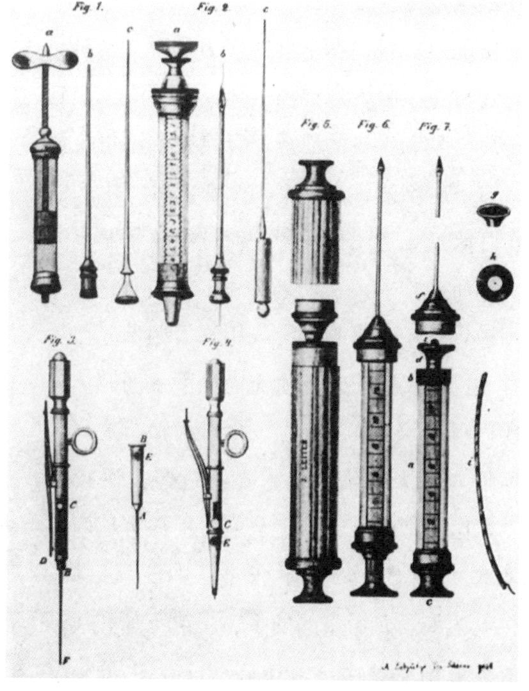


41*c*

# 42. 人工止血法

1873年，在德国外科学会第十一次大会上，基尔大学外科医学院院长弗里德里希·冯·埃斯马希（Friedrich von Esmarch），向优秀的同行们介绍了他自己发明的外科手术肢体“人工止血法”。他的介绍获得了与会成员一致的掌声。每个人都知道，它与麻醉法及抗菌法一道，令现代外科手术往前迈开了决定性的一步。

此前的几十年里，埃斯马希在丹麦战争中担任军医，在战地伤兵的急救方面进行过多项革新，立下了赫赫战功。直到今天，其中最重要的革新——三角巾和战地个人急救必备的急救包仍在全世界广为采用。埃斯马希还改进了吸入麻醉法，他设计了一个带有金属支架和舌钳的面罩，金属支架用来放置含有麻醉剂的纱布，舌钳则在麻醉时用来保持呼吸道畅通。他发明的清洗和灌肠器也为人们所熟知。“人工止血法”的实质在于，用橡皮管系在大腿上，或用弹力绷带缠在手臂上，通过阻止动脉血流向做手术的肢体，使外科手术“不见血”，即少失血。这样，不但对病人而言，手术没有危险，而且使手术医生把握好技术，从而自信从容地施行手术。

埃斯马希后来的助手、主治医师和代理人奥古斯特·比尔（August Bier）也是一个国际闻名的外科医生，他回顾埃斯马希发明的造福社会的医疗方法时这样评价道：尽管“人工止血法”简单，但它是天才的创造；天才的特点就在于“他看到了简单、自然的事物可以在哪些地方发挥作用”。

**插图42*a*　“人工止血法”的发明者弗里德里希·冯·埃斯马希（1823—1908）。这种方法在截肢手术前有效地阻断动脉血流向做手术的肢体**

根据阿道夫·诺伊曼（Adolph Neumann）绘画制作的木版画。出自《图解会话辞典》，莱比锡，19世纪

**插图42*b*　1870—1871年德法战争中埃斯马希给一个伤兵做截肢手术**

根据马克沃特（Th.Marckwort）原画制作的木版画

**插图42*c*　埃斯马希：《军事外科技术手册》（Esmarchs: *Handbuch der Kriegschirurgischen Technik*）中图解“人工止血法”**

出自伯恩特·卡尔格－德克尔：《战胜疼痛：麻醉与局部麻醉史》，莱比锡，1984年

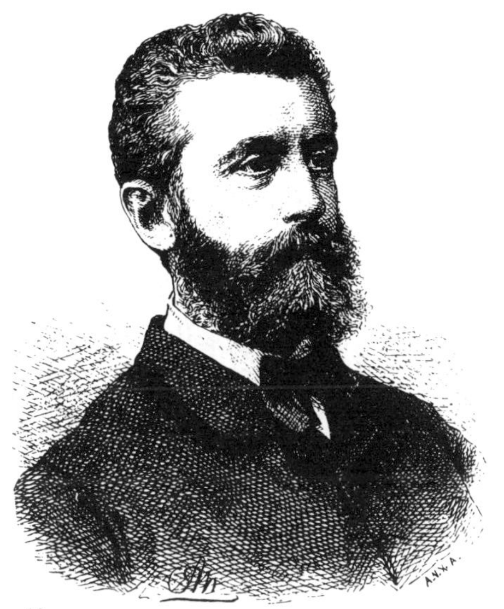

42*a*

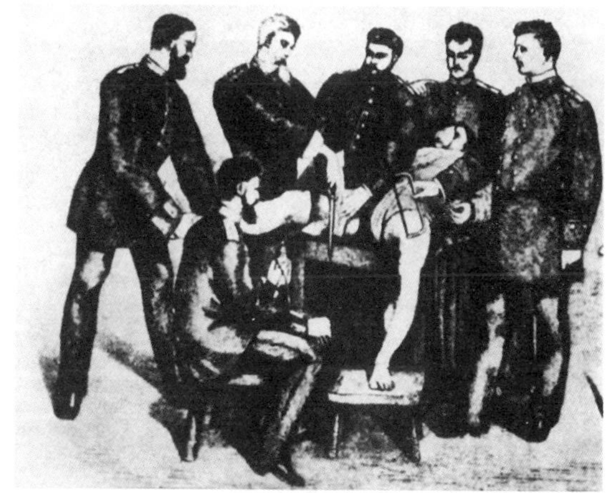

42*b*

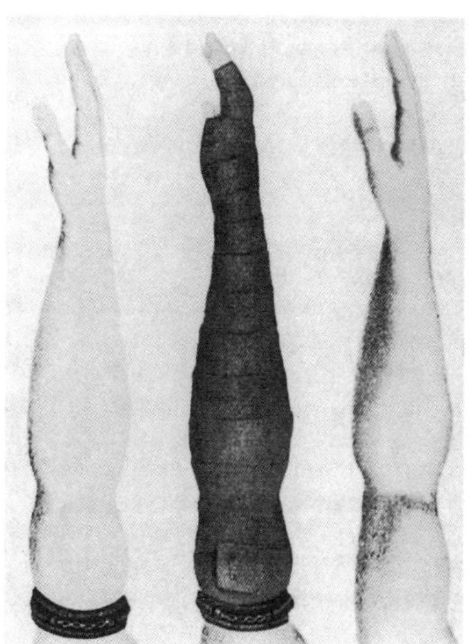

42*c*

# 43. 荷尔蒙研究的先驱

17 世纪以前，学者们都不知道内分泌腺的存在，因为与肝、汗腺、唾液腺等腺体不同，内分泌腺没有排泄管。

1689 年，意大利自然研究学者、医生马赛罗・马尔皮基（Marcello Malpighi）在应用显微镜研究分泌腺结构时，才发现了动物机体内也存在腺体，但是当时的显微镜不够先进，他还“不能认清排泄管”。1830 年，天才的德国生理学家、波恩的教授约翰内斯・穆勒（Johannes Müller），在进行了解剖对比研究之后得出结论：动物的某些器官会向血液里分泌物质。

1849 年，哥廷根生理学教授阿诺德・阿道夫・贝特霍尔德（Anold Adolph Berthold）通过实验证明了上述假设。他把一些小公鸡体内的生殖腺取出，再把生殖腺只植入其中一些公鸡体内的其他部位。在实验中他发现，这些公鸡的第二性征都没有失去，而其他没有植入生殖腺的公鸡，就像贝特霍尔德估计的一样成了阉鸡——没有性别、没有鸡冠和孢子。它们不会啼叫，像母鸡一样的肥硕。

另外，贝特霍尔德又解剖了移植的生殖腺，发现它们仍旧分泌精液。后来，维尔茨堡的解剖学家、细胞生理学家阿尔伯特・冯・科利克（Albert von Kolliker）在其 1852 年出版的《人体组织学说手册》（*Handbuch der Gewebelehre des Menschen*）中详细地阐明，“内分泌腺”产生的某些物质，并“不通过特殊的排泄管排出，而是直接从组织中渗透出来，以某种方式对机体产生有益的影响”。三年以后，1855 年，法国实验生理学家克劳德・贝尔纳（Claude Bernard）将“内分泌”的概念引入医学领域。1905 年，英国人欧内斯特・亨利（Ernest Henry）按照希腊语“hormάein”（驱动、刺激）的意思，给分泌物取名为“荷尔蒙”（Hormon）。

**插图 43*a*　18 世纪一位用显微镜进行研究的科学家的书房**

约布洛特（Joblot）的铜版画（约 1718）。出自《大西洋》（*Atlantis*），1940 年

**插图 43*b*　1855 年法国实验生理学家克劳德・贝尔纳将“内分泌”的概念引入医学领域（图为在法国巴黎大学实验室里做演示）**

当时的一幅画，无署名。出自伯恩特・卡尔格－德克尔：《战胜疼痛：麻醉与局部麻醉史》，莱比锡，1984 年

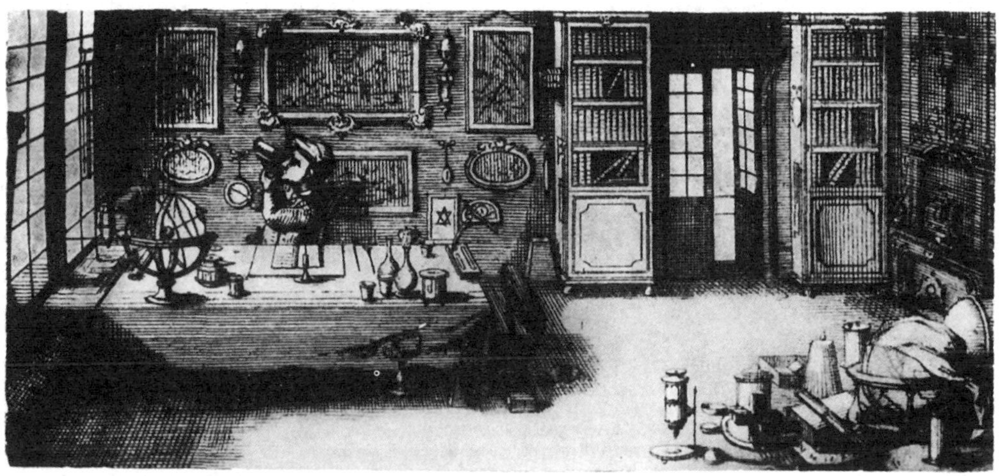

43*a*

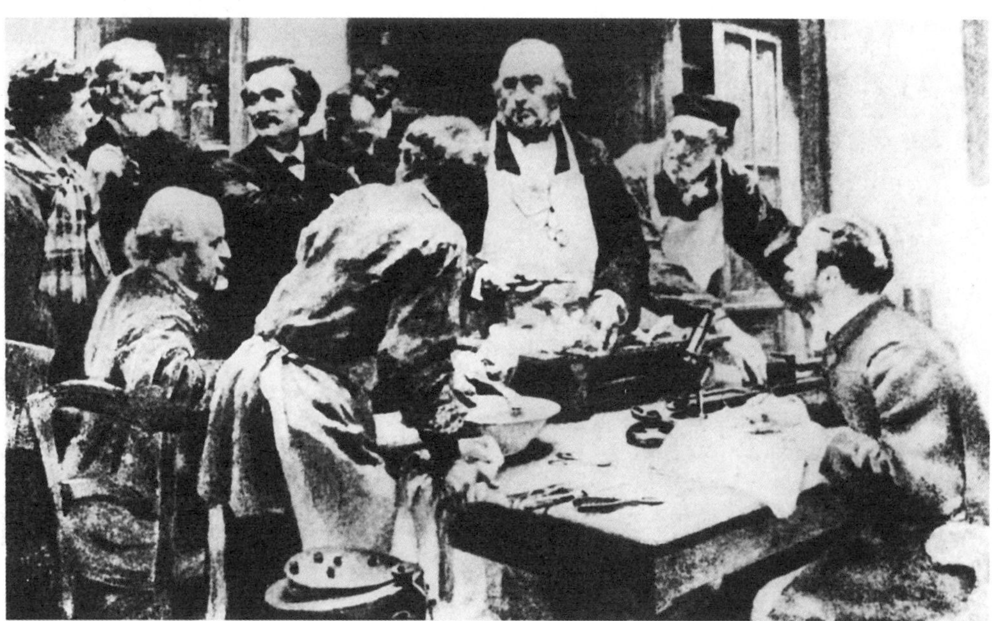

43*b*

# 44. 胰岛素的发现

据历史记载，古代各文化民族已经有了糖尿病的相关知识。但古代的医生还不能对它进行精确的诊断，因为他们还缺乏对这种疾病本质的认识，还不了解疾病形成的原因是因为胰腺中胰岛 β 细胞机能的不健全。直到 1869 年，柏林的微耳和（Virchow）的学生保罗·朗格尔汉斯（Paul Langerhans，1847—1888）才发现具有内分泌作用的胰腺细胞群，后来，这些细胞群便以他的名字命名。斯特拉斯堡的内科医生奥斯卡·明科夫斯基（Oskar Minkowski，1858—1931）和约瑟夫·冯·梅林（Joseph von Mering，1849—1908）于 1889 年用动物进行实验，确定了为调节糖代谢提供重要物质的胰腺与糖尿病之间的关系。

在他们实验结果的启发下，加拿大医生和生理学家弗里德利克·格朗特·班亭（Frederick Grant Banting，1891—1941）于 1920 年决心分离出这种朗格尔汉斯氏胰岛内分泌物（人们猜想它具有降低血糖的功能），其目的是通过实验使这种物质成为抗糖尿病药物。1921 年夏天，他与精通血糖测定的医学系学生查尔斯·赫尔伯特·贝斯特共同开始了这项工作。他们在经历了数月的困难、挫折与失望之后，终于萃取出期待已久的胰岛素。他们将它注射到一只编号是 410 的实验用狗（他们在注射前使这只狗患上了糖尿病）的颈静脉中，结果证明，它确实起到了治疗的效果。1922 年 1 月 11 日，这种药剂第一次在一位身患严重糖尿病的男孩身上证明了疗效。但这种制剂开始时不能完全脱离其他药物的配合，而这些药物在病人注射的地方会产生疼痛的不良反应，在院长约翰·詹姆斯·理查德·麦克劳德的领导下，研究人员们继续经过艰苦的工作才消除了这些不良反应。1926 年终于将胰岛素纯化成结晶品；1936 年开始生产第一批长效胰岛素；1952 年胰岛素复杂的结构得到阐释；1963—1965 年开始进行部分和全部合成胰岛素。此后各种类型的胰岛素进入工业化大量生产。它的发现者们于 1923 年获得了诺贝尔奖。

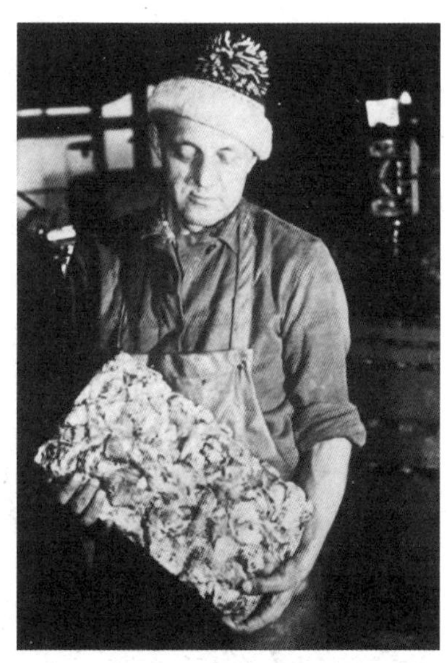

44*a*

**插图 44*a* 屠宰场被屠杀动物的胰腺，它是获得胰岛素最初的原料**

根据柏林阿德勒斯霍夫化学工厂的照片绘制

**插图 44*b* 患者在专业人员的指导下注射胰岛素**

在柏林考尔斯多夫糖尿病医院拍摄的照片（1970）

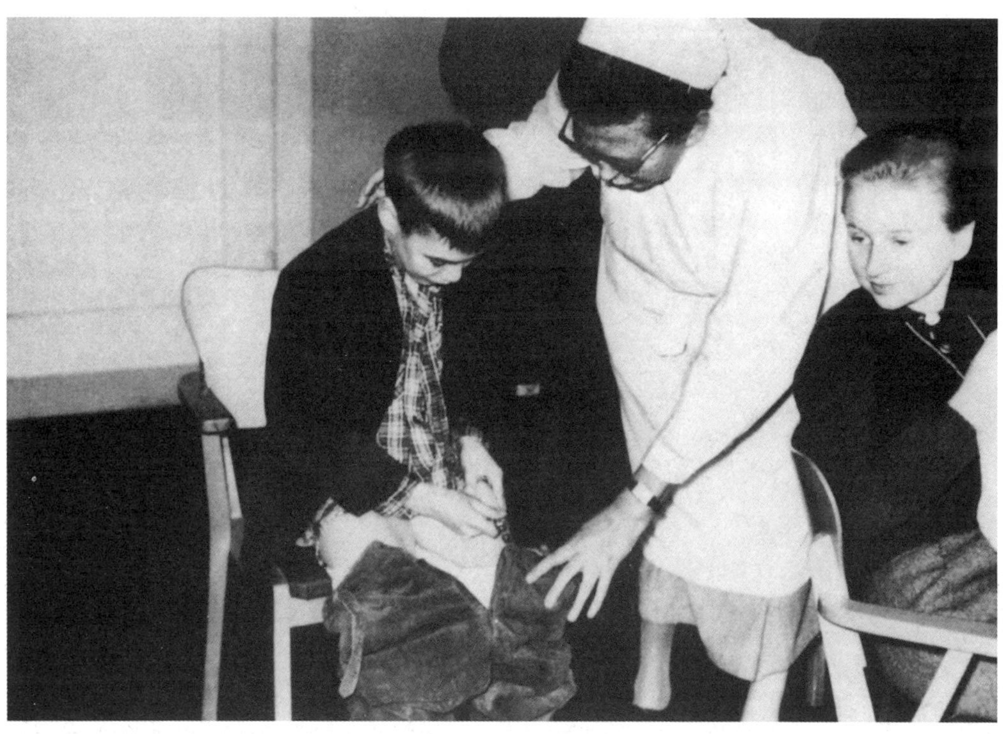

44*b*

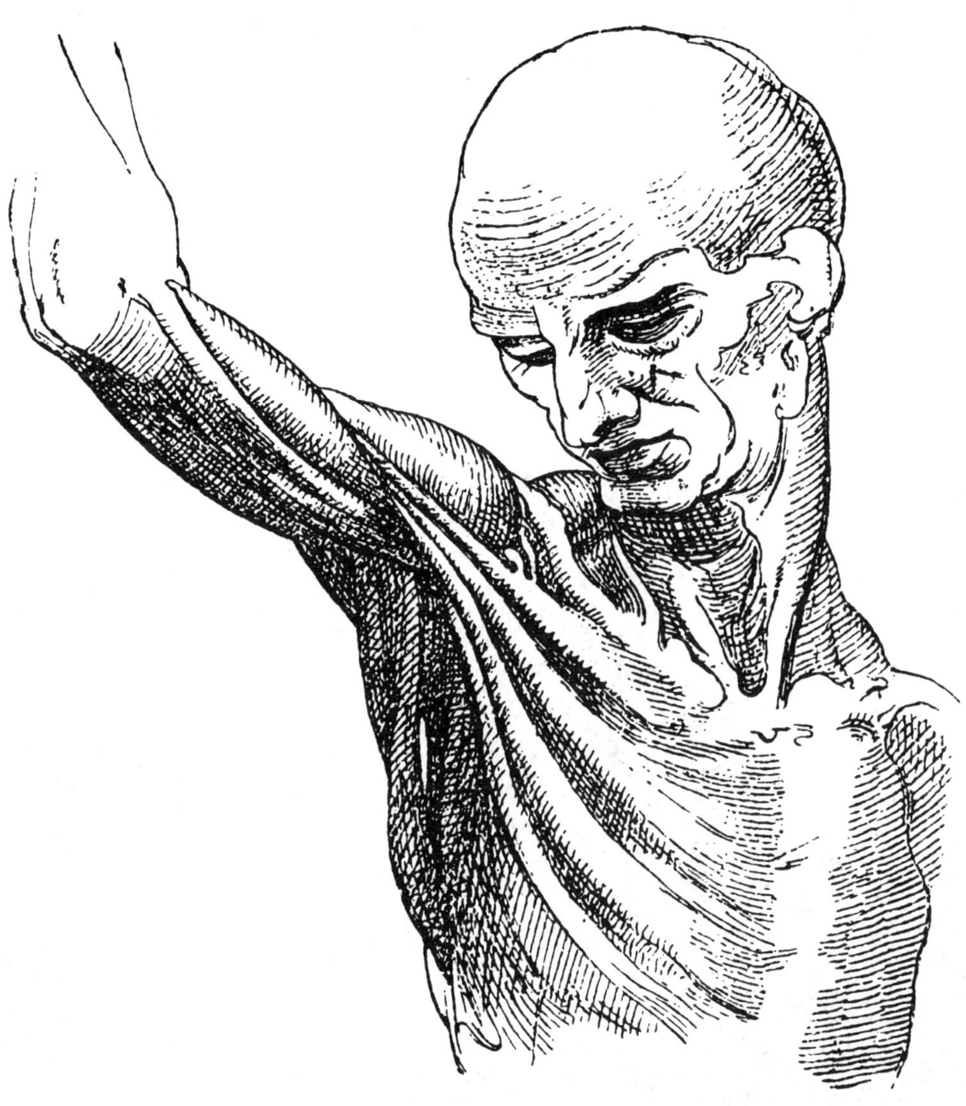

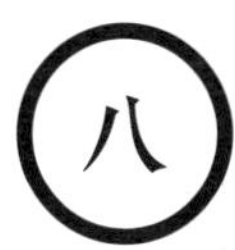

# 解剖学史

解剖学之所以对我具有双重价值，
是因为它在满足我求知欲的同时，
也教会我如何忍受令人厌恶的情景。

——约翰·沃尔夫冈·冯·歌德
（Johann Wolfgang von Goethe，1749—1832）

# 45. 古代的解剖学

在古代，宗教的力量绝对不允许人们系统地解剖分析尸体。婆罗门教的教义甚至禁止印度人触摸死人，违反教义者要被逐出其所信仰的团体。而早期具有较高文化的民族，出于长生不死的希冀或相信人有来生，他们从来没有解剖过人的尸体。

因此，古希腊的医药学家只能通过观察受伤者、裸体运动员、摔跤运动员、遇难者或者木乃伊制作中的尸体，获得有关人体组织构成的知识。只有个别离经叛道的人敢于违反解剖尸体的禁令。公元前 3 世纪，著名的亚历山大医学院的教师们曾经解剖过被绞刑处死的死者尸体，甚至对罪犯进行活体解剖。不过，总体来说，古代人仅局限于通过观察动物内脏和打开即将腐烂的动物尸体来获得解剖学的知识。即便是医学泰斗、生于小亚细亚帕加马（Pergamon）的古希腊古罗马角斗士医生盖仑，虽曾在亚历山大医学院就读大学，后来他把当时的医学知识构架成医学体系，动物解剖的实验主要也只是熊、猪、狗和猴子。他毫不犹豫地将这些实验中获得的结论用在了人体上，因此，他的许多观点不甚符合人体实际情况，便不足为怪。

中世纪基督教教会也反对人体解剖，认为那是亵渎上帝，但它却接受了盖仑对于哺乳动物解剖学的学说，并认可其有效性，任其主导着自然科学领域对人的看法。直到 16 世纪中期，现代解剖学的奠基者安德烈亚斯·维萨里（Andreas Vesalius）在秘密进行人体解剖之后，悄悄地撰写出打破传统观念的著作《谈人体构造》（*Über den Bau des menschlichen Körpers*，1543），开创了现代解剖学研究，揭示和论证了盖仑学说中的谬误。

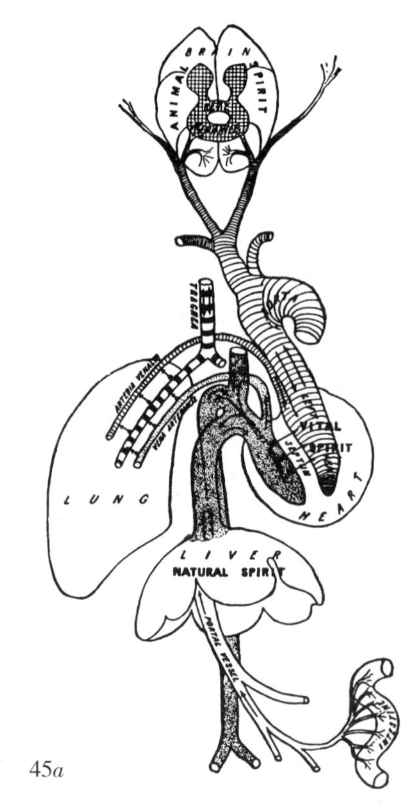


插图 45*a* 盖仑学说的血液循环图示

出自查理·辛格：《血液循环的发现》（Charles Singer: *The discovery of the circulation of the blood*），伦敦，1922 年

插图 45*b* 古希腊古罗马医生盖仑在一群中世纪专家面前进行动物解剖

1562 年版的盖仑著作的扉页细部（右下）

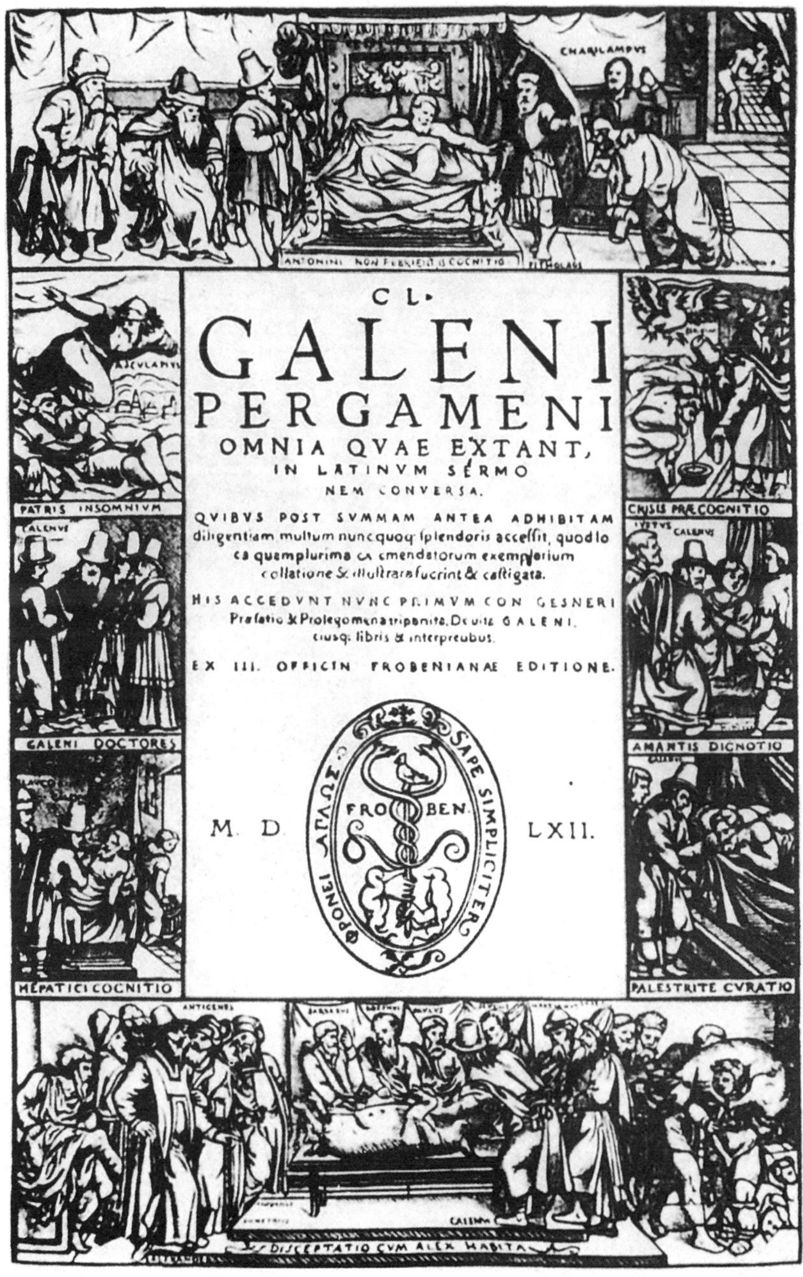

CL.

GALENI

PERGAMENI

OMNIA QVAE EXTANT,

IN LATINVM SERMO

NEM CONVERSA.

QVIBVS POST SVMMAM ANTEA ADHIBITAM diligentiam multum nuncquoq; splendoris accessit, quod loca quamplurima ex emendatorum exemplarium collatione & illustrata fuerint & castigata.

HIS ACCEDVNT NVNC PRIMVM CON. GESNERI Præfatio & Prolegomena tripartita, De vita GALENI, eiusq; libris & interpretibus.

EX III. OFFICIN. FROBENIANAE EDITIONE.

M. D. LXII.



45*b*

# 46. 达·芬奇的解剖学

整个中世纪，在医药史上被称为“猴子解剖学家”的古希腊古罗马医生盖仑，一直被奉为最高权威。谁敢反对他！“到底为什么呢？”有些人并没有被吓倒，在这些人中既有神甫，也有普通教徒，他们对教会的监督感到气愤，当然只能在私下里表示，毕竟《圣经》里可是没有写着解剖尸体同宗教信仰不能并存！

致力于人文主义教育而努力的文艺复兴时期出现了思想独立的先驱人物，这就是意大利天才画家、自然研究者、技术研究者莱奥纳多·达·芬奇。他拒绝按照古希腊的审美观画人体，而力图自然地表现人体。为此他必须熟知解剖学的知识。于是他在佛罗伦萨圣玛丽雅·诺瓦(Santa Maria Nuova)医院里，勇敢地解剖了约30具尸体。尸体的性别不一，年龄不同。他要通过解剖尸体来深化以往从模特身上获得的人体知识。他以科学家的严谨态度，画出骨骼、肌腱、肌肉、心脏和大脑的各种构造以及其他器官，甚至母体中胎儿的胎位、血管的走向以及年龄增长带来的变化。

这位艺术家无意中通过人体解剖，给后世留下了大约800张研究图，成为盖仑的反对者安德烈亚斯·维萨里所创建的现代解剖学的先锋。

达·芬奇在动荡不定的生活中始终随身携带着他的大绘图夹，直到1519年3月初逝世于故乡昂布瓦斯（Amboise）附近的克劳克斯堡（Cloux）。达·芬奇去世后，他的画作和注释辗转经过法国、意大利和西班牙到达英国，在温莎城堡图书馆的一个铁匣子里无声无息地躺了数个世纪。直到1778年，它们才重见天日，其中部分还得以出版。这时世人才发现，这位艺术家早在约300年前，就已经达到了画作出版年代的知识水平。

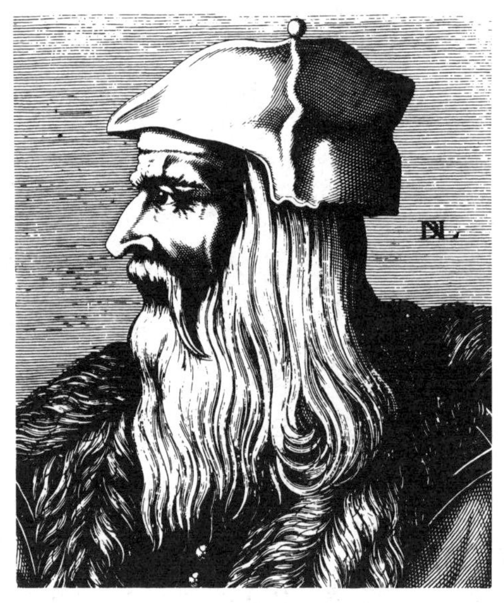


46*a*

**插图46*a* 莱奥纳多·达·芬奇（1452—1519）为画人体进行解剖研究**

署名DN的钢板雕刻。出自艺术科学学院(Académie des Sciences et des Arts），阿姆斯特丹，1682年

**插图46*b* 达·芬奇绘制的肩和臂部肌肉解剖图**

根据保存于温莎城堡图书馆的一幅于1510年达·芬奇绘制的水彩画所临摹的画。出自伯恩特·卡尔格－德克尔：《手拿解剖刀，头戴检眼镜》，莱比锡，1957年

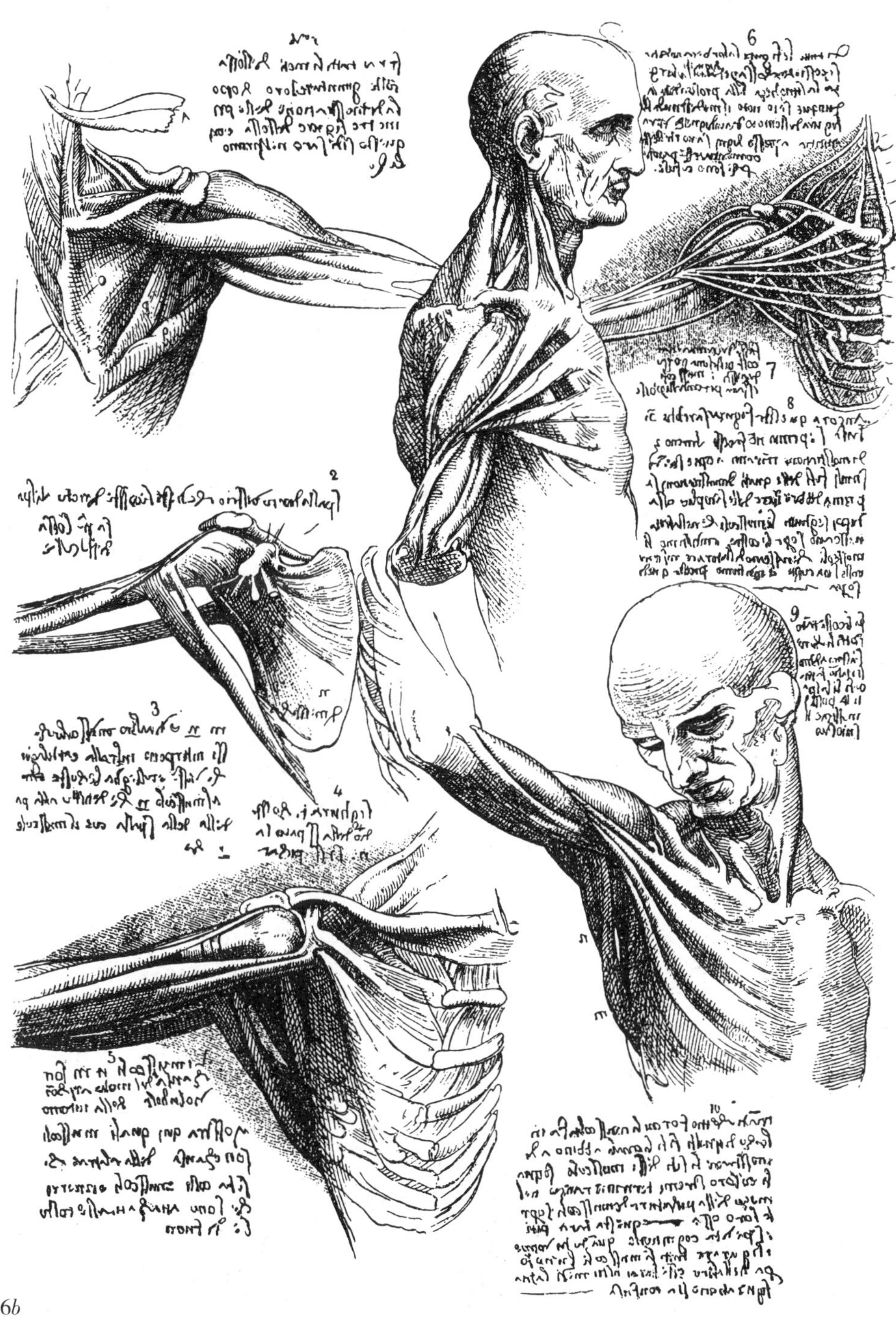

46b

# 47. 现代解剖学的诞生

巴黎大学反叛型学生安德烈亚斯·维萨里的解剖学老师安德纳什（Andernach）教授和同事们一样，授课气氛沉重，内容也不丰富。他在讲台上正襟危坐，照本宣科地讲述古希腊古罗马医生盖仑长达千余年的医学权威学说。盖仑学说的内容从来没有用人的尸体来证实过，因为从古代起，宗教的偏见迫使人们只能解剖将要腐烂的动物尸体。只有倔强的离经叛道者偶尔敢于从绞刑架上偷下罪犯的尸体，面对围坐成半圆形的大学生，让当时从事外科手术、手法拙劣的理发师用大刀粗鲁地切开尸体的肌肤。在这种情况下，身为药剂师子弟的维萨里也只能从绞刑架上搞来尸骨，仔细地观察其形状。

有一次，维萨里居然从绞刑架上搞到了一个罪犯的整个骨头架子，上面的肌肉几乎被乌鸦吃光。骨头架子掉在地上摔散了。他迅速地捡起一块块尸骨，装在袋子里拖回家。一路上他忐忑不安地注意着是否有人看到他的行为。他用容器把尸骨煮过，刮干净，晾干、漂白，然后把它们重新组拼成一个骨头架子。这就是世界上第一个人体骨骼标本。鉴于他在科学上的创举，这个不到23岁的年轻人在毕业考试之后，立即得到了帕多瓦（Padua）大学外科及解剖学的教席。

后来，维萨里得到了一具人尸，他马上进行了解剖，最终无可辩驳地证明，盖仑从解剖猴子尸体获得的、移用到人体的知识是错误的。在七卷本的名作《谈人体构造》（1543）中维萨里批判了曾是医学教皇的盖仑学说缺乏科学性，是谎言，指出其中二百多处错误。他由此成为人体解剖学的创建人。

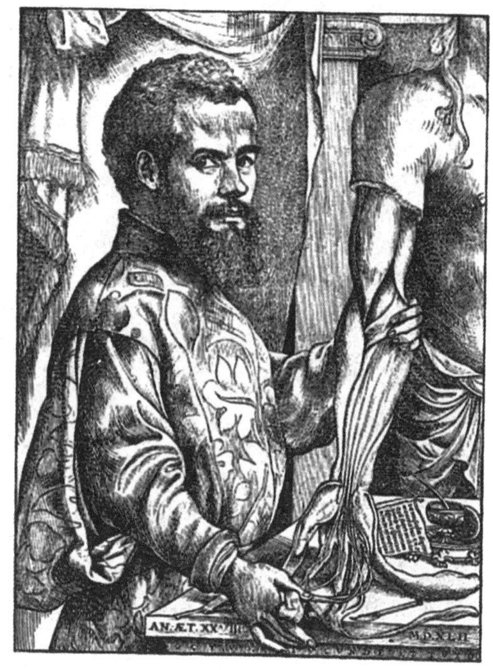


47*a*

**插图 47*a*　维萨里——人体解剖学的创建人**
约翰·冯·卡尔克（Johann von Calcar）为维萨里名作《谈人体构造》制作的木刻

**插图 47*b*　维萨里拼成的第一个人体骨骼标本**
出自安德烈亚斯·维萨里：《谈人体构造》（1543）

47b

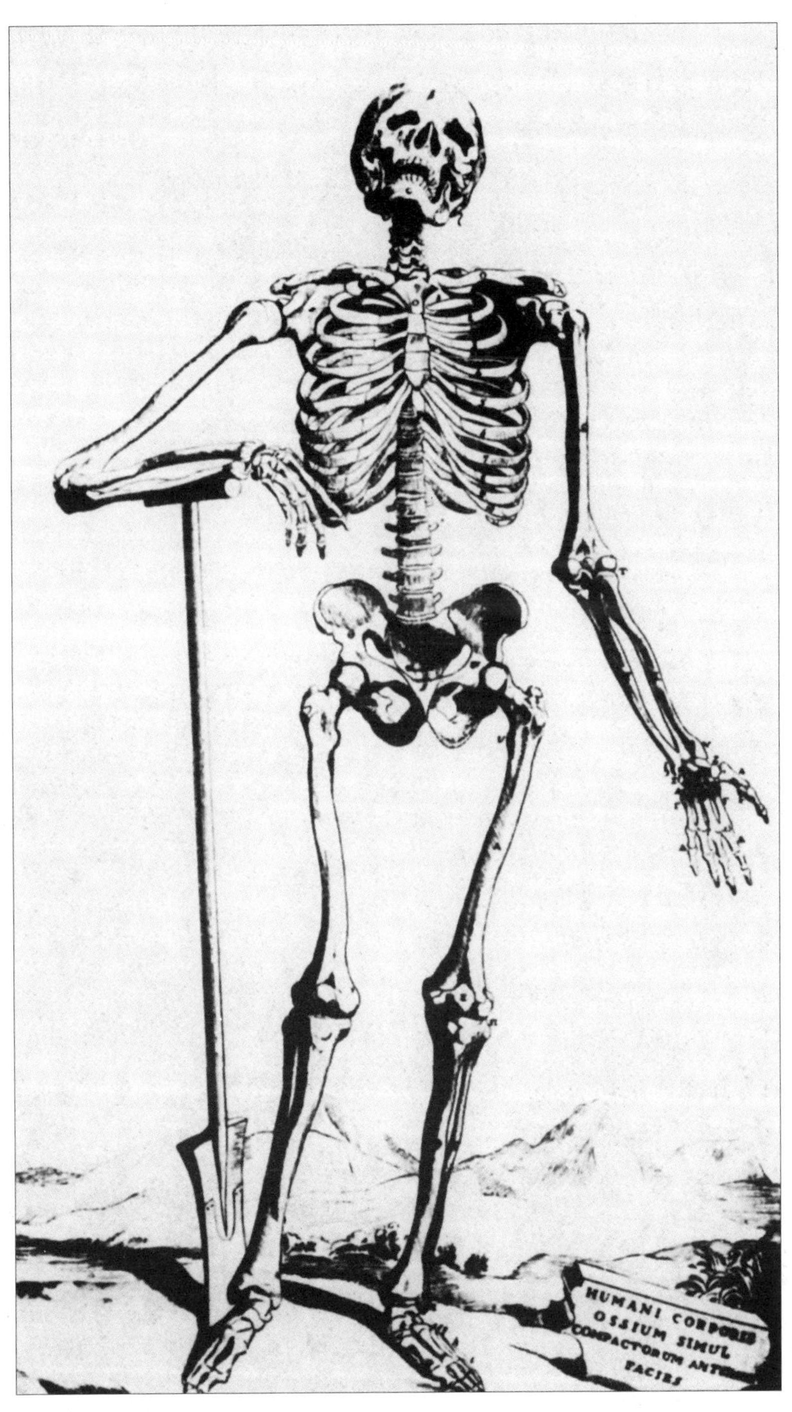

# 48. 解剖观摩课

德国－比利时外科医生安德烈亚斯·维萨里创建了现代人体解剖学，他当之无愧。尽管有些人盲目信从中世纪教会关于禁止人体解剖这一亵渎上帝的做法之教条，但是他们也遭到了激烈的反对。一些世俗大学仍然建立所谓的“解剖室”。在这里，思想激进的医学家们，通过实践或演示，讲授解剖学的知识。

根据16世纪一个亲身经历过示教的人描述，前来解剖室观看的不仅有医科大学生，还有“其他很多男士和市民”，以及“年轻的小姐，好像她们是男人一样”。甚至许多修道士也前来聆听在高高讲台上的教授讲课，并观看外科解剖者或教授本人的解剖过程。但是，非专业人士入场必须付钱。第一天他们可以看到腹部的内脏，第二天看到胸部器官，第三天看到颅内，第四天看到四肢及其肌肉、血管、神经、骨骼和脊柱。要想看人体的隐私部位，还要额外付钱。

奇怪的是，尽管教会激烈反对医学院解剖人体，首批解剖室竟然出现在宗教信仰严格的意大利医学院。所以，当时全欧洲的医科大学生们都到波伦亚（Bologna）、帕多瓦、萨莱诺接受教育。接着，西班牙、法国、英国的医学院都纷纷效仿意大利增设解剖专业。但直到17世纪，德国大学开设尸体解剖课仍是稀罕之事。

尸体的来源从一开始就是个难题，常常会出现盗尸甚或是“为科学而谋杀”的犯罪行为。19世纪时，各国颁布解剖学法，规定向解剖医学院提供的合法尸体只能是自杀者、受绞刑的死者和死后无人收尸的犯人和孤儿，情况才有所改变。

**插图48　17世纪初，一堂解剖观摩课上公开展示人体解剖**

安德烈亚斯·施托克（Andreas Stock）根据雅各布·德·盖恩（Jakob de Gheyn）的画所制作的铜版画。出自约翰内斯·谢尔:《德国文化与风俗史》第二卷，柏林－维尔默斯多夫，年代不详

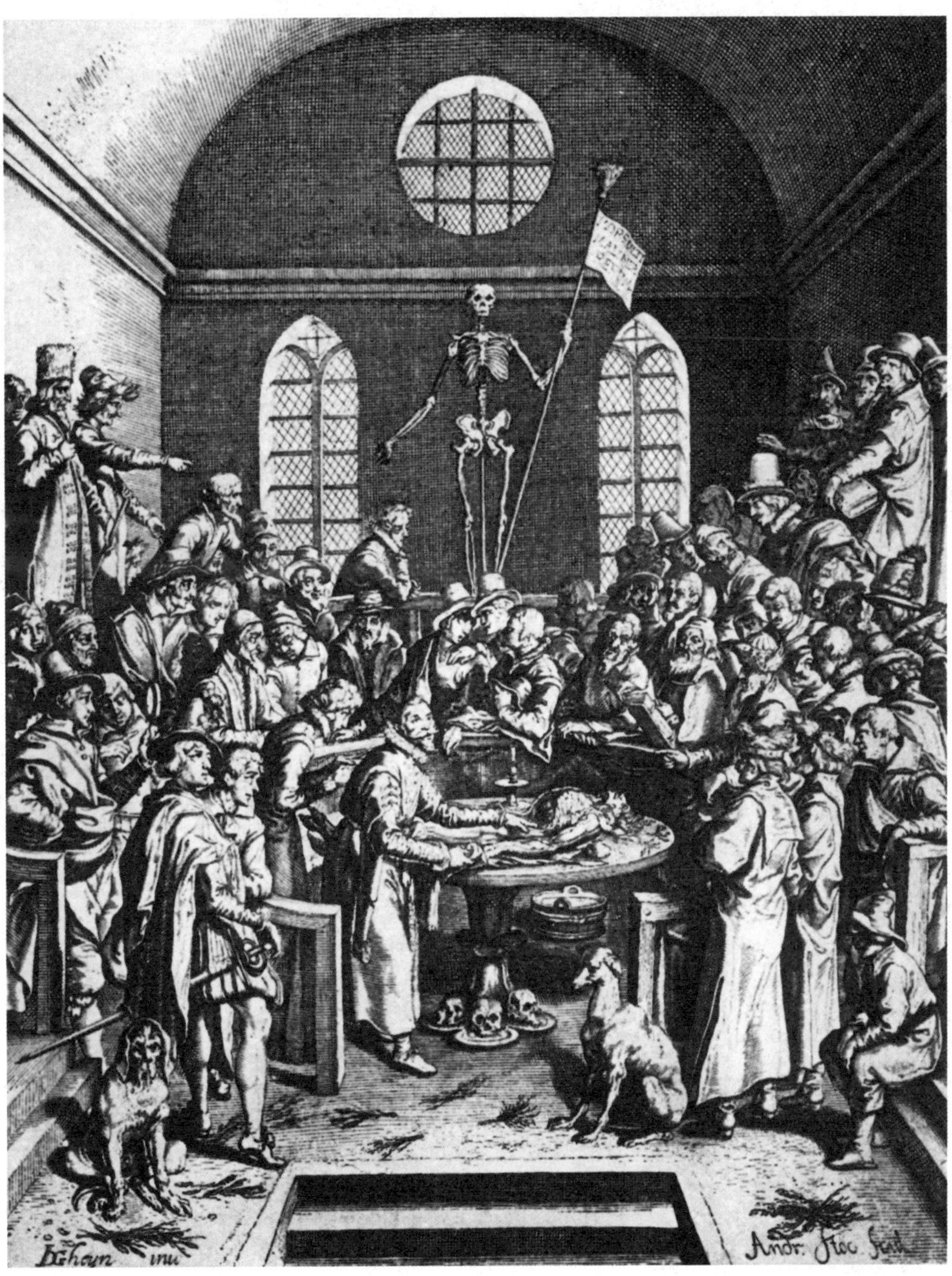

48

# 49. 为解剖而谋杀

1828年，爱丁堡警察局来了一对衣衫褴褛的夫妇：格雷夫妇（Gray）。他们在港口区一个价钱低廉的客栈里住了14天。后来，客栈老板——两个37岁、行为不轨的男人威廉·布克和威廉·海尔突然把他们赶了出去，因为“得给一个从爱尔兰来的亲戚腾地方”。格雷夫妇只好搬到另一家客栈去。当他们打开自己一文不值的家当时，发现他们的一只袜子落在了先前的客栈里。

格雷夫人来到先前客栈找袜子的时候，惊恐地发现了血迹，还有那个使得他们搬出客栈的陌生人的尸体。警察局侦探费舍尔录完口供以后，马上和警察局的医生一起前往小客栈，但是他们没有找到尸体。布克和海尔会把尸体藏到哪里去了呢？该不会……最后他们想到了著名的解剖学教授罗伯特·诺克斯（Robert Knox）正因缺乏解剖材料而以金币购买新鲜尸体的事情。

费舍尔和医生赶到解剖室。他命令看守打开存放尸体的地下室。随后赶来的格雷夫妇辨认出这具尸体正是“从爱尔兰来的亲戚”。原来，布克在这里出售了被谋杀者的尸体。在调查中发现他还有其他几次谋杀行为，这使当时的英格兰人和苏格兰人陷入了恐慌之中。1829年1月28日，布克被当众绞死。在浓雾的黑夜中，他的犯罪行为的主要证人、豁免释放的同伙被驱逐出境，否则他还会被愤怒的民众处死。

鉴于这些骇人听闻的犯罪事件的发生，欧洲各国议会不断地就制定解剖学法展开了讨论。最终，法律规定“自杀者、受绞刑的死者和死后无人收尸的犯人、孤儿和无名者的尸体，可以提供给解剖学院进行科学研究”。德国于1889年制定了第一部解剖学法。

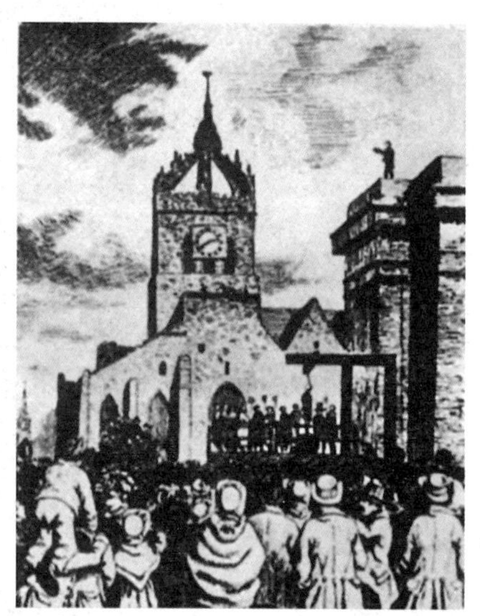

49*a*

**插图49*a* 1829年1月末，英国杀人犯威廉·布克在25000名愤怒的群众面前被绞死。威廉·布克和一个同伙谋杀了一个人，将尸体卖给爱丁堡大学解剖学院**

当时的一幅画。出自伯恩特·卡尔格－德克尔：《时代变化中的解剖学（画册）》[Bernt Karger-Decker: *Anatomie im Wandel der Zeiten (Bildserie)*]，赖兴巴赫地区，1970年

**插图49*b* 解剖一个被绞死的犯人**

威廉·霍格思（William Hogarth,1697—1764）铜版讽刺画，《忏悔后的残忍》。出自乔治·希尔特：《文化史画册》（Georg Hirth: *Kulturgeschichtliches Bilderbuch*）,1881—1990年

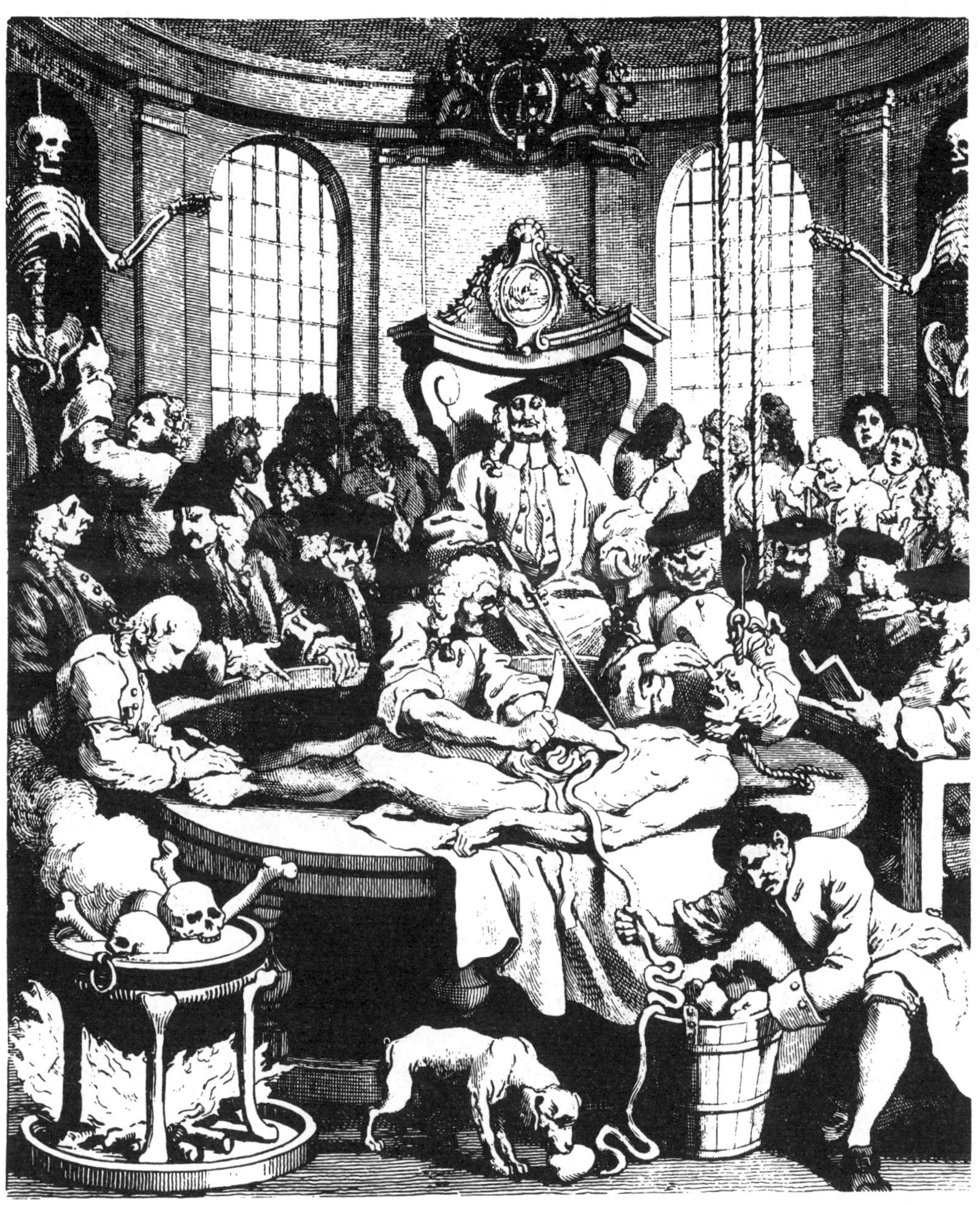

49*b*

# 50. 解剖对法律的重要性

从5世纪早期开始，罗马人常常在被他们称作“论坛”（Forum）的集市广场上举行民众大会或审判大会。所以，中世纪后期出现的法医学根据罗马人集会地点的叫法，取名为“forensisch”（意为雄辩的、法庭的）。据有关文献记载，1302年在波伦亚首次进行了法庭上的尸体解剖，由当地解剖学教授巴托洛梅奥·达·瓦里纳纳（Bartolomeo da Varignana）完成。这在当时还是非常轰动的特殊情况。

在14世纪中期，与法律有关的尸体解剖开始由外科医生来完成。当死者的死因不明时，法官委托有关的城市医生指定验尸时间。每个验尸医生必须发誓讲述出他所发现的犯罪真相，不能徇私舞弊，包庇可能是自己熟人的罪犯。

比如，1526年颁布的《维尔茨堡法院规章》中规定，出庭并宣誓的外科医生每解剖一具尸体，便可获得20芬尼的报酬。1532年由卡尔五世（Karl V）皇帝制定颁布的德国第一部普通刑事和刑事诉讼法——“刑法法规”中，便首次规定请医生协助调查和鉴别死伤的真相。

法学家、刑法学家安塞尔姆·冯·费尔巴哈（Anselm von Feuerbach,1775—1833）出生于耶拿附近的海尼兴（Hainichen），在其影响下，法医学成为医学中一门独立的学科，具有整体的教学计划和方法。1543年，萨克森公爵莫里茨（Moritz）将已世俗化的保利纳修道院（Paulinerkloster）移交给莱比锡大学。1704年，修道院的后屋开始当作解剖室使用，在出色的医生、解剖学家和生物化学家约翰内斯·伯恩（Johannes Bohn,1640—1718）的影响下，这里成为医学中的新学科——解剖学诞生的摇篮。伯恩教授不遗余力地一再强调解剖对于澄清事实、维护法律的重要性。对于受到暴力伤害和死因不明的事件，解剖始终是必不可少的调查手段。在法医学的发展过程中，又陆续出现了许多现代的自然科学调查方法及澄清事实的程序。

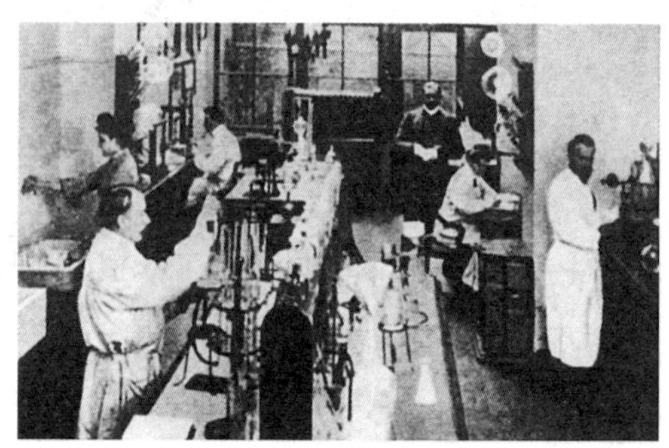

50*a*

**插图 50*a*　19世纪末、20世纪初法医实验室当时的图片，佚名**

**插图 50*b*　中世纪晚期一位妇女尸体的解剖**

出自普洛斯:《自然学与民族学中的女性》，莱比锡，1895年

**插图 50*c*　保利纳修道院。从1544年起为老莱比锡大学故地。1704年后屋开始成为解剖室，此处为解剖学诞生的摇篮**

当时的一幅佚名画。出自《德国红十字会》，德累斯顿，1986年第十期

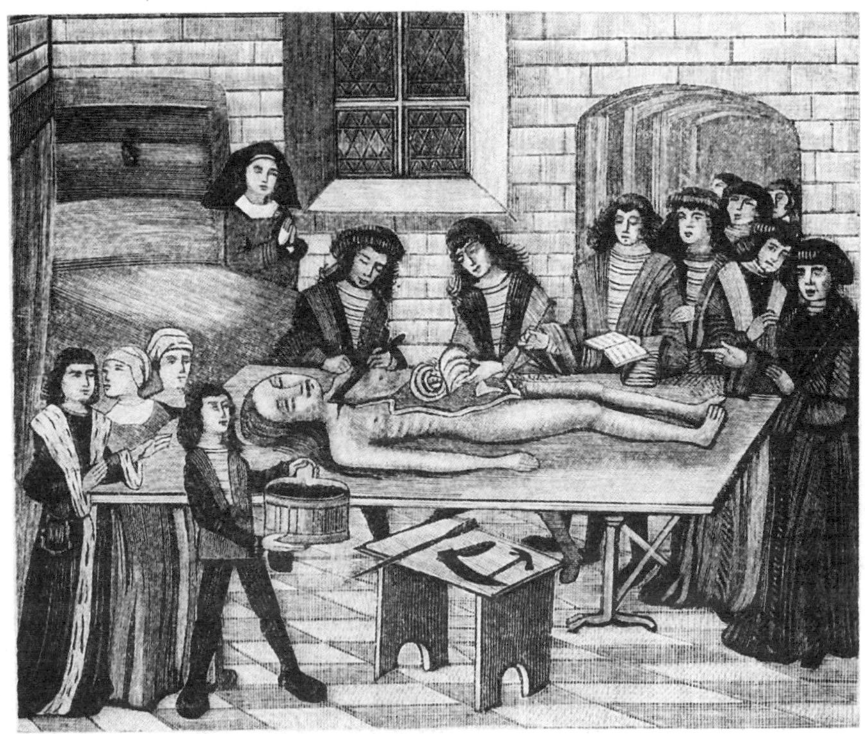

50*b*

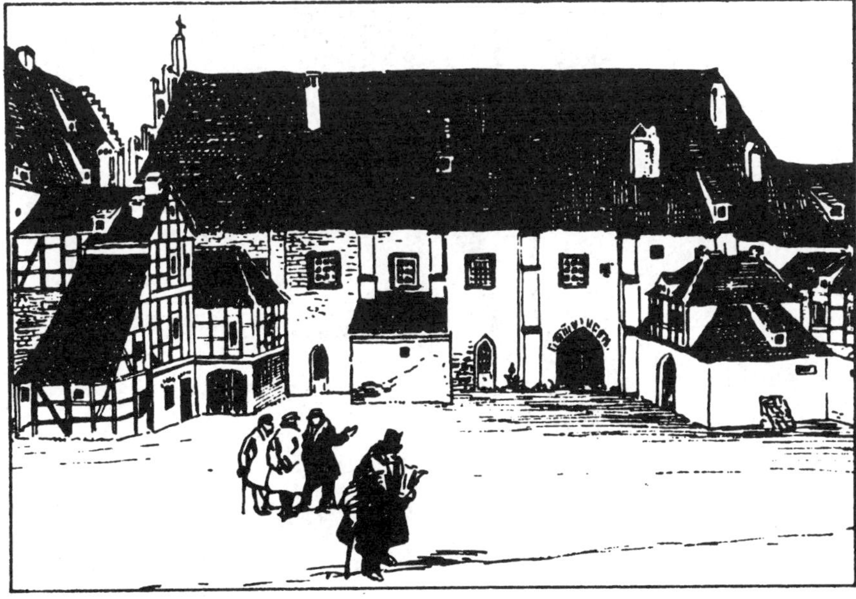

50*c*

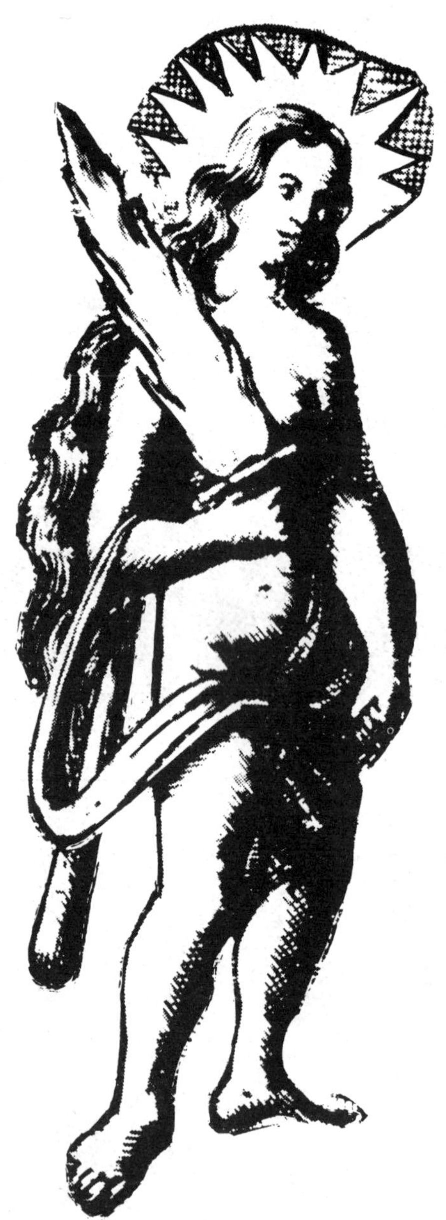

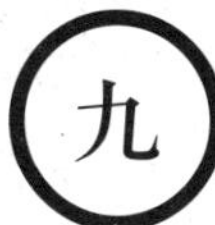

# 生命的生理秘密

没有恐怖的经历，
没有神降下的苦难，
我敢断言，
人就无法肩负起重任。

——欧里庇得斯
（Euripides，公元前480—前406）

# 51. 被处以火刑的西班牙医生

13世纪，波斯医生伊本·安纳菲斯（Ibn an-Nafis）在著作中第一次提出血液从右心室经过肺部流向左心室的理论。在当时，他的理论没有受到重视。直到1925年之前，他的论文复印本才在柏林德国国家博物馆里重新被人发现。16世纪西班牙医生米格尔·塞尔维图(Miguel Serveto)重新提出了上述现象，作为“小循环”或者说“肺循环”的发现者被载入医学编年史。塞尔维图把独立发现的生理学知识写进了1553年出版的著作《基督教的复原》（*Christianismi restitutio*）。他指出当时在所有医学院中占主导地位的盖仑学说里关于血液从右心室通过心中隔上的“小孔”流向左心室的理论纯属虚构，然而他并未说明通过何种方法得出“血液在肺中的长循环”的结论。

塞尔维图没有刻意通过揭示血液在肺中的通道来标榜自己在医学上的重大发现。而且这个生活潦倒的神学家没有署名，悄悄地出版了自己的著作，因为他在书里毫不留情地批驳了当时的教条学说和教会规定，包括改革后的宗教。他要通过这部书，呼吁“重建使徒时期的基督教”。

在这样的主旨下，塞尔维图的生理学学说实质上是，心血在肺部得到净化后再渗透的学说，弥漫着神灵气息。它仅仅支持了塞尔维图关于按照上帝的意志和早期基督教精神来改进现有信仰团体的神学思想。

尽管匿名出版书籍，但作者并未能瞒住宗教法庭。在穿越多国的逃亡中，他最终被死敌约翰内斯·加尔文（Johannes Calvin）的差役发现并逮捕。在这位瑞士宗教改革领袖人物的促动下，塞尔维图经过两天审判，于1553年10月27日，被指控为异教徒受到审判，连同所有被搜到的他的那些论战著作一起，被送上了日内瓦教堂山丘上接受火刑。只有三本书免于被销毁的灾难，至今它们仍是塞尔维图在历史上进行世界观斗争的见证。

**插图 51*a*　西班牙医生米格尔·塞尔维图首次解释“肺循环”**

在加尔文的命令下他被逮捕，1553年作为异教徒被处以火刑

塞尔维图生活时代以后的佚名铜版画。出自《图绘世界史第五册》（*Illustrierte Weltgeschichte,Band V*），莱比锡，1893年

**插图 51*b*　米格尔·塞尔维图在日内瓦遭火刑处死**

卢梭(Rousseau)根据马洛尔德(Marold)油画绘制。出自维克托·迪吕伊：《蛮族入侵罗马高卢地区以来的法兰西历史》（Victor Duruy: *Histoire de France depuis l' Invasion des Barbares dans la Gaule Romaine*），巴黎，1892年

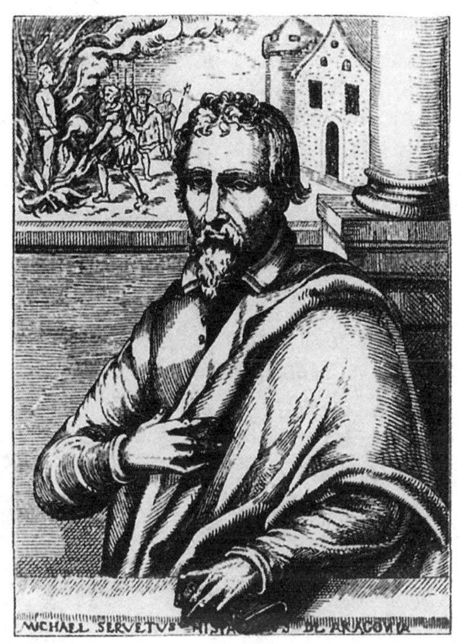


51*a*

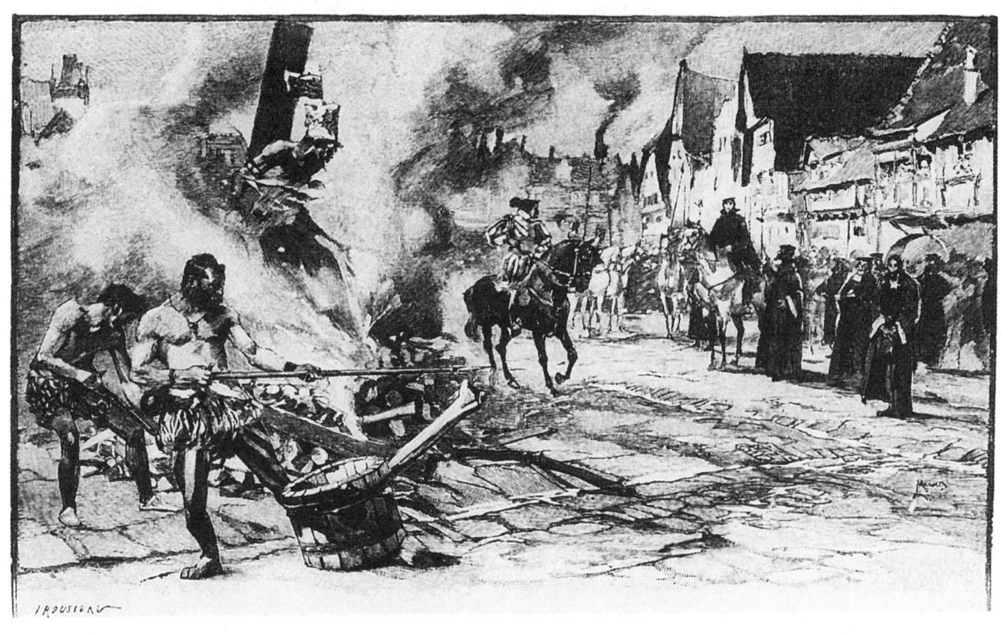

51*b*

# 52. 血液循环的发现

高级哺乳动物和人机体中的血液循环问题，在经过两千多年的医学研究之后才得以解决。在探讨这个问题的起始阶段——原始社会中已有弓箭手推测心脏里存在着维持生命的力量。第一个开始探究这个问题的医生，是古希腊医学的创建人希波克拉底。他提出，心脏是血管系统的中心点，血液通过血管流向身体各个部位，不再返回到心脏里。同时，他错误地认为，心脏是造血的器官。

五百年后，生于小亚细亚帕加马、为多个罗马皇帝做过御医的医生盖仑提出了比较准确的供血体系说。他认为，血液形成于肝脏中的食糜，一部分血从那里直接流到心脏，另一部分经过心脏、肺，然后又回流到心脏，继而流到身体，在全身渗流。1553 年，西班牙神学家、医生塞尔维图首次证明存在着血液肺循环。这个重要论断和 1530 年意大利医学家贝伦加里奥・达・卡皮（Berengario da Carpi）提出的阻止静脉血回流的静脉瓣学说，最终成了由英国生理学家威廉・哈维建立的、今天流行的血液循环理论的基石。哈维总在思考，如果真的像盖仑所说的那样，血液向机体渗流，那么宰杀动物时，它们的血不会喷溅得那么高。在进行多次动物实验后，他首先确定心脏有挤压血液的特点，他称量每次心脏收缩后流入动脉的血的重量，惊讶地发现血液的重量几乎一样，在观察了一个小时巨大的血流量后他认为，肝脏不可能持续再生出如此大量的血，身体也不可能消耗那么多血。

他持续进行临床观察，终于在 1628 年在论著《心血运动论》（*Die Bewegung des Herzens und des Blutes*）中公开了自己发现的“大循环”和“小循环”。1661 年，意大利自然研究学者马尔皮基（Marcello Malpighi）借助改进后的显微镜发现毛细血管网，成为对哈维一系列科学证据的最终重要补充。

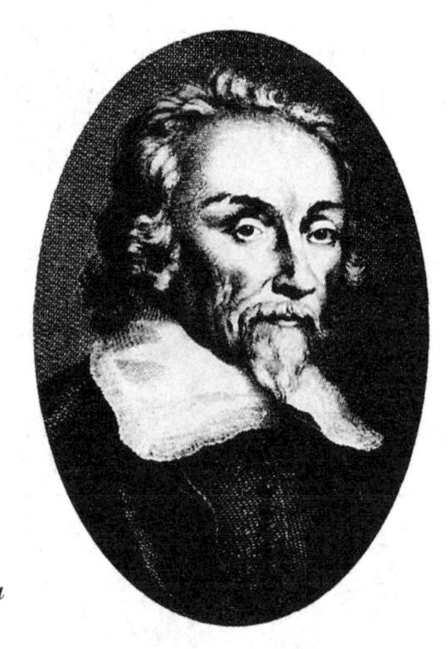

52*a*

**插图 52*a*　威廉・哈维，“大循环”和“小循环”的发现者**

当时的佚名铜版画。出自亨利・西格里斯特：《伟大的医生：医学史传记》（Henry Sigerist: *Große Ärzte-Eine Geschichte der Heilkunde in Lebensbildern*），慕尼黑，1931 年

**插图 52*b*　1654 年鹿特丹出版的《心血运动论》一书的扉页**

伊斯特凡・贝内德克：《从石斧到伦琴射线：自然科学史概述》（Istvan Benedek: *Vom Faustkeil zum Röntgenstrahl-Streifzüge durch die Geschichte der Naturwissenschaften*），柏林，1982 年

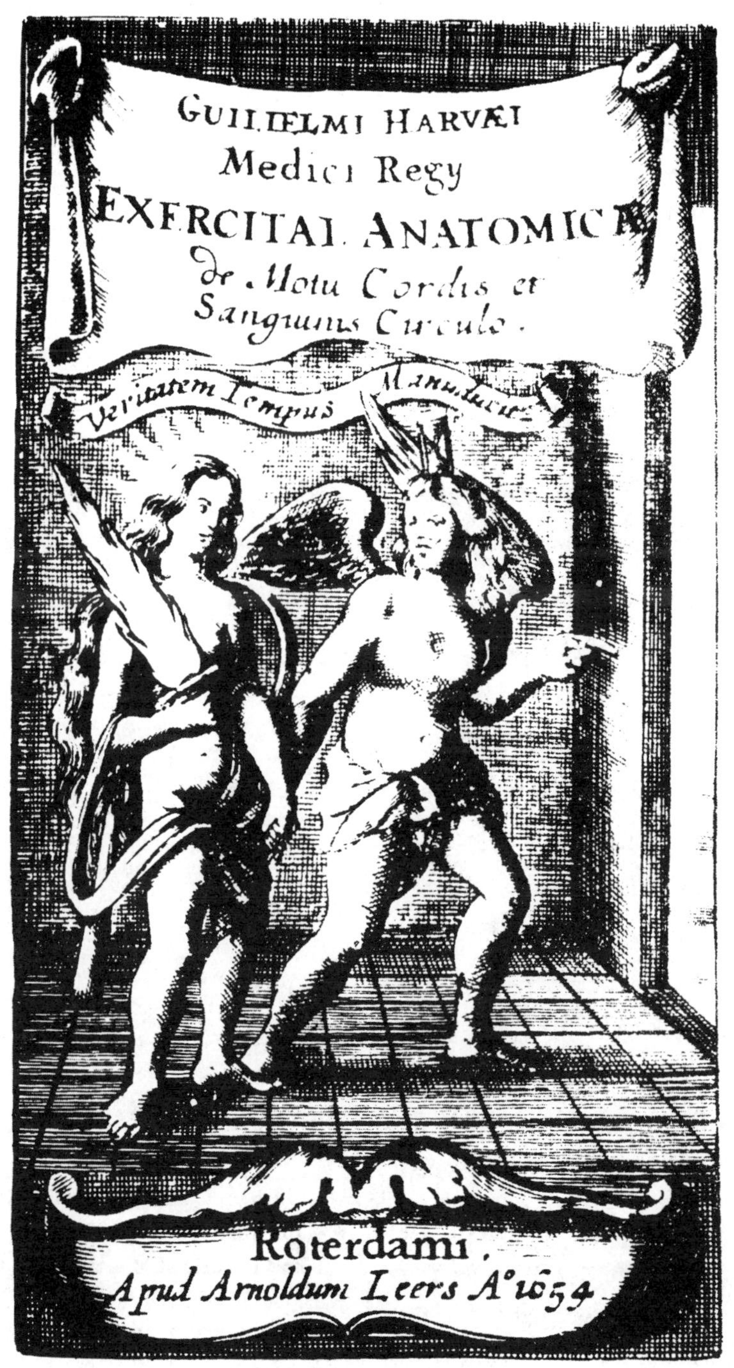
GUILIELMI HARVÆI
Medici Regy
EXERCITAT. ANATOMICÆ
de Motu Cordis et
Sanguinis Circulo.
Veritatem Tempus
Roterdami,
Apud Arnoldum Leers A° 1654

52b

# 53. 物理代谢秤上的圣多里奥

首批自然科学家之一的意大利物理学家、数学家和天文学家伽利略(Galilei,1564—1642)曾经提出:“测量一切可以测量的东西,要把一切还不能测量的东西变成可以测量的东西。”他的归纳研究方法成为科学研究的原则。为了达到这个目的,他发明了一些测量仪器,包括流体静力秤和用于测量热量的验温器。

帕多瓦医学教授圣多里奥(Santorio,1561—1636)和伽利略共同工作过,因发明了第一支体温计、测量脉搏摆和物理代谢秤而闻名于世。他用物理代谢秤进行实验,亲自验证了盖仑关于身体在各种机能作用下水分流失、体重波动,因而机体必然进行着看不见的呼吸的理论。

这位著名的学者在他自己设计的大型秤上度过了几十年。秤上可以坐人,带有书桌。这样,他就是在伏案工作、休息、进餐前后、大小便、睡觉、体育活动、情绪激昂、性生活以及在健康或疾病的状态下,都可以通过它来观察体重的差别,记录数字。

在进行了无数艰难研究之后,圣多里奥得出结论:机体通过“不显汗”——“看不见的发汗”的科学名称——减少了数磅。他由此推断出,很多疾病“因出汗太多或太少而产生,可以对症治疗”。1614年,他在其著作《静态医学医疗术》(*Ars de statica medicina*)中,完全用机械论的方法解释生物性和病理性的过程,创建了医学中的物理医学派,和当时的化学医学派一起,主导着17世纪的医学领域。

**插图 53 几十年来圣多里奥在他自己设计的物理代谢秤上进行所谓“看不见的发汗”研究**

他本人的著作《静态医学医疗术》(1743)扉页上的铜版画。出自伯恩特·卡尔格-德克尔:《亲身试验的医生们》(Bernt Karger-Decker: *Ärzte im Selbstversuch*),莱比锡,1965年

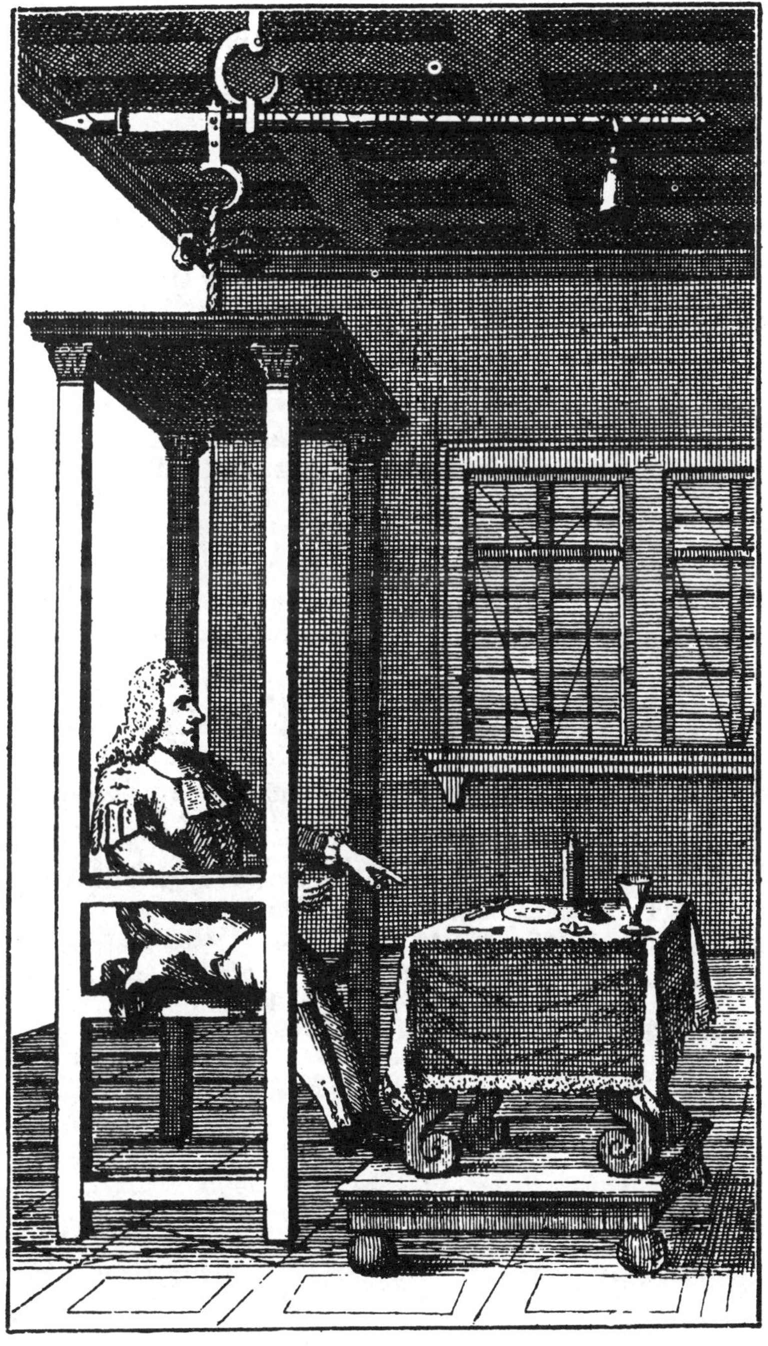

53

Die Chur-Brandenburgische
Hoff-Wehe-Mutter/
Das ist:
Ein höchst-nöthiger
Unterricht/
Von schweren und unrecht-stehenden
Geburten/
In einem Gespräch vorgestellet/
Wie nehmlich/ durch Göttlichen Beystand eine
wohl-unterrichtete und geübte
Wehe-Mutter/
Mit Verstand und geschickter Hand/ dergleichen verhüten/
oder wanns Noth ist/ das Kind wenden könne
Durch vieler Jahre Ubung/selbst erfahren und wahr befunden/
Nun aber/
GOtt zu Ehren und dem Nechsten zu Nutz/
Auch/ auf Gnädigst- und inständiges Verlangen/ Durch-
lauchtigst- und vieler hohen Standes-Personen
Nebst Vorrede/ Kupfer-Bildern/ und nöthigem Register
auf eigene Unkosten zum Druck befördert/
Von
Justinen Siegemundin/ gebohrner Dittrichin/
von Rohnstock aus Schlesien/ im Jaurischen Fürstenth gelegen.
Mit Röm. Käyserl. Mayt. auch Chur-Sächs. und Chur-
Brandenburgischen/Special PRIVILEGIEN.

Cölln an der Spree/
Gedruckt bey Ulrich Liebperten/ Churfl. Brandenb. Hofbuchdr. 1690.

# 十 助产

在生命的撞击中，
诞生了新的生命。

——塞恩·奥·卡塞伊
（Sean O’Casey，1880—1964）

# 54. 女性卵巢的发现及研究

早在古代，女性生殖腺就像男性的睾丸一样引起了自然研究学家和医生的注意。公元前 300 年，亚历山大的医生、解剖学家赫罗菲卢（Herophilos，约公元前 340—前 250）在解剖尸体时首次发现了女性生殖腺。但他不知道那实际上是卵巢，只把它叫作“女性睾丸”。到了近代，人们才逐渐地认识了女性的生殖器官——一对卵巢以及它们的功能。

在这个领域里，历史上最早的书面记载是希腊地理学家斯特拉波（Strabon，约公元前 63—公元 20）所记录的古埃及人的习惯：为了避孕而做手术摘除妇女的卵巢。现代解剖学及其方法的创建人安德烈亚斯·维萨里在配有色彩鲜艳图画的 7 卷本先锋之作《谈人体构造》（1543）中提到，当时仍被叫作“女性睾丸”的卵巢表面不规则。1667 年，丹麦自然学家尼尔斯·斯滕森（Niels Stensen，1638—1686）推测，女性睾丸含有卵子，所以他把这个器官称为“Ovarium”（卵巢）。第二年，荷兰人扬·范·霍恩（Jan Van Horne,1621—1670）看到了卵泡，不过并没有向同行公布。

因此，得到公认的卵巢发现人是荷兰解剖学家莱尼尔·德·格拉夫（Reinier de Graaf，1641—1673）。1672 年，他经过研究后详细地描述了女性的卵巢。不过他犯了一个错误，认为那就是卵子。在百科全书式的人物、瑞士自然学者、医生和诗人阿尔布莱希特·冯·哈德勒（Albrecht von Hadler,1708—1777）的倡议下，卵泡被取名为“格拉夫卵泡”。1827 年，爱沙尼亚动物学家卡尔·恩斯特·冯·贝尔（Karl Ernst von Baer，1792—1876）发现了人的卵子。他在给圣彼得堡的俄国科学院的论文《哺乳动物和人卵子的形成》中详细地描述了他的研究。之后，他成为胚胎学的创始人而进入俄国科学院。

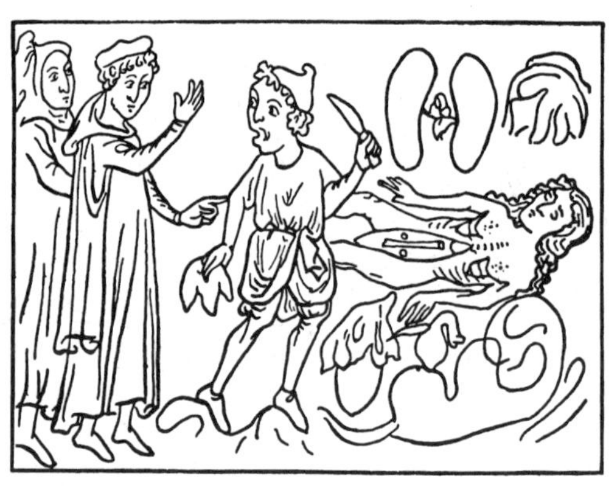

54*a*

**插图 54*a* 最古老的解剖图。一位不是医生的人在解剖女性尸体时见到医生和修道士，大吃一惊**

保存于牛津的 14 世纪初手稿中的小型画。出自雨果·格拉瑟：《从希波克拉底到巴甫洛夫——人的发现者》（Hugo Glaser: *Die Entdecker des Menschen von Hippokrates bis Pawlow*），维也纳，1954 年

**插图 54*b* 妇女的内生殖器官**

医学家约翰内斯·迪兰德（Johannes Dyrander, 1500—1560）解剖学著作中的木刻画

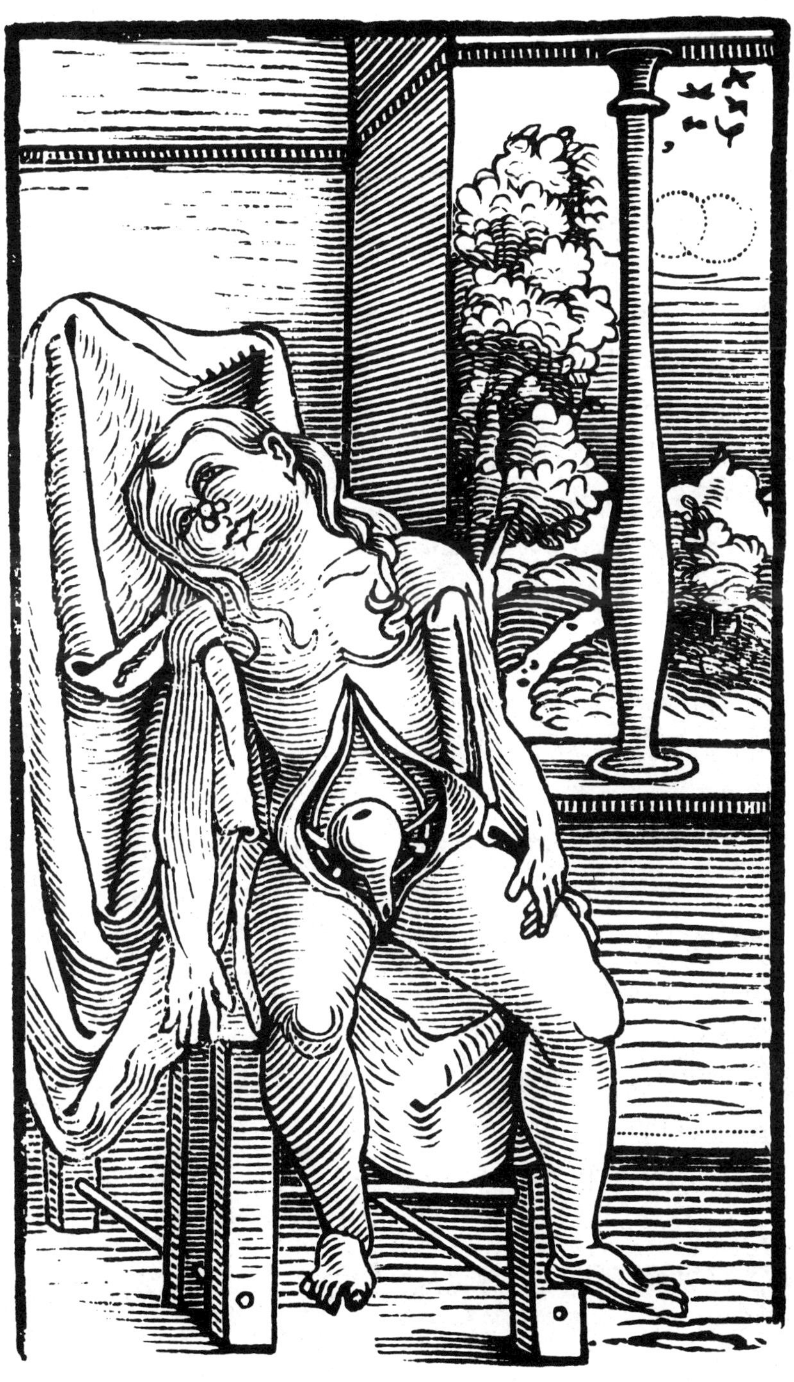

*54b*

# 55. 助产妇职业的历史

助产妇是传统的职业之一。早在原始时代，助产妇已经存在了，因为妇女们都要经历痛苦的生产过程，所以她们认为，在自己姐妹困难的生产时刻给她们出主意或提供帮助，是自己义不容辞的责任。慢慢地，母亲们给自己女儿或女邻居提供的这种自然的帮助，就演变成了助产妇职业。

拥有发达文化的古希腊人非常尊敬助产妇。特别令人们感动的是，她们除了帮助产妇分娩、做接生手术、照料产妇和新生儿、治疗妇女病之外，还给妇女们进行一切必要的检查。男性医生严格遵循《希波克拉底誓言》，不触摸女性的性器官。封建时代，助产妇职业没有得到很大的发展。由于那时没有助产士进修机构，所以这个职业越发带有神秘主义和迷信的色彩。能够标志这个领域在科学上取得进步的要算萨莱诺学院了，妇女们也可以在这个独立于教会之外的非正统医学院里学习。

但萨莱诺学院中女学生们的接生技术，只造福于当时主流社会的妇女。社会底层不断上升的母婴死亡率，从15世纪起才开始引起城市管理机构的重视：政府培养正式的女助产士，改进以往被忽略的助产妇事业。

18世纪建立专门的培训机构之后，这个领域发生了重大转变。19世纪初成立的助产士联合会成为助产士的同业行会。1886年，一个具有强烈责任感和斗争精神的助产士奥尔加·格鲍尔（Olga Gebauer）在柏林夏利特医院创办了《柏林助产士报》（*Berliner Hebammen-Zeitung*），该报纸成为助产士行业的第一份业报和进修机构。

**插图 55*a*　孕妇和助产妇的玫瑰园**

乌尔姆画家默克尔（C.Merkel）为罗斯林（E.Rößlins）撰写的有关助产士的书所作的木刻画。出自汉斯·波施：《德国历史上的儿童生活》（Hans Boesch: *Kinderleben in der deutschen Vergangenheit*），莱比锡，1900年

**插图 55*b*　尤斯廷娜·西格蒙德（Justine Siegemund）有关助产士书的扉页。她是17世纪末一个著名的助产妇，被任命为“勃兰登堡宫廷助产妇”**

**插图 55*c*　16世纪德国助产妇为产妇接生**

雅各布·吕夫（Jacob Rueff）的版画。出自普洛斯：《自然学与民族学中的女性》，莱比锡，1895年

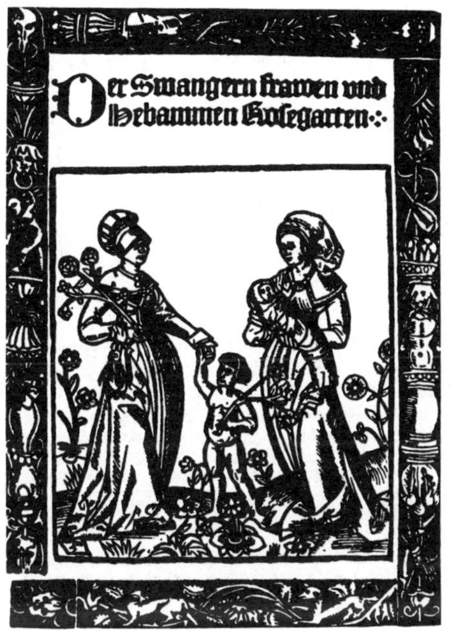


55*a*

Die Chur-Brandenburgische
Hoff-Wehe-Mutter/
Das ist:
Ein höchst-nöthiger
Unterricht/
Von schweren und unrecht-stehenden
Geburten/
In einem Gespräch vorgestellet/
Wie nehmlich/ durch Göttlichen Beystand eine
wohl-unterrichtete und geübte
Wehe-Mutter/
Mit Verstand und geschickter Hand/ dergleichen verhüten/
oder wanns Noth ist/ das Kind wenden könne
Durch vieler Jahre Ubung/selbst erfahren und wahr befunden/
Nun aber/
GOtt zu Ehren und dem Nechsten zu Nutz/
Auch/ auf Gnädigst- und inständiges Verlangen/ Durch-
lauchtigst- und vieler hohen Standes-Personen
Nebst Vorrede/ Kupfer-Bildern/ und nöthigem Register
auf eigene Unkosten zum Druck befördert/
Von
Justinen Siegemundin/ gebohrener Dittrichin/
von Rohnstock aus Schlesien/ im Jaurischen Fürstenth. gelegen.
Mit Röm. Käyserl. Mayt. auch Chur-Sächs. und Chur-
Brandenburgischen/ Special Privilegien.
Cölln an der Spree/
Gedruckt bey Ulrich Liebperten/ Churfl. Brandenb. Hofbuchdr. 1690.

55*b*

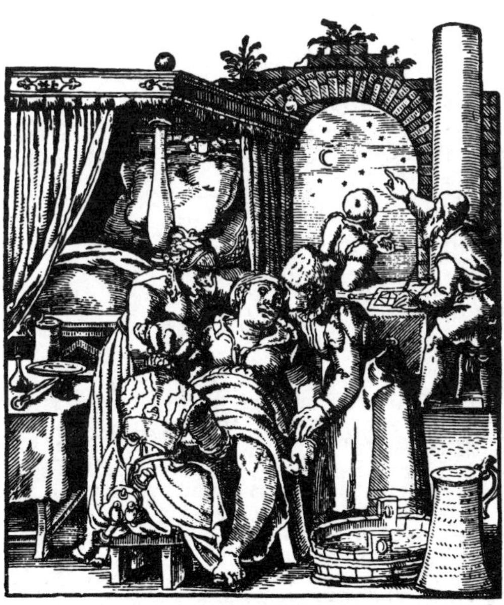

55*c*

# 56. 剖腹产的起源

1610 年 4 月 21 日，维滕堡大学医院的手术台上躺着一名箍桶匠的妻子。她必须通过剖腹取出她的第一个孩子，因为她受到碰撞，导致子宫位置不正。在两位医学教授的监督下，当着教区牧师的面，外科医生耶雷米亚斯·特劳特曼（Jeremias Trautmann）在助产历史上第一次为活人进行剖腹产手术。他在另外一个外科医生和两个助产士的协助下，首先切开产妇高高隆起的腹壁和腹部脂肪，然后沿子宫长轴切开子宫，把孩子和胎盘一起取出来。

这个孩子活了九年，而母亲却出于莫名的原因在剖腹产手术后四周就去世了。后来所进行的一些剖腹产手术都屡屡以死人而告终，因而它落得个骂名便不足为怪了。大部分助产士把剖腹产手术称为蓄意谋杀，所以只有因产妇骨盆小而使产道狭窄的情况，他们才施行剖腹产手术。到了 19 世纪后半叶，随着麻醉术、无菌处理伤口和手术程序的改进，剖腹产才得以重新引进医疗中。

民间称剖腹产为“皇帝切口”（Kaiserschnitt），它来源于罗马独裁官恺撒（Caesar）。传说恺撒是剖腹产出生的。他本人的名字和后来人们对他的称谓在中世纪时结合成德语概念的“皇帝”（Kaiser）。之后，渐渐地又形成了从语言上和内容上都不算正确的叫法“皇帝切口”。在整个中世纪，基督教会严格地监督剖腹产，只有受过正式洗礼的人才有资格剖腹产。在分娩中，没有致力挽救胎儿生命而又死于分娩的产妇不能埋葬。据法国助产士弗朗索瓦·莫里索（François Mauriceau）说，17 世纪曾制作一种“洗礼针”，如果胎儿无望活着来到世上，就用“洗礼针”给母体里的胎儿用圣水进行洗礼。

**插图 56*a*　18 世纪初的剖腹产**

当时的铜版画。出自克里斯托夫·伏尔特：《新开设的助产妇学校》（Christoph Völter: *Neueröffnete Hebammen-Schul...*），斯图加特，1787 年

**插图 56*b*　1879 年夏，在中非施行的一个紧急剖腹产手术**

根据英国医生和旅行研究者罗伯特·费尔金（Robert W.Felkin）的原稿绘制。出自法伊特 – 施托克尔：《妇科学手册》（Veit-Steckel, *Handbuch der Gynäkologie*），慕尼黑，1937 年

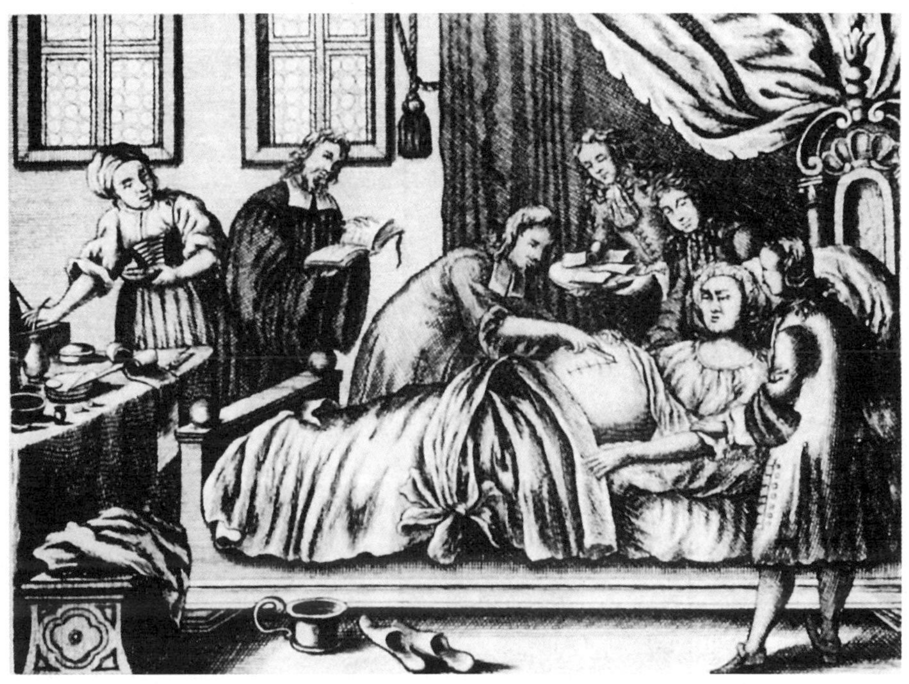

56*a*

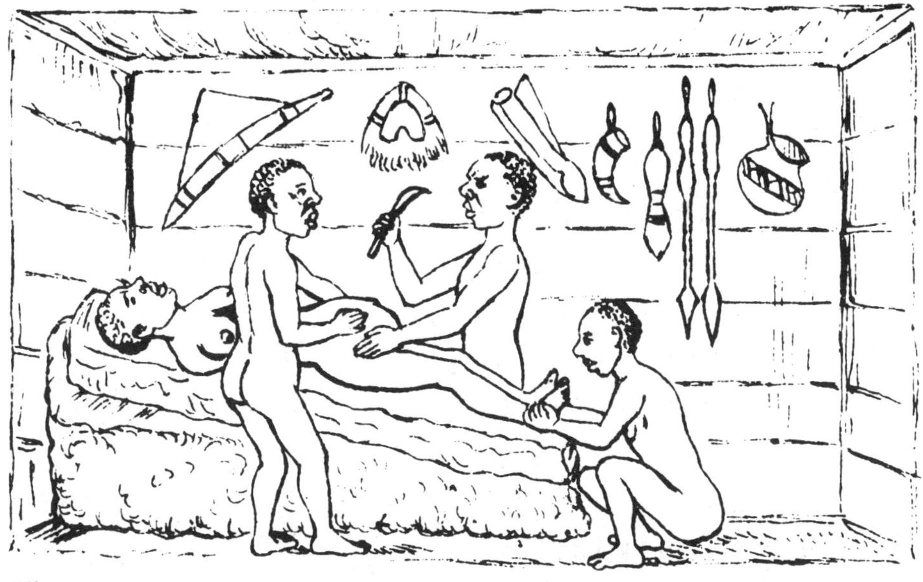

56*b*

# 57. 产钳丑闻

1670年8月中的一天，巴黎助产士弗朗索瓦·莫里索被请求出诊为一位产妇接生。产妇是初次生产，阵痛已有一个星期了。为产妇检查时，他发现产妇骨盆过窄，产道不畅。那时剖腹产还属禁忌之列，他只好给产妇服用催产药。在这种紧急的情况下，英国“同事”休·钱伯林（Hugh Chamberlen）仿佛救命天使般地出现在产房里。他说可以用自己家族发明的“秘密器具”，就用不着动手术剖腹接生。莫里索向钱伯林描述了产妇的疑难情况，钱伯林保证“七八分钟内就可以取出孩子”。然而，他努力了三个小时还是徒劳无功，产妇没有生下孩子，第二天就去世了。据记载，莫里索解剖死者时，发现产妇“子宫多处遭撕破，明显是因为有器具伸入其中而引起的”。他不清楚确切的情况，因为，钱伯林接生时要他回避，不愿让人看到他想以一万法郎天价出售的“器具”。

由于发生了死亡的不幸事件，交易当然无法做成。关于给莫里索带来噩运的那个英国人，医学史上只知道他于1630年左右出生于伦敦，是一个根系庞大的、胡格诺派医生和助产士家族的子弟。他医学专业毕业后就获得了医生资格，除了在自己的诊所从事治疗工作外，他还做所有的投机生意，靠“家族秘密”发财。根据后来的研究，上述接生的失败不能归咎于钱伯林，而是因为产妇本人生殖器官的原因，使“器具”未能发挥作用。

钱伯林去世前是皇家御医，像他的祖先和兄弟一样，他把“秘密”一起带进了坟墓。他的儿子——家中的最后一个男性也未透露出半点秘密。1815年，人们才在一个隐秘处发现了这个秘密：那是大约在15世纪末由彼得·钱伯林（Peter I. Chamberlen）设计制作的世界上第一把产钳。但在发现它的时候，已经有了更好的产钳问世，这段因追逐利润而造成不幸事件的历史也随之结束。

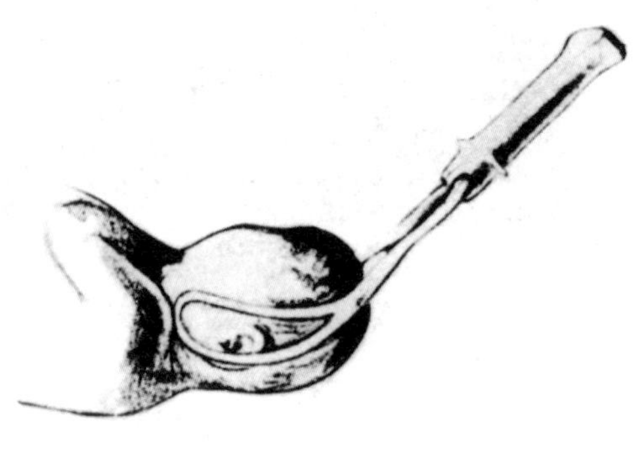

57*a*

**插图 57*a*　大约15世纪末由彼得·钱伯林设计制作的产钳。他和他的子孙为了获利而对此保密**

出自《德国红十字会》，德累斯顿，1979年第十期

**插图 57*b*　马利亚、伊丽莎白以及她们腹中的圣胎**

根据1400年左右科隆学派油画制作的木版画。出自普洛斯：《自然学与民族学中的女性》，莱比锡，1895年

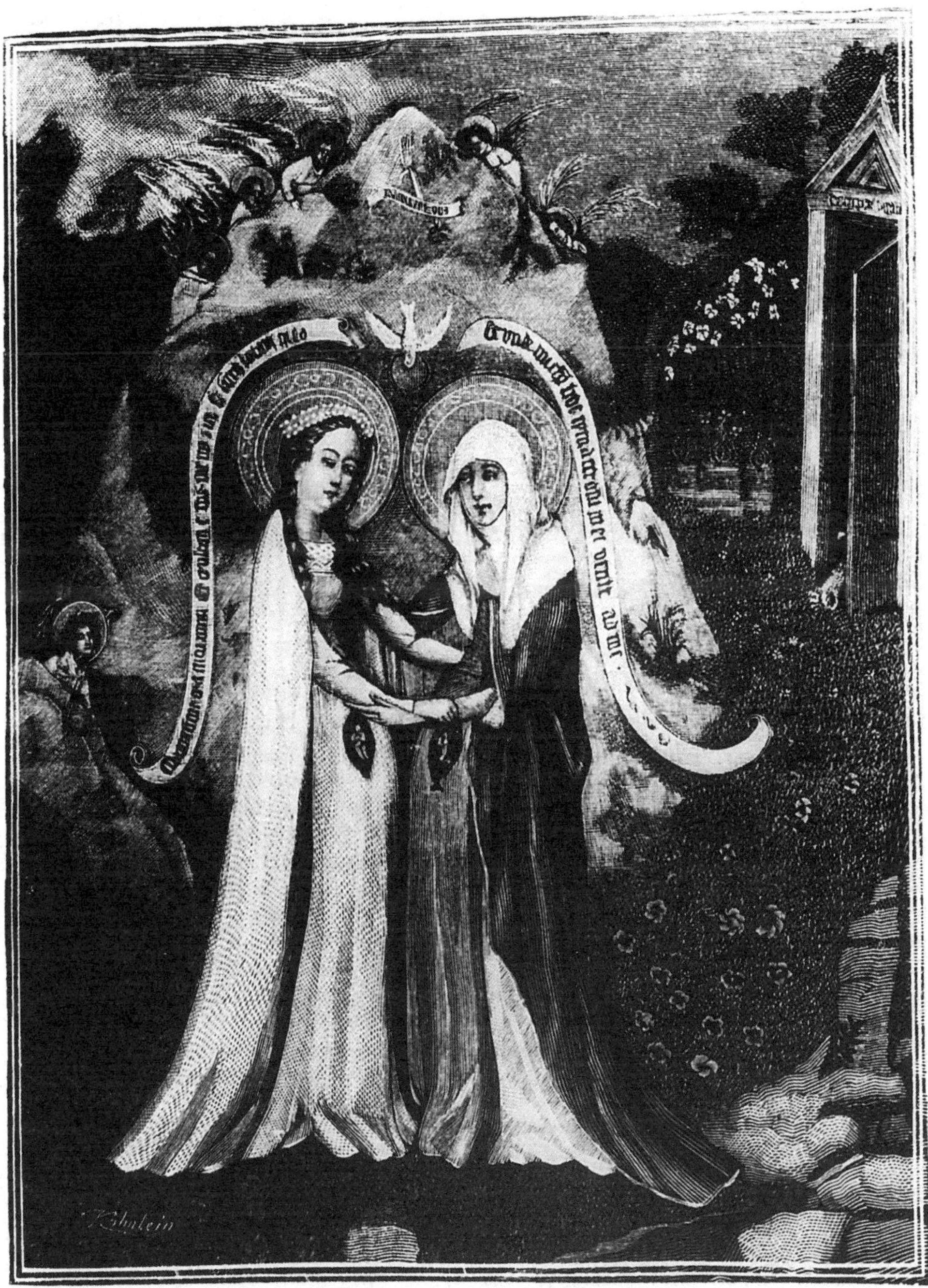

57*b*

# 58. 母乳喂养婴儿

古代的人们有一种观念：产妇不可以从一开始就给新生儿哺乳。这个观念持续长达一千多年之久，因为人们认为，产妇乳腺里分泌的初乳含有脂肪球、蛋白质和白细胞，不易被婴儿消化且有害。

这种错误的观念使古希腊一直盛行由乳母喂养婴儿。虽然明智的罗马作家老普林尼（Plinius des Älteren，23—79）在其著名的百科全书式著作《自然史》中建议道："对每个新生儿来说，他自己母亲的乳汁是最好的"，但情况也没有多少改观。

古希腊文化衰落以后，在当时文化呈强势的民族中，母乳喂养婴儿盛行起来。直到中世纪，学者、宗教界和医生又引发了母乳喂养对母亲是否有利的争论。于是，母乳喂养再次遭到拒绝，而乳母喂养又流行起来。在人文主义时期，荷兰学者伊拉斯谟·冯·鹿特丹（Erasmus von Rotterdam，1466—1536）和捷克教育学家扬·阿莫斯·考门斯基（Jan Amos Komensky，1592—1670）极力反对当时的做法，考门斯基甚至把将新生儿交给乳母喂养的母亲称为"谋杀者"。此时的医生也开始极力提倡母乳喂养婴儿。

但是真正的突破发生在18世纪。法国启蒙运动者让－雅克·卢梭（Jean-Jacques Rousseau，1712—1778）在教育小说《爱弥儿》（*Emile*）中宣扬母亲们"给孩子喂奶是幸福"的感情。在德语国家，医生和卫生教育者约翰·彼得·弗兰克（Johann Peter Frank，1745—1821）和克里斯托夫·威廉·胡费兰（Christoph Wilhelm Hufeland，1762—1836）极力提倡母乳喂养。但是在取得了最初的成功后，19世纪急遽发展的工业化阻碍了母乳喂养的持续进行。直到20世纪初建立的婴儿护理机构大力提倡母乳喂养，使得母乳喂养渐渐地成为对新生儿唯一的自然喂养方式而被重视起来。现在，很多地方都建立了母乳收集机构，乳母已经成为云烟往事。

**插图58*a*　17世纪正在给婴儿哺乳的乳母和保姆**

《丹茨格妇女及少女常见举止与服饰》（*Der Dantzger Frawen und Jungfrawen gebräuchliche Zierheit und Tracht*）一书中，安东·穆勒（Anton Müller）的木刻画。出自阿德勒·施赖伯：《母亲们》（Adele Schreiber: *Mutterschaft*），慕尼黑，1912年

**插图58*b*　多子的乐母为儿女们环绕**

1520年左右彼得拉克共济会（Petrarca-Meisters）的一幅木刻画。出自普洛斯：《自然学与民族学中的女性》，莱比锡，1895年

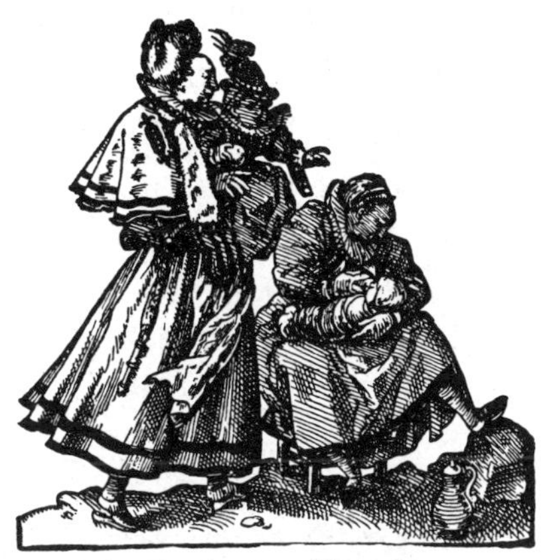

Ein Seugamme vnd Wartersche.

Die Kindßwarterin mit jhr sachn/
Thut sich so vber die Langgaß machn.
Darzu die Ammen Kindlein seugn/
Wann die Sechßwöchrin schwerlich ligt.

58*a*

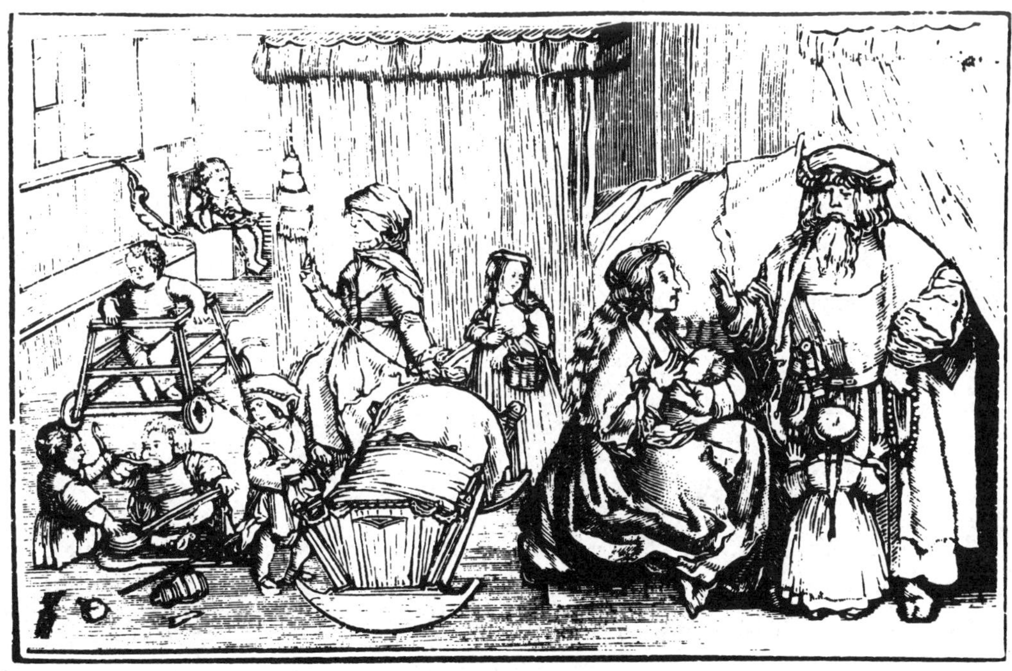

58*b*

# 59. 从孪生儿神话到孪生儿研究

每出生85个单生儿，就会有一对孪生儿。关于孪生儿，古代有很多神话和传说，人们解释说这种现象是天意。所以，那时的人们一方面把孪生儿看成神的后裔，而崇敬备至；而另一方面又把他们看为魔鬼的子孙，害怕他们，或者把他们视为通奸的结果，他们的母亲会因此遭到鄙视和迫害。

古希腊神话中最著名的孪生兄弟是卡斯托尔（Kastor）和波鲁刻斯（Pollux），这两个形象在人类的记忆中永不磨灭。他们是宙斯神和带有传奇色彩的王后雷妲（Leda）之间风流韵事的结果。宙斯在王后洗浴时以天鹅的形象出现在她的面前，让她惊喜，同时也让她受了孕。古罗马最著名的孪生兄弟是传说中建造罗马的罗慕路斯（Romulus）和勒莫斯（Remus），他们是战神马尔斯（Mars）和维斯塔神庙女祭司雷雅・西尔维娅（Rhea Silvia）的儿子。马尔斯与西尔维娅同房后生下了罗慕路斯和勒莫斯，兄弟俩被扔在野外，幸由一只母狼哺乳。后来，一个牧羊人发现了他们，与妻子拉伦提雅（Larentia）把他们抚养长大。

医学史上最有成就的孪生兄弟，是早期基督教时期的医生科斯马斯（Cosmas）和达米安（Damian）。根据记载，他们医术高明，几近神奇，因而受到社会各界人士的爱戴，成为中世纪医生同业行会和药剂师的保护神。

在19世纪最后的30年里，开始了孪生儿的现代研究，发现了有单卵双胞胎和双卵双胞胎。单卵双胞胎是指一个受精卵分裂形成的、遗传基因和性别一般说来都相同的孪生儿。双卵双胞胎则是两个受精卵形成的、遗传基因不同、性别可能相同也可能不相同的孪生儿。

通过对单卵双胞胎和双卵双胞胎孪生儿以及非孪生兄弟姐妹系统的对比研究，孪生儿研究力图发现遗传和环境因素的影响。孪生儿研究的创建人是英国医生和自然科学学者弗朗西斯・高尔顿（Francis Galton,1822—1911），即查理・达尔文的表弟。

**插图59　科斯马斯和达米安神医，死于303年左右，著名的孪生兄弟，中世纪医生同业行会和药剂师的保护神。科斯马斯在画中始终拿着一个集尿瓶，达米安则拿着药膏罐和刮铲**

汉斯・冯・格斯多夫：《军事外科纪要》中约翰内斯・韦希特林（Johannes Wechtlin）的木刻画，斯特拉斯堡，1517年。出自赫尔曼・彼得斯：《德国历史上的医生与医疗》，耶拿，1924年

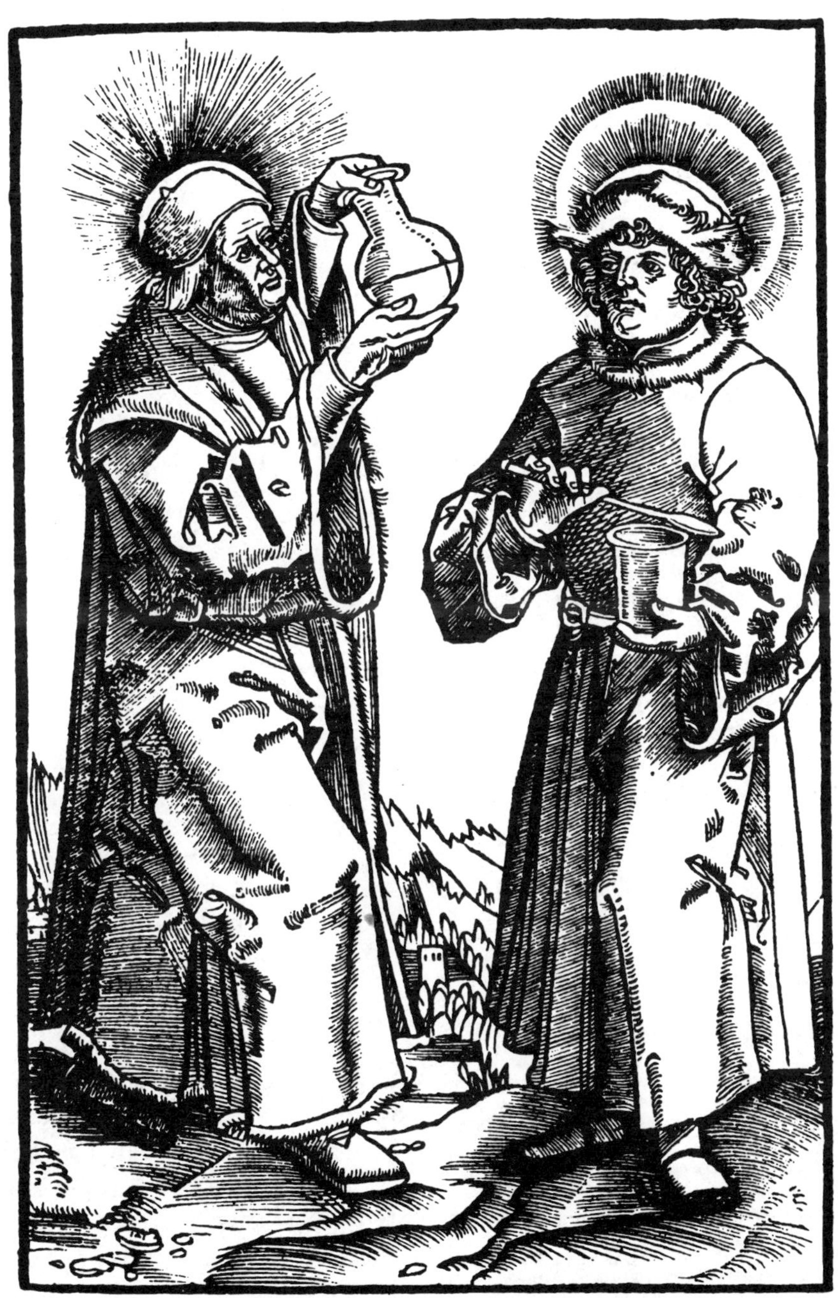

59

# 60. 连体婴儿

根据一本医学字典简短的解释，连体婴儿是指“由组织桥连起来的单卵孪生儿”。《新迈耶尔辞典》(*Der NEUE MEYER*)还解释说，这种畸形是“胚胎分裂不完全”造成的。

口语中对这种不正常现象的叫法“暹罗双胎”要追溯到 1811 年 5 月在暹罗——今天的泰国——出生的孪生兄弟“张”(Chang)和“安昆”(Enkunkes)，他们的命运受到时人的关注，包括医学界。

连体人在 59 岁的时候，鲁道夫・微耳和(Rudolf Virchow)对他们进行了研究，在《柏林临床周刊》(*Berliner Klinische Wochenschrift*)上向医学界公布了他的研究结果。这对年老的连体人从胸部的侧边胸骨下缘至脐由软骨性的肌状组织连在一起。但当时还不可能给他们做分离手术。

根据现在的统计数据来看，连体婴儿和正常婴儿比例大约为 1∶300 000 至 1∶400 000。关于连体婴儿出生的最早报道是在 12 世纪的英国。最早的连体婴儿图出现在 15 世纪。1495 年出现了五张以上带有木刻画的传单，上面画着沃尔姆斯(Worms)附近比尔施塔特(Bürstadt)出生的一对额头连在一起的连体婴儿。当时大部分图画几乎不符合实际情况，因为作画者没有见过连体婴儿，缺乏对实际情况的了解而搞噱头。这些不幸的连体人始终是人们在庙会或游艺场上观看的对象。1893 年，巴黎外科医生欧仁－路易・杜瓦扬(Eugène-Louis Doyen,1859—1916)第一次给一对胸骨部位连在一起的连体姐妹施行了分离手术。由于腹部脂肪结核性炎症，13 岁的姐妹在手术后不久便去世。直到今天，做这样的外科手术仍要冒险，必须具备足够的解剖学和生理学的知识和条件。

**插图 60*a* 交织字的制作者 MF 画的一对连体人**
出自《德国红十字会》，德累斯顿，1988 年第 5 期

**插图 60*b* 热那亚伯爵拉扎鲁・考洛莱多(Lazarus Colloredo)和连体弟弟约翰・巴普蒂斯塔(Johann Baptista)。这是第一幅真正观察了连体人之后的绘画**
17 世纪里瑟图(Licetus)的铜版画，出处不详

**插图 60*c* 关于畸形人的想象画，其中也有连体人**
1550 年塞巴斯蒂安・明斯特尔的《宇宙志》(Sebastian Münster: *Kosmographie*)。出自汉斯・克雷默：《宇宙与人类》，柏林－莱比锡－维也纳－斯图加特，年代不详

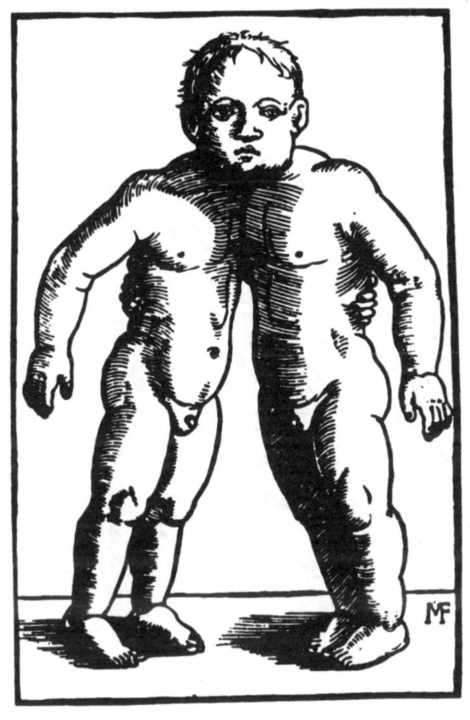


60*a*

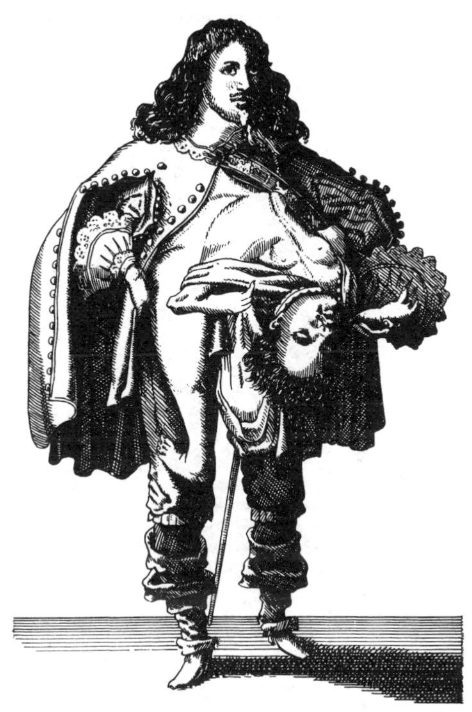

60*b*

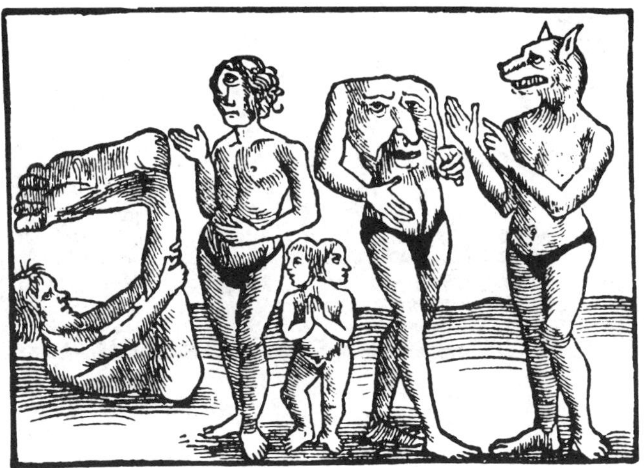

60*c*

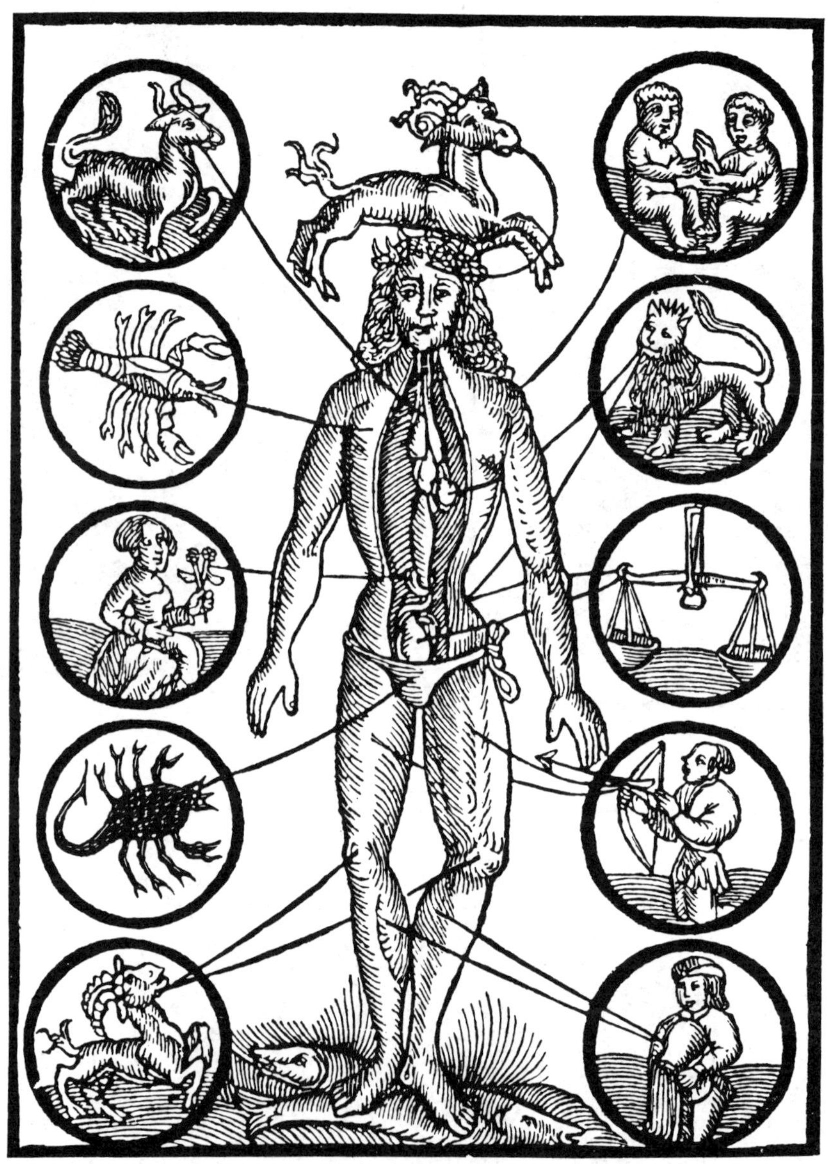

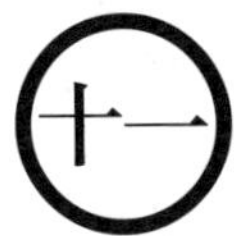

# 外科学的历程

古之善为士者，
微妙玄通，
深不可识。

——老子
（公元前 5 世纪—前 3 世纪）

# 61. 千年钻颅术

钻颅术是最古老的外科手术之一。法国医学史学家普吕尼埃（Prunières）1873 年在洛泽尔山谷（Lozèretal）发现的人体骨骼首次证明，早在原始社会，或更精确地说，在四千年以前的新石器时代，就已经开始出现钻颅术了。那时人们钻颅是为了医治头部的外伤和他们无法解释病因而认为是由魔鬼造成的疾病，比如头部剧痛、癫痫或魔鬼附身（躁狂症）。他们要通过钻颅术给"被缠身的魔鬼"打通一条出路，将其赶出"遭纠缠附着"的身体。

文化发达的古希腊人认为，钻颅术具有高度的医疗价值；有时它甚至是一种仪式。埃及法老修建大金字塔当作其死后归宿的陵墓，他们希望自己的"灵魂"继续过着其生前的奢华生活。从第四世纪开始，他们一直招募"宫廷钻颅人"，钻颅人在法老临终之前给他们开颅。古埃及宗教认为，人的头脑里存在着"不死的原则"，开颅就是要让"不死的原则"及时离开将死的躯体。开颅或者通过慢慢刮骨或者通过用火石刀切挖骨头的方式完成。

古希腊的医生在开颅时使用的是螺旋钻或颅骨锥。为了防止钻颅工具过热，医生先用水把工具淋湿，去除头皮后，在将施行手术的部位用易冲洗的墨水做上记号。古希腊古罗马医生盖仑建议外科医生在颅骨受伤的部位周围钻孔，然后用弯刀和锤子把孔与孔之间的骨头锯断。在中世纪，钻颅是与迷信联系在一起的。在后来的几百年里，钻颅经历了鼎盛时期。人们用钻颅治疗疑难的眼病和梅毒引起的骨疡，还发明了带快旋固定杆和可旋转小锯的骨钻，即斯库尔特图斯旋转锯（Serrula versatilis des Scultetus），它可以锯断两个钻孔间的骨头。

**插图 61*a*　17 世纪的钻颅工具：斯库尔特图斯旋转锯（1653），可旋转小锯，用来锯断两个钻孔间的骨头。上面华丽的装饰引人注目**

出自奇伯杂志，1936 年第三十九期

**插图 61*b*　16 世纪钻颅术**

乔瓦尼·安德烈亚·德拉·克罗塞（Giovanni Andrea della Croce,1573）著作中所绘制的铜版画。他的外科学著作详细地讲解了钻颅方法和钻颅工具。出自伯恩特·卡尔格－德克尔：《探究大脑》（Bernt Karger-Decker: *Der Griff nach dem Gehirn*），莱比锡，1977 年

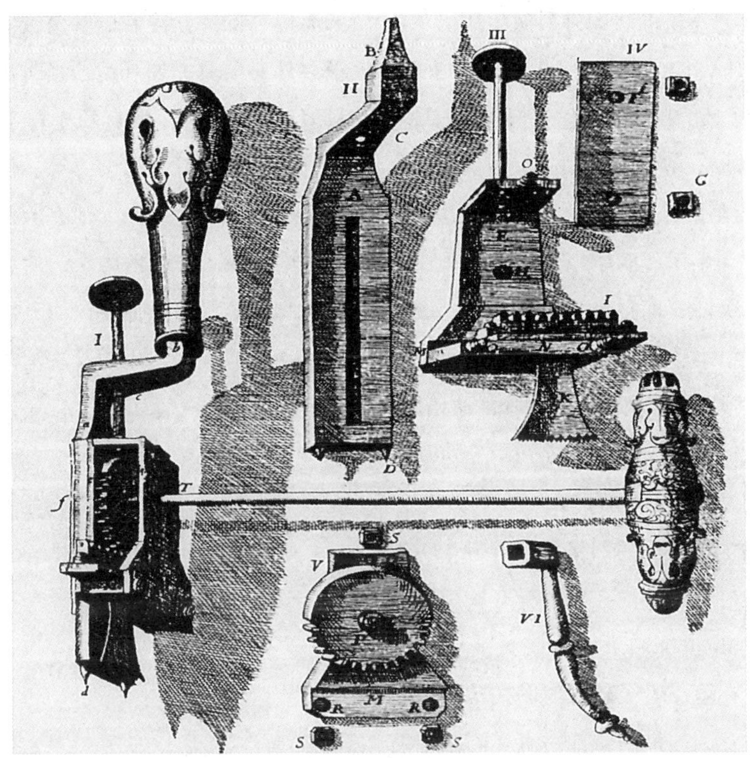

61*a*

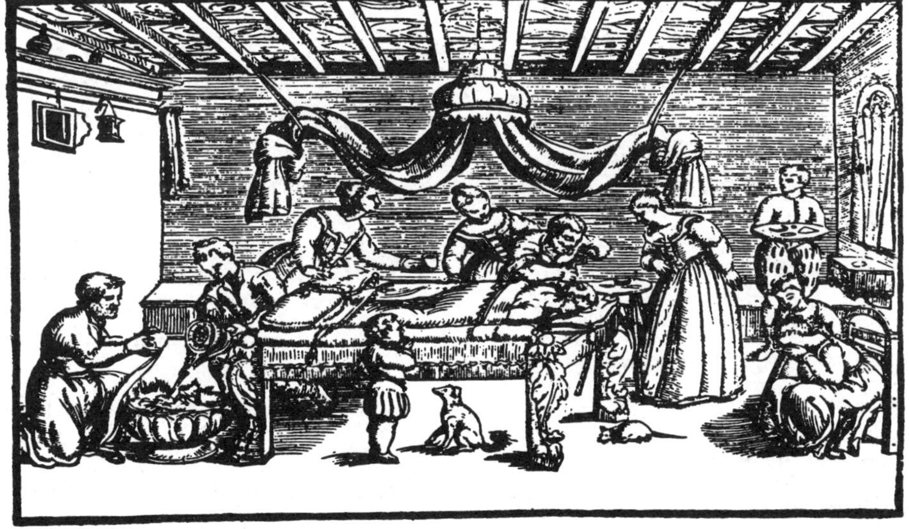
61*b*

# 62. 外科学的创建者肖利亚克

1363年，杰出的法国外科医生居伊·德肖利亚克（Guy de Chauliac，约1300—1368）向同行展示了他的拉丁文著作《外科疗法总论》（*Bestandaufnahme der chirurgischen Heilkunst*）。他在书中总结了当时外科学的知识，并根据自己的认识和手术经验予以评论。此著作不仅引起国际关注，而且出乎他的本意，成为外科学的教科书达几百年之久。1890年，巴黎的一个出版社甚至出版了其著作的法语版，题为 *La Grande Chirurgie de Guy de Chauliac*。民间尊称他为“居伊师傅”。

居伊出生在法国南部洛泽尔省一个叫作肖利亚克的村子里。他在当时具有权威性的蒙佩利埃（Montpellier）医学院接受了医学教育，之后在里昂做了较长时间的“双料药物医生”，直到去世前，他一直在阿维尼翁（Avignon）为逃亡的教皇做私人医生。他从始至终致力于将外科学发展成独立学科，要求外科医生认真行医、博览群书、手术灵巧、善于创新，同时他认为外科医生要对病人具有同情心、责任心、亲切和蔼，要悯惜他们、帮助他们。

所以，居伊·德肖利亚克主张，在施行疼痛难挡的外科手术之前，使用让病人意识模糊的蒸汽或具有催眠效果的植物提取物，但他提醒要注意不能过量地使用，否则会带来灾难。他多年来担任里昂的圣·尤斯（Saint-Just）慈善院院长，始终不遗余力地教导和监督手下的外科医生，慎重地使用麻醉海绵、麻醉饮液和麻醉蒸汽。他还发明了很多外科器具，如耳镜，当时拔箭常用的外科弩（Balista），做直肠瘘管手术时的空心导管、烙器，骨刮刀，等等。作为当时最有经验的手术医生之一，他在治疗大腿骨折的手术中采用了牵引的方法，使用夹板疗法治疗手脚关节脱臼。他建议用直接缝合的方法治疗受伤的神经，用插管法治疗呼吸困难，并且对症实施气管切开手术。

**插图 62*a* 法国外科医生居伊·德肖利亚克**

蒙佩利医学院一幅木刻。出自冯·布鲁恩：《外科学简史》（W.von Brunn: *Kurze Geschichte der Chirurgie*），柏林，1928年

**插图 62*b* 使用居伊·德肖利亚克发明的拔箭外科弩**

1546年威尼斯出版的《居伊·德肖利亚克的外科手术》（*Ars Chirurgica des Guido von Chauliaco*）中的图。出自《德国红十字会》，德累斯顿，1988年第十期

**插图 62*c* 居伊·德肖利亚克发明或构想的外科器具**

复印版：吕莫博士⑴的医学论文

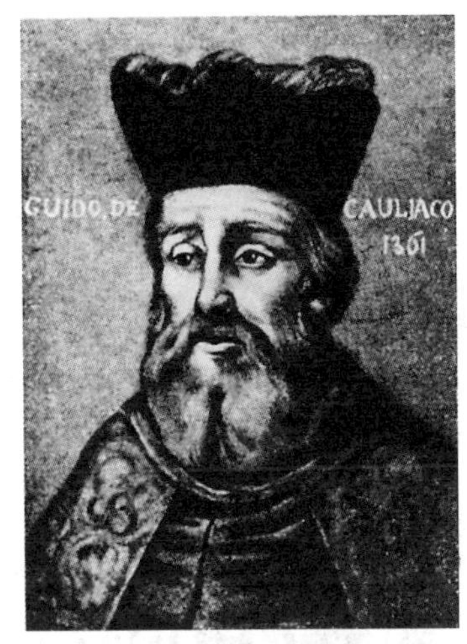

62*a*

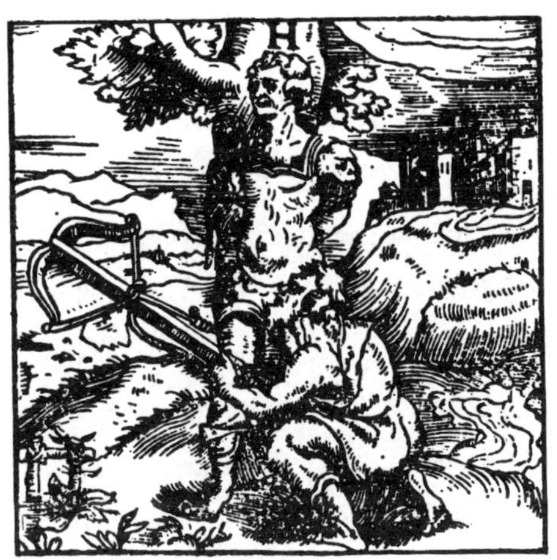
62*b*

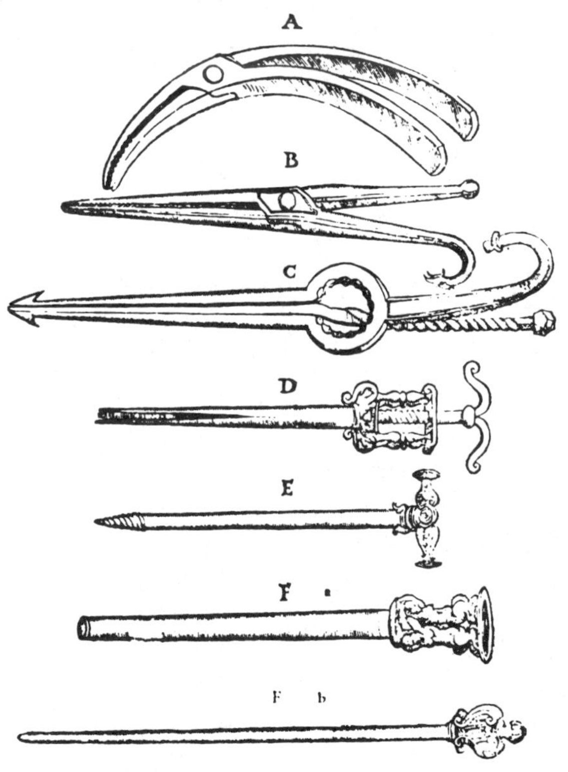


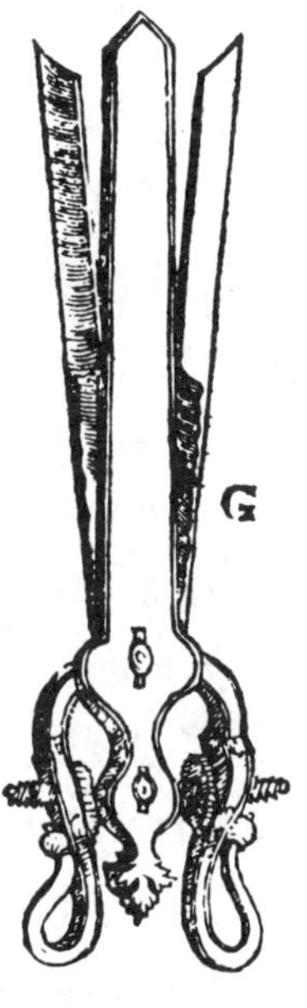


62*c*

# 63. 澡堂工与理发师

中世纪的学院派医学家虽然学习和教授外科学，但是自己并不动手，因为他们认为拿手术刀是十分丢脸的事，所以只是监督助手进行手术。这些助手大多是他们从铁匠、刽子手、澡堂工和理发师行业里招募来的。

渐渐地，这些助手发展成了一个独立的手工行业，所以从希腊语“cheir”（手）和“ergon”（工）演变而来的词“Chirurgie”（外科），指的就是这个行业。当时从事被人鄙视的外科手术职业的人，自己的脸上也无光。尽管皇帝一再颁布法令，强调外科和从事外科治疗行业的“高尚”，但几百年来，人们仍然固守着传统的偏见。自 18 世纪后半叶，巴黎慈善外科医生皮埃尔·约瑟夫·德索（Pierre Joseph Dessault）建立了外科学之后，受学院派医学教育的医生才开始平等地看待外科。

近代大多数外科学的先驱人物都出身于澡堂工和理发师行业，他们除干自己的本行外，还施行一些外科小手术，比如放血、灌肠、拔火罐、包扎、正骨、治骨折、外伤、溃疡、皮肤病和类似的疾病。至于那些使病人身体受到伤害、但并不导致病人死亡的严重外科疾病，德语国家医学史的先锋人物赫尔曼·彼得斯（Hermann Peters）有记录：“受过学院派医学正规教育的医生和普通的外科医生一概不予理会。”

本文的插图表现了 16 世纪一个澡堂工给病人拔火罐治疗的情景。这种方法在当时不仅用于疾病的治疗，而且也用于预防疾病，人们认为这样可以保持身体健康。

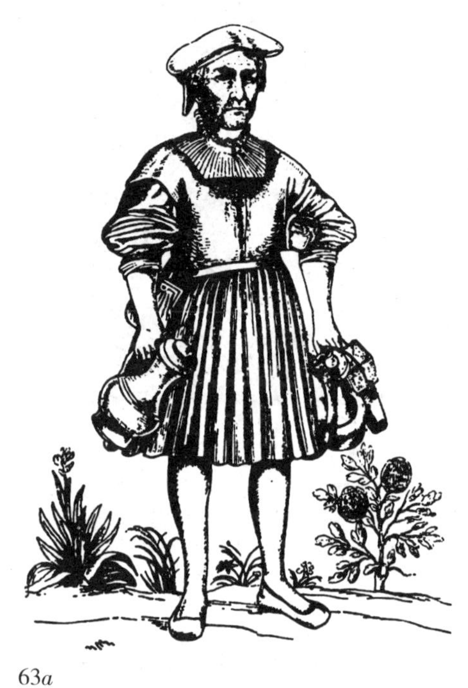

63*a*

**插图 63*a*　纽伦堡理发师和外科医生陪审员手册上的水彩画**

日耳曼博物馆提供信息

**插图 63*b*　16 世纪后半叶的澡堂。澡堂工给顾客拔罐**

巴拉塞克苏斯关于外科和药物著作中的约斯特·阿曼（Jost Amman）绘制的木刻画扉页，法兰克福，1565 年。出自阿尔弗雷德·马丁：《德国历史上的洗浴业》（Alfred Martin: *Deutsches Badewesen in vergangenen Tagen*），耶拿，1906 年

**插图 63*c*　16 世纪后半叶的澡堂工在给病人做拔罐治疗**

1568 年介绍各行业的书籍中约斯特·阿曼绘制的木刻画

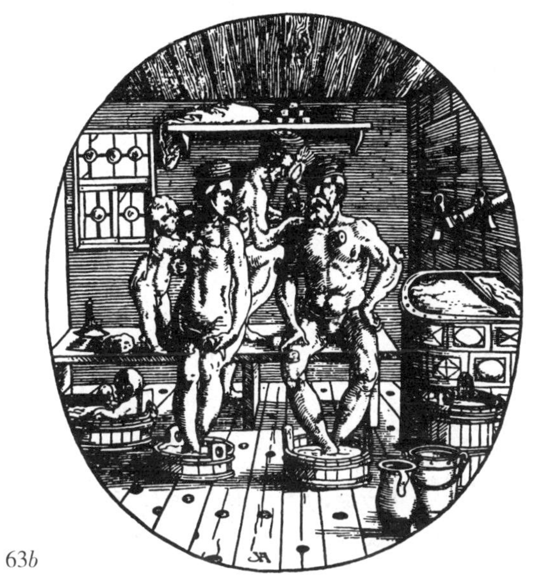

63*b*

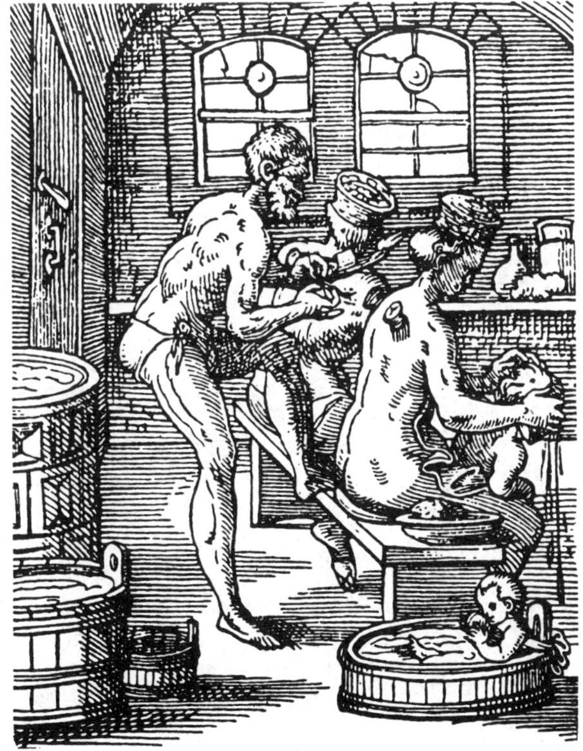

63*c*

# 64. 仿照朱鹮的灌肠法

1926 年，维也纳考古学家赫尔曼·容克尔（Hermann Junker）在吉斯（Gise）金字塔附近的出土文物中发现了一个门状石板，上面刻画着一个男人的不同姿势。下面的石刻文字解释说，这是古埃及宫廷医生伊里（Iry）的肖像，埃及法老不仅任命他为御医，而且还要他做“宫廷通肠卫士”。在这个从医学史角度而言意义重大的文物中，我们可以看到，早在公元前3000年的西奥普斯（Cheops）、西弗仑（Chephren）和米克里诺（Mykerinos）国王时代就已经有专业医生了。画中反映的是当时流行的观点：因气滞不畅，血液、黏液和其他体液郁积以及便秘都会引起疾病。所以，宫廷的贵族必须定期通肠。

1873 年，莱比锡古埃及学家乔治·埃贝斯（Georg Ebers）发现了古埃及的莎草纸文稿。根据文稿记载，那时治疗便秘需用公牛胆与各种油或植物提取物制成的灌肠药“灌入肛门”。灌肠工具是削去尖头的牛角。根据罗马作家普林尼的记载，埃及人的灌肠法是从朱鹮那里学来的，据说朱鹮排便不畅时，为了马上通便，就用自己长而弯的喙把尼罗河水注入自己的泄殖腔中。

在古代文化发达的民族中，美索不达米亚人和希腊人也使用灌肠法，他们用药物灌肠来清除粪便和其他引起疾病的排泄物。在印加帝国中，人们用磨好的 Uill-Cautari 果浆做催泻药，治疗腹泻则用 Ratantici 树皮粉。15 世纪意大利医生加特纳里亚（Gatenaria）发明灌肠针以前，中世纪的澡堂工就已经使用附有小管的囊袋给病人灌肠了。

**插图 64*a* 根据古希腊历史学家希罗多德（Herodot，约公元前 484—前 425）的记载，古代人，特别是古埃及人从朱鹮那里学来灌肠法，朱鹮用自己长而弯的喙把尼罗河水注入自己的泄殖腔中**

《大自然的对话》（*Dyalogue des Créatinos*,1482）中的木刻画，《自行清洗的朱鹮》（*La cigogne,qui se purge*）。出自古斯塔夫·霍赫施泰特、乔治·策登：《听筒与针管》，柏林，1921 年

**插图 64*b* 16 世纪应用灌肠法**

约 1550 年的一幅佚名木刻画。出自伯恩特·卡尔格－德克尔：《探究大脑》，莱比锡，1977 年

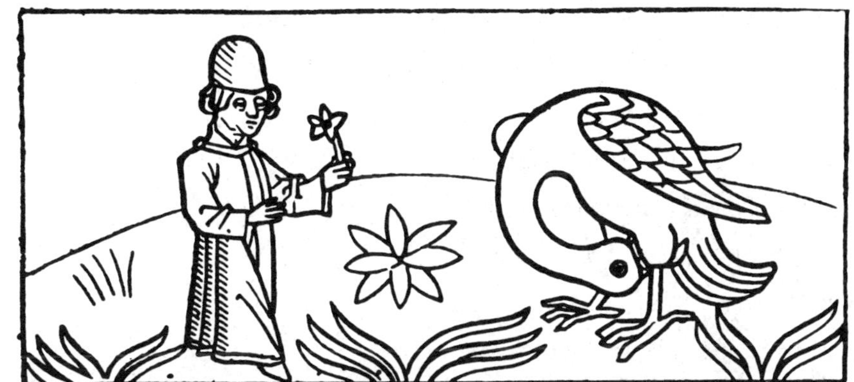

La chicogne est ung oyseau egiptienne cõme dit papie se-
lon lã loy orde plus q̃ tous les aultres oyseaus car elle
ne se nourit q̃ de charõgnes mortes empres les riues de
la mer ou des riuieres et mẽgue les oeufs des serpẽs et se purge

64*a*

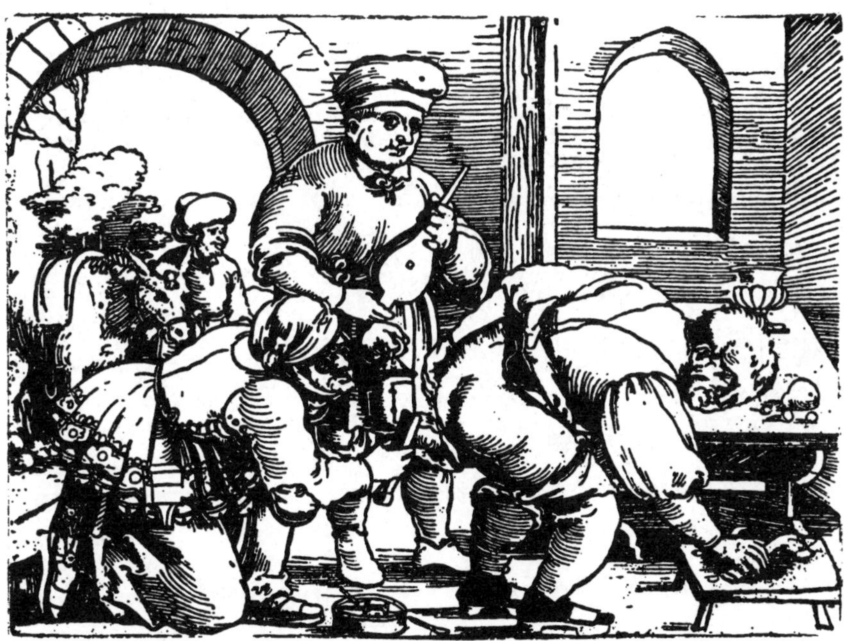

64*b*

# 65. 按照黄道十二宫图放血

除拔火罐和灌肠之外，放血也是中世纪澡堂工和理发师常常施行的手术。放血和拔火罐一样，都是防止健康肌体患病或者治疗疾病的方法。当时流传下来的很多图画都表现了给病人放血的场面：澡堂工或理发师给病人的手臂系上绷带，阻止血液下流，切开凸显出来的静脉血管。那时，健康人也要做一次这样的手术。根据西妥教团僧侣的编年史记载，接受放血是那时僧侣的教规。对暴饮暴食的人来说，放血是治疗肚胀的有效手段。维滕堡人文主义者、路德派神学家菲利普・梅兰希通（Philipp Melanchthon）曾有趣地写道："要是吃山珍海味吃得肚子滚瓜溜圆，喝得酩酊大醉，第二天清晨头重脚轻，胸中发闷，或者感到其他不适，就去放血，然后继续狂饮，最后瘫倒在地上。"

同在皮肤表面拔火罐相比，放血让顾客和病人感到害怕。有记载说，血产生于身体深处，"也就是产生于心脏、肺和其他器官"。所以著名的萨莱诺医学派的健康观念认为，放血手术只能给 17 岁以上的人施行。地位低下的外科医生根据病情不同，用"放血铁"或者单刃"放血刀"切开某些血管来放血。放血的血管位置都被标示在人体图上，即放血人体图。图上的人体两边画着动物，人们认为这些动物控制着相应的静脉血管和身体部位及器官。由此看出，那个时代充斥着的迷信思想和星象学的观点决定着放血的吉利时辰。

当然这样残酷的放血手术常常造成病人昏厥，甚至死亡。

**插图 65*a*　16 世纪的一位妇女放血**

西茨：《论放血》（A.Sytz: *Traktat vom Aderlassen*，兰茨胡特，1520）中一幅无名的木刻。出自威廉・曼宁格：《外科学的斗争与胜利》（Wilhelm Manninger: *Kampf und Sieg der Chirurgie*），苏黎世和莱比锡，1942 年

**插图 65*b*　中世纪某位医生的诊室。前面是一个来放血的女病人**

根据同时代的一幅无名木刻画所作。出自勒内・福洛普－米勒：《医学文化史》，汉堡，1937 年

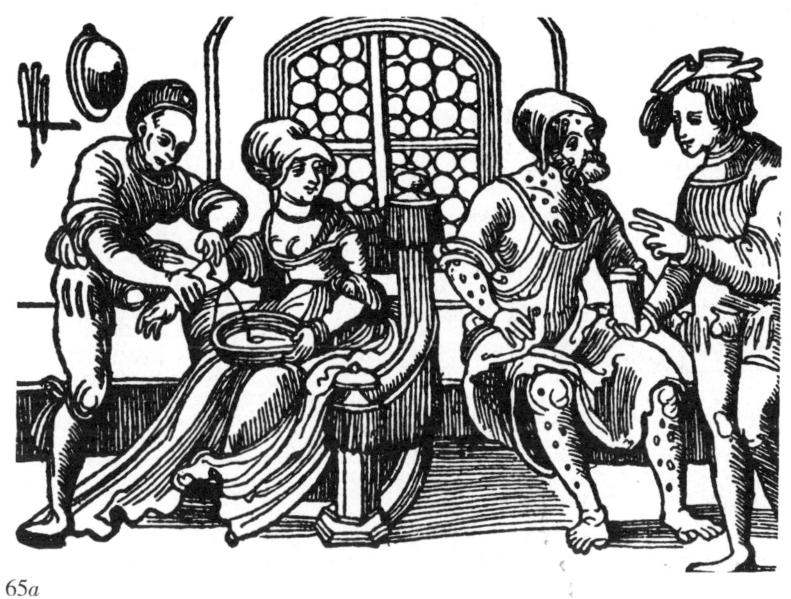

65*a*

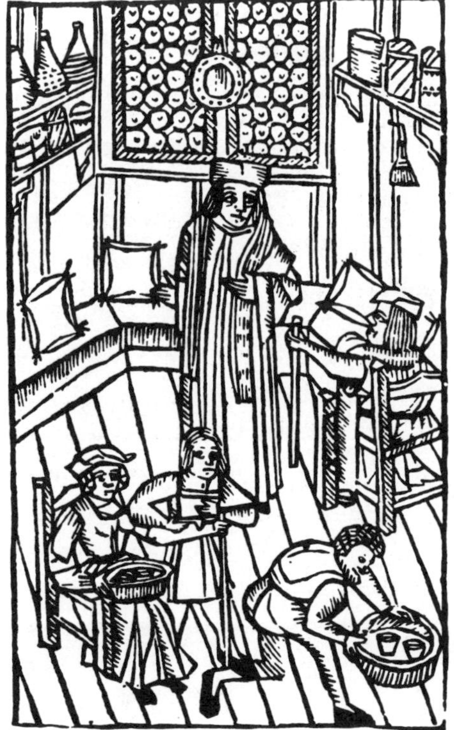

65*b*

# 66. 各式各样的放血人体图

在阿拉伯人的影响下，从13世纪开始，欧洲医学对星象神秘力量的信任占据了重要地位。人们认为，与人体器官相应的天体位置有利或不利会加强或阻碍人体的自然机能，因而在疾病治疗中要遵循这个原则，特别是放血治疗，要严格按照星象学的原则施行。中世纪晚期的许多古籍书和日历上都印有放血人体图，供病人和医生参考。

人们想按照人体图所标示的某些部位给人放血，以清除引起人的器官疾病的不健康的体液，使血液循环得到整体改善。当时的放血人体图主要有三类。一类是裸体男性图，从头到脚都标注了放血的部位。与带有星座的人体图相比，这类裸体男性图数量较少。带有星座的人体图有两类，这两类图都画有十二星座与身体部位的对应关系。其中一类图画着所有的放血部位，相应的星座包括与头部对应的公羊到脚部对应的鱼，覆盖了放血部位。另一类图的星座或者环绕着人体周围，没有线连接，或者通过连线和相应的器官连接起来。当时人们认为，如果月亮处在某个星座时，给相应的部位放血是非常有害的。

为了让外科医生、澡堂工和理发师有最好的章程可循，当时还有一类放血人体图，上面补充说明何日何时在相应的部位放血为最好、一般和不利。

**插图 66*a*　1494 年斯特拉斯堡日历上的放血人体图与新年祝福语**

一幅无名木刻画。出自约兰·雅克比：《特奥夫拉斯图斯·巴拉塞克苏斯：生动的遗产，巴拉塞克苏斯选集》（Jolan Jacobi: *Theophrastus Paracelsus–Lebendiges Erbe. Eine Auslese aus seinen sämtlichen Schriften*），苏黎世和莱比锡，1942 年

**插图 66*b*　放血与黄道十二宫图。裸体男性的所有放血部位都有相应的星座标示**

1481 年奥格斯堡的约翰·布劳比勒（Johann Blaubirer）印刷的德国日历中的木刻画。出自古斯塔夫·弗赖塔格：《德国历史图绘》，莱比锡，年代不详

**插图 66*c*　放血人体图**

17 世纪一幅无出处日历上的木刻画。出自布鲁诺·比格尔：《来自遥远的世界》（Bruno H.Bürgel: *Aus fernen Welten*），柏林，1920 年

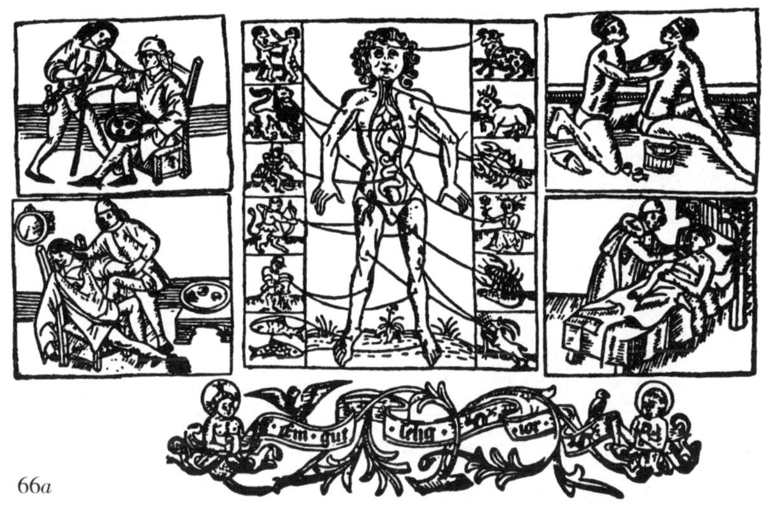


66*a*

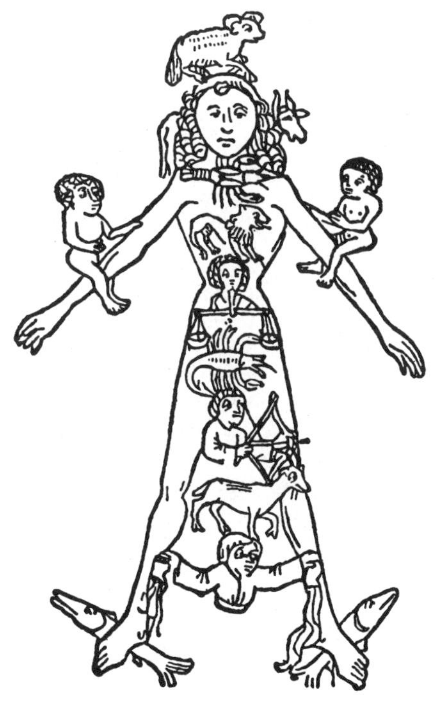

66*b*

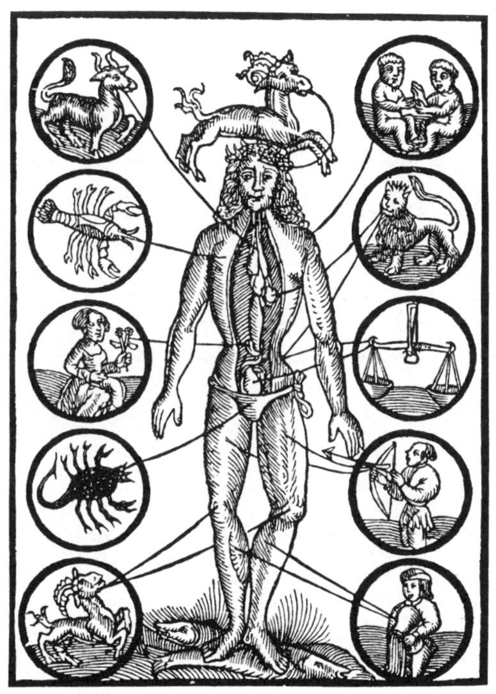

66*c*

# 67. 庙会上的“牙医”

1873 年 2 月 28 日，柏林《福斯报》（*Vossische Zeitung*）刊登了一则消息：“大城市里来了一位特殊人物”，现在可以“只用手指碰一碰病牙，而无须使用其他任何工具”，就能治好牙痛。报道说，“那个人”的门诊因无疼痛拔牙的高明医术而门庭若市。时人顿感轻松，因为几千年来粗鲁的拔牙术似乎可以终结了。印度早期的宗教咒语书《阿达婆吠陀》（*Atharwa-Weda*）中便提到过原始的拔牙术：如果牙痛既不能通过护身符也不能通过咒语祛除的话，那么就借助“锤和凿”把病牙除掉。史前各民族都采取了类似的做法。从史前史学家发现的头骨可以证明这一点。

古希腊古罗马医生盖仑在他所生活的时代和整个中世纪都是最高的医学权威。他建议只拔松动的牙齿。对于应当拔除、但牙根坚固的牙齿，他先给牙床用药，牙齿松动后再拔除。中世纪在庙会和年市上行医的牙医，也在给病人拔牙前先使其病牙松动。

根据汉斯·鲍尔（Hans Bauer）的记录，那时牙医的技巧多样，比较严格。“病人的头一般固定在医生的两膝中间”。为了减轻病人的疼痛，医生们用曼陀罗和天仙子做麻醉药。最后他们通过惊吓正在呻吟的病人，让病人处于震惊的状态中，然后用钳子或另外的工具猛地把牙拔出来。1728 年，巴黎医生皮埃尔·福沙尔出版了他的牙外科学著作，这本建立在解剖学基础上的先锋性著作开创了牙科学，从此，游荡江湖的拔牙人的拔牙行业才逐渐式微消失。

**插图 67*a*　16 世纪年市上看牙的情景**

出自瓦尔特·沙伊丁：《彼得拉加大师的木刻》（Walter Scheidig: *Die Holzschnitte des Petrarca-Meisters*），柏林，1955 年

**插图 67*b*　16 世纪的牙医**

1568 年介绍各行业的书籍中约斯特·阿曼的木刻画

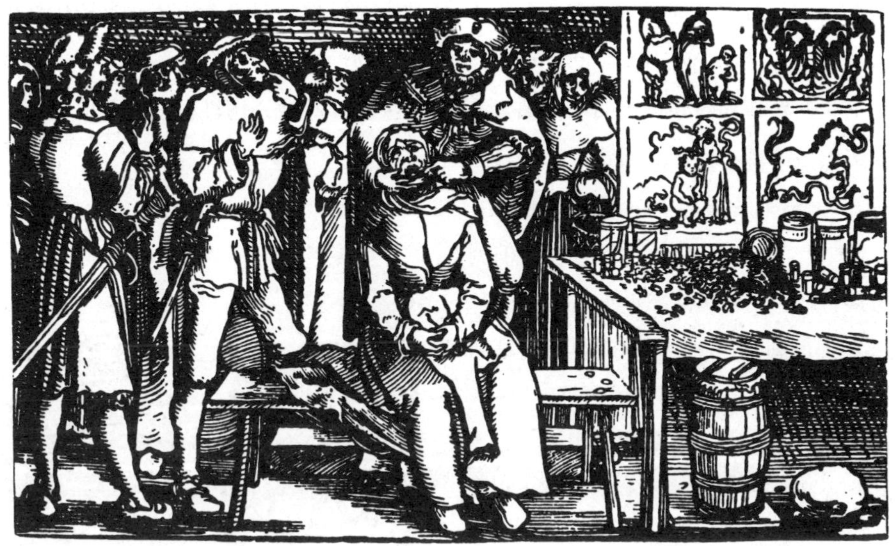

67*a*

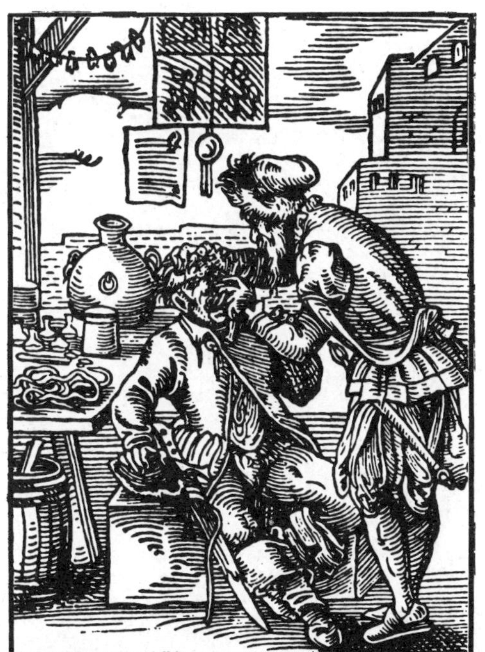

67*b*

# 68. 伤科军医

前面说过，中世纪的学院派医生从不亲自做手术，这些被他们鄙视的手术都是由澡堂工、理发师和四处行医的手术医生来做的。所以，中世纪给伤兵治疗的“伤科军医”也出身于理发师行业。据史书记载，1449—1450 年纽伦堡被勃兰登堡边疆伯爵阿尔布莱希特·阿西里斯三世（Albrecht Ⅲ. Archilles）包围时，纽伦堡管理委员会征召了两名地位低微的伤科军医。他们不论病人的地位高贵与低贱，不管他们是市民还是贫民，始终在战地后方的帐篷或房子里为病人动手术、包扎和治疗。为此他们得到了城市长官的嘉奖。

当时，依附于封建主的士兵负了伤，却要自己寻医问药。16 世纪，这种情况有了很大的改变。随着骑士兵团的衰落，步兵兵团越来越普遍。由于火器的使用越来越频繁，加上外部“新世界”传到欧洲的梅毒大肆流行，创伤和传染病越来越常见，这对于伤科军医是个巨大的挑战。于是，军队立下契约。根据契约，规定军队首领要保证雇佣兵的医疗，安排足够的战地军医，对于军医的劳动也要根据契约付酬。

斯特拉斯堡外科医生希罗尼穆斯·布伦瑞克撰写的《外科学》以及同在斯特拉斯堡的汉斯·冯·格斯多夫撰写的《军事外科纪要》一书，为步兵军事医学奠定了理论基础。

两位著名的作者在书中介绍了自己发明的多种工具和手术程序（附有图解），特别是针对枪伤，那时人们还认为枪伤是中毒。伤兵的治疗，通常在战场后方搭建的包扎所里进行。此外，伤科军医中间也存在着等级秩序。

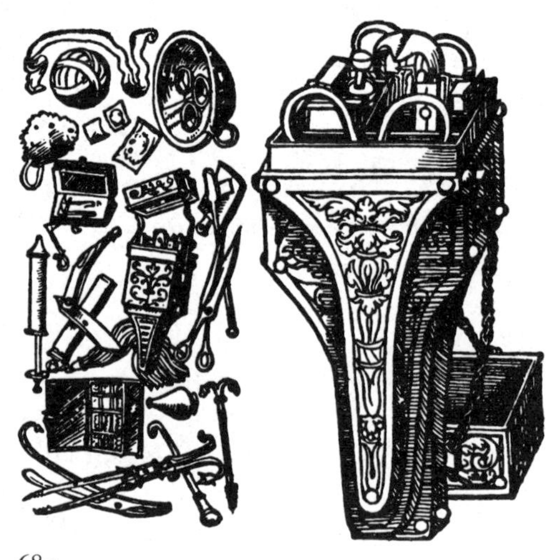

68*a*

**插图 68*a* 16 世纪装有应急用品的战地急救箱**

巴拉塞克苏斯《谈伤病三本书》（*Drei Bücher von Wunden und Schäden*，1563）中的一幅画。出自古斯塔夫·弗赖塔格《德国历史图绘》，莱比锡，年代不详

**插图 68*b* 16 世纪伤科军医和助手。左下方：装有麻醉海绵的碗**

约 1530 年尼克拉斯·梅尔德曼（Niclas Meldemann）的木刻画。照片复制：曼弗雷德·克格尔医学博士（Dr.med.Manfred kögel），开姆尼茨

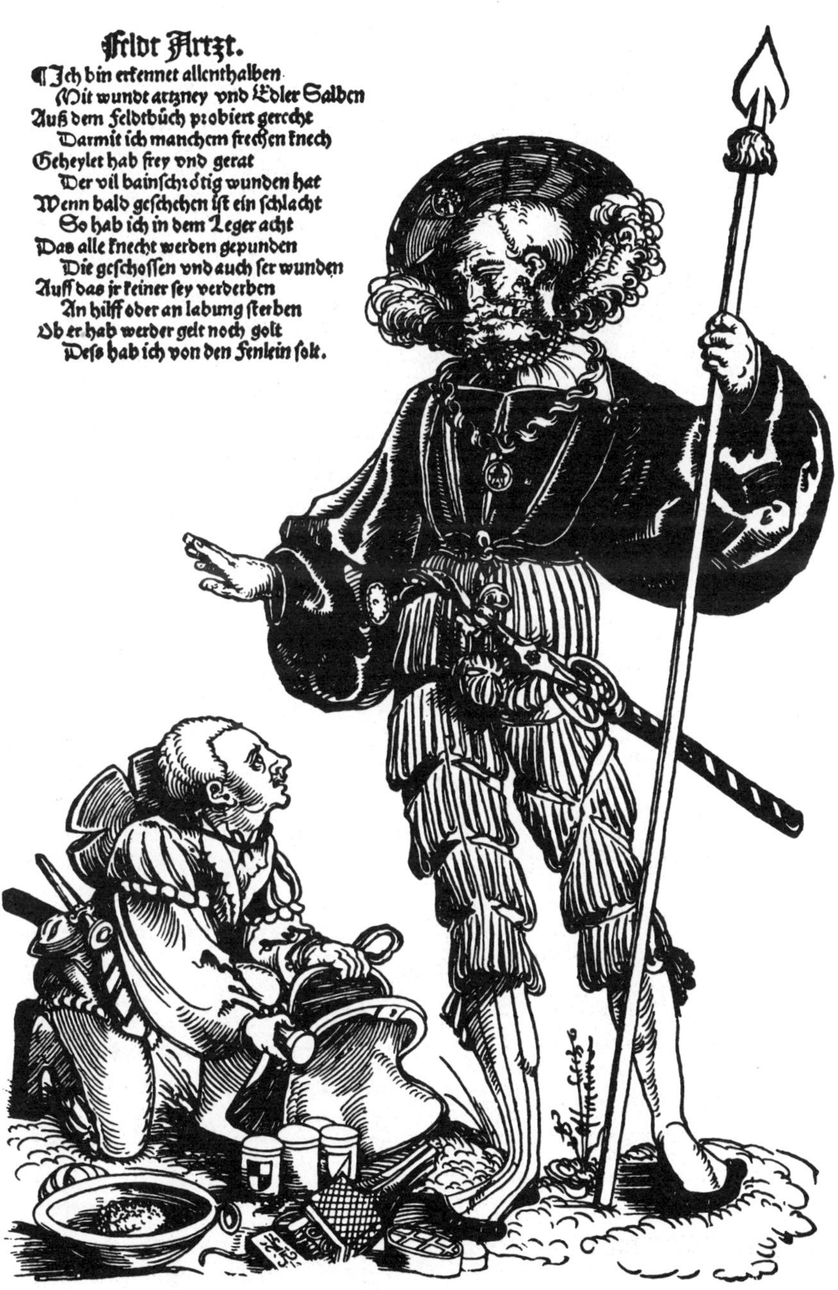
Feldt Artzt.
¶ Ich bin erkennet allenthalben.
Mit wundt artzney vnd Edler Salben
Auß dem Feldtbůch probiert gerecht
Darmit ich manchem frechen knech
Geheylet hab frey vnd gerat
Der vil bainschrötig wunden hat
Wenn bald geschehen ist ein schlacht
So hab ich in dem Leger acht
Das alle knecht werden gepunden
Die geschossen vnd auch ser wunden
Auff das jr keiner sey verderben
An hilff oder an labung sterben
Ob er hab werder gelt noch golt
Deß hab ich von den Fenlein solt.

*68b*

# 69. 斜眼汉斯大师的疗伤药

1517 年，斯特拉斯堡出版了一本图文并茂的书：《军事外科纪要》。作者汉斯·冯·格斯多夫称自己为“斜眼汉斯”（Schielhans），就像扉页画的配词所描写的那样。画中的伤员是一个被武器伤及身体各部位的裸体男性。木刻画的解说词写道：“我全身被刺，皮肉腐烂，伤得这般可怜，我却盼望着神灵、人间的医生——斜眼汉斯帮助我摆脱困难。”

作者格斯多夫约在 1450 年出生于阿尔萨斯（Elsaβ）哥斯多夫（Gösdorf）镇，他是当时杰出的外科医生。他在理发师外科学徒期满之后，先当了江湖医生，后来又做过伤科军医，积累了丰富的手术经验。在取得了斯特拉斯堡的公民权，被聘为城市外科医生、在安东尼医院（Antoniusspital）开始行医之后，他撰写了著作《军事外科纪要》。此书的德文版连续再版一直到 17 世纪，然后又出了荷兰文版和拉丁文版。拉丁文在当时是学者的语言，所以，拉丁文版也被大学老师用于医学课。书中讲得最多的是创伤的处理，特别是枪伤。与当时常用的方法不同，格斯多夫主张小心取出弹头，用温和的油处理和养护伤口。

对于坏疽，他建议去除坏死组织，对于病情严重者他主张为了健康起见，必须要截肢，并随即缝合伤口。此外，他采用传统的热烙铁法和药物，或以结扎血管和深部缝合，来为病人止血。格斯多夫的牵引手术和钻颅术也十分精湛，他自己还设计了一些牵引器械。为了平整受伤后下陷的颅骨，他发明了很有用的器械。另外，重新采用早已被医生遗忘的、检查肛门和阴道的专用窥器，也要归功于格斯多夫。

**插图 69*a*　16 世纪用正骨器械做胳臂牵引**

汉斯·冯·格斯多夫:《军事外科纪要》（斯特拉斯堡，1528 年）中的木刻画。出自赫尔曼·彼得斯：《德国历史上的医生与医疗》，耶拿，1924 年

**插图 69*b*　16 世纪医生以热烙铁烫伤口**

汉斯·冯·格斯多夫《军事外科纪要》（斯特拉斯堡，1528 年）中的木刻画。出自威廉·曼宁格：《外科学的斗争与胜利》，苏黎世和莱比锡，1942 年

**插图 69*c*　伤员——展示人体各种创伤的模特**

汉斯·冯·格斯多夫《军事外科纪要》（斯特拉斯堡，1528 年）中的木刻画。出自冯·布鲁恩：《外科学简史》（W.von Brunn: *Kurze Geschichte der Chirurgie*），柏林，1928 年

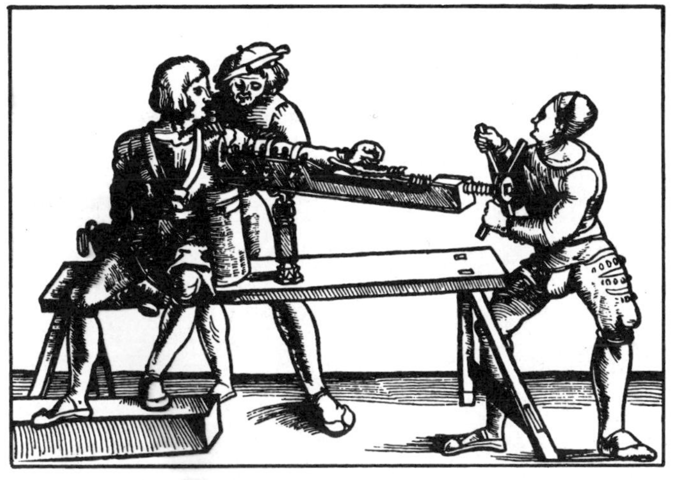

69*a*

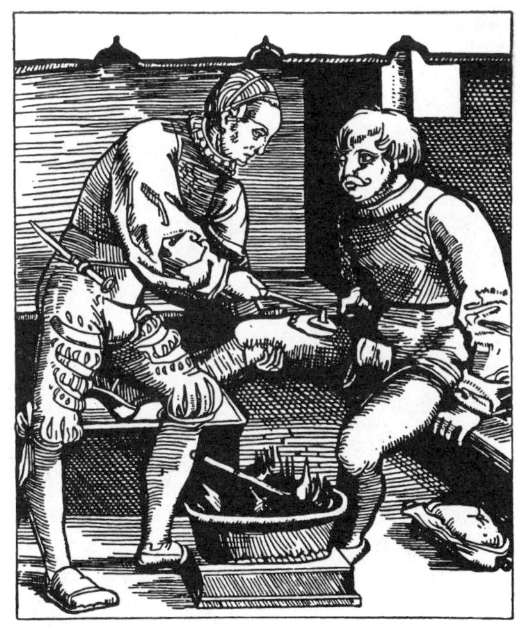

69*b*

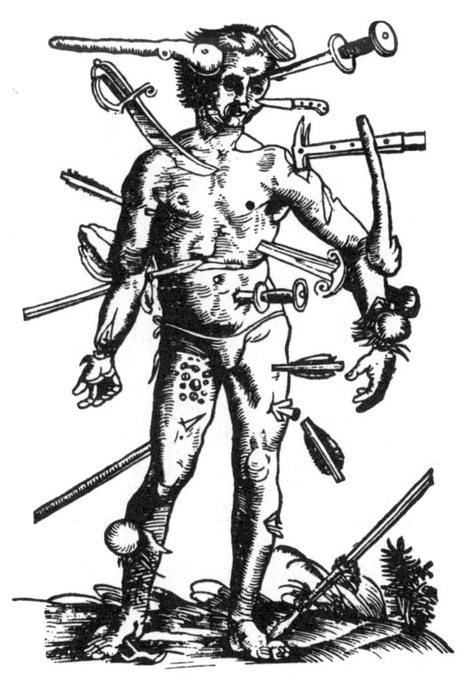

69*c*

# 70. 不再往枪伤上洒热油

16 世纪的伤兵特别让人可怜。随着火器的频繁使用，战场上的士兵出现了“新式”伤口。战地外科医生认为，伤口是中了枪药的毒。为了给伤口消毒，他们向伤口浇上接骨木油。伤兵们经受着这种残酷的治疗方法，因疼痛而蜷缩成一团，但因之得救的却屈指可数。最终取消这种治疗方法的是法国外科医生安布鲁瓦兹 · 帕雷（Ambroise Paré,1510—1590）。

就像当时常见的那样，出生在马耶纳勃日 - 海森村手工匠家庭的帕雷曾从事理发师的职业，这个职业和澡堂工一样，除本业之外，也做外科的小手术，因为那时学院派医学仍旧拒绝“不神圣的流血手术”。尽管皇帝一再强调手术医生的功绩，学院派医学仍然将手术拒于学院的门槛之外。

帕雷在家乡向理发师学完放血、灌肠、拔火罐、包扎、正骨、骨折治疗和其他外伤的治疗之后，在著名的巴黎市立医院做了三年助理医生。1536 年开始，他成为军事外科医生。在卡尔一世（Karl Ⅰ）与卡尔五世（Karl Ⅴ）的萨孚伊战役中，他偶然发现了给枪伤伤口“消毒”的做法是很荒谬的。起先，他也给伤兵进行那种残酷的治疗，但在油用尽以后，他发明了一个新的方法：把蛋黄、玫瑰油和松香油调制的药膏涂在伤口上，然后再盖上一块纱布。

这种养护性的伤口处理方法，不仅让受伤者感到舒服，甚至防止了并发症。1545 年他发表论文《卡宾枪与其他火器伤口的处理》（*Die Behandlung der Wunden,die durch Büchsen und andere Feuerwaffen erzeugt werden*），文中令人信服地说明了以前的消毒理论是没有根据的。从此，不人道且有害的浇热油的治疗法消失了。

**插图 70*a*　安布鲁瓦兹 · 帕雷：通过新式手术成为外科学的革新人物**

法国佩罗（Perot）的木版画。出自《法国名人》（*Tour de la France*），巴黎

**插图 70*b*　帕雷给吉斯（Guise）大公拔除刺入脸面的矛**

安索（Ansseau）根据当时让 · 莫兰（Jean Morin）的蚀刻制作的木版画。复印版：吕莫博士⑽的医学论文

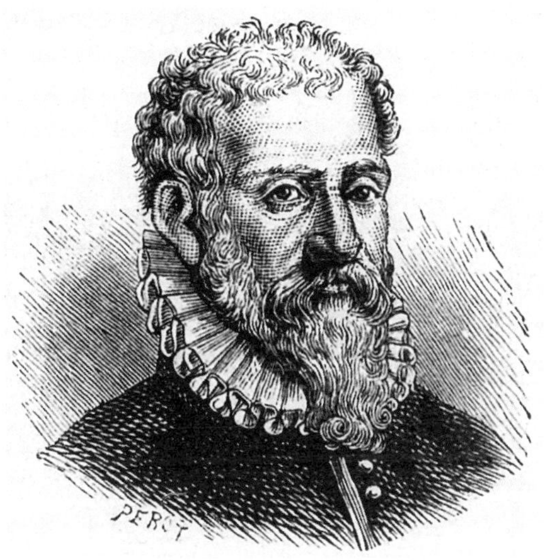

70*a*

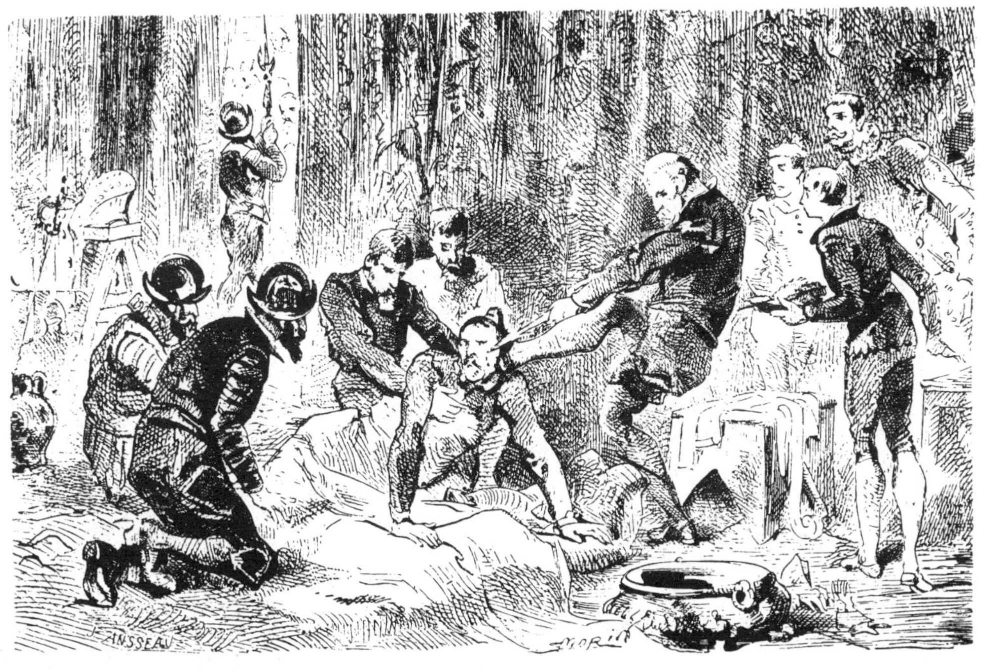

70*b*

# 71. 街头的吞刀表演

一百多年前，外科医生就已经以手术来摘除胃部的肿瘤和异物了。在那以前，病人患了肿瘤便以为大病缠身，必死无疑。如果某个外科医生真的给病人做了胃部手术，而且结果成功的话，那么这个手术堪称勇气的杰作，具有极高的科学价值。1602 年复活节就出现了这样一例手术。

那时，在布拉格的民间庆祝活动上，一个杂耍艺人在街头做“吞刀表演”。结果，不幸发生了，他没有控制好刀，在惊讶的观众眼前，生生地把刀吞了下去。幸亏勃兰登堡的外科游医弗洛里安·马蒂斯（Florian Mathis）也在表演场上搭了一个表演台。据说，他给病人贴上了一个神奇的膏贴，七个星期之后，他在腹壁上触摸到了那把刀所在的位置。然后，他在这个位置切开，那把“长满锈的”刀又重见天日了。

历史上有记载的第二例胃部手术是，1635 年 7 月 9 日，柯尼斯堡（Königsberg）外科医生丹尼尔·施瓦贝（Daniel Schwabe）给一个名叫格林海德（Grünheide）的 22 岁农民做的手术。格林海德在婚宴上喝了过量的酒，设法以呕吐减轻不适。他用一把小折刀刺激咽部，却不小心把刀吞了下去。病人被送到施瓦贝那里时，施瓦贝当着被请来帮忙的医生们的面，把病人绑在了手术台上，切开其腹壁，但没有发现胃，原来他忘了切开腹膜。这使痛得大声叫唤的小伙子不得不经受第二次痛苦，刀才被取出。后来很长时间，这恐怖的一幕在街头以说唱的方式流传着。最后的一刀切开后人们才知道，以前手术的成功纯属巧合。那时外科医生的解剖学知识少得可怜，17 世纪在德国，尸体解剖是一件稀罕的事，消化器官的位置和功能还几乎不为人知。

**插图 71*a*　人体内脏图**

出自劳伦丘斯·弗里森:《医学的镜子》(Laurentius Friesen: *Spiegel der Arznei*)，斯特斯堡，1518 年

**插图 71*b*　农夫安德烈亚斯·格林海德的画像。他吞下了一把刀子，1635 年，外科医生丹尼尔·施瓦贝给他成功地做了手术。**

出自《医学快报》(*Medizin aktuell*)，柏林，1982 年 3 月

**插图 71*c*　人体内脏与器官图**

约翰·佩里克斯(Johann Peyligks)1516 年著作《补充报告》(*Compendiosa declaratio*)中的画。出自伯恩特·卡尔格－德克尔:《手拿解剖刀，头戴检眼镜》，莱比锡，1957 年

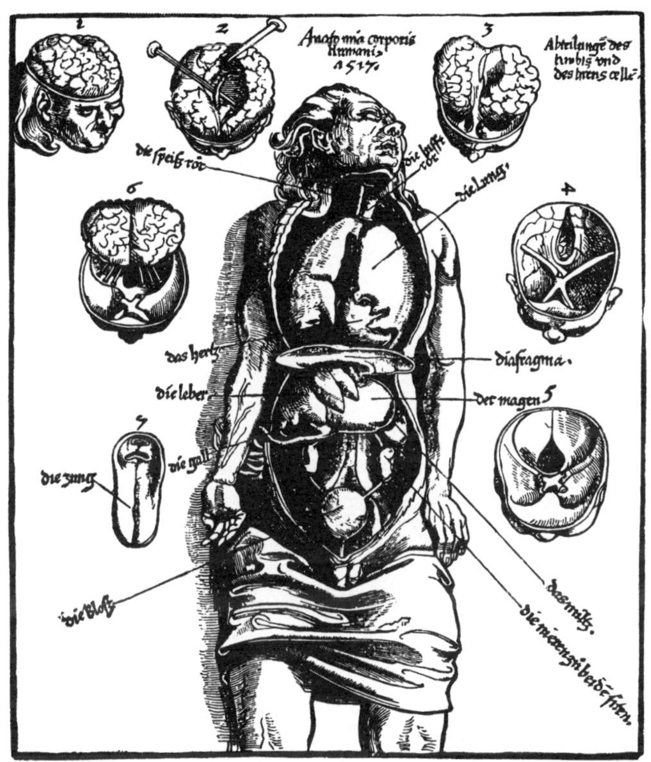
das hertz
diafragma.
die leber
der magen
die zung
die gall
das miltz.

71*a*

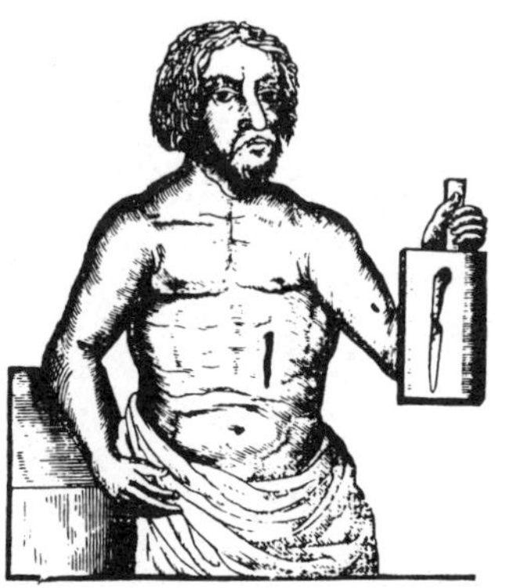

71*b*

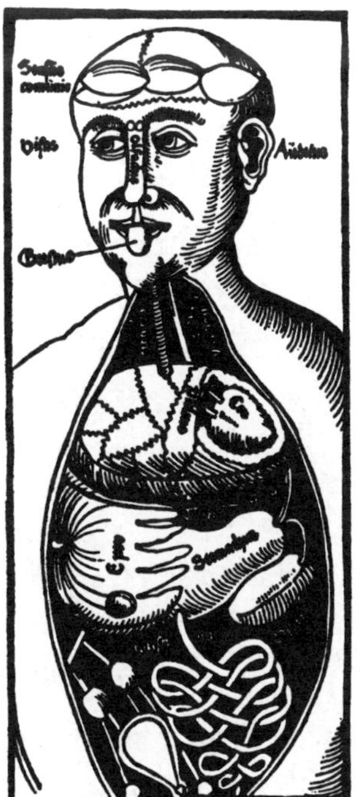

71*c*

# 72. “看那疼痛的结石”

古代和中世纪的医生都不敢给患结石的病人做手术，他们把手术留给了街头招揽生意的玉石工匠。而印度医生除外，他们在用刀子或钩状工具去除膀胱结石之前，先要得到诸侯的同意，以免手术发生死亡意外时，被指控为谋杀。

那时做结石手术要冒很多危险，其中包括可能伤害“精索”，使男性失去生殖能力，从而使他们失去做男性的资格，因此希腊人认为，做结石手术是可耻的。虽然中世纪晚期解剖学知识取得了巨大的进步，给结石病人做手术要取得成功仍然要靠运气。

如果做结石手术成功，病人就会把从身体里取出的石头小心地保存起来。那时，有个名叫米尼斯特·派佩斯的病人大谈自己所经历过的手术，说自己让工匠按照结石的大小，给 1664 年 6 月 1 日手术取出的结石做了个盒子，花了 24 先令。此前十八年，纽伦堡的一个学者死于结石，据说在解剖他的尸体时，在他的膀胱里发现了一颗重 34 克的大结石。为了纪念他，他的一个朋友把这个畸形物画在纸上，并配上动人的怀念词，当作传单向人们散发。

1813 年，慕尼黑医学教授介绍无血碎石法（碎石术），开辟了治疗结石病的新时代。在用尸体做试验性结石手术时，法国外科医生让·西维亚勒（Jean Civiale）研究出了第一种实用的方法，他用自己设计的三臂钳夹住膀胱里的结石，然后用铣刀式的三刃尖刀穿透。为此，他于 1826 年得到了巴黎科学院的高额嘉奖。

**插图 72　16 世纪的结石切除术**

约斯特·阿曼（Jost Amman）的木刻画。出自亚当·冯·勃登施泰因：《特奥夫拉斯图斯·巴拉塞克苏斯，伤病与医药书》（Adam von Bodenstein: *Theophrastus Paracelsus,Wund-und Arzneibuch*），法兰克福，1565 年

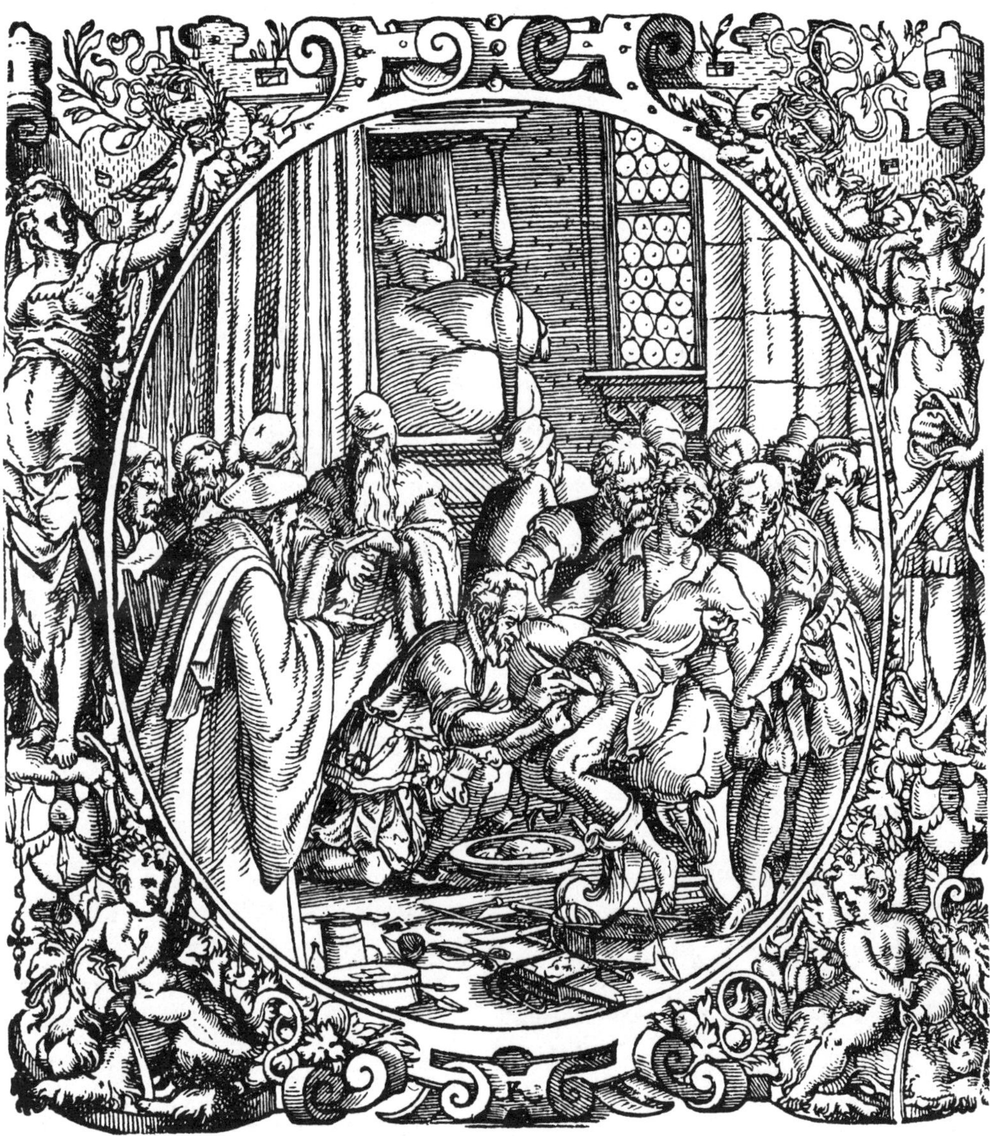

72

# 73. 戏剧性的首例心脏缝合手术

1896年，法兰克福市立医院外科来了一位22岁的小伙子，他因打架、心脏部位被刺伤，浑身是血。外科主任医生路德维希·雷恩（Ludwig Rehn）在检查时发现，病人已经处于严重虚脱状态。由于刺伤引起了血肿，病人可能因流血过多死亡，雷恩立即命令助手西格尔（Siegel）给处于生死边缘的病人进行乙醚麻醉，然后施行手术。

之后不久，在当时的一期《外科中心通讯》（*Centralblatt für Chirurgie*）里，这位勇敢的先锋医生描述了这台引起轰动的手术。从中我们可以看到，手术是多么的伟大和富有戏剧性：雷恩首先在被刀子刺入的左胸切开一条14厘米长的口子，将胸骨柄在根部向里翻，再临时切开第五根肋骨，然后切开胸膜，这样使心脏暴露了出来。

出现在雷恩眼前的是心包上一个1.5厘米长的刺伤伤口，随着心脏的跳动，暗红色的血液从伤口涌向胸膜腔。心肌居然是这样的！雷恩扩大心包上的伤口，把伤口边用夹子固定在胸表面的伤口边缘。如此一来，一张一缩的心脏完全暴露了出来。随着心脏的每一次扩张，这个垂直于心轴的1.5厘米长的伤口清晰可见。

这时，他的脑海里出现了十五年前天才人物特奥多尔·比尔罗特（Theodor Billroth）在一次专业大会上的发言：试图缝合心脏的外科医生是不会受到同行尊敬的。此时他仿佛受到了威胁。但是，眼前的病人已处于最糟糕的状况，放弃杂念或许就能为病人赢得一切。于是，他把比尔罗特的告诫丢到了脑后，大胆地施行手术。结果手术成功了，病人重新获得了生命。从此以后，心脏也不再是医生手术的禁地了。

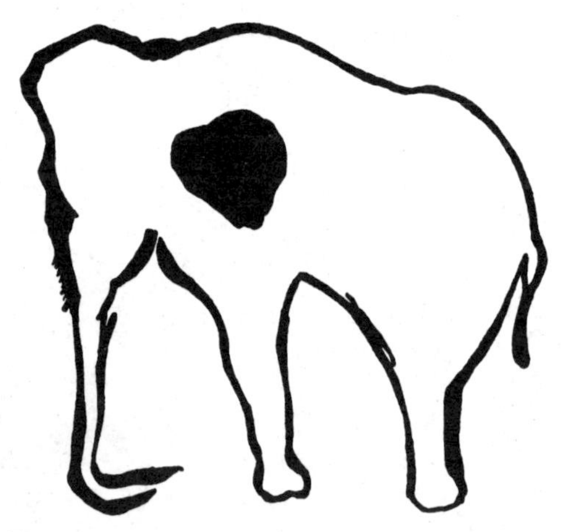

73*a*

**插图73*a* 西班牙阿斯图（Asturien）的旧石器时代线条画：画有生命中心的原始大象**

出自伯恩特·卡尔格－德克尔:《探究大脑》，莱比锡，1977年

**插图73*b* 1896年在法兰克福施行首例人类心脏缝合手术的路德维希·雷恩**

出自伯恩特·卡尔格－德克尔：《手拿解剖刀，头戴检眼镜》，莱比锡，1957年

**插图73*c* 外科医生手中需要缝合的人类心脏**

复印版。出自雷亚斯：《紧急手术》（Lejars: *Dringliche Operationen*），1914年

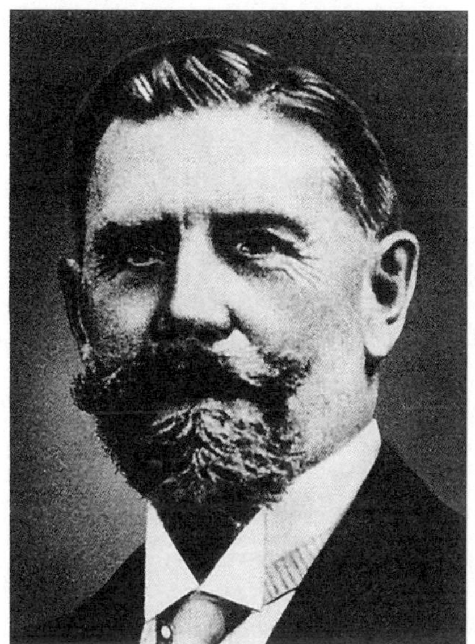

73*b*

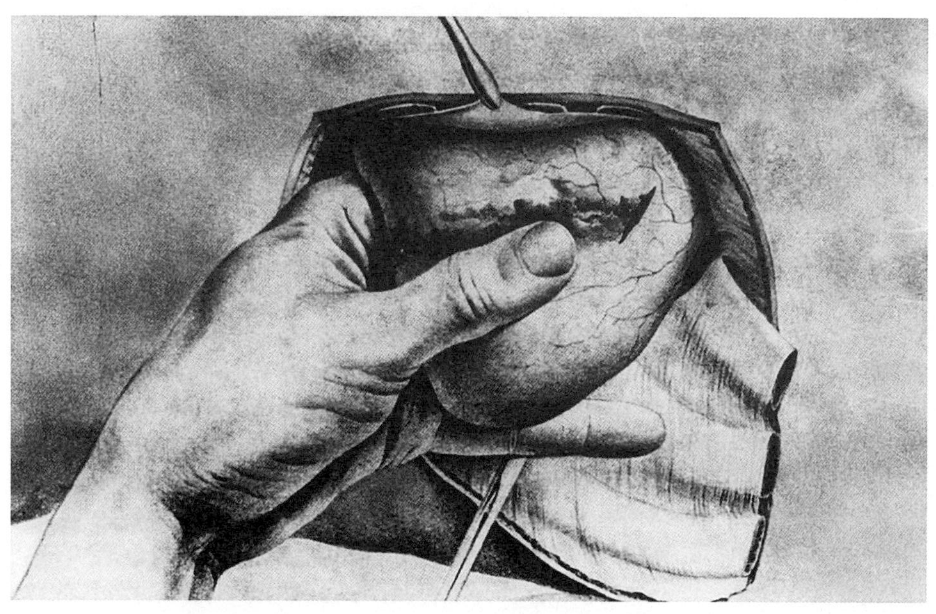

73*c*

# 74. 腹股沟疝的外科手术

腹股沟疝是常见的内脏疝气。特别是男性的腹股沟左右侧易患疝气。由于提举重物、用力咳嗽，或在排便时用力过猛，都会造成腹腔内压力过高，使肠襻通过疝门向疝囊翻转。如果肠的一部分发生嵌顿现象，就会危及生命，必须马上施行手术。

几千年来，腹股沟疝使无数人饱受折磨。出土的木乃伊表明，古埃及医生早就尝试通过疝带甚或外科手术来解除腹股沟疝给病人带来的痛苦。公元25—35年，皇帝提比略（Tiberius）的文书、罗马百科全书式人物奥鲁斯·科尔内留斯·塞尔苏斯（Aulus Cornelius Celsus），最早以书面形式记录了古代腹股沟疝的治疗方法。

当时常见的治疗手段是热浴、用手把疝推回腹腔并用铁绷带固定，腹股沟疝严重时就进行手术。但是塞尔苏斯关于古代腹股沟疝手术的记录不清楚。当然，腹股沟疝手术与中世纪江湖游医的野蛮方法没有根本区别。

很多时候，腹股沟疝手术的结果是摘除了输精管，使男性丧失了生殖能力，甚至因为细菌感染死亡。

特别注重职业声誉的外科医生开始时用切除、灼烧的方法治疗腹股沟疝，但都没有成功，所以后来他们几乎不再用上述的方法治疗腹股沟疝，而用古代流传下来的疝带来处理，对于女病人则用使人头朝下倒挂着的、多少有些残酷的器械来治疗。

1867年无菌外科手术的引进，终于结束了近代史上近乎残酷的腹股沟疝手术。1889年，意大利外科医生爱德华多·巴西尼（Edoardo Bassini,1847—1924）创造了男性腹股沟疝手术，治疗效果很好。直到今天，全世界仍在使用这种手术的方法。

根据《布洛克豪斯百科全书》(*Brockhaus*)的解释，巴西尼手术方法是“造一条有坚固后壁的新腹股沟管”。

**插图74*a*　16世纪的除疝工具**

卡斯帕·斯特罗迈尔关于除疝的手稿（1559）。根据瓦尔特·冯·布鲁恩的影印版（1925）绘制

**插图74*b*　16世纪腹股沟疝手术。态度不认真的除疝医生常常把腹股沟边的睾丸一起摘除。这幅图是为了告诫后人不要像以前的医生那样**

卡斯帕·斯特罗迈尔（Caspar Stromayr）关于除疝的手稿（1559）。根据瓦尔特·冯·布鲁恩（Walter von Brunn）的影印版（1925）绘制

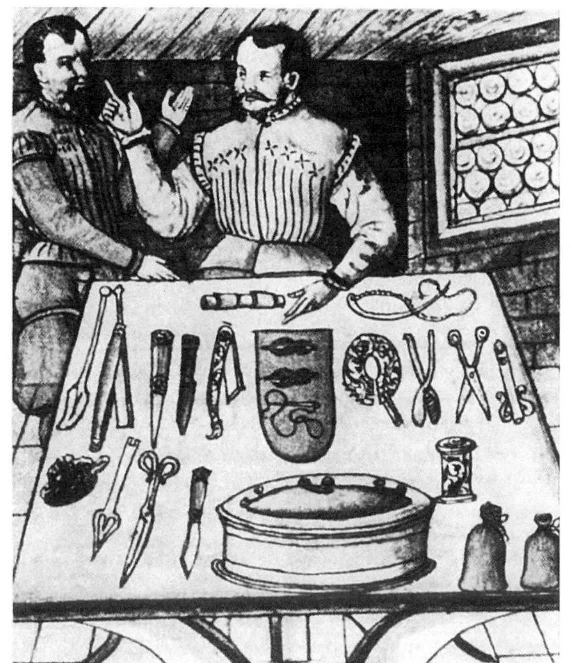
74*a*

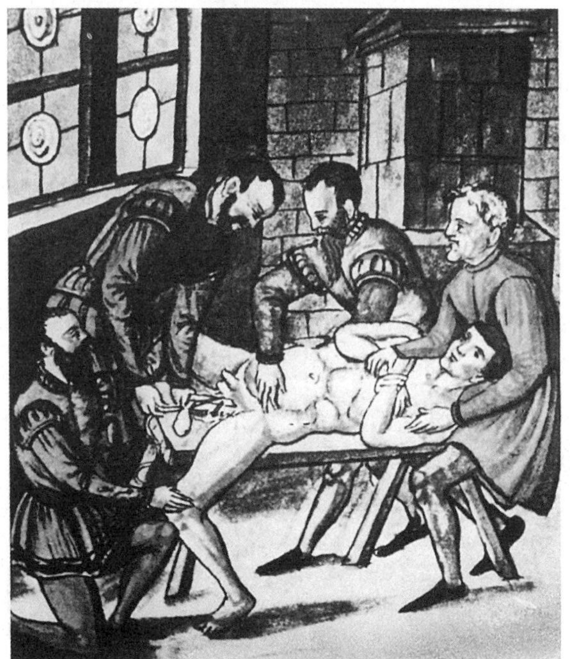
74*b*

# 75. 比尔罗特首例切除部分胃的手术

特奥多尔·比尔罗特（Theodor Billroth）成功地进行了首次切除部分胃的手术，使这位来自吕根、被时人敬为手术刀大师的牧师子弟成为现代腹部外科学的创建人。在完成了几个医学院的学业之后，他在世界著名的柏林夏利特外科大学医院（Charité）给院长贝恩哈特·冯·朗根贝克（Bernhard von Langenbeck）当了几年助手，后来他成为教授和医院院长，在苏黎世和维也纳都工作过，做过喉头、食道和胃肠等开拓性的手术，蜚声国际。

时间指向 1881 年 1 月 29 日，比尔罗特管理的维也纳第二外科大学医院，来了一位名叫海伦娜·海勒（Helene Heller）患幽门癌的 43 岁妇女。她是一个拥有八个孩子的母亲。比尔罗特因治疗认真而名声在外，他经常教育自己的学生和外科医生，应该在手术有把握成功时才能给病人做手术，不要损坏外科医生的尊严。这位络腮胡子的教授曾一直不敢给瘦得吓人的女病人做手术，他要先用狗做试验。海勒时下已经不能进食，甚至像酸奶这种最清淡的流食都吃不下，比尔罗特意识到马上做手术的迫切性，对他来说，将要在人身上进行曾在动物身体上练习过的去除癌肿手术是一个严峻的挑战。他对这次手术做了记录：首先在经过彻底消毒之手术准备的病人的肚脐上方，切开一个 11 厘米长的斜口，切开十二指肠的起始部分，切除带有肿瘤的胃的一部分，再把十二指肠和胃的残端缝合起来。持续一个半小时的手术成功了。三个星期以后，病人可以回家了。后来，为了纪念这位胃癌手术的创始人，这个手术过程被命名为“比尔罗特Ⅰ号方法”（Billroth Ⅰ）。四年以后，他研究出的同是三段程序的方法被命名为“比尔罗特Ⅱ号方法”（Billroth Ⅱ）：切开、内翻和封闭十二指肠的起始部分，去除胃下部癌变的部分，把胃的残端和空肠端缝合在一起。

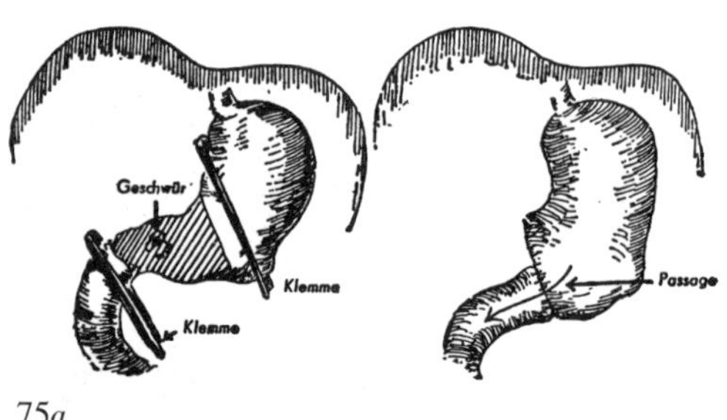


75*a*

**插图 75*a*　比尔罗特Ⅰ号方法：（左图）被夹住的部分被切除，然后把切口缝合在一起**

无名氏画。

**插图 75*b*　特奥多尔·比尔罗特：现代腹部外科的创建人**

根据约瑟夫·鲍尔（Josef Bauer）的石版画制作的无名木版画

**插图 75*c*　比尔罗特在维也纳综合医院大教室里举行讲座**

泽利希曼（A.F.Seligmann）的画。出自施特凡：《图解百年历史：19 世纪文化史》（S.Stefan: *Hundert Jahre in Wort und Bild-eine Kulturgeschichte des XIX Jahrhunderts*），柏林，1899 年

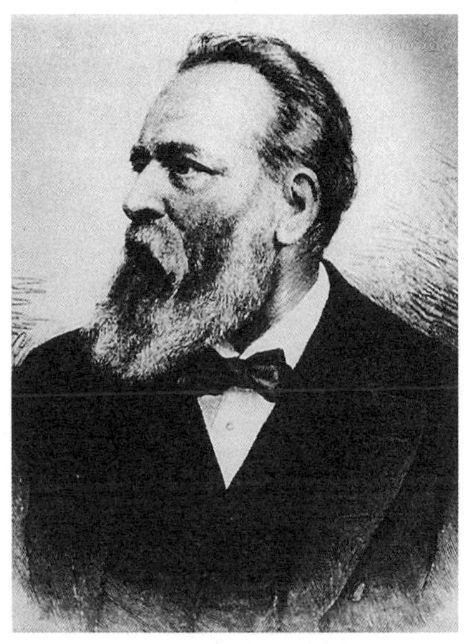
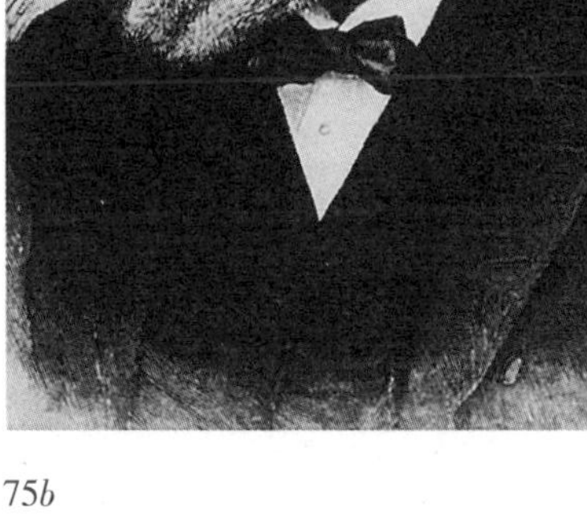

75*b*

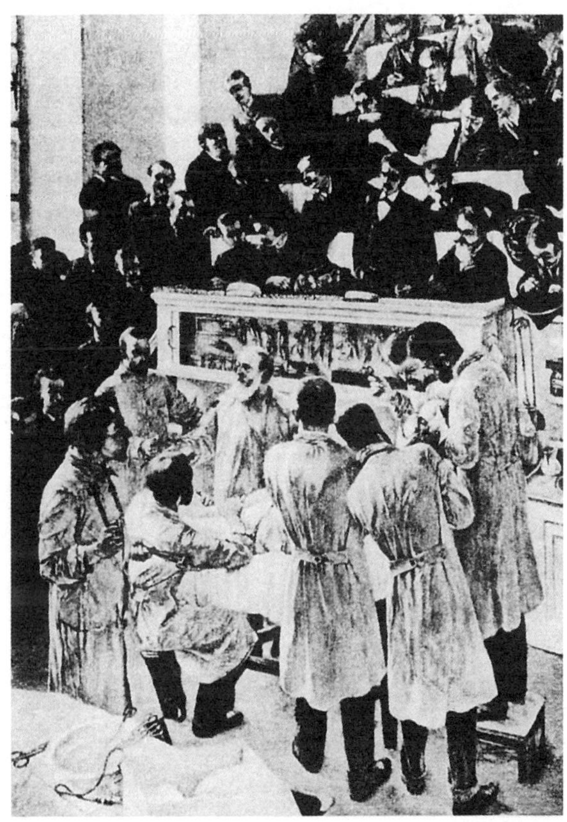

75*c*

# 76. 关于首例肾摘除手术的报告

1867年冬天，46岁的女工玛加雷塔·克来普在奥芬巴赫（Offenbach）的外科医院做了卵巢囊肿手术。她的腹部被切开后，医生发现已经变性的卵巢和变异增大的子宫以及左侧的输尿管全部连生在一起，使手术变得非常复杂。没有做过卵巢和子宫切开手术的外科医生，在手术中不慎严重损伤了她的输尿管，破坏了左肾和膀胱之间的排尿通道，结果，在耻骨联合上部形成一个瘘管，左肾的尿液全部通过瘘管排泄，克来普下身常常湿透，散发着难闻的气味，她自己和别人都感到恶心。

一年半过去了，这个不幸的病人生活困难，她缩衣节食，终于攒够了请海德堡医生古斯塔夫·西蒙教授（Gustav Simon）做手术的钱。他是当时不怕做瘘管手术的少数医学泰斗之一。

西蒙教授自己讲述说，使用氯仿麻醉之后，这位出生在达姆施塔特（Darmstadt）的前黑森军医便“连接输尿管和膀胱，封闭经过腹壁进入阴道的不正常排泄道，但仍未能解决问题”。于是，他仔细考虑摘除肾的可能性。他不顾同事的反对意见，坚持自己的决定。此前，西蒙教授曾在狗身上成功地做过试验手术，1869年8月2日，他在进行周密计划后，勇敢地给克来普实施了第一例肾摘除手术，结果令人满意。手术开始，他先在腰椎旁切开一个10厘米几乎竖直的口子，然后分开尾骨和腰间的联合肌，结扎一些动脉，切开肾的腱鞘，然后做出了以前外科医生从来未敢做过的事情：把肾从肾脂肪囊取了出来。在这次载入医学史的重要手术六个月之后，玛加雷塔·克来普便恢复了健康。

**插图76*a* 医生驱赶死亡**

英国画家、蚀刻工匠托马斯·罗兰森（Thomas Rowlandson）的漫画（1782）。出自爱德华·福克斯：《欧洲各国漫画》，柏林，1903年

**插图76*b* 1869年8月2日海德堡古斯塔夫·西蒙教授在奥芬巴赫为女工玛加雷塔·克来普做肾摘除手术。这是做过手术后的病人，背上有疤痕**

出自《图画中的时代》（*Zeit im Bild*），德累斯顿，1956—1957年

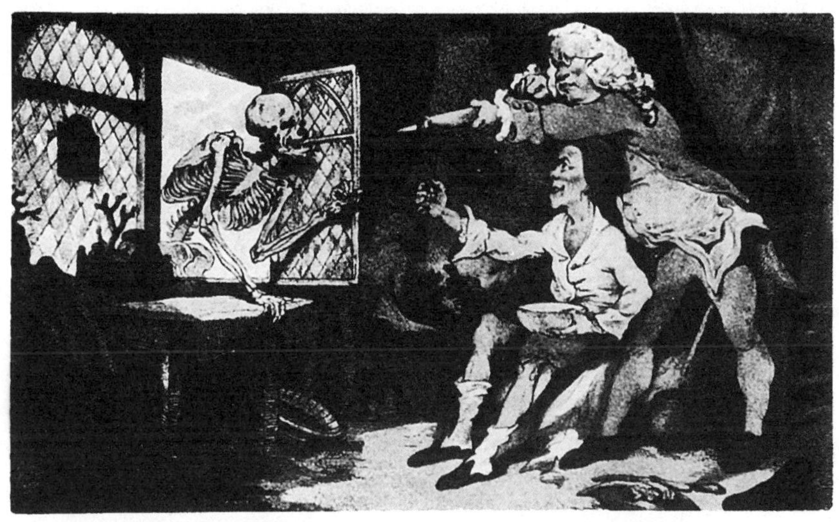

76*a*

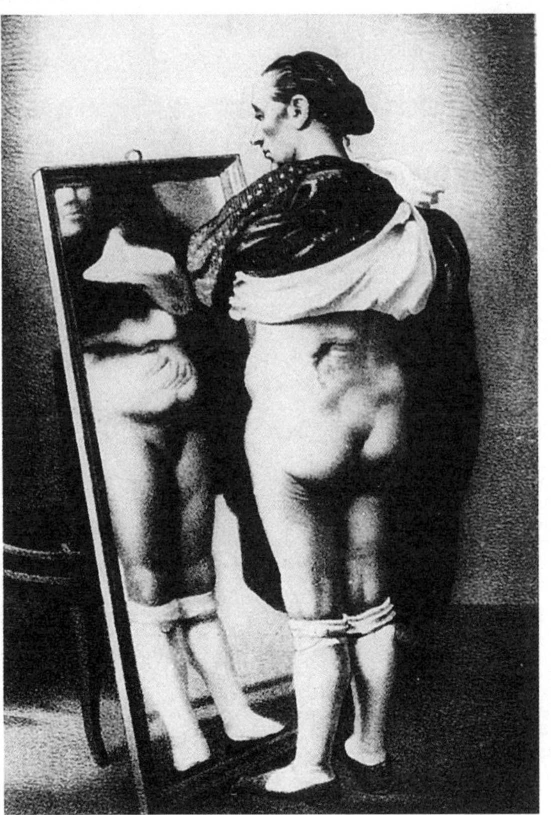

76*b*

# 77. 首例成功的卵巢切除手术

如果说麻醉术和抗菌术发明之前打开人体体腔是无希望可言的冒险行为的话，那么1809年美国外科医生伊弗雷姆·麦克道尔（Ephraim McDowell, 1771/1772—1830）首次成功地进行了卵巢切除手术，就是个奇迹。为纪念这次在丹维尔诊所中施行的开创性的手术，肯塔基州特地建造了纪念碑。在落成典礼上，麦克道尔演讲说："手术的成功更应归功于病人无畏的勇气，而非医生冒险的勇气。"他所说的那位勇敢的病人名叫简·克劳福德，她患有严重的卵巢囊肿病。她是一个拓荒者的妻子，已经有五个孩子，这次她还以为又要生孩子了，而且肯定是难产。在麦克道尔仔细检查和诊断之后，克劳福德恳求他给自己做从未有人敢于尝试过的高难手术。

古代亚历山大里亚的赫罗菲卢知道女性和男性一样有生殖腺，但他只把它叫作"女性睾丸"。1667年丹麦解剖学家尼尔斯·斯滕森（Niels Stensen, 1638—1686）才发现女性睾丸含有卵子，所以他把这个器官称为"Ovarium"（卵巢）。又过了一百五十多年，人们才发现人类的卵细胞的存在。

从克劳福德住处到麦克道尔诊所骑马要几天时间才能抵达。1809年圣诞节的早晨，麦克道尔给生命已受到严重威胁的病人成功地做了医学史上首例下腹部手术。这次没有麻醉和抗菌保护措施的手术，摘除了一个近8公斤的囊肿，手术前只给病人服用了几个使人意识模糊的鸦片丸，为了不让伤口感染，麦克道尔只给病人伤口简单地清洁了一下。这次手术成功的消息传到欧洲后，伦敦外科医生托马斯·斯潘塞·韦尔斯（Thomas Spencer Wells）于1857年便开始为病人做卵巢切除手术，从此便把下腹部手术引进了欧洲大陆的外科医院。

**插图77a　1809年圣诞节的早晨，麦克道尔进行首例成功的卵巢切除手术**

出自《图画中的时代》，德累斯顿，1956—1957年

**插图77b　伦敦外科医生托马斯·斯潘塞·韦尔斯在欧洲首次成功地进行卵巢切除手术**

1886年韦尔斯在维也纳出版的《下腹部肿瘤的诊断与外科治疗》中的画。出自《为了你》，柏林，1984年第五十期

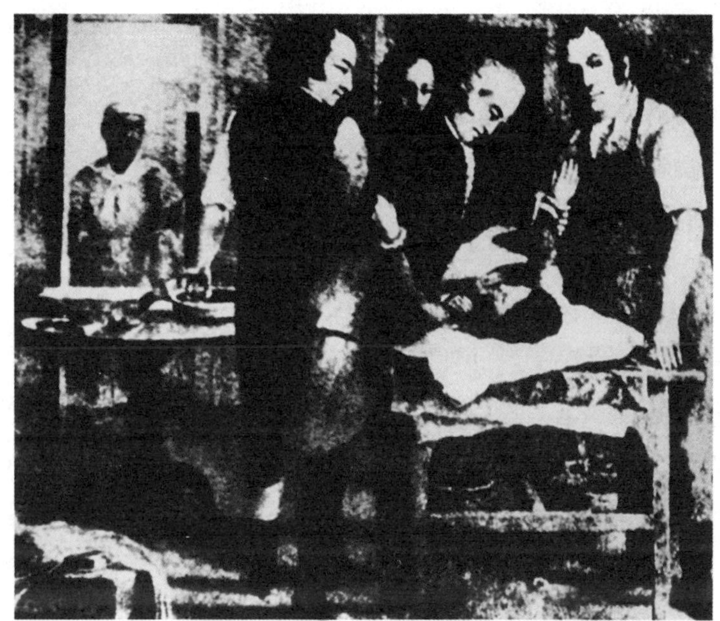

77*a*

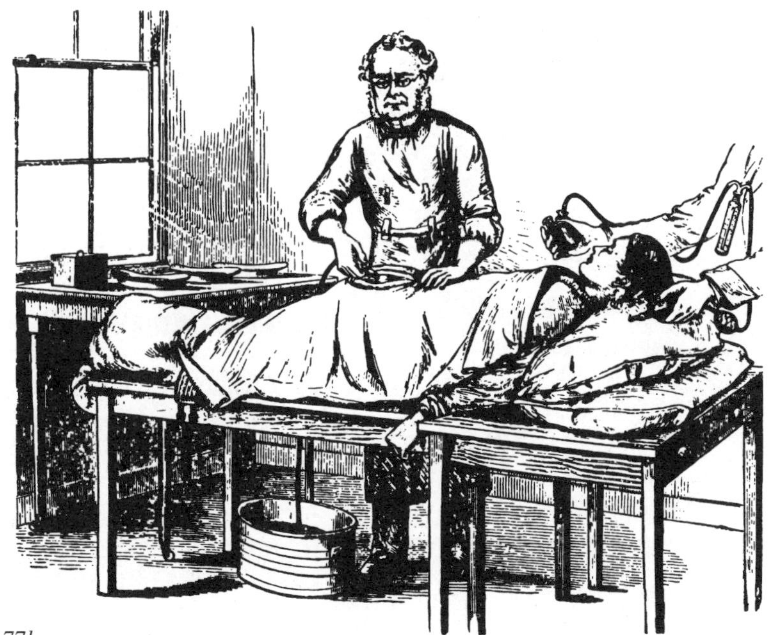

77*b*

# 78. 幽门手术

19 世纪 70 年代以前，没有一个外科医生敢做幽门肿瘤手术。一方面，他们怕如果胃肠缝合不严密，胃液体流到腹腔就会引起腹膜炎；另一方面，他们担心在摘除胃部肿瘤后，两种功能不一样的器官能否长在一起。

在这样的顾虑下，幽门切除手术是需要勇气的；法国外科医生朱尔・埃米尔・佩昂（Jules Emile Péan）首次进行了幽门切除手术，应当获得赞誉。医学史上记载道：他是一位对工作充满热情的医生，他用自己的资金在巴黎建立了一家医院，发明了封闭血管的（后来以他名字命名的）动脉钳和其他一些新式的妇科手术程序，比如从阴道切除子宫和从阴道一部分一部分地摘除子宫肌瘤。1879 年 4 月初，佩昂所在的医院来了一位男病人，几天来，他把所吃进去的固体和流体食物全都呕吐出来。三个月里，他的体重减轻了一半，绝望之中，他说如果没有办法就选择自杀。

后来，佩昂自己回忆手术时说，打开腹腔后，他发现“病人巨大的胃几乎占据了整个腹腔。”他小心翼翼地抬起幽门，发现在中部有个拳头大小的肠形肿瘤，肿瘤的末端已经分别伸入胃和十二指肠。于是，他切断肿瘤上部与胃，切断肿瘤下部和十二指肠，让助手举起切口部，使里面的液体不至于流出，然后，他用套针穿刺胃，让胃在人工压力下清空。直到腹腔缝合完毕之后，整个手术持续了 2.5 小时。病人连续四天通过灌肠及输血来维持生命。第五天，病人死于衰竭。直到三年后的 1881 年，特奥多尔・比尔罗特才完全成功地进行了幽门手术。

**插图 78*a*　安德烈亚斯・维萨里在尸体上进行切除手术**

维萨里著作《人体结构》（*De Humani Corporis Fabrica*）（巴塞尔，1543）扉页画的局部。出自伯恩特・卡尔格－德克尔：《战胜疼痛：麻醉与局部麻醉史》，莱比锡，1984 年

**插图 78*b*　1879 年 4 月朱尔・埃米尔・佩昂首次进行了幽门切除手术**

出自《图画中的时代》，德累斯顿，1956—1957 年

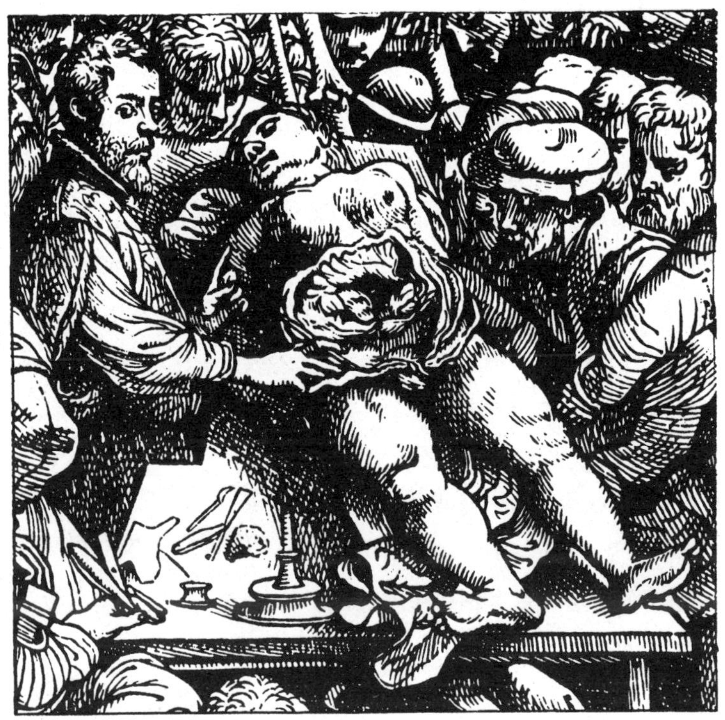

78*a*

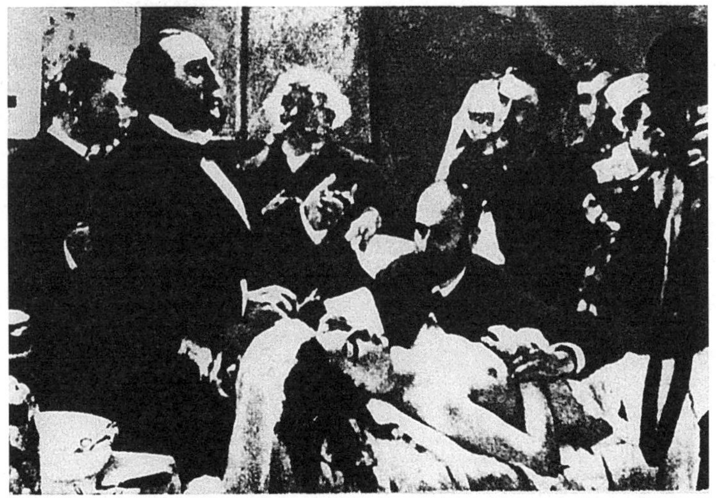

78*b*

# 79. 鼻子的复制

世界上鼻子成形术首创于古印度。按照古印度的法律规定，那里的罪犯和战俘都要被削去耳朵和鼻子。2 世纪的一份医学记录中记载：古印度的一个外科医生要给一个被毁容的人重做鼻子，他从脸颊或额头取下了一块同鼻子大小的皮片，在“桥”上转 180°，把皮边缘缝在鼻子部位原来的创口边，然后缠上绷带，使两部分长在一起。但在那个时候，印度医生还不知道利用一个支架衬鼻梁，因此假鼻子看上去像一个不太漂亮的肉坨。

另一种鼻子成形术是由中世纪西西里岛的外科医生世家布兰卡（Branca）家族和维内奥（Vianeo）发明的，这种手术不像印度手术那样，因取皮而使原本已经被毁的脸变得更丑。但是，这两个发明人为了金钱利益对鼻子成形术秘而不宣。一百年后，波伦亚（Bologna）外科医生加斯帕罗·塔格利亚科齐（Gasparo Tagliacozzi）成功地揭开了这个秘密。1597 年，他阐述了用上臂皮肤重造鼻子的技术，但当时的人们不仅认为他说的是“天方夜谭”，而且对他取得了小小成功的手术大加谴责，说那是对神灵的亵渎，应当受到诅咒。

印度的鼻子成形术在欧洲几乎不为人所知，意大利的鼻子成形术，特别是塔格利亚科齐的鼻子成形术也都被人们遗忘了。塔格利亚科齐因为有“亵渎神灵的行为”，死后被葬在一块未经圣礼净化的土地上。柏林外科医生卡尔·费迪南德·冯·格雷费（Karl Ferdinand von Graefe）重新发现了用上臂皮肤做桥状皮瓣的鼻子成形术后，一直使用这个办法。1816 年 5 月 8 日，他给一个在蒙马特（Montmartre）自由战斗中被刀劈去鼻子的士兵做鼻子成形手术时，又改进了原来的方法。此前的两年，英国外科医生约瑟夫·康斯坦丁（Joseph Constantine）将印度的鼻子成形术改进后引进了欧洲。他的病人是一个因水银中毒失去了鼻子的年轻军官。

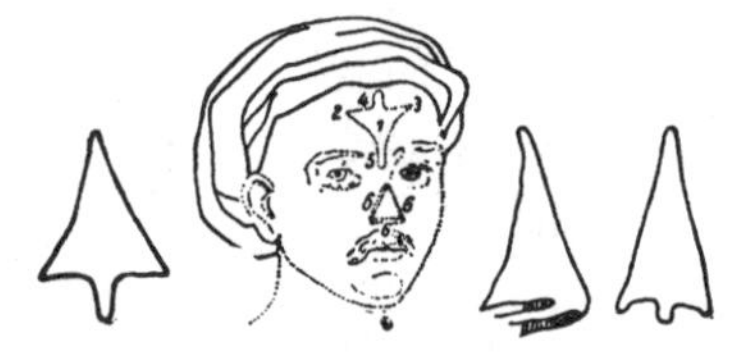

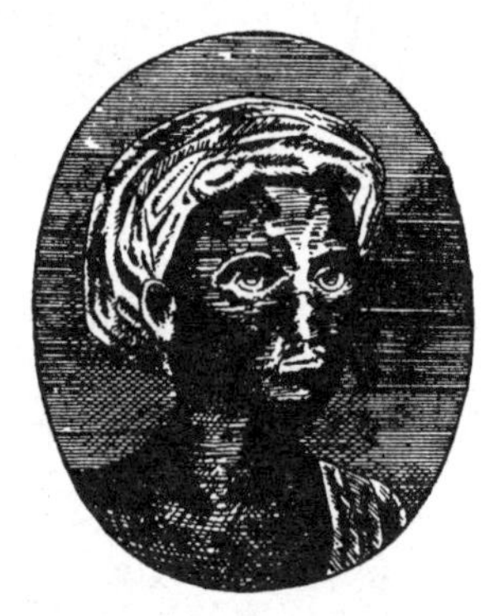

79*a*

**插图 79*a* 18 世纪初给孟买一个放牛人做的印度鼻子成形术**

《绅士杂志》（1794）无名画。出自《德国红十字会》，德累斯顿，1978 年第六期

**插图 79*b* 意大利塔格利亚科齐的鼻子成形术（1597），用上臂皮肤重造鼻子**

塔格利亚科齐《鼻子成形术的技术》（*Technik der Nasenplastik*）中的木刻画。出自伯恩特·卡尔格－德克尔：《手拿解剖刀，头戴检眼镜》，莱比锡，1957 年

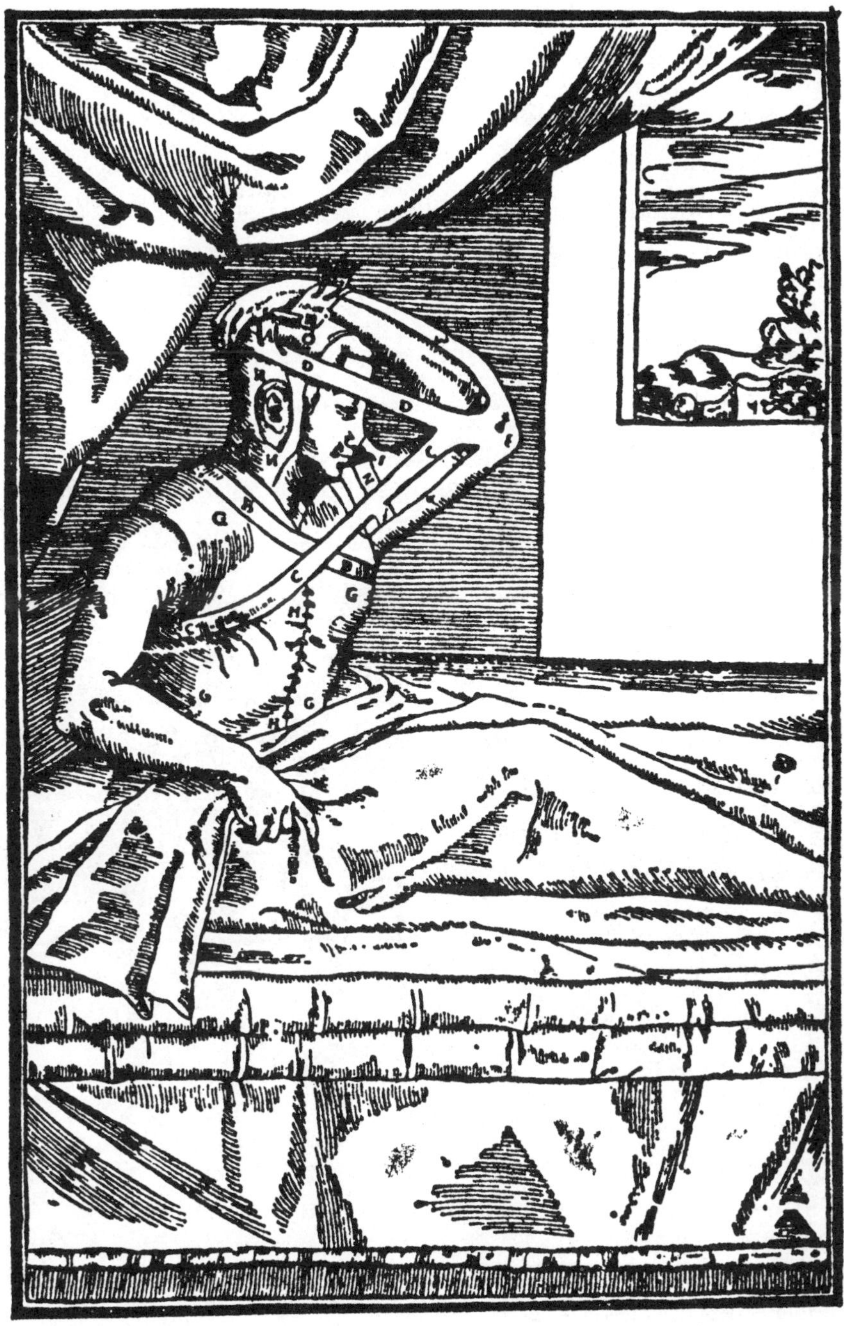

79*b*

# 80. 1887 年首例脊髓肿瘤切除手术

1887 年 7 月 9 日，在伦敦一家治疗瘫痪和癫痫病的医院里，外科医生维克托·霍斯利（Victor Horsley,1857—1916）接待了一位病人。这位病人在一次交通事故中，其后背重重地摔在了石板路上。过了好久背部才开始感到疼痛，而且越来越严重，无法忍受。随后的几年里，他的腿部出现了瘫痪的症状，最后整个下身都瘫痪了。在这种情况下，他到伦敦内科医生和神经学家威廉·高尔（William Gower）的医院求医。高尔诊断出病人的主神经束发生了病变，怀疑是脊髓肿瘤，请霍斯利接收病人；如果可能的话，给病人做手术。

早在 1884 年，作为伦敦著名外科教授里可曼·戈德利（Rickman Godlee）的前助手霍斯利，曾经参与做脑肿瘤手术，他和戈德利的观点一样：即使事关人命，也不要冒险做手术。在没有其他辅助检查手段的情况下，他用手指触压，检查出第六节脊椎左边有一个痛点，这个不到 30 岁的医生犹豫了一下，便决定要做一件从未有人做过的事情。他曾给猴子和尸体做试验得到的经验，使他有足够的勇气去做这个手术。在打开病人背部第三节到第七节脊椎部分后，他分开肌肉组织，用骨剪剪去棘突，在每个露出的脊椎钻一个小洞，再把这些小洞贯穿起来，使其形成一个沟缝。

在分开的缝中露出来的脂肪组织里，霍斯利看到了坚固的脊髓被膜，脊液冒上来，冲洗了创口表面，几秒钟后就没有了。他用海绵轻轻触碰创口，想在脊髓上找到肿瘤，但没有找到。他没有灰心，又向创口的上一节脊椎探寻，发现在灰白色的神经束左边有一个蓝点，这正是肿瘤的一部分。再向上一个脊椎看去，终于发现了手指大小的肿瘤。

六个月后，他向伦敦外科协会介绍他的这个痊愈的病人和这次手术时，全场报以热烈的掌声。

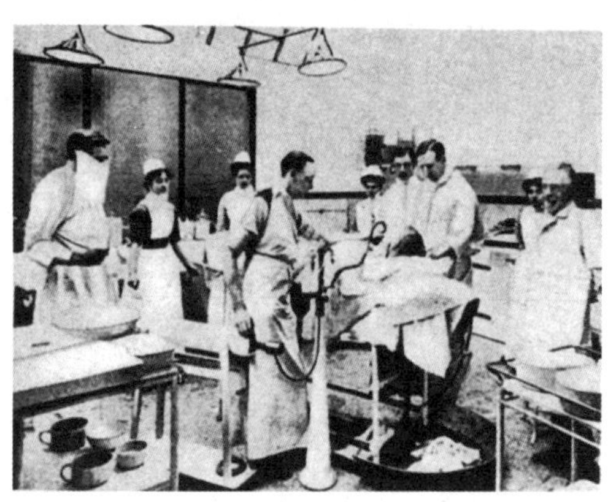

80*a*

**插图 80*a* 维克托·霍斯利在做手术**

出自佩吉特：《维克托·霍斯利》（St.Paget: *Sir Victor Horsley*），伦敦，1919 年

**插图 80*b* 脊柱解剖图**

贝伦加里奥·达·卡皮所著《引言》（波伦亚，1523）中的图

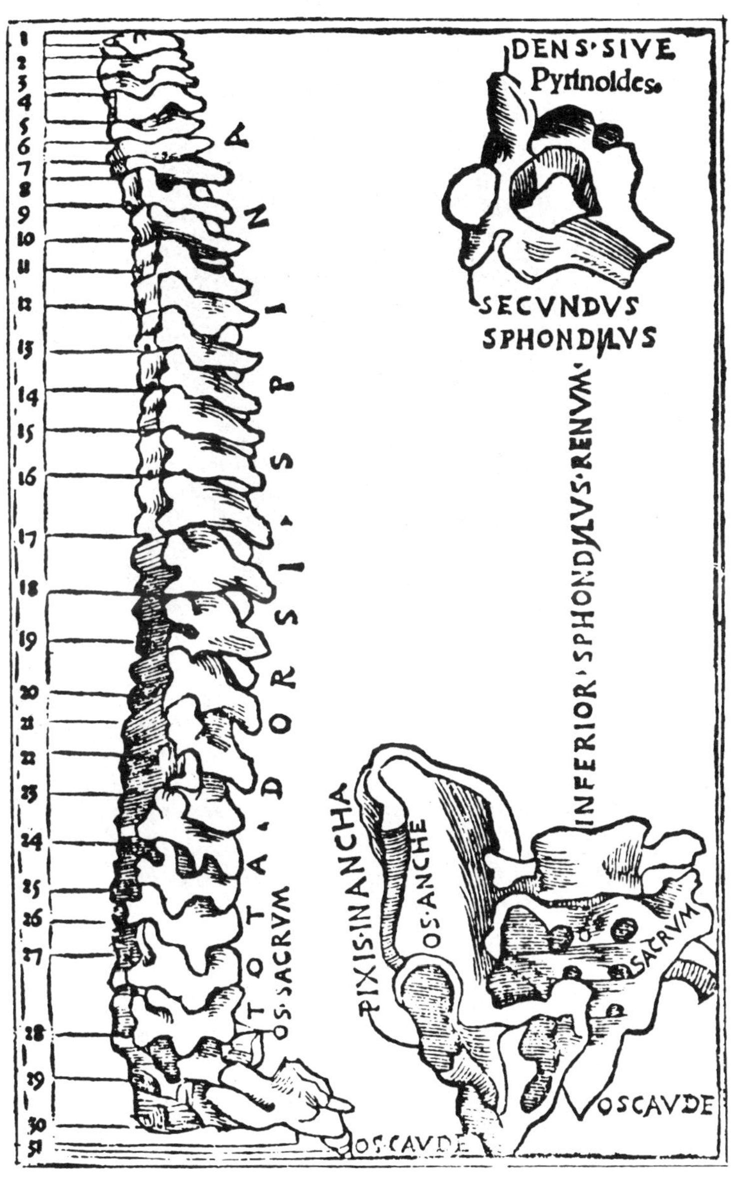
DENS·SIVE
Pyrnoldes.
SECVNDVS
SPHONDYLVS
INFERIOR·SPHONDYLVS·RENVM·
TOTA·DORSI·SPINA
OS·SACRVM
PIXIS·IN ANCHA
OS·ANCHE
SACRVM
OSCAVDE
OS·CAVDE

80*b*

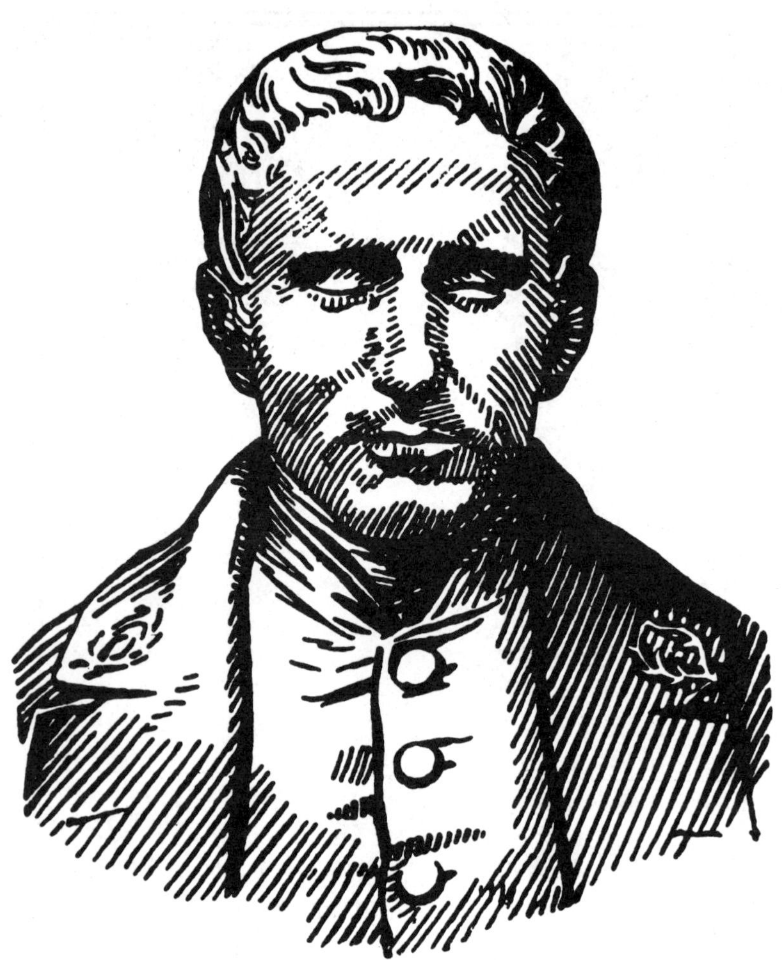

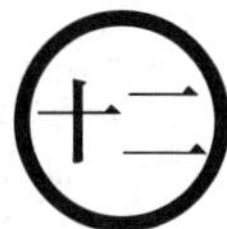

# 为了眼睛的光明

……即使是有益的发明，
也难以对抗愚蠢、陈旧的偏见……

——路易·塞巴斯蒂安·梅西耶
（Louis Sébastien Mercier，1740—1814）

# 81. 针刺白内障

古代的医生看不到眼睛的内部，不知道失明是由各种原因造成的，它有各种形式。如果一个病人失明了，他们就告诉病人，是因为水或者黏液涌进了眼睛，在晶状体前面形成了一层不透光的障碍膜。不论是古印度还是古希腊和古罗马的外科医生，都让患白内障的病人挺直坐好，手术开始时，医生向病眼呵气，使眼睛温热，然后用大拇指揉搓，直到他们认为自己看到了瞳孔里的内障膜。接着，他们让助手扶住病人的脑袋，病人目不转睛地盯住自己的鼻尖，医生用一根刺针从角膜的外侧边伸进瞳孔，刺破“内障”，让水或黏液流出来，把内障推到眼底。最后，他们在创口上敷上油棉，敷七天。

应该承认，有些做过白内障手术的病人又能看到一线光了，但是一直不能清楚地看东西，更不要说读书写字了。这是因为针刺内障的医生没有从正确的部位着手治疗。中世纪的医生也认为，白内障的病因是眼球晶状体前面或晶状体上存在一层不透明的膜，他们向患者保证，“只要6个、最多12个格罗森，就能让他们的眼睛重见光明”。就像当时的史实记录中所写的，医生所用的工具，其把手是用铁或铜制成的，工具前端类似于鞋匠用来修鞋、屠夫用来刺杀小牛的针。他们就用这种工具剥下人们眼里浑浊的晶状体，把它粗鲁地向后推到玻璃体里。很多病人的眼睛由于被感染而完全失明。

1700年，巴黎外科医生皮埃尔·布里梭（Pierre Brisseau）终于在解剖一个患白内障士兵的尸体时发现，白内障是晶状体浑浊。但他的发现遭到了当时很多学院派医生的反对，结果数以百计的江湖医生和受过一些教育的眼科医生取代了认真的眼科医生，他们“按照最新的知识”继续以针刺法治疗白内障。在赫尔曼·海姆霍尔茨（Hermann Helmholtz）发明了检眼镜之后，眼病的治疗才发生了前所未有的迅猛发展。

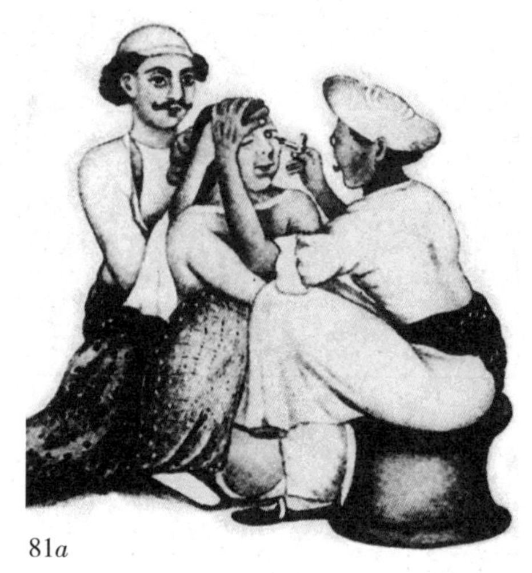

81*a*

**插图 81*a* 印度的白内障手术（19世纪）**

印度同时代的一幅无名水彩画。出自《英国眼科杂志》（*The British Journal of Ophthalmologie*），1918年

**插图 81*b* 16世纪初的白内障手术**

乔治·巴蒂施：《眼科》（Georg Bartischs: *Augendienst*，德累斯顿，1583）中的木刻画。出自约兰·雅克比：《特奥夫拉斯图斯·巴拉塞克苏斯：生动的遗产，巴拉塞克苏斯选集》，苏黎世和莱比锡，1942年

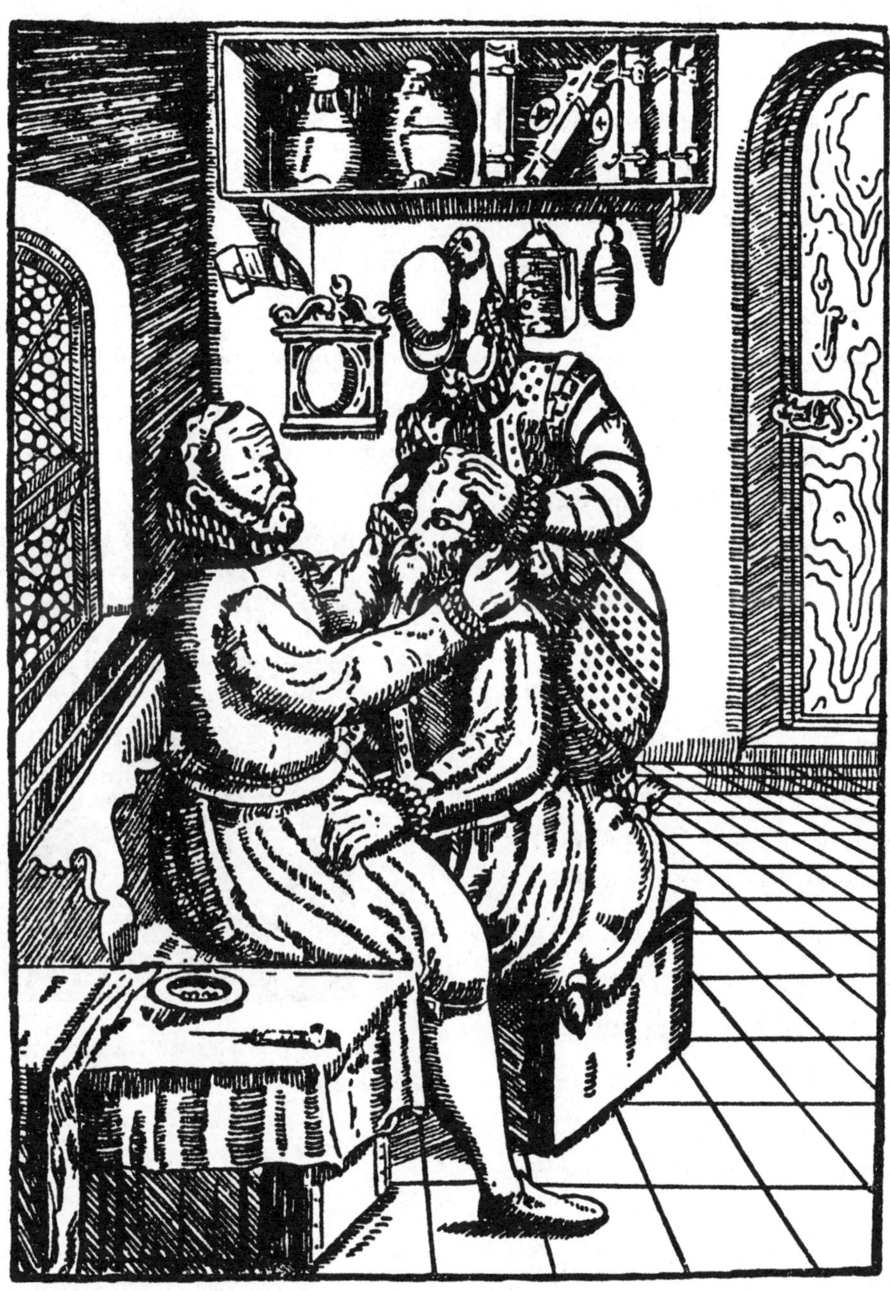

81*b*

# 82. 首例斜视手术

今天，有些人大概很少会提起，著名的德累斯顿宫廷眼科医生乔治·巴蒂施（Georg Bartisch），他在1583年出版的著作《眼科》中的第二章里，介绍斜视病的治疗术，特别是儿童的斜视病治疗，他提出了使用丝的亚麻布眼罩。书中配有插图，其形状呈垂直的细长椭圆形视缝，借助于这两个视缝，可以训练眼肌的协调运动。

19世纪30年代，汉诺威（Hannover）骨科和外科医生乔治·弗里德里希·路易·施特罗迈尔（Georg Friedrich Louis Stromeyer）因第一次成功地进行了皮下跟腱切除术治疗畸形脚而名声在外，促进了骨外科的发展。1838年被聘请为埃朗根大学（Universität Erlangen）外科学教授后，他开始考虑是否有可能也通过这种方法做斜视手术。于是，他先在尸体上进行了试验。

柏林夏利特医院的主任外科医生约翰·弗里德里希·迪芬巴赫（Johann Friedrich Dieffenbach）在施特罗迈尔试验的基础上，经过解剖学实验，完善了施特罗迈尔的方法；同时发明了“腱刀”——一种弯形尖刀。1839年10月26日，他终于用“肌切断术”——切断一块过短的眼肌，首次给活人做斜视治疗手术。

同年，迪芬巴赫在《医学联合报》（*Medizinische Vereinszeitung*）上向同行介绍了他的方法。在做过1200多例成功的斜视手术后，他把自己对斜视的所有认识写进了论文《斜视的原因、种类和程度》（*Ursachen, Arten und Grade des Schielens*）和著作《斜视及其手术治疗》（*Über das Schielen und die Heilung desselben durch die Operation*），并且在著作中高度评价了施特罗迈尔的成就。他的著作于1842年由柏林出版社出版。

鉴于施特罗迈尔和迪芬巴赫创造性的成就，法国巴黎学院授予他们由法国一名慈善家捐助、奖励“有道德价值的著作”的高额美德奖。

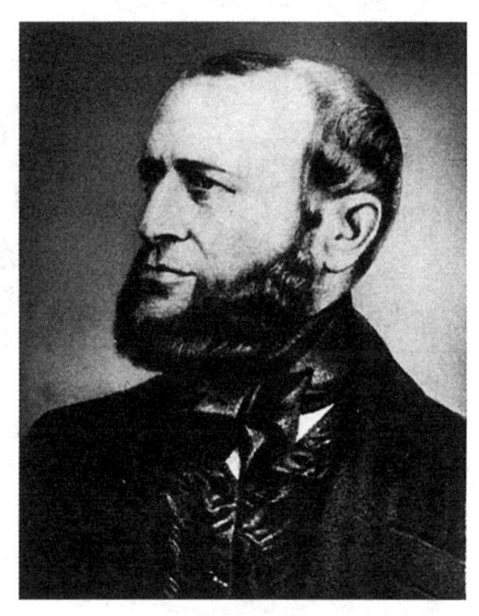

82*a*

**插图82*a*　1839年进行首例斜视手术的约翰·弗里德里希·迪芬巴赫**

费舍尔（C.Fischer）的石版画。出自伯恩特·卡尔格-德克尔：《手拿解剖刀，头戴检眼镜》，莱比锡，1957年

**插图82*b*　16世纪治疗斜视的头罩**

乔治·巴蒂施：《眼科》（德累斯顿，1583）中的木刻画。出自赫尔曼·彼得斯：《德国历史上的医生与医疗》，耶拿，1924年

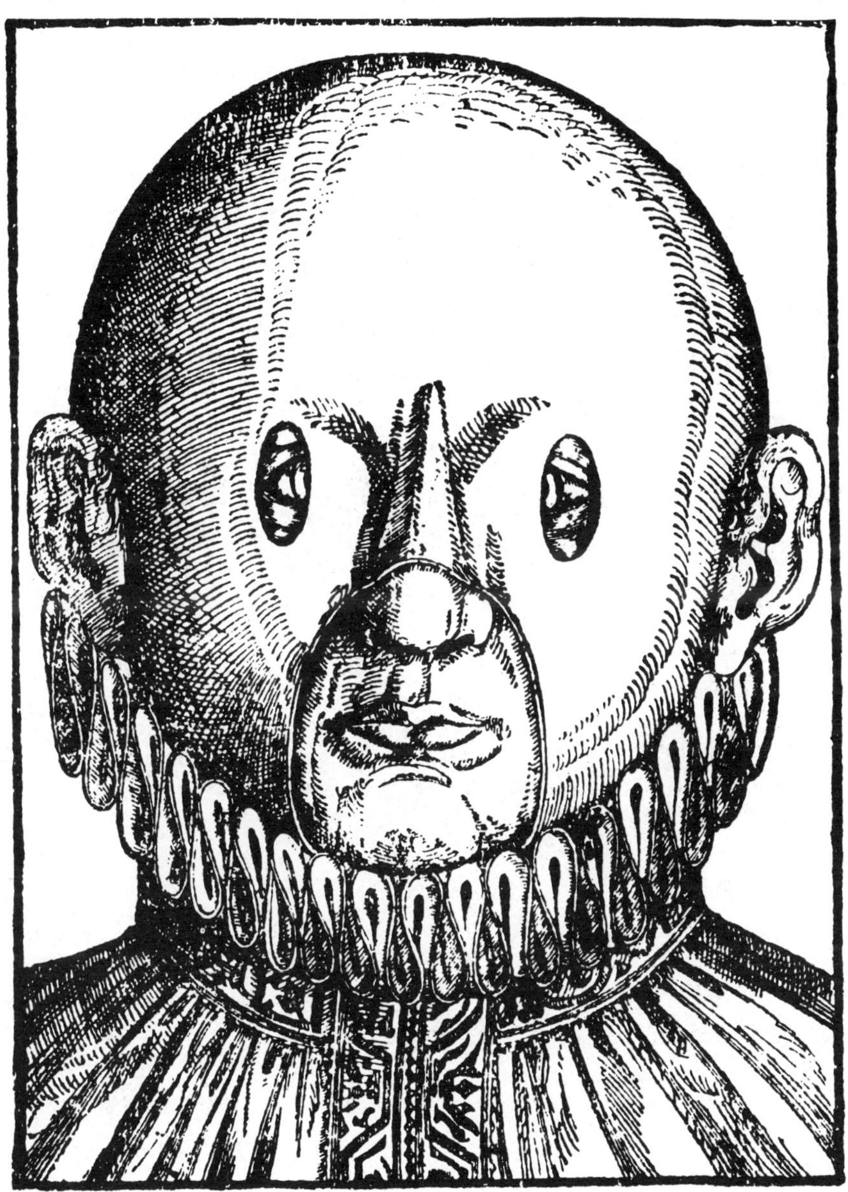

*82b*

# 83. 检眼镜的发明

年纪还不到30岁的赫尔曼·黑尔姆霍尔茨（Hermann Helmholtz）教授正在给学生讲眼睛发光的现象：“为了能在黑暗中看到东西，猫和猫头鹰等夜行性动物的眼底都有一层光膜，可以更大的强度反射弱光，它们的眼睛因此看上去是绿蓝色的，甚至发出银色或金色的光。”“人的眼睛里没有光膜，所以，以前人们认为人的眼睛是不会发光的，眼睛里面漆黑一片。但这是错误的，维也纳生理学家埃恩斯特·冯·布吕克（Ernst von Brücke）不久前的实验证明了这一点。”

学生们都屏住了呼吸，黑尔姆霍尔茨请其中的两位到实验台边做实验。他在其中一个学生面前放上一个燃烧正旺的油灯，让另一个学生走到10英尺开外的地方坐下，他的眼睛和油灯的高度相同。然后，他让油灯边的学生用罩子遮住火苗，仔细观察对面学生的眼睛。他问：“你看到了什么？”

这个学生回答说：对面的学生瞠大眼睛向着光源边的黑暗看时，双眼慢慢地转动，瞳孔发红光，虹膜发绿光。

黑尔姆霍尔茨却没有听进学生的回答。他的脑子在快速运转，因为他突然想到了做一个检眼镜的主意。他不顾一切，马上开始用眼镜片和与显微镜配用的盖玻片来制作脑海中所浮现出的工具。一个星期后，在放大了20倍的图像中，他高兴地看到了人体身上带有纤细动脉和静脉的视网膜，看到视神经是如何进入眼睛的，以及其他很多神奇的现象。

眼科医生毫无保留地承认黑尔姆霍尔茨的发明具有重大意义，虽然开始他们还不能熟练地使用那个有些原始的“东西”，但经过多年的不断改进，现代的检眼镜已经非常完善，可用以检查眼睛的内部，特别是眼底。

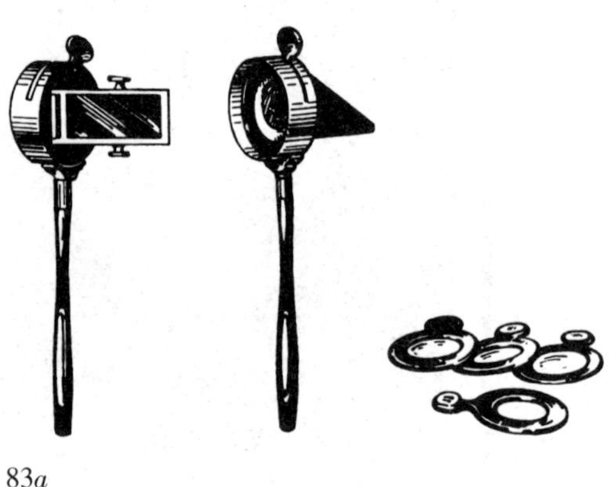

83*a*

**插图83*a* 黑尔姆霍尔茨发明的两种检眼镜及可更换的凹透镜**

根据海德堡大学眼科医院保存的原件绘制的画。出自伯恩特·卡尔格－德克尔：《手拿解剖刀，头戴检眼镜》，莱比锡，1957年

**插图83*b* 黑尔姆霍尔茨，检眼镜的年轻发明家**

**插图83*c* 黑尔姆霍尔茨检眼镜的使用**

木版画。出自汉斯·克雷默：《宇宙与人类》，柏林－莱比锡－维也纳－斯图加特，年代不详

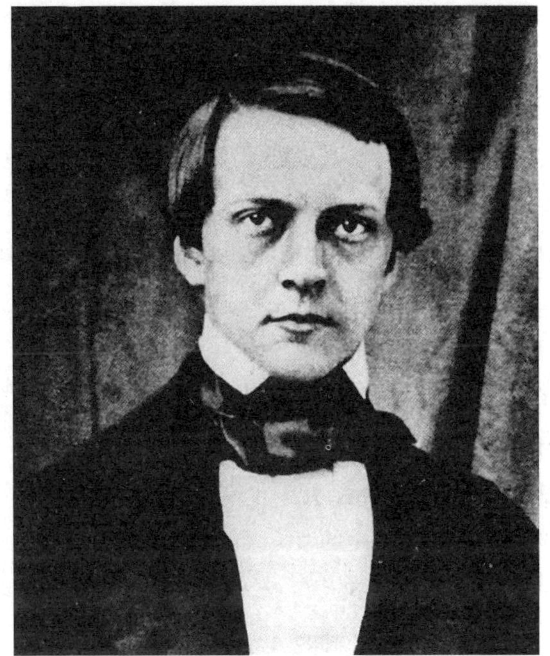

83*b*

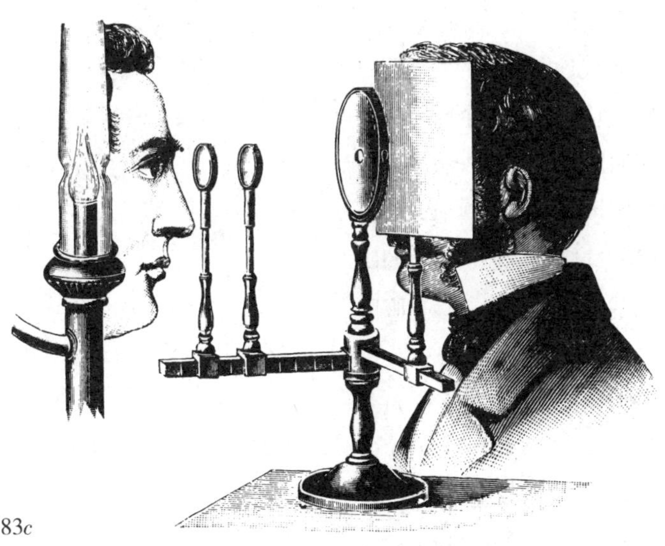

83*c*

# 84. 检查眼睛的各种仪器

直到今天，古希腊历史学家希罗多德（Herodot）的著作仍然是我们了解历史所不可缺少的资料来源。他在著作中写道，埃及历史上只有“专业医生”给病人治疗，其中眼科医生的作用非常重要，因为自古以来，埃及这个尼罗河畔的国家就是沙眼和其他由沙尘引起的眼病的多发地。他根据莎草纸记录下来的处方写道，用动物肝脏煎出的药剂对治疗沙眼、内障和夜盲症有很好的疗效。

当然，古代和中世纪的眼睛检查仅限于医生根据以往的经验望诊，因为眼病治疗已经成为理发师外科医生和江湖眼科医生的营生之一。18 世纪后半叶，眼科学的创立人、维也纳人乔治・约瑟夫・比尔（Georg Joseph Beer，1763—1821）将眼病治疗发展成为医学中的一门独立的学科，使用放大镜，检查眼病，眼病诊断才开始革新。

19 世纪中期，近代诊断程序的发展使眼病治疗出现了飞跃，它建立在两个原则性的方法之上：聚焦照明法和眼底检查法。聚焦照明法是指开始时医生在病人的斜前方放上一个光源，让光线通过反射镜进入病人的眼睛，然后用另一只手中的放大镜，检查眼睛中被照亮的部分。

1911 年，瑞典眼科医生阿尔瓦尔・古尔施特兰德（Alvar Gullstrand，1862—1930）设计的裂隙灯完善了这种方法。用裂隙灯可以检查眼睛的前部。检查眼睛的内部和眼底的是，1850 年生理学家赫尔曼・黑尔姆霍尔茨发明的检眼镜。早在 1825 年，他的捷克同行扬・伊万格里斯塔・普克内（Jan Evangelista Purkyně，1787—1869）就发明了类似的工具，但没有受到关注。白炽灯发明以后，又出现了电检眼镜，光源在手柄上。由于观察眼底受到角膜和晶状体反射的影响，1910 年瑞典人古尔施特兰德发明了一种不反光的立体检眼镜，这也为后来用“视网膜镜”进行眼底照相打下了基础。

**插图 84*a*　索拉油灯时代用检眼镜检查眼睛**
木版画。出自《图解会话辞典》，莱比锡，19 世纪

**插图 84*b*　用“视网膜镜”进行眼底照相（1928）**
出自《全景》1928 年

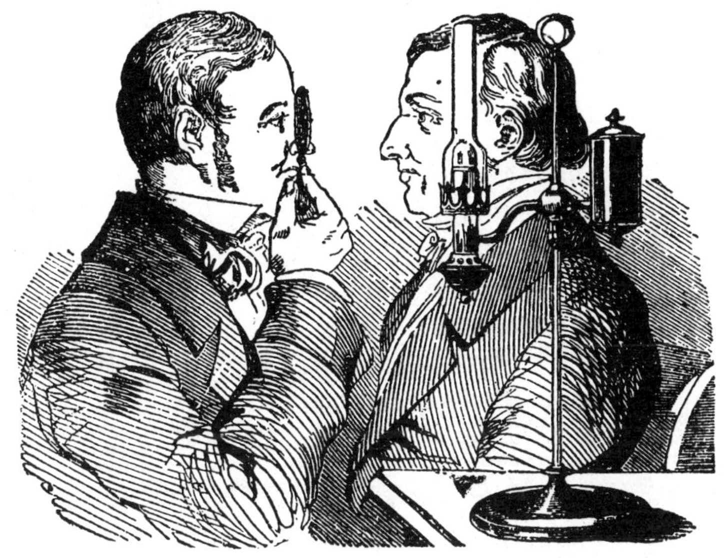

84*a*

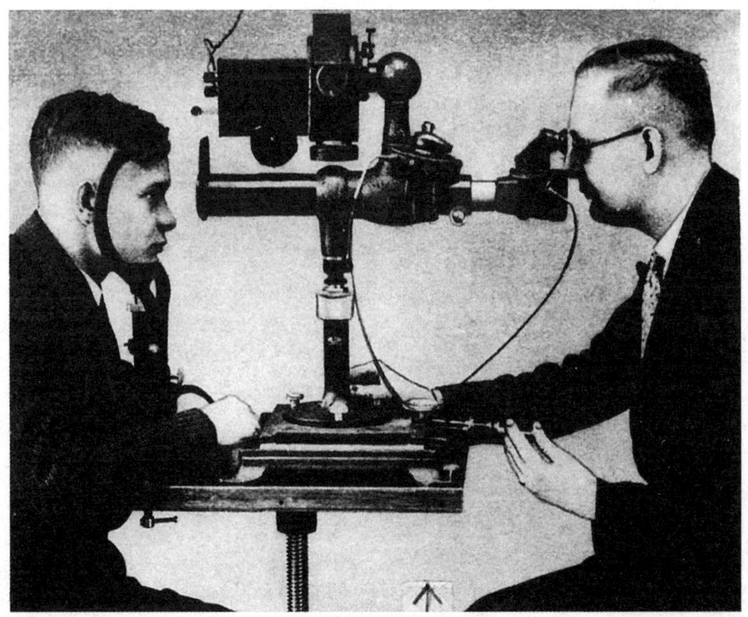

84*b*

# 85. 攻克青光眼

民间把青光眼叫作“绿内障”，但此病症既与绿颜色无关，也不是白内障。所谓白内障，是晶状体浑浊所致。通过手术摘除浑浊的晶状体，配上屈光度相同的眼镜，白内障就可以得到治疗。而青光眼是眼压不正常升高，渐渐地损坏了纤细的视网膜和视神经，最终使病人丧失视力。

首例成功的青光眼手术于 1852 年，由当时年方 24 岁的柏林眼科医生阿尔布莱希特·冯·格雷费（Albrecht von Graefe）完成。他是著名的外科医生、鼻子成形术重新发现人卡尔·费迪南德·冯·格雷费的儿子。他在多个国家上完大学后，便在自己的故乡柏林离夏利特医院不远的地方开办了一家自己的眼科医院。在 15 年的时间里，医院的病床从最初的两张发展到一百多张。

格雷费一直在思考巴黎的眼科医生朱利·西谢尔（Julius Sichel）关于青光眼不可治的断定。西谢尔认为，所有治疗青光眼的方法都是建立在“诊断错误或概念混乱”的基础上的。格雷费在自己的诊所里一刻不停地想，怎样才能用手术解决眼压升高的问题。后来，他切除了病人眼里的一小块楔形虹膜，让产生压力的房水流出来，这样就使眼压减小了。

在 1857 年第一届国际眼科大会上，格雷费向同行介绍了自己发明的“虹膜切除术”，这是他做过多例成功青光眼手术、定期跟踪检查手术病人后得出的结果。参加大会的同行对他开拓性的行动报以热烈的掌声，他的方法在没有药物治疗青光眼的那个时代，意义就更加重大了。

**插图 85*a*　阿尔布莱希特·冯·格雷费，现代眼科学的创建人**

当时的木版画。出自《图解会话辞典》，莱比锡，19 世纪

**插图 85*b*　阿尔布莱希特·冯·格雷费在做眼科手术**

当时的画。出自《花园凉亭》，柏林，1891 年

**插图 85*c*　眼科病人痊愈后高兴地离开格雷费的医院**

根据鲁道夫·西梅林（Rudolf Siemering）为柏林格雷费纪念碑制作的浮雕而制作的木刻画

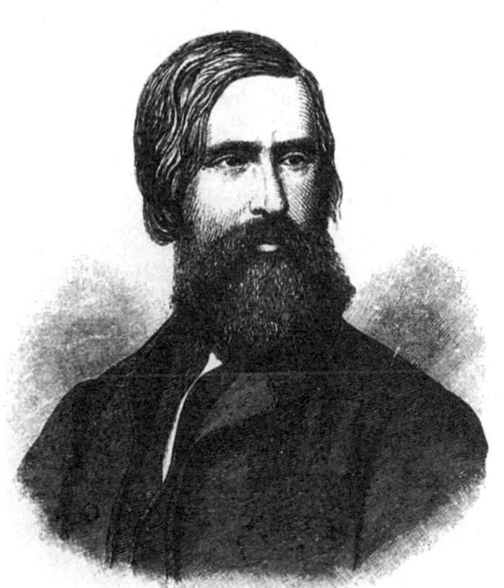

85*a*

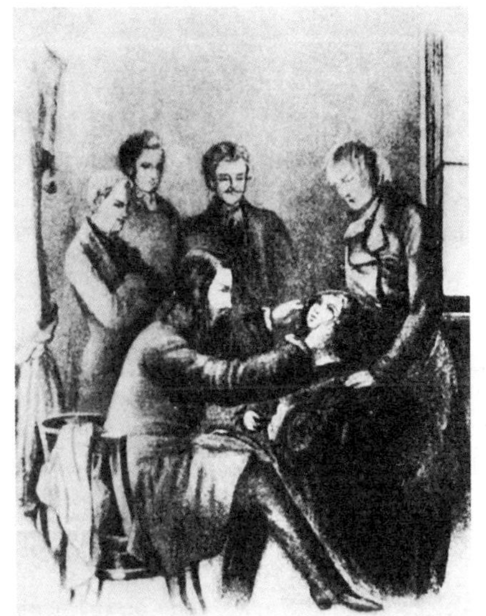

85*b*

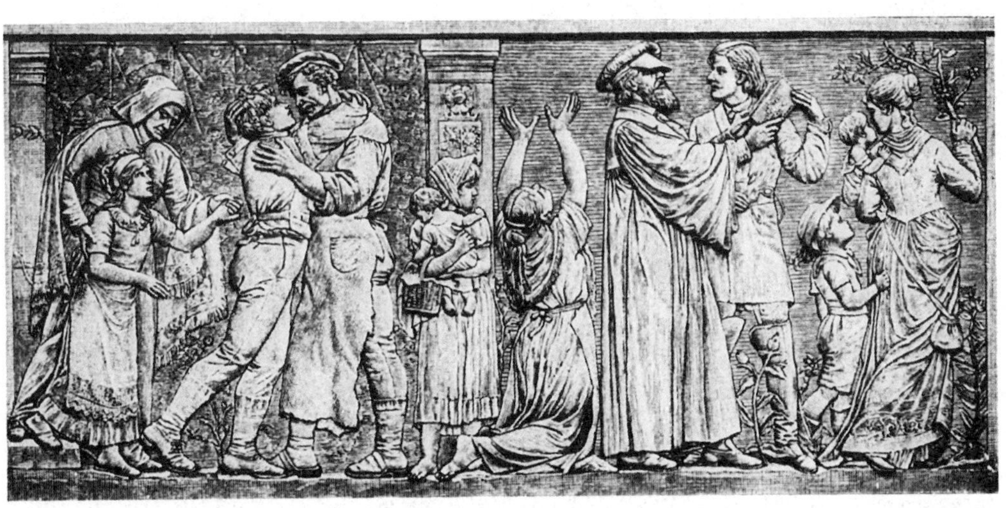

85*c*

# 86. 现代盲人教育

1771 年的一次经历，使在法国担任翻译的瓦朗坦·阿维（Valentin Haüy）受到了震动。那是在巴黎传统的年市上，一个奸猾、冷酷的饭店店主为了取悦客人，让盲人院的盲人装扮成滑稽可笑的模样唱歌跳舞。阿维，这个亚麻纺织工的儿子当时被深深地震撼了，他的心里第一次涌动出一种渴望：要通过系统的教育和培训，帮助盲人建立有意义的生活。

阿维想到建立一个学校，就像几年前被免职的法国牧师查理·米歇尔·阿贝·德勒埃佩（Charles Michel Abbé de l' Epée）出于同样的目的在蒙马特尔专门为聋人建立的学校一样。这时，盲人钢琴演奏家玛丽亚·泰蕾西雅·冯·帕拉迪斯（Maria Theresia von Paradis）正在欧洲巡回演出，在巴黎的演出取得了极大的成功，引起轰动。阿维在和帕拉迪斯交流之后，更坚定了自己的目标：通过实践和理论教育让失去光明的人有能力从事某种职业，并得以经济独立。

当然，一开始，阿维要实现建立盲人学校的设想还缺少资金，但他没有因此退缩，1784 年，他在巴黎自己的住所开始给一个偶然结识的 16 岁盲童乞丐授课，效果好得让人吃惊。他向社会公众介绍了第一个受到良好教育的盲童——弗朗索瓦·勒叙厄尔（François Lesueur）后，私人与公共福利的投资资金便向他涌来，以支持他建立寄宿盲人学校。

阿维用自己编排的压凸字母教盲人学生读写。附设的盲人印刷厂用压凸字母印刷书籍。在地理课上，他教学生使用有压凸纹的地图；在音乐课上，教学生使用压凸乐谱。最终的目的是使他的学生们都学会一门手艺。阿维用自己的劳动向世人证明了盲人有能力接受教育，为全世界盲人教育铺垫了道路。

**插图 86*a* 瓦朗坦·阿维，现代盲人教育的创始人**

当时的无名画像。出自《德国红十字会》，德累斯顿，1985 年第九期

**插图 86*b* 1771 年 9 月巴黎传统年市上的大型音乐会。在这次音乐会上，阿维决心献身盲人教育。右下为阿维**

当时的画。出自赖纳·施米茨：《伟大的事业从心中来：残障人福利事业的先锋》（Rainer Schmitz: *Die groß waren durch ihr Herz.Pioniere der Sozialarbeit für Behinderte*），柏林，1983 年

**插图 86*c* 一心要实现盲人教育理想的阿维**

福斯蒂纳·帕尔芒蒂耶（Faustine Parmantié）的画。出自卡罗拉·贝尔蒙特：《莫扎特生命中的女人们》（Carola G. Belmonte: *Die Frauen im Leben Mozarts*），苏黎世－维也纳－莱比锡，1924 年

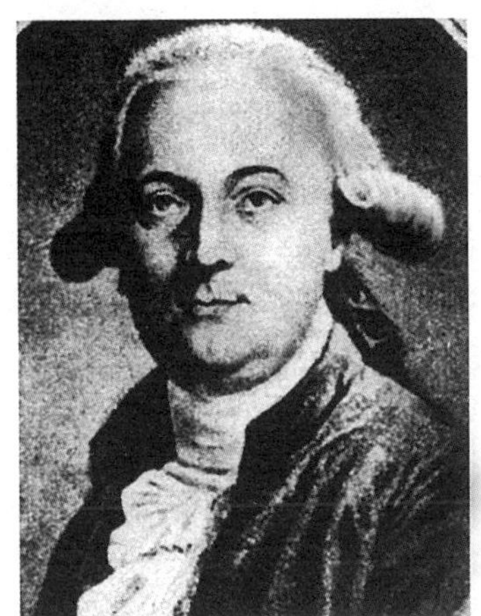

86*a*

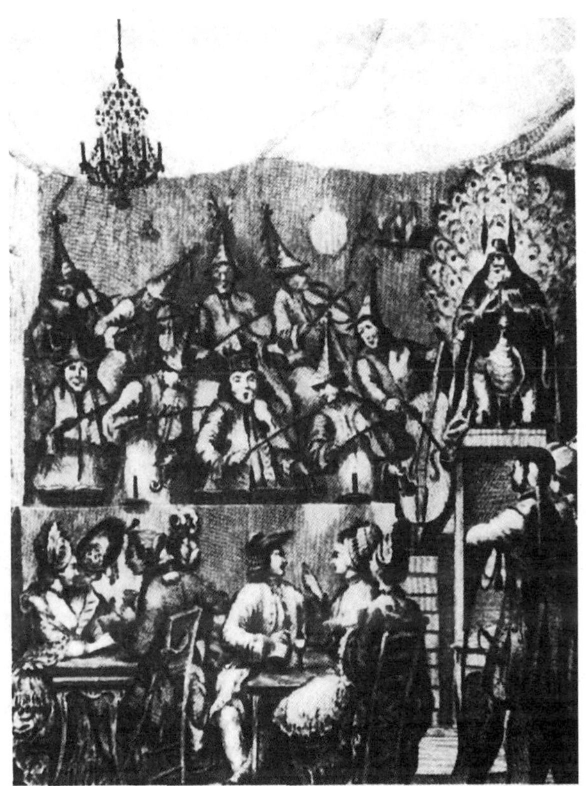

86*b*

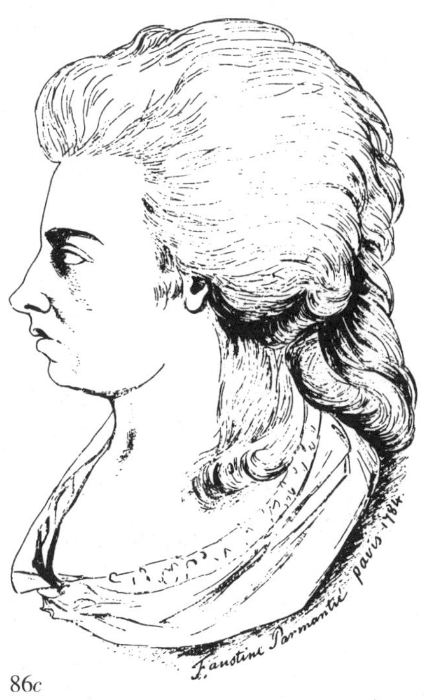

86*c*

# 87. 6 点盲文

前文说及现代盲人教育的创建人瓦朗坦·阿维，使用经过压凸的普通字母教盲人学文化，但是盲人触摸起厚纸上凸出的普通字母时还是相当困难，这件事触动了路易·布拉耶（Louis Braille）。他出生在塞纳－马恩省（Seine-et-Marne）库普夫莱（Coupvrai），3 岁时在父亲的制鞍厂里玩耍，被利器伤及眼睛失明了。从 11 岁开始，他在巴黎国家盲童学校学习并接受职业教育。

布拉耶学习勤奋，手艺精湛，19 岁时被学校聘为老师。他一直不懈地研究，想为学校的学生们提供一种易触摸的盲文。在努力的探寻中，一天，他了解了法国炮兵军官查理·巴比尔·德拉塞尔（Charles Barbier de la Serre，1767—1841）用于军队夜间传递消息的密码。这是由 12 个突起点组成的编码系统，"上下六行，左右两排，以语音为基础，通过不同的组合，构成法语中 36 个基本音素"。

布拉耶受到 12 点夜间密码的启发，1825 年他开始研究一套易学的"6 点盲文"，这种盲文可以用指尖触摸"阅读"，也可以通过压法"书写"。以 6 个点排出的长方形，顺序不同，构成了 64 种组合，代表所有的字母、数字和标点。布拉耶的"6 点盲文"可以用于世界上的所有语言。所以，随着"6 点盲文"的出现，国际通用的盲文系统产生了，并渐渐地传遍世界各国。

在莱比锡，德国盲文出版中心用布拉耶的"6 点盲文"出版了很多盲文书籍。

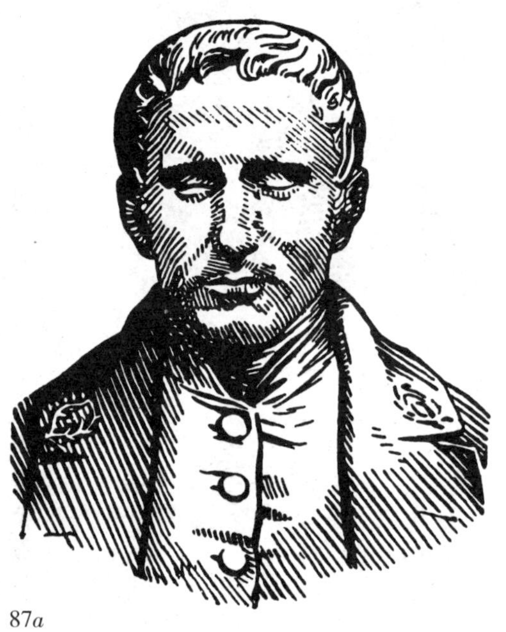

87*a*

**插图 87*a*　路易·布拉耶，6 点盲文的发明者**
出自《德国红十字会》，德累斯顿，1985 年第十期。

**插图 87*b*　耶稣给盲人治病**
18 世纪荷兰文《圣经》中的铜版画。出自奥斯卡·罗森塔尔：《造型艺术中的神奇医术与医神》（Oskar Rosenthal: *Wunderheilungen und ärztliche Schutzpatrone in der bildenden Kunst*），莱比锡，1925 年

**插图 87*c*　6 点盲文**
出自《德国红十字会》，德累斯顿，1985 年第十期

Jean IX.
OCULI CAECO APERTI
Een Blinde aan het gezicht geholpen

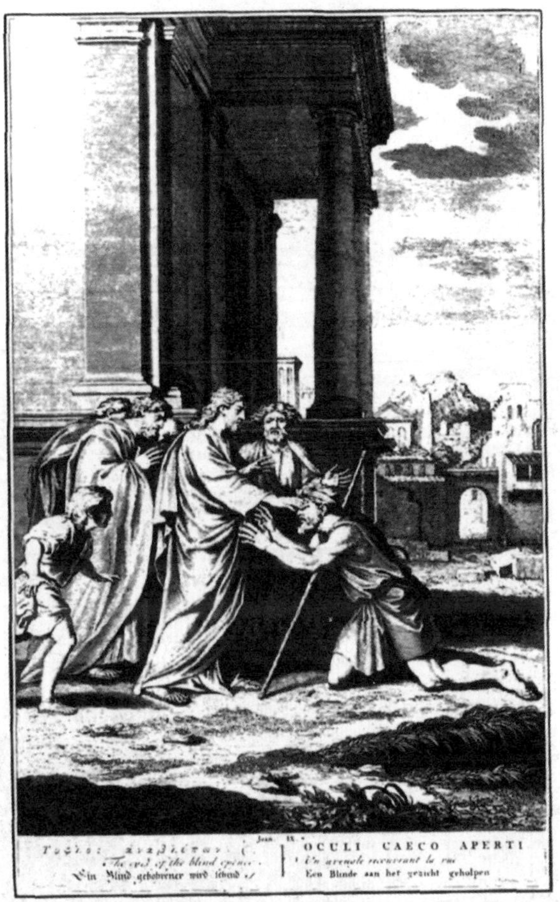

87*b*

**Französisches Punktschrift-Alphabet**
**(ohne Ziffern, Satz-und Hilfszeichen)**

| | | | | | | | | | | |
|---|---|---|---|---|---|---|---|---|---|---|
| I. | A | B | C | D | E | F | G | H | I | J |
| II. | K | L | M | N | O | P | Q | R | S | T |
| III. | U | V | X | Y | Z | | | | | |
| IV. | Â | Ê | Î | Ô | Û | Ë | Ï | Ü | Œ | W |

87*c*

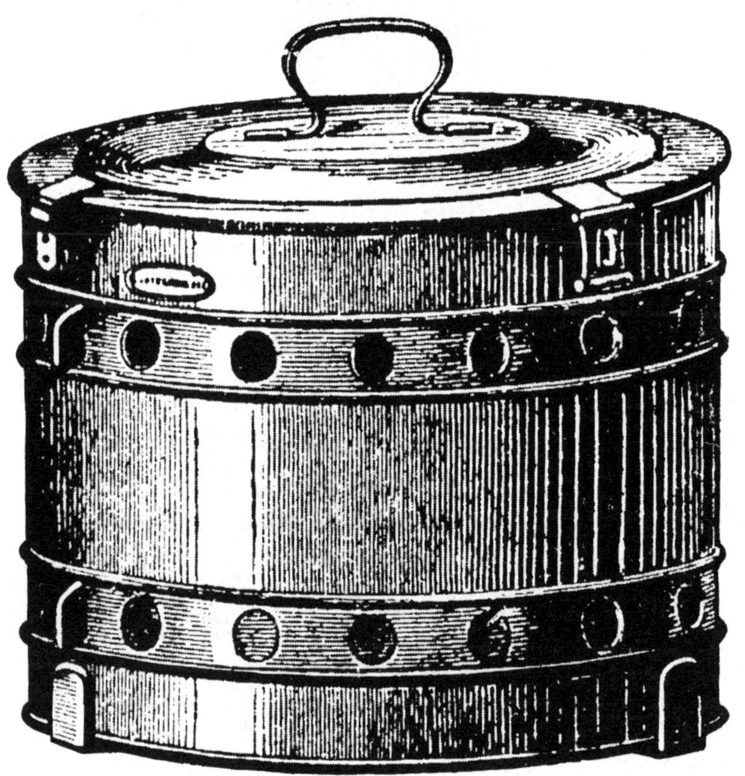

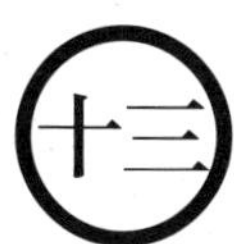

# 战胜伤口感染

要看到新的事物，
就必须有新的举动。

——格奥尔格·克里斯托夫·利希滕贝格
（Georg Christoph Lichtenberg，1742—1799）

# 88. 揭开产褥热之谜

1847年，在维也纳总医院产科医院工作的匈牙利籍助理医生伊格纳茨·菲利普·塞麦尔维斯（Ignaz Philipp Semmelweis，1818—1865）发现了产褥热的原因是细菌感染。此前，医学家们一直不知道这种威胁生命的产后疾病到底病因何在。古代的医生认为产褥热是因为恶露缺少或没有所致。直到17世纪后半叶，人们才知道，产褥热是一种特殊的疾病。

1662年，英国著名的解剖学家、生理学家托马斯·维利斯（Thomas Willis，1621—1675）第一次客观地描写了产褥热的病征，把病称作“Febris puerperarum”（产妇发热）。当然，病因仍旧是个谜，人们猜测产褥热的病因是乳腺出奶不畅、子宫发炎、“带有瘴毒的地气”或者空气污染。支持瘴毒理论的人中包括约翰·克莱因（Johann Klein，1788—1856）教授，维也纳第一妇产医院的院长，他的医院里产褥热的死亡率近12%。“不，不！”塞麦尔维斯激动地反驳道，“害人的产褥热一定有其他明显的原因，产房里有助产士的医院死亡率就比较低！”三年前，北美解剖学和生理学教授奥利弗·温德尔·霍姆斯（Oliver Wendell Holmes，1809—1894）怀疑有一种传染物，因而采取了预防措施，比如清洁房屋和用具，要求医生保持个人卫生。

产褥热的“脓血性质”是塞麦尔维斯研究证明的，他还认识到，使血中的有毒“物质”通过助产士没有消毒的手进入母体。后来他发明了用氯水严格消毒双手的办法，因而他成了“母亲们的救星”。

**插图88*a* 伊格纳茨·菲利普·塞麦尔维斯认识到产褥热的病因，发明用氯水严格进行手消毒的办法，成为“母亲们的救星”**

1860年的铜版画

**插图88*b* 塞麦尔维斯著述的《产褥热病因、理解与预防措施》一书的扉页**

C.A.Hartlebens出版发行公司1801年在佩斯、维也纳、莱比锡出版的版本（有图书馆章，不详）

**插图88*c* 塞麦尔维斯——“母亲们的救星”**

DEFA公司同名电影中的场景。导演：格奥尔格·C. 克拉仑（Georg C. Klaren）。卡尔·帕利拉（Karl Paryla）（左）扮演的塞麦尔维斯带领助产士学生宣誓，保证消毒双手

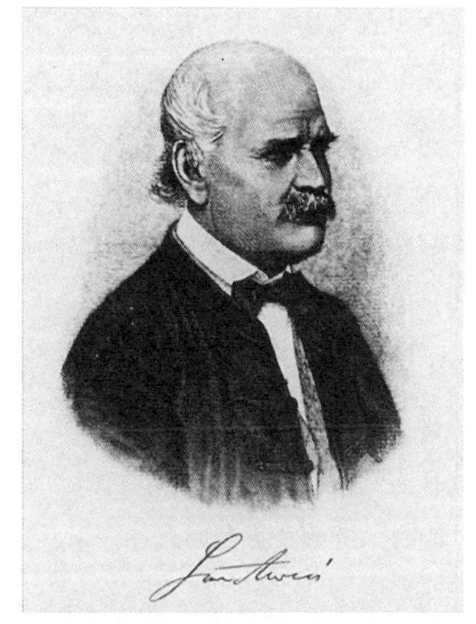

88*a*

Die Aetiologie, der Begriff

und

die Prophylaxis

des

**Kindbettfiebers.**

Von

Ignaz Philipp Semmelweis.

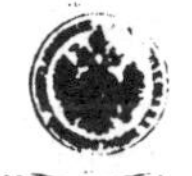

Pest, Wien und Leipzig.

C. A. Hartleben's Verlags-Expedition

1861

88*b*

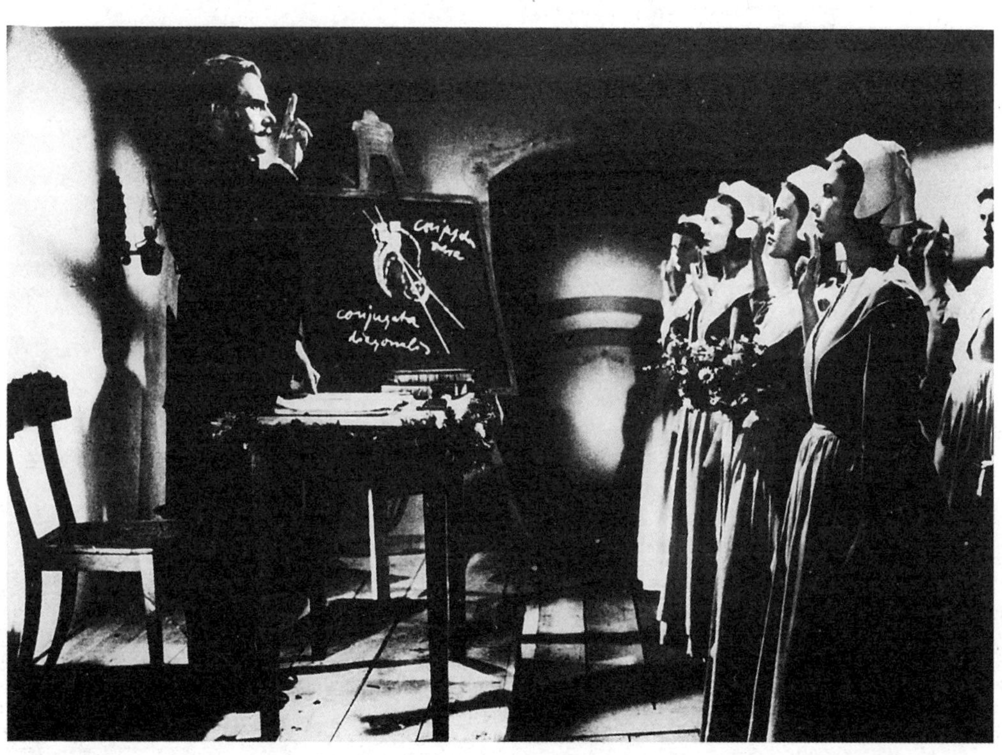


88*c*

# 89. 可怕的化脓性感染

19 世纪的前半叶，无数病人在外科医院和产院里被化脓性感染夺去生命，束手无策的手术医生和助产士常常绝望地自问：这样的情况到底还要持续多久？维也纳总医院产科 28 岁的住院医师伊格纳茨·菲利普·塞麦尔维斯因医生面对大量病患死亡而无能为力的可怜窘境感到震惊。他坚决反对瘴毒理论，而瘴毒理论却是当时束手无策的医生们自我安慰的工具。但他认为空气中引起腐烂的不知名的物质，才是引发产褥热及致命褥疮（Hospitalbrand）的罪魁祸首。

1847 年，塞麦尔维斯的一位法医朋友被一名解剖尸体的学生不小心割伤了手，不幸死亡。这使塞麦尔维斯意识到，年轻母亲们的产褥热感染类似于夺去法医朋友生命的尸毒感染，都是血液中毒的问题。由此，他敏锐地意识到，威胁产妇生命的中毒症是助产士检查阴道时引起的。于是，他开始在自己的产科采取措施，要求医生和助产士在接触病人性器官前，都要用氯化钙消毒双手和医疗用具。

但是，塞麦尔维斯关于产褥热是细菌感染性疾病的说法，仅仅是通过经验总结出来的，没有科学的证据。所以，尽管他的清洁措施取得了效果，但不能得到推广。

法国化学家、微生物学家路易·巴斯德（Louis Pasteur）关于微生物可以几十亿倍繁殖，从而导致生物腐烂的实验研究成果，无可辩驳地证明了塞麦尔维斯的假设。

为了查出病原菌的来源，巴斯德在几个带有 S 形细长管的玻璃烧瓶里放上肉汤，加热，这时，空气就从瓶子里冒出来；而冷却时，新鲜空气又进入到烧瓶里。新鲜空气携带的异物杂质都滞留在细长管的弯曲处，所以，肉汤几天后仍然没有细菌。后来，巴斯德摇晃烧瓶里的肉汤，使滞留杂质混合。第二天，肉汤变得浑浊起来，充满了微生物，而烧瓶里没有沾到肉汤的部分，仍然像以前一样干净、透明。抗菌和无菌时代终于来临了！

**插图 89a　塞麦尔维斯——“母亲们的救星”**

DEFA 公司同名电影中的场景。卡尔·帕利拉（左）扮演发明了用氯水消毒手的方法的塞麦尔维斯

**插图 89b　路易·巴斯德实验证明微生物引起了发酵和腐烂**

一张来源不详的照片原件

**插图 89c　巴斯德实验用的带有 S 形细长管的玻璃烧瓶，证明细菌引起腐烂**

出自伯恩特·卡尔格－德克尔：《手拿解剖刀，头戴检眼镜》，莱比锡，1957 年

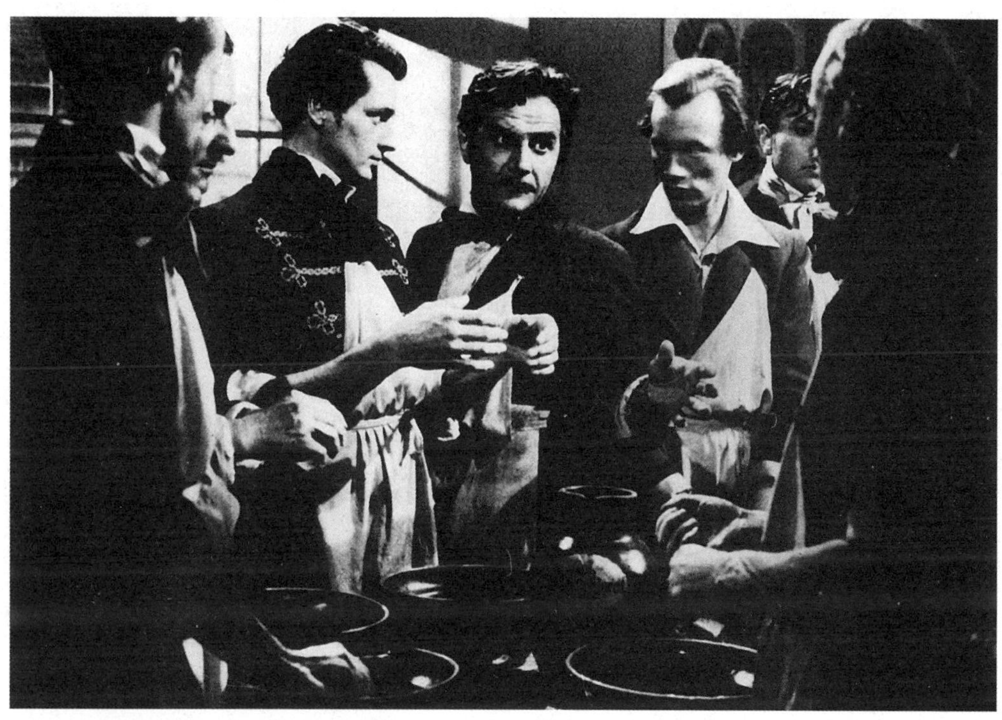

89*a*

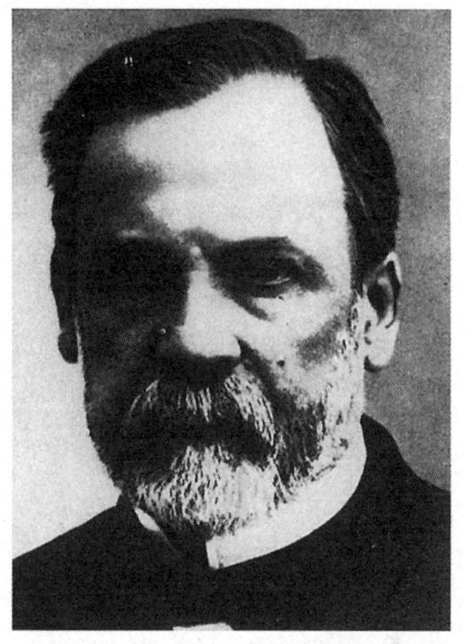

89*b*

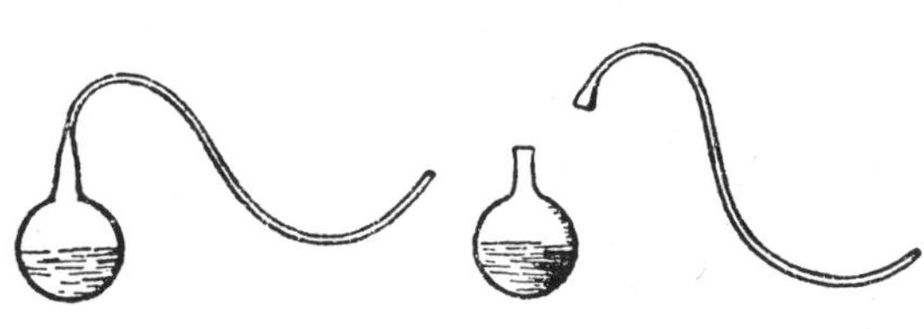

89*c*

# 90. 抗败血病的胜利

“您辉煌的研究建立了腐败病原体的理论，是我形成无菌学说的基本思想，对此，我向您表示衷心的感谢。”这段感激的话语是1874年著名的英国外科医生约瑟夫·利斯特（Joseph Lister）向法国化学家、微生物学家路易·巴斯德陈述的。巴斯德发现了有分解作用的微生物，并使手术后伤口感染的问题得以解决。

1865年秋天，这个出生在伯爵领地埃塞克斯（Essex）、葡萄酒贩的儿子利斯特得知巴斯德在进行关于发酵和腐烂的研究。此前，他也得知，仅仅严格采取清洁措施对防止可怕的褥疮收效甚微，对此他感到很痛心。在研究了巴斯德的研究之后，他突然闪现出一个念头，要防止致命的败血症，就必须消灭致病的源头。但是该如何进行？利斯特首先寄希望于氧化锌和亚硫酸盐，但都没用。他继续寻找有效的药物，在几乎不抱希望的时候，1866年初，他偶然发现了石炭酸，卡莱尔（Carlisle）市政府一般使用石炭酸去除市郊污水净化池刺鼻的臭气。不久，格拉斯哥（Glasgow）大学由巴斯德领导的外科医院，来了一个被掉下来的沙箱砸断腿的年轻铸造工，石炭酸的治疗作用在他身上第一次得到了验证。

开始，手术医生认为截掉严重受伤的腿是唯一防止气性水肿的措施。但约瑟夫·利斯特在巴斯德的发现和卡莱尔市去污除臭方法的基础上，首次以浸泡于石炭酸的密封绷带包扎开放性骨折创口，进行为期三周的伤口无菌处理。由此发明了后来以他名字命名的“利斯特式”（Lister）灭菌法。在这次治疗取得成功的激励下，不久之后，他又推行在手术前用石炭酸洗手和清洗器具、给手术室喷洒石炭酸，或使用以石炭酸浸泡过的丝线来结扎血管等方法。

**插图 90*a*　1867年约瑟夫·利斯特开始采用石炭酸无菌处理伤口的方法**

出自里克曼·戈德利：《利斯特》（Rickman Godlee: *Sir Lister*），莱比锡，1925年

**插图 90*b*　按照利斯特抗菌法进行抗菌手术。左前方为喷洒手术区，手术台上的手术器具浸放在装有石炭酸溶液的碗里**

当时的绘画。出自切恩：《抗菌外科学》（Cheyne: *Antiseptic Surgery*），伦敦，1882年

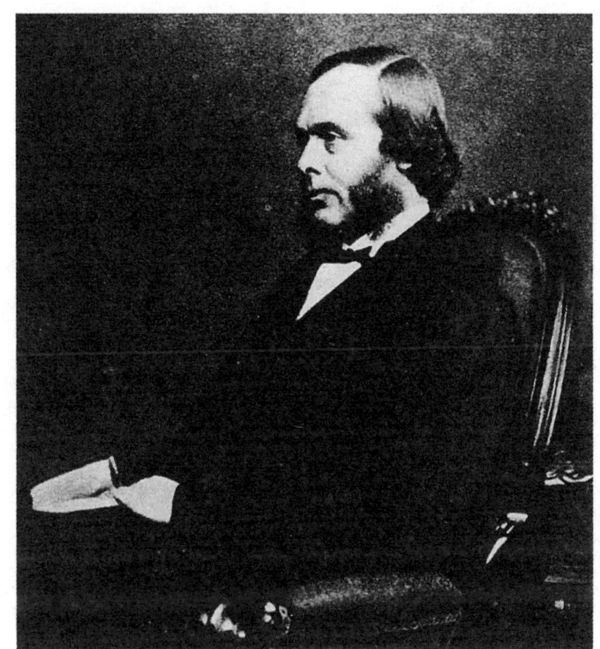

90*a*

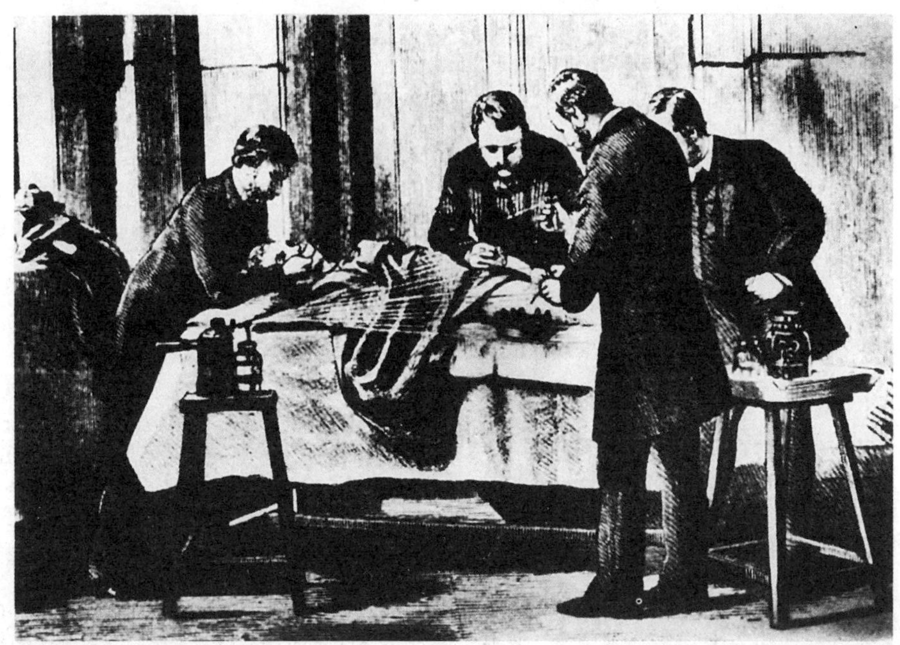

90*b*

# 91. 水蒸气与白外套

1877 年，英国手术医生约瑟夫·利斯特创立了抗菌法之后的第三年，柏林大学外科医院院长埃恩斯特·冯·贝格曼（Ernst von Bergmann）用升汞来替代伤害手部皮肤和引起中毒的石炭酸。但是著名的细菌学家罗伯特·科赫（Robert Koch）认为，不论石炭酸还是升汞都不能彻底地消灭孢子杆菌，而高温水蒸气在几分钟之内就可以彻底地消灭它。

1882 年，这个发现促使当时在波恩工作的外科医生弗里德利希·特伦德伦堡（Friedrich Trendelenburg）在自己工作的医院里首次安装了蒸汽灭菌器。这就是通过物理手段灭菌的原始雏形。1886 年，全面推行蒸汽灭菌法，这又是受到贝格曼影响的结果，他的能干的助手库尔特·席梅尔布施（Curt Schimmelbusch）设计了一款特别实用的器具，扩展了抗菌法。直到今天，由席梅尔布施设计的敷料灭菌筒仍然为人们所使用。

敷料灭菌筒是一个圆筒状金属容器，有两层可转动、带有圆孔的筒壁。蒸汽可以通过圆孔进入容器内部。圆筒上的孔闭合后，无菌状态就可以得到保持。除了席梅尔布施设计的灭菌圆筒外，贝格曼还设计了手术服。此前，医生们常常穿着被污染的黑色长袍，贝格曼用经过消毒的雪白长外套代替了原来的黑长袍，与长外套相匹配的，还有无菌白帽、口罩和极薄的橡胶手套。

基尔外科医生吉斯塔夫·阿道夫·诺伊贝尔（Gustav Adolf Neuber）开始使用全金属的医用工具，与带有木柄的传统工具相比，全金属工具容易煮沸消毒，这样，无菌法的内容又得到了充实。最后值得一提的是，柏林皮肤病学家、内科医生保罗·菲尔布林格（Paul Fürbringer）于 1888 年改进了手消毒的方法——用热水和肥皂洗手（10 分钟），然后用酒精洗手（5 分钟），最后用消毒液洗手（3 至 5 分钟），双手的消毒方告完成。

**插图 91*a* 贝格曼在柏林夏利特医院做外科手术。右面是麻醉师用席梅尔布施面罩控制给病人麻醉的程度，他的助手正在检查被麻醉病人的脉搏**

1899 年的画。出自施特凡：《图解百年历史：19 世纪文化史》（S.Stefan: *Hundert Jahre in Wort und Bild-eine Kulturgeschichte des XIX Jahrhunderts*），柏林，1899 年

**插图 91*b* 席梅尔布施设计的圆筒**

出自库尔特·席梅尔布施：《无菌术指南》（Curt Schimmelbusch: *Manuel d'Aseptic*），巴黎，1893 年

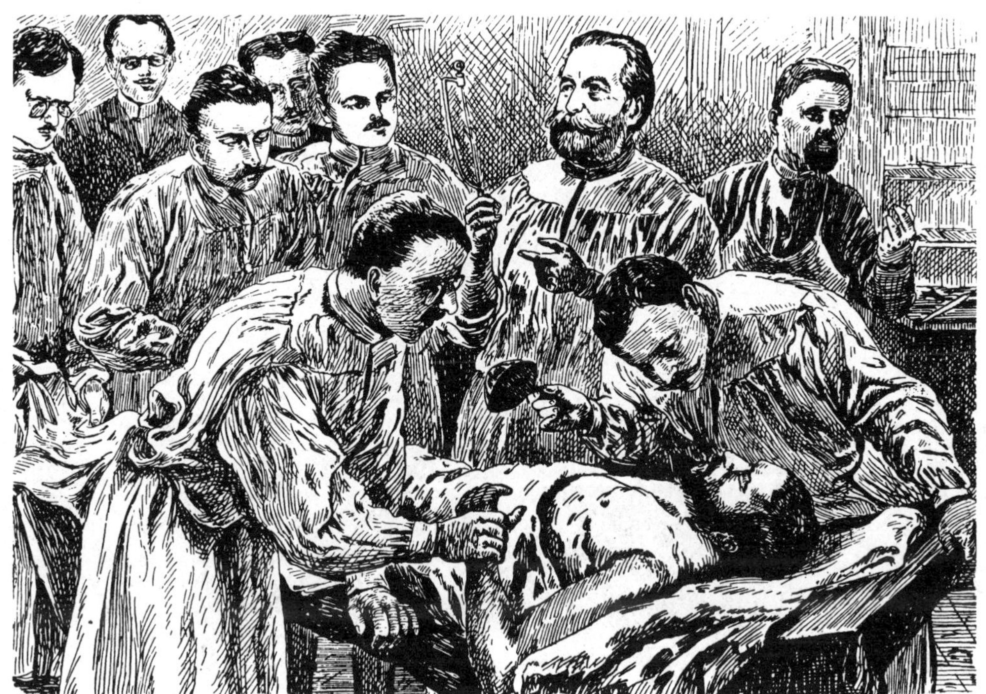

91*a*

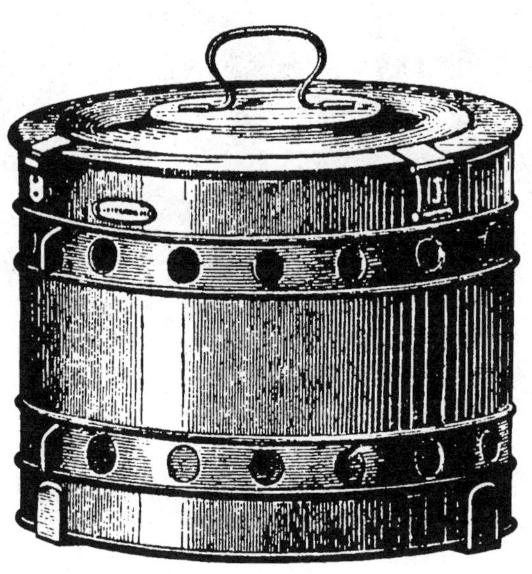

91*b*

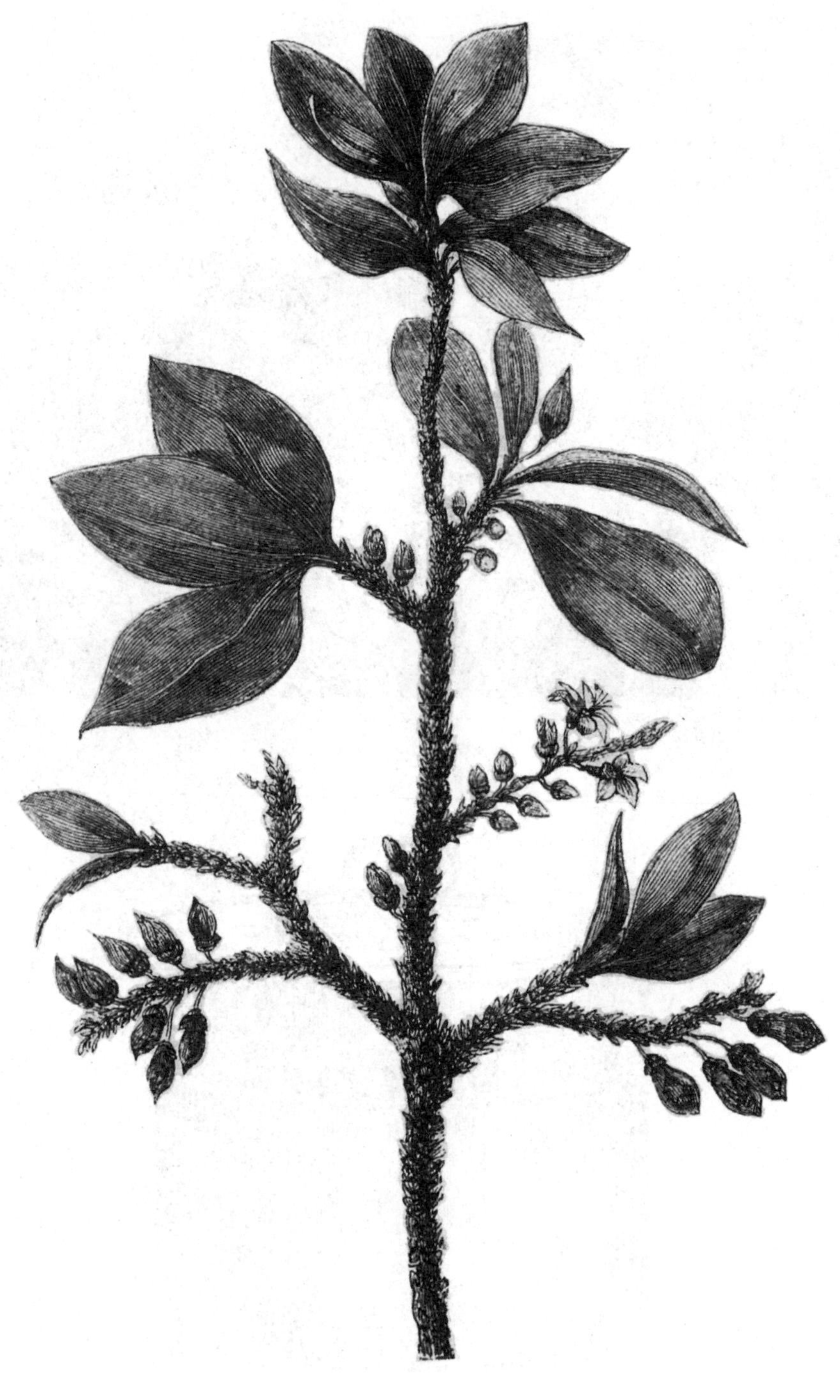

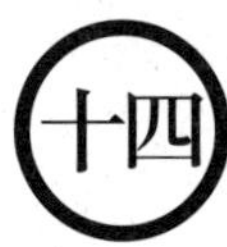

# 无痛手术

伤口虽然结痂愈合，
但伤疤却和我们一起成长。

——斯坦尼斯劳·杰西·莱克
（Stanislaw Jerzy Lec，1909—1966）

# 92. 梅斯默的“动物的磁力”

16世纪初，英国自然研究学家和宫廷御医威廉·吉尔伯特（William Gilbert）在他的一本著作中主张使用天然磁铁治疗疾病，不久，很多人都对他的方法感兴趣。所以，后来所发生的事情一点儿都不足为奇：弗朗兹·安东·梅斯默（Franz Anton Mesmer）被授予医学博士之后，便马上在维也纳他自己新开的诊所里使用了磁疗方法。他坚信，疾病和健康都与一种能渗透一切的细微的醚类物质——“磁性液体”有关。

梅斯默用磁铁主要治疗神经疾病，方法是用磁棒轻抚病人的身体。开始，他只通过磁棒简单地来回运动，给单个病人治疗。后来病人增多，为了使成批的病人都能得到治疗，他专门设计了一个大木盆，开始在木盆里装铁屑，后来在盆里装磁化水，病人围坐在大木盆的边上，让穿着淡紫色衣服、摇动磁铁的“神医”给他们治病。

梅斯默使用磁疗法所医治的疾病中，除了神经性疾病外，主要有水肿、四肢瘫痪、风湿、坏血病、视力减退和弱听等。在长期的治疗探索中，他发现单用手的运动对某些疾病就可以起到镇静作用，使病症有所减轻。于是，他让病人误以为已经处于磁力当中，并把这种磁力称作“动物的磁力”。

梅斯默拥有一批支持者，但他却遭到学院派医生的诋毁，最后他不得不背着“讨厌的外国人”的恶名离开了奥地利首都。移居到巴黎后，他的学说（催眠术）同样只是轰动一时。1841年，苏格兰神经学家詹姆斯·布雷德（James Braid）通过观察，认为梅斯默的学说是正确的，指出他的催眠术是一种心理暗示作用，它推进了暗示作用的治疗。从此，梅斯默被列为创建现代催眠法的先驱。

**插图92*a*　1779年弗朗兹·安东·梅斯默在巴黎出版的《发现“动物磁力”》（*Denkschrift über die Entdeckung des tierischen "animalischen" Magnetismus*）的扉页**

出自伯恩特·卡尔格－德克尔：《战胜疼痛：麻醉与局部麻醉史》，莱比锡，1984年

**插图92*b*　斯堪特人与磁疗术**

彼得斯堡一个园林小屋中的希腊陶罐上的绘画。出自《德国红十字会》，德累斯顿，1976年

**插图92*c*　弗朗兹·安东·梅斯默门诊时的“磁浴”**

法国造型艺术家埃尔瓦（Hervat）的画。出自伯恩特·卡尔格－德克尔：《战胜疼痛：麻醉与局部麻醉史》，莱比锡，1984年

MÉMOIRE
SUR LA DÉCOUVERTE
DU
MAGNÉTISME
ANIMAL;

*Par M.* MESMER, *Docteur en Médecine de la Faculté de Vienne.*

A GENEVE;
*Et se trouve*
A PARIS,
Chez P. FR. DIDOT le jeune, Libraire-Imprimeur de MONSIEUR, quai des Augustins.

M. DCC. LXXIX.

92*a*

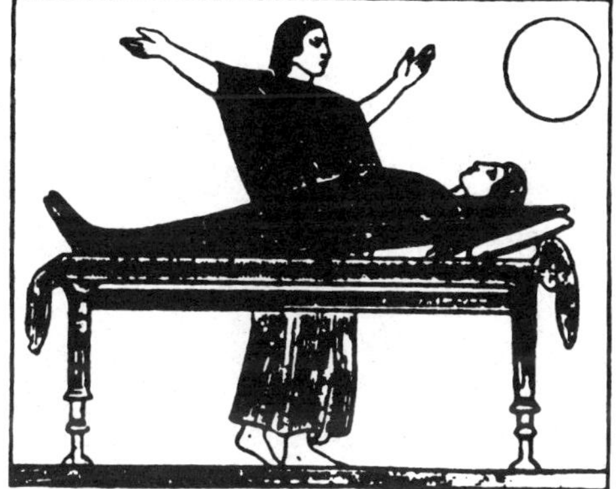

92*b*

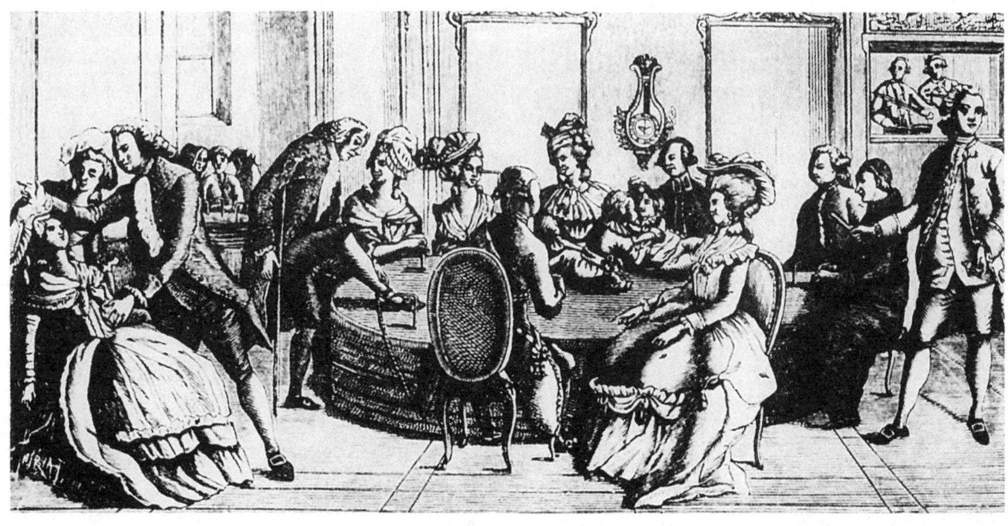

92*c*

# 93. 神奇的“笑气”

1776年左右，英国化学家约瑟夫·普利斯特利（Joseph Priestley）制造出了一氧化二氮，这是一种闻起来带些甜味的无色气体。但是在几十年的时间里，它被化学界认为是一种有毒气体，因为美国一位名叫米切尔（Mitchell）的医学家在动物实验中得出了很可怕的结果。1799年，克利夫顿（Clifton）吸氧治疗研究所的助手、英国研究人员汉弗莱·戴维（Humphrey Davy）为了研究一氧化二氮对人体的影响，才敢于吸入这种气体。他惊讶地发现，在吸入气体后没有任何不适，而且正相反，他感到非常惬意，于是，他顺理成章地把这种气体称为“笑气”。由于一氧化二氮还可以减轻疼痛，他甚至建议把它用做手术的麻醉剂。

但是戴维关于一氧化二氮可做麻醉剂的建议没有得到医学界的重视。相反，年市上一氧化二氮的流动展室却举办了“笑气”喜剧活动。1844年，一个很会做生意的喜剧演员为招揽顾客，自称为“化学教授”，他来到美国康涅狄格州州府哈特福德（Hartford），在这个城市里，有一位29岁的开业牙医霍勒斯·韦尔斯（Horace Wells）为如何给病人安上自己新发明的、适合颌骨的新式假牙而绞尽脑汁，几乎想放弃了。因为连虚荣心最强的病人也不愿意戴这种美观的假牙，宁可让医生用以前折磨人的老办法把残牙拔掉。

为了摆脱这些令人沮丧的想法，韦尔斯和妻子在12月的一个晚上去看“笑气”马戏表演。在表演中，老板宣传说，接受试验的人吸入这种神奇的气体后，举止会变得非常滑稽。韦尔斯惊讶地看到，一个接受试验的人，在一张长条板凳上使劲地撞击了身上的胫骨之后，仍旧表现得很滑稽。这个人从舞台上下来时流血不止，但人们在询问他的伤势时，他却坚持说一点儿都不感到疼痛。于是，韦尔斯向老板讨了一些“笑气”，第二天吸入之后，他让助手给自己拔下一颗完好、健康的臼齿。在手术过程中，他一点儿都不觉得疼。从此，吸气止痛法的历史便开始了。

**插图93*a*　“笑气”一氧化二氮的发现者英国化学家约瑟夫·普利斯特利的漫画**

出自戈登·泰勒《奇妙的生命：图解生物史》（Gordon Rattray Taylor: *Het wondere Leven–De Beeldende Geschiedenis der Biologie*），伦敦，1963年

**插图93*b*　“用笑气，不用香槟”**

当时詹姆斯·吉尔赖（James Gillray）为汉弗莱·戴维绘制的漫画，画中的汉弗莱·戴维在举办活动，展示能起麻醉作用但还没被认识的一氧化二氮。出自《巴黎与伦敦》，1802年第十期，转载于洛塔·顿施：《汉弗莱·戴维》，莱比锡，1982年

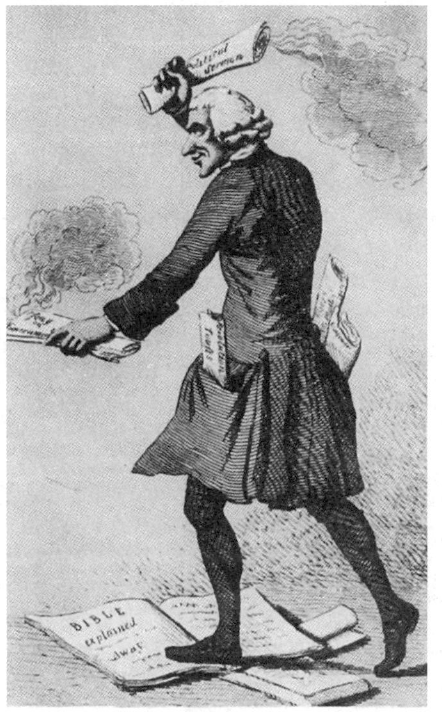
BIBLE
explained

93*a*

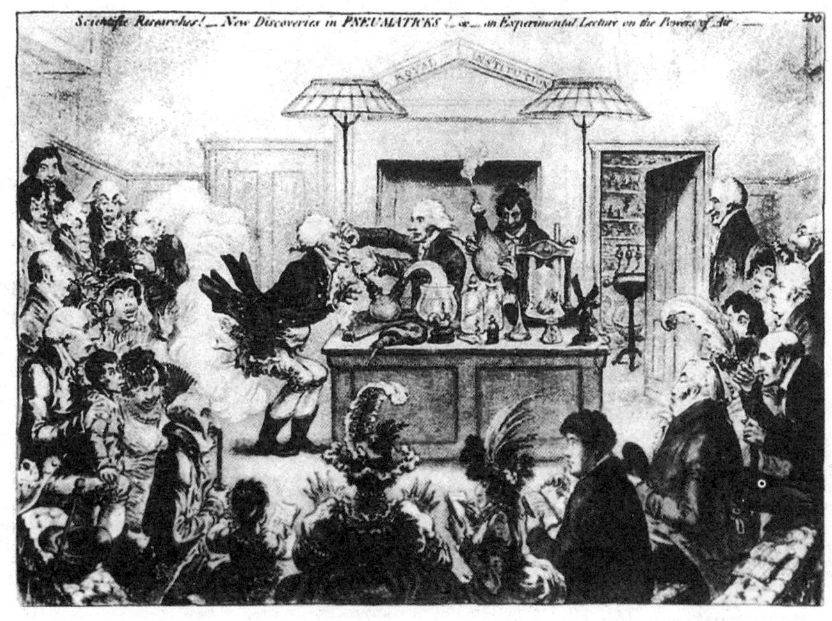
Scientific Researches! _ New Discoveries in PNEUMATICKS ! _ or _ an Experimental Lecture on the Powers of Air _

93*b*

# 94. 乙醚麻醉的开创

前文提及霍勒斯·韦尔斯发明“笑气”麻醉，两年后，他的同事威廉·托马斯·格林·莫顿（William Thomas Green Morton）发明了乙醚麻醉法。莫顿在美国马萨诸塞州州府波士顿有一家牙医诊所。1846 年 9 月的一天，他的诊所里来了一位有钱的女士，想让莫顿给她装一副假牙，但前提条件是把她的残牙无痛拔出。莫顿不敢用“笑气”止痛，因为他听说，韦尔斯发明的“笑气”不是在任何情况下都适用的。

但是为了保住眼前的好生意，莫顿打算用催眠法给病人做假麻醉，然后迅速拔牙。他和医学家、化学家查尔斯·杰克逊（Charles Jackson）商量了想使用的办法，请杰克逊给他一个橡胶囊。杰克逊则建议说，与其冒险，还不如尝试使用有麻醉作用的乙醚。乙醚有麻醉作用是杰克逊在一次实验时偶然发现的。但他怀疑，早在 13 世纪西班牙炼丹教士雷蒙杜斯·卢鲁斯（Raymundus Lullus）发明的这种物质能否镇痛。

在给狗做的实验取得成功后，莫顿又把从一个药剂师那里搞来的纯乙醚给一个名叫弗罗斯特（Frost）、正受牙疼折磨的音乐家试用，效果也非常好。霍勒斯·韦尔斯的“笑气”试验曾经取得了很好的结果，却在由约翰·柯林斯（John Collins）教授管理的马萨诸塞州波士顿总医院外科医院里做首次公开演示时失败了，韦尔斯因此万般沮丧。他的方法也一度遭人指责。与韦尔斯不同，莫顿证明了乙醚的实用性。10 月 16 日，波士顿总医院外科医院手术台上躺着一个要摘除咽喉肿瘤的年轻病人。莫顿亲自用自己发明的麻醉器给病人麻醉。这个麻醉器由一个玻璃球和两个圆柱形开口组成，玻璃球里放有浸过乙醚的海绵，两个开口分别用于加注麻醉剂和呼吸。让莫顿感到高兴的是，病人真的挺过了这次艰难的无痛手术！

**插图 94*a* 莫顿发明的吸入式玻璃球用于首次乙醚麻醉。它现在保存在马萨诸塞州波士顿总医院的档案馆里**

阿闵·沃尔格穆特（Armin Wohlgemuth）根据一张照片为伯恩特·卡尔格－德克尔：《亲身试验的医生们》（*Ärzte im Selbstversuch*，莱比锡，1965）绘制的画

**插图 94*b* 1846 年 10 月 16 日，莫顿（中）在马萨诸塞州波士顿总医院首次公开演示乙醚麻醉法**

根据豪尔（H.B.Hall）的雕刻绘制。出自赖斯：《反对为大众谋福的善人的谈判》（N.P.Rice: *Verhandlungen gegen einen Wohltäter der Allgemeinheit*），纽约，1858 年。照片复制：曼弗雷德·克格尔医学博士（Dr.med. Manfred Kögel），开姆尼茨

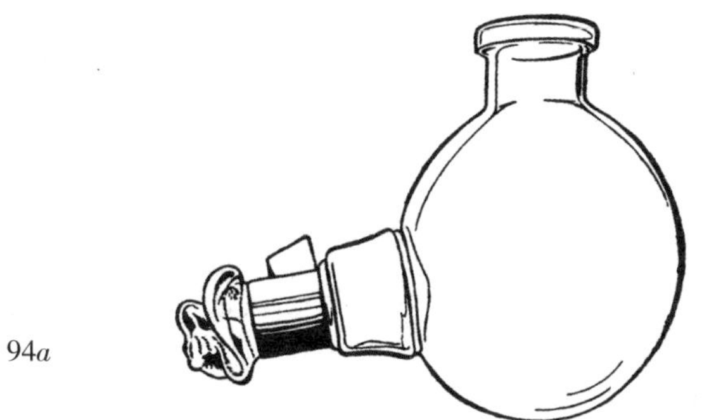

94*a*

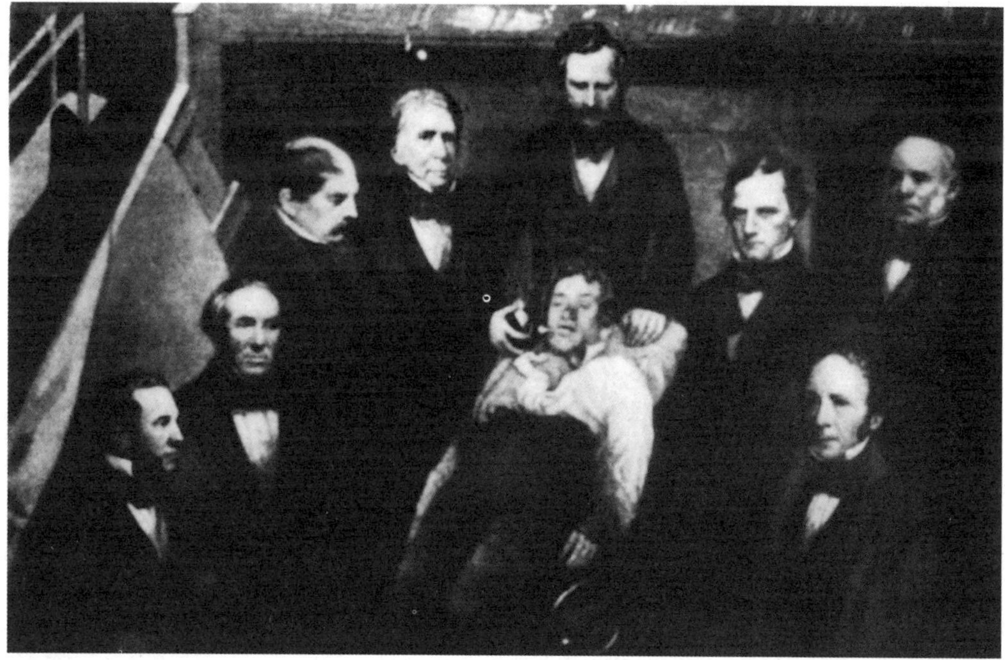

94*b*

# 95. 詹姆斯·辛普森与氯仿

1846 年，美国牙医威廉·托马斯·格林·莫顿发明乙醚麻醉法的消息很快传到了欧洲。像很多外科医生一样，苏格兰著名的妇科医生、爱丁堡大学产院院长詹姆斯·辛普森（James Simpson）教授也对这项新成就备感欣喜，因为这项新成就可以让妇女难产时无痛分娩。“它的前景将非常神奇。”教授一再对手术室的护士说，他“除此之外再也不想其他事情了！”

但是不久之后，辛普森最初的热情就被令人失望的结论击退了：莫顿的麻醉剂几乎不适合产妇，因为对肺部刺激太强烈，会引起咳嗽。所以，35 岁的辛普森教授在自己的房子里建起了一个“气体实验室”，在里面吸入各种气体，想找到一种适用于病人的麻醉剂。他的勇敢尝试证明了大部分气体都不合适，很多气体还有毒。

经过几个月的尝试后，辛普森终于取得了满意的结果，他偶然间注意到十五年前德国化学家尤斯图斯·李比希（Justus Liebig）和法国药剂师欧仁·苏贝朗（Eugène Soubeiran）曾经描述过、却在很长时间里没有被自然科学界注意的氯仿。他让专业人士按照发明者的说明用氯化钙和乙醇制作出足够剂量的、闻起来有些甜的无色液体——氯仿，在 1847 年 11 月 4 日和关系最密切的同事一起用氯仿进行试验。

他和一个助手都吸入了氯仿的气体，辛普森感到意识渐渐消失。当他从无意识的状态清醒过来时，看到自己和助手都躺在了地上。试验前，他们和其他同事事先约定好了，在他俩无意识时用针刺他们，结果是他们对此毫无感觉。氯仿麻醉在多次自我试验、分娩及其他手术中取得良好效果之后，辛普森终于将他和爱丁堡医院外科同事们试验成功的麻醉方法推广开来。

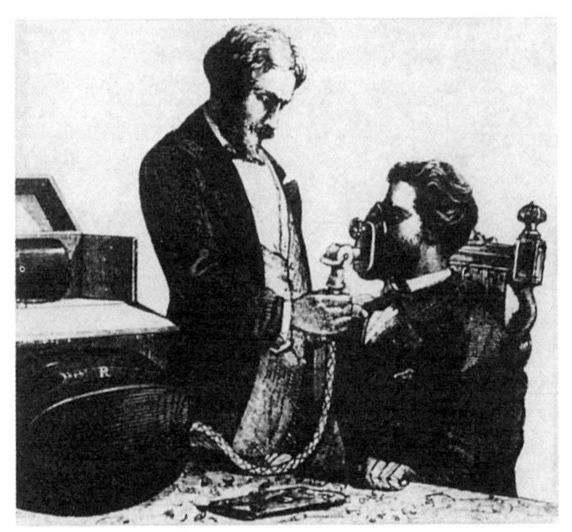

95*a*

**插图 95*a*　19 世纪后半叶的麻醉器**

当时的画作。出自《自然》（*La Nature*），巴黎，1885 年

**插图 95*b*　詹姆斯·辛普森用氯仿在自己身上试验**

当时的无名画。出自《医学的转折时刻：无痛手术（画册）》，赖兴巴赫地区，1975 年

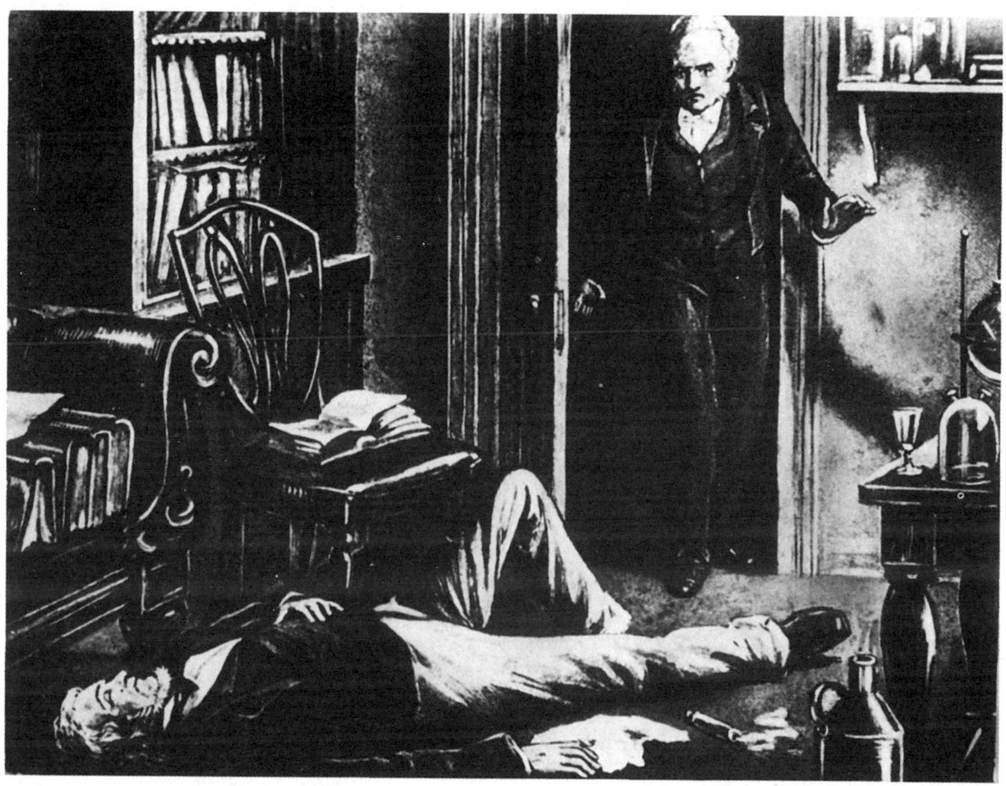

95*b*

# 96. 麻醉药的幽默

医学自它存在之日起，人们就一直为消除手术带来的疼痛努力寻找麻醉方法。但是几千年来，外科医生只能做到稍微使病人的意识变得模糊。1839 年，巴黎著名外科医生阿尔弗雷德·阿尔芒德·韦尔波（Alfred Armand Velpeau）预言说：要避免手术中给病人带来疼痛，那是不可能实现的童话般的幻想。十年以后，当他得知两个美国医生意外地发现了麻醉方法时，不仅很高兴，而且马上在自己的诊所手术中使用了这种麻醉方法。

以往痛苦的手术时代终于结束了。那时，病人们不得不被绑在手术椅上，因为只有这样，手术时他们才不会因为难以忍受疼痛而四肢挣扎，影响医生的操作。很多漫画和荒诞画都描绘过在没有麻醉剂的时代，手术刀下病人绝望痛苦的表情。所以 19 世纪法国尖刻的讽刺画家奥诺雷·杜米埃（Honoré Daumier）给同时代束手无策的外科医生建议，手术前用木槌重重地击打一下病人，使其失去知觉。

1776年左右，英国自然研究者约瑟夫·普利斯特利指出，他发现的一氧化二氮可以做麻醉剂，但是人们没有听从他的建议。1844 年美国牙医霍勒斯·韦尔斯第一次把“笑气”用于麻醉。两年以后，他的同事威廉·托马斯·格林·莫顿发明了乙醚麻醉法，在接下来的一年里，苏格兰助产士詹姆斯·辛普森发明了氯仿麻醉法。

经受病痛折磨的人们对于外科学战胜手术疼痛的巨大进步满怀感激之情，漫画家们又用自己独特的方式反映了人们的这种心情，比如，《讽刺日报》《闹音》特地为乙醚麻醉的施行刊登了幽默连环画。其中的一幅描绘一名淘气的孩子拿着一个乙醚瓶子嗅闻，怡然自得而感觉不到父亲的痛揍。在另一幅幽默画中，两个嗅过乙醚的击剑者把剑刺进了对方的身体，却感觉不到疼痛。

**插图 96*a*　没有麻醉法的时代，一个病人被绑在手术椅上**

木版画。出自维克托·布伦斯：《外科实践手册》（Victor Bruns: *Handbuch der chirurgischen Praxis*），蒂宾根，1873 年

**插图 96*b*　关于乙醚麻醉益处的石版画：无痛拔牙时做美梦**

夏姆（CHAM）的画。出自《闹音》（*Le Charivari*），巴黎，1847 年

**插图 96*c*　关于乙醚麻醉益处的石版画：淘气的孩子拿着一个乙醚瓶子嗅闻，怡然自得，感觉不到父亲的痛揍**

夏姆的画。出自《闹音》巴黎，1847 年

**插图 96*d*　关于乙醚麻醉益处的石版画：两个嗅过乙醚的击剑者把剑刺进了对方的身体，却感觉不到疼痛**

夏姆的画。出自《闹音》，巴黎，1847 年

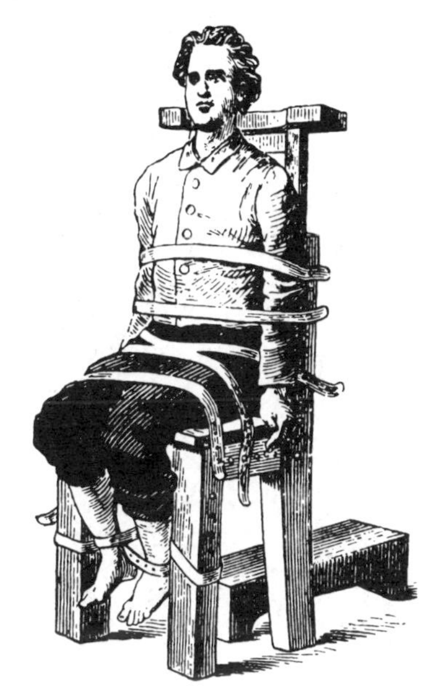

96*a*

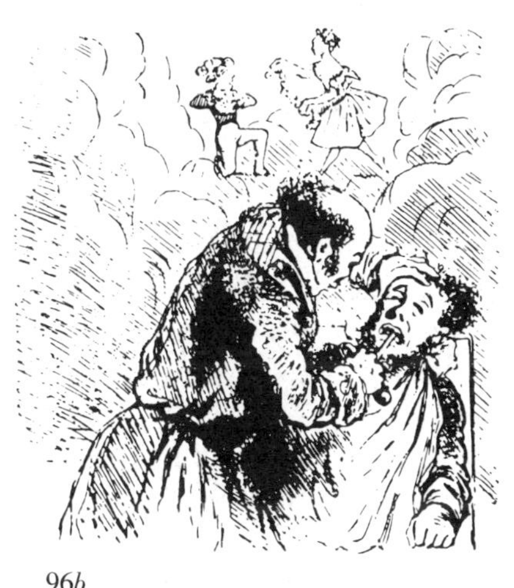

96*b*

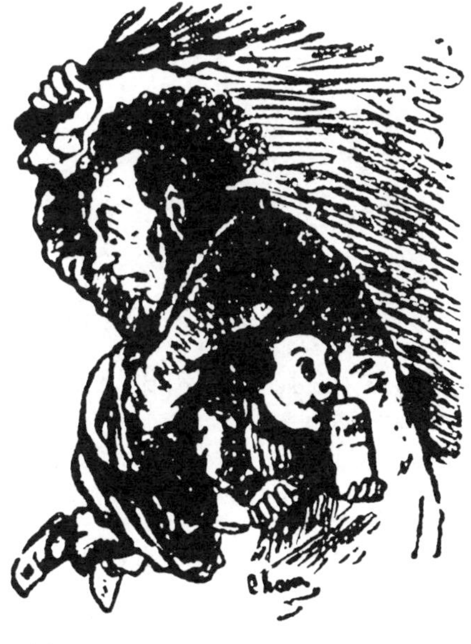


96*c*

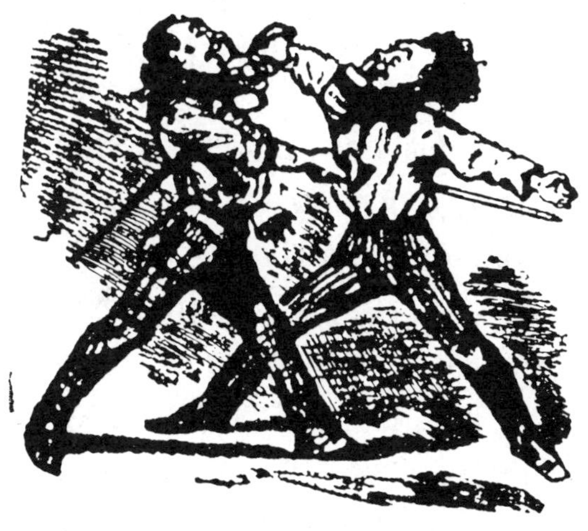

96*d*

# 97. 洪堡揭开“苦拉拉”的秘密

“苦拉拉”是南美印第安人对本地一种秘密的有毒植物的称呼。他们把这种植物涂抹在箭头上，用以狩猎和对付战争中的敌人。人身上最不显眼的擦伤的伤口碰触到它，也会致死，因为它会让呼吸肌迅速麻痹。葡萄牙航海家麦哲伦（Magellan）在三年的环球航行中，于1520年6月到达巴塔哥尼亚（Patagonien）岸边时，他的一名同伴就因中了涂抹过此药的毒箭身亡。

过去，土著人对于这种毒药的来源和制作的秘方守口如瓶。德国自然学研究者亚历山大·冯·洪堡通过一个小计谋才成功地揭开了它的秘密。他在穿越奥里诺科河（Orinoco）地区的考察旅行中，于1800年5月到达埃斯梅拉达（Esmeralda）村，正赶上当地居民庆祝“马钱子”的收获。他向喝醉的氏族魔法师询问，魔法师告诉他，第二天早晨他们就要用那种藤状的攀缘植物制作马上就要使用的猎杀药。

在洪堡执着的要求下，印第安人终于应允他进入毒药作坊，观看制作仪式。他在报告中说，老魔法师先用冷水浇在捣碎成纤维状的植物皮上，然后通过卷成漏斗状的香蕉叶子，把这种有毒植物皮上的黄色液汁滤滴下来，几个小时后，用蒸发的方法使它变稠。为了使蒸发过的液汁可以固着在箭头上，老人掺进了另一种黏稠的植物膏，这样，煮过的“苦拉拉”就变成了一团细软的黑色物质。洪堡尝了尝这种东西，并没有受伤，因为按照印第安人的经验，这种东西只通过血液起作用。洪堡关于这次经历的描述，促成了19世纪生物碱的科学研究。1900年左右，“苦拉拉”首次被分离出来。在动物实验中，它显示出其松弛肌肉的作用，令人十分惊讶。制药工业把它合成之后，适当剂量的“苦拉拉”可以在外科手术中用来松弛肌肉，同时使用了它，就可以减少麻醉剂的用量，大大地降低了麻醉剂的危险。

**插图97*a* 亚历山大·冯·洪堡在柏林的工作间（1848）**

根据巴滕施拉格（Bardtenschlager）的平版画及爱德华·希尔德布兰德（Eduard Hildebrandt）的水彩画制作的木刻画。出自《征服地球：洪堡在中美洲与南美洲》（*Die Froberung des Erdballs–Humboldt in Mittel–und Südamerika*），赖兴巴赫地区，1974年

**插图97*b* 圭亚那与奥里诺科河地区的印第安人在制作“苦拉拉”毒**

19世纪无名画。出自伯恩特·卡尔格－德克尔：《草药、丸药、制剂》，莱比锡，1970年

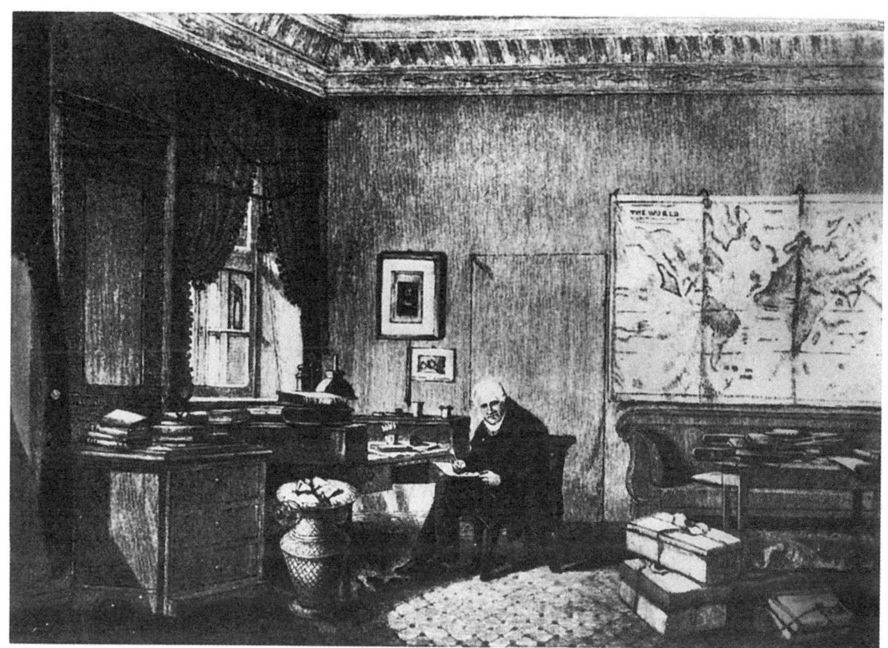
97*a*

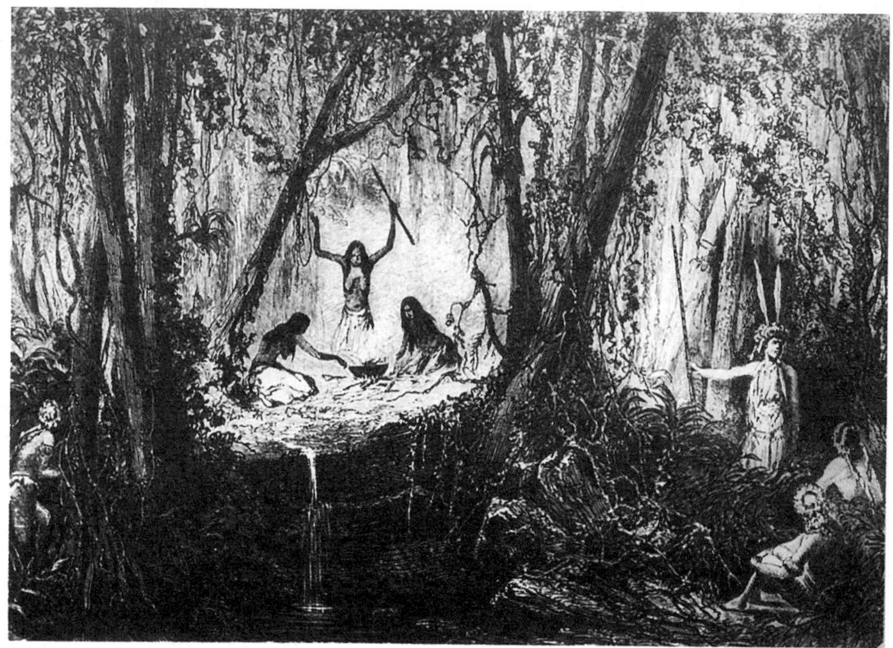
97*b*

# 98. 绍尔布鲁赫建造低压舱

一个年轻人被送进医院，他遭到一头公牛用角戳进了身体并抛出，受了重伤。27岁的助理医生费迪南德·绍尔布鲁赫（Ferdinand Sauerbruch）急速赶来，发现伤势严重的病人已经死去，他没有办法，只能解剖尸体查找死因。解剖时，他没有发现器官伤残，却发现“胸壁上有个小口”。通过这个小口，他认为，病人“死于气胸”。“气胸”是指空气聚集在胸膜腔里，对生命形成了威胁，这个名称早在1770年，伦敦医生威廉·休森（William Hewson）就使用过。

在这里向非专业外科医生的读者们解释一下：胸腔里的气压是不同的，两片肺叶就展开在两种气压状况中；通过气管和外界空气连在一起的肺叶里是高压，而把它包围起来的胸膜腔则处于低压之中。一旦胸壁受伤，或手术中外界空气进入胸膜腔，肺就会萎陷，就是说，它会在自身的弹性作用下缩成拳头大小的一团，不再呼吸。

正是这样的危险使胸腔手术成为禁区。几个星期里，绍尔布鲁赫为一个问题绞尽脑汁：怎样才能在胸腔外科手术时避免肺叶萎陷？人体本身不能解决这个问题，他对自己说，因为人体的结构是不能改变的。他必须借助技术手段攻克这一人体的难题！他狂热地进行实验研究，最后设计出一个宽敞的玻璃低压舱。在低压舱里有手术台，医生和助手可以站立其中，空气被抽取出来，形成和胸膜腔一样的气压，病人的身体在气压舱里，头部通过用橡胶圈密封的洞露在舱外，可以呼吸正常气压的空气。

在经历多次折磨人的失败之后，绍尔布鲁赫不断地修改低压舱的设计，1904年初，成功的一天终于到来了。借助于绍尔布鲁赫的“压差法”，一个妇女的胸腔在手术中被张开，其胸骨部的肿瘤得以摘除。

这就是胸腔外科诞生的历史。

**插图98*a* 费迪南德·绍尔布鲁赫在做手术**

霍叶（H.O.Hoyer）1922年根据无名活页印刷物绘制的画。出自《德国红十字会》，德累斯顿，1981年第八期

**插图98*b* 准备在低压舱做第一例手术**

阿闵·沃尔格鲁特（Armin Wohlgemuth）为伯恩特·卡尔格-德克尔：《战胜疼痛：麻醉与局部麻醉史》（莱比锡，1984）临摹费迪南德·绍尔布鲁赫亲自绘制的画

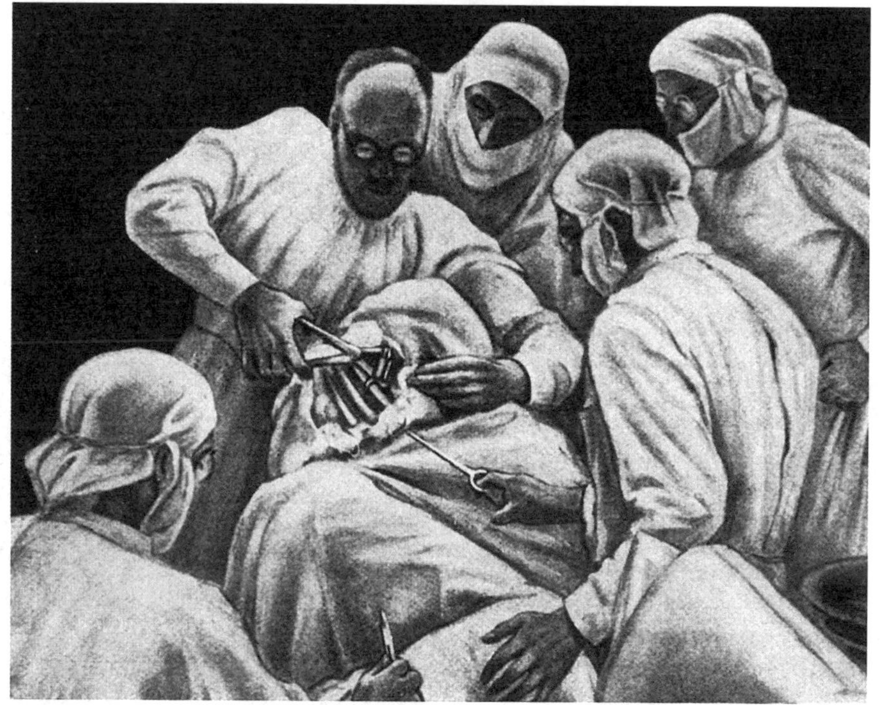

98*a*

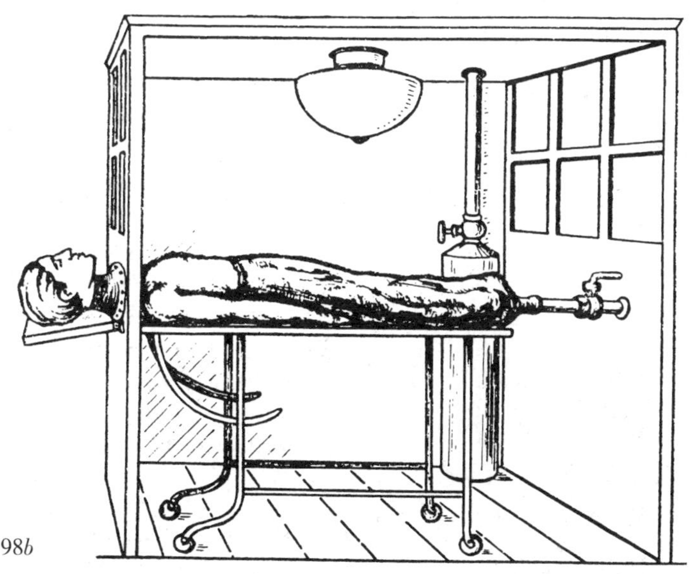

98*b*

# 99. 卡尔·科勒与可卡因

前面已经介绍过，在手术中采用吸入麻醉使全身麻木的方法，终于使外科医生几千年来无痛手术的梦想得以实现。但是这三种麻醉法中都隐藏着危险："笑气"麻醉常常不管用，或造成病人窒息死亡；乙醚麻醉引起肺部并发症和其他不适病症；氯仿麻醉会引起心肌麻痹致人死亡。

吸入麻醉给眼科医生带来的麻烦更多，病人醒来后咳嗽或者呕吐时，经手术缝合好的眼睛部位的伤口又绽开了。所以维也纳医生卡尔·科勒（Karl Koller）于1884年发明了黏膜局部可卡因麻醉法。早在1859年，哥廷根化学家阿尔伯特·尼曼（Albert Niemann）就从秘鲁古柯树树叶上分离出可卡因碱。他在博士论文中写到，尝过这种东西后，舌头会感觉麻木。

科勒在自己身上做过多次试验，也发现了将可卡因放在舌黏膜上能使舌头麻木，并研究出它能使敏感的末梢神经迅速麻痹，于是他在动物身上做了一系列试验，希望为眼科医生提供一种局部麻醉的方法。在维也纳总医院生理学家萨洛蒙·斯特里克（Salomon Stricker）的实验室里，他首先配制出2%的可卡因溶液，滴在青蛙的眼睛里，然后又滴在豚鼠的眼睛里，结果，被试动物的角膜和结膜对机械、热、化学和电刺激都没有感觉，甚至用手术刀将它们切开口子，也没有反应。这促使科勒继续在自己眼睛上做类似的试验。结果让他十分满意。1884年9月11日，他给一个害怕手术的白内障病人试用了可卡因。次月，他在维也纳医生协会就其成功的局部麻醉法做报告，与会者报以热烈的掌声。不久，可卡因麻醉被用于外科手术和诊断性手术中，还被用于其他部位的黏膜上进行局部麻醉。

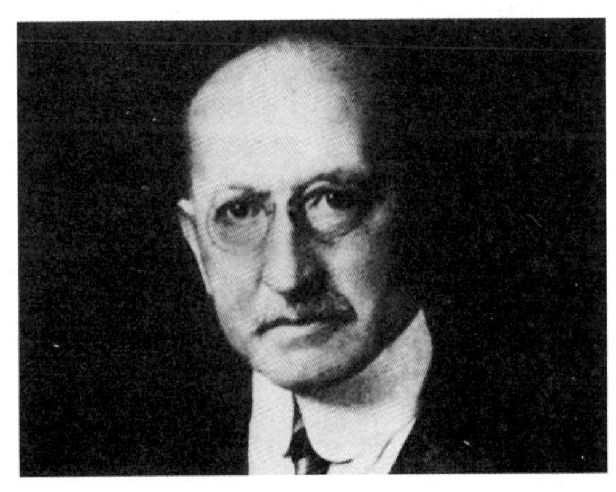

99*a*

**插图 99*a*　卡尔·科勒，用可卡因溶液进行黏膜局部麻醉的发现者**

照片复制：库尔特·孔策(十)，罗斯托克

**插图 99*b*　印加帝国国王给太阳神献上一罐古柯**

贝纳·卡皮《偶像崇拜者的宗教仪式与习俗》（Bernard Picard: *Cérémonies et coutumes réligieuses des peuples idolâtres*）阿姆斯特丹，1723年。出自汉斯·克雷默：《宇宙与人类》，柏林－莱比锡－维也纳－斯图加特，年代不详

**插图 99*c*　古柯树的树枝**

木版画。出自《图解会话辞典》，莱比锡，19世纪

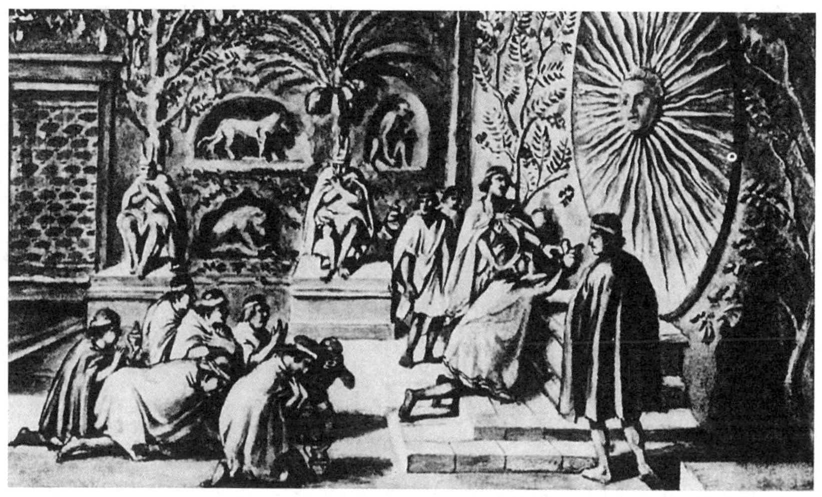

99*b*

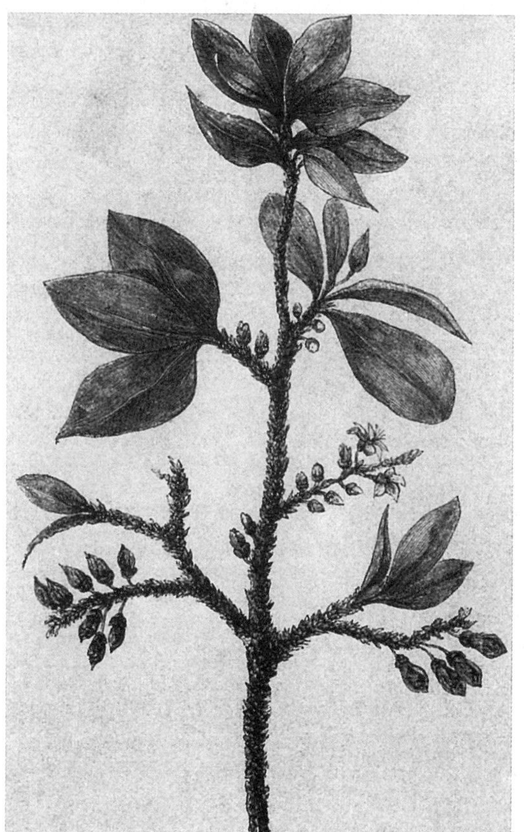

99*c*

# 100. 传导麻醉和手术手套

维也纳医生卡尔·科勒发明局部表面麻醉的消息迅速传到了美国，纽约罗斯福医院的年轻外科医生威廉·斯图尔特·霍尔斯特德（William Stewart Halsted）满心热情地支持新麻醉法的使用。在多次把可卡因溶液滴进或涂抹在黏膜上，使身体局部无感觉的方法取得成功之后，他又想到，如果注射可卡因可以使某些神经失去传导的功能，则可以消除病人在手术中体内的疼痛。

霍尔斯特德在自己身上和动物身上都进行了试验，结果很理想。1885 年他在一个牙疼得厉害的朋友身上，首次使用了传导麻醉的方法。他给病人颌骨部注射可卡因，颌骨麻木之后，病人在拔牙时感觉不到疼痛，只听得见操作中咔咔嚓嚓的声音。这样，外科学又增添了一种新的麻醉方法。

五年后，霍尔斯特德又因为一项新的革新措施令人们称道。这时他已经受聘于巴尔的摩大学医院。在手术室里，医生和护士像往常一样用石炭酸进行手消毒和手术的无菌操作，而外科器具已经用水蒸气消毒过了。但是石炭酸有一个弊病，它常引起皮肤过敏。1890 年的一天，同在巴尔的摩约翰斯－霍普金斯医院（Johns-Hopkins-Hospital）工作的手术护士卡洛琳·汉普顿（Caroline Hampton）双手长满了小湿疹，渐渐地蔓延到胳膊上。

32 岁的外科教授霍尔斯特德感到十分震惊和心痛，因为他暗暗地爱恋着卡洛琳，害怕失去她，当时一切治疗手部炎症的努力都失败了。不爱说话的霍尔斯特德，绞尽脑汁，昼夜想办法帮助他心爱的人。当卡洛琳正准备向他辞去工作的时候，他把一双极薄的橡胶手套摆在了她面前，这双手套像第二层皮肤一样保护着她的双手，而且一点儿都不妨碍她工作。这双手套还有效地防止了细菌感染，因为它经过煮沸消毒。“这种爱情手套”一下子传遍了全球所有的手术室。同年，这两个幸福的人结合了。

**插图 100　威廉·斯图尔特·霍尔斯特德，传导麻醉的发明人。旁边是护士卡洛琳·汉普顿，他为卡洛琳发明了无菌橡胶手套**

麦卡勒姆：《霍尔斯特德》（J.T.C.McCallum: *Halsted*），于巴尔的摩－伦敦 1930 年出版，书中的照片。出自伯恩特·卡尔格－德克尔：《战胜疼痛：麻醉与局部麻醉史》，莱比锡，1984 年

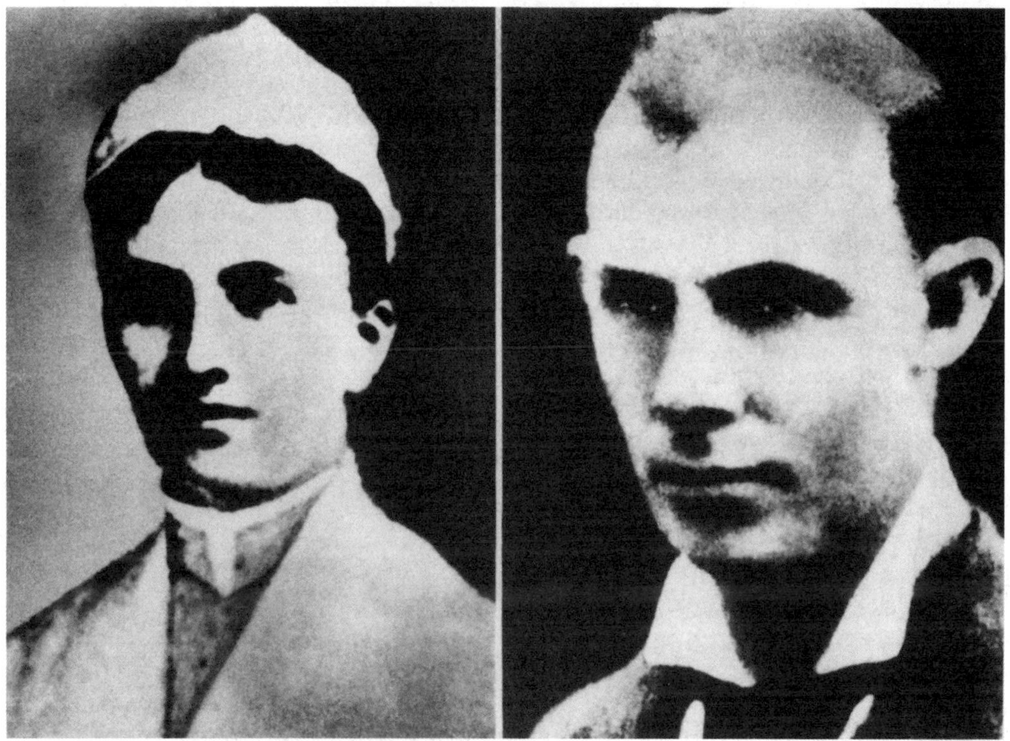

100

# 101. 在“小黑猪”酒馆里获得的灵感

1890 年新年这一天，柏林“小黑猪”酒馆里一群爱喝酒的波希米亚人正在自娱自乐，他们中有诗人、画家、音乐家、哲学家，对音乐感兴趣的 31 岁的外科医生卡尔·路德维希·施莱希（Carl Ludwig Schleich）也在其中。他们开玩笑，讨论问题，扯业务，一名年轻的波兰建筑学和医学院学生斯坦尼斯拉夫·普日贝谢夫斯基（Stanislaw Przybyszewski）在弹钢琴，当年他正在上瓦尔代尔－哈茨（Waldeyer-Hartz）教授的神经解剖学讲座课。这时，在酒馆里，施莱希一边听着肖邦的钢琴曲，一边翻看他朋友的课堂笔记。他被笔记中完美的中枢神经束草图深深地吸引着。突然，他脑子里闪现出了一个灵感：“斯坦尼斯拉夫！天哪！”他中断了欣赏演奏，“神经胶质就像钢琴琴弦制音器，电弱音器，记录机的配电器，制动调节器！”没有正式向朋友告别，施莱希便匆匆离开了热闹的酒馆，赶向医院。他的助手维特科夫斯基（Wittkowsky）被他从睡梦中拽了起来，也赶到医院。他们两人一直以来研究着如何继续改进由美国人威廉·斯图尔特·霍尔斯特德发明、由哈伦斯（Hallens）人马克西米利安·奥伯斯特（Maximilian Oberst）改进过的传导麻醉法，因为注射用可卡因会引起不良反应。法国医生保罗·勒克吕（Paul Reclus）证明了，开始时使用可卡因含量为 5% 的溶液还可以再大大降低其含量，这样局部麻醉也不会受影响。现在，施莱希已经把可卡因含量降低到了 1%，并且打算以后在短期内，用可卡因含量为 0.5% 的溶液进行无痛手术。

但即使最少剂量的可卡因也不能排除中毒现象。根据在“小黑猪”酒馆里的灵感，他和同事们一起研究神经是如何像钢琴弦那样通过压力来进行自我抑制的。他想到“引入湿流”浸润组织，阻止感觉继续传导。他给自己注射，发现仅 0.5‰ 的盐溶液就可以大大降低疼痛程度。要完全消除疼痛，他只需再加 0.01% 的可卡因剂量。他按照起作用的方式，把自己发明的这个方法称为“浸润麻醉”。

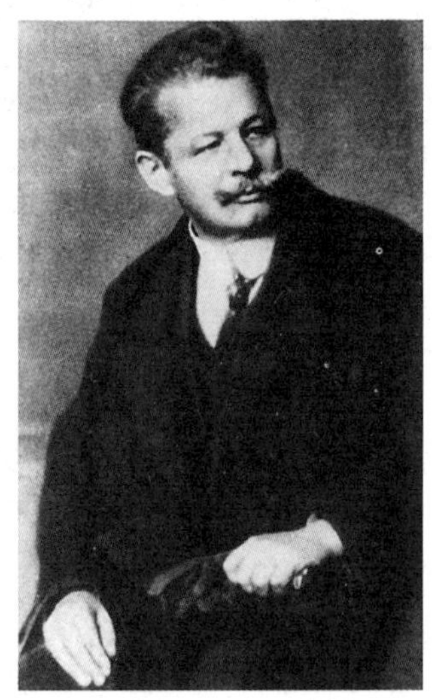

101*a*

**插图 101*a*　卡尔·路德维希·施莱希，浸润麻醉的发明人**

出自施莱希本人的回忆录：《回忆往事》（*Besonnte Vergangenheit*），柏林，1920 年

**插图 101*b*　施莱希拿手术刀的手**

出自施莱希本人的回忆录：《回忆往事》，柏林，1920 年

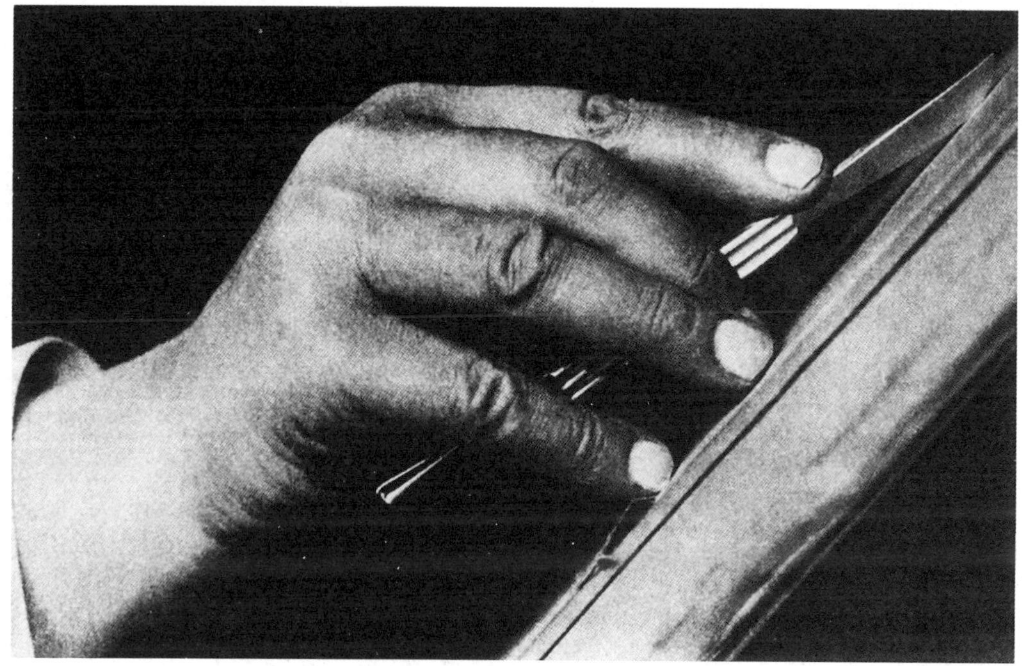

101*b*

# 102. 脊髓麻醉法的发明

基尔的主治医生奥古斯特·比尔（August Bier）是最先使用施莱希于1890年左右发明的“浸润麻醉法”的外科医生之一，就像前文提及的，手术的疼痛可以通过开始时皮内注射食盐水和少量可卡因来减轻。但他感到遗憾的是，施莱希局部麻醉的方法不适用于大手术，所以他在1898年初，试着通过“脊髓可卡因化”阻滞椎管里的中枢神经束，让整个下半身失去知觉。

比尔使用七年前基尔内科医生海因里希·昆克（Heinrich Quincke）发明的腰椎穿刺术，这是一种用于诊断或治疗的手术方法，诊断时采集脑脊髓液，治疗时用于减压或给药。19世纪80年代中期，纽约神经科医生詹姆斯·伦纳德·科宁（James Leonard Corning）曾在最后几节胸椎的棘突间注射麻醉剂，进行脊髓麻醉，使双腿和性器官感觉不到疼痛。但比尔对此一无所知，所以，后来科宁指责他剽窃时，他坚决否认。

毫无疑问，比尔的脊髓麻醉法起到了麻醉作用，但是，很多经过脊髓麻醉的病人产生了其他不适，如连续几天头疼、干呕等。这促使比尔在自己身上做试验，让同事奥古斯特·希尔德布兰特（August Hildebrandt）拿一个空心针扎入腰部硬脊膜腔，直到流出脑脊液，接着注入可卡因溶液。他感觉到了是自己发明的麻醉法所带来的不适，并认为这是可卡因使大脑功能受阻所致。

可卡因带来的伤害让比尔放弃了脊髓麻醉，直到可卡因被其他危害小的麻醉剂所代替。第一种替代品是德国化学家阿尔弗雷德·艾因霍恩（Alfred Einhorn）在1905年制作出的药剂奴佛卡因（Novokain），它同后来的一些合成麻醉剂最终使比尔的脊髓麻醉获得了突破。

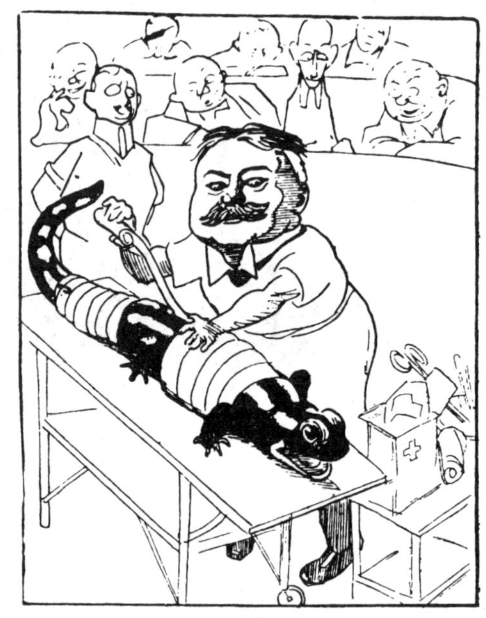

102*a*

**插图102*a* 奥古斯特·比尔捆绑试验用巨蜥**

出自古斯塔夫·霍赫施泰特、乔治·策登：《听筒与针管》，柏林，1921年

**插图102*b* 奥古斯特·比尔，充血疗法和脊髓麻醉法的发明人，在柏林夏利特医院举行讲座**

出自卡尔·伏格勒：《奥古斯特·比尔：生平和著作》（Karl Vogeler: *August Bier–Leben und Werk*），慕尼黑－柏林，1942年

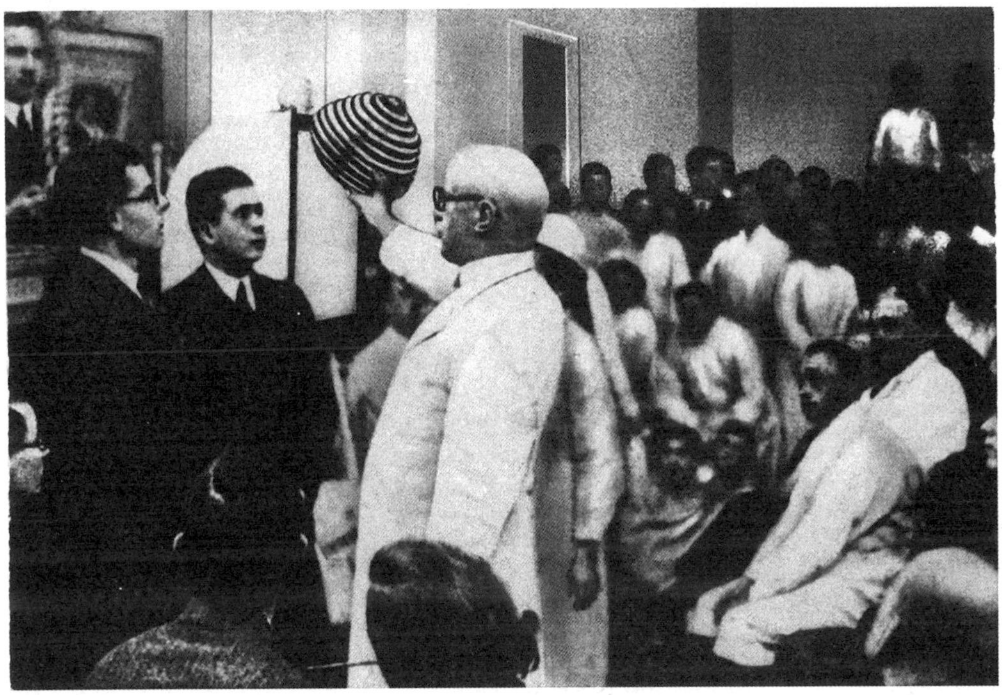

102*b*

# 103. 麻醉过程的记录

麻醉师为病人做麻醉准备时，要准确完整地记录下病人的麻醉过程。记录的内容包括手术医生的名字、病人的医疗和化验情况、病人的血型、既往病史及其身体长期受到的损害、到手术前为止的用药情况、手术用药的准备、麻醉过程、麻醉类型、麻醉的技术特点、注射、输血、可能出现的并发症及手术后的医嘱，等等。

麻醉过程记录的创建人是美国神经外科医生哈维·科欣（Harvey Cushing，1869—1939）。他在马萨诸塞州波士顿总医院当助手的时候，有两个病人虽然麻醉药用得很少，但还是死了。这促使他要寻找到减少麻醉事故的方法。1895 年，他开始对乙醚麻醉病例进行详细记录，包括手术类型、手术医生的姓名、麻醉的具体日期、麻醉剂用量，以及使用麻醉剂后病人的体温、脉搏和呼吸频率记录图。后来他还记录病人出现的刺激现象，如分泌、呕吐、心跳变慢和其他感觉。

科欣到意大利医学家希皮奥内·里瓦－罗奇（Scipione Riva-Rocci,1863—1937）那里做客时，看到里瓦－罗奇新发明的血压测量仪，于是他便在自己的外科诊所也使用这种新的检查方法，把在麻醉过程中定时测量到的血压和血液循环参数记录下来。后来这种麻醉过程记录方法迅速地在世界上流传开来。

后来，麻醉记录的方法不断完善，医生们都事先将麻醉过程记录的表格印好，以便帮助麻醉师在手术过程中准确地判断病人的状况，及时处理可能出现的事故；麻醉过程的记录和病例都必须认真保存，这对于医疗和法律程序的执行，都具有重要意义。

**插图 103*a*　麻醉护士达格玛（Dagmar）在监测插管麻醉病人的血循环**

照片拍摄：沃尔夫冈·施瓦滕，柏林市白湖医院

**插图 103*b*　麻醉护士进行麻醉过程记录**

照片拍摄：沃尔夫冈·施瓦滕，柏林市白湖医院

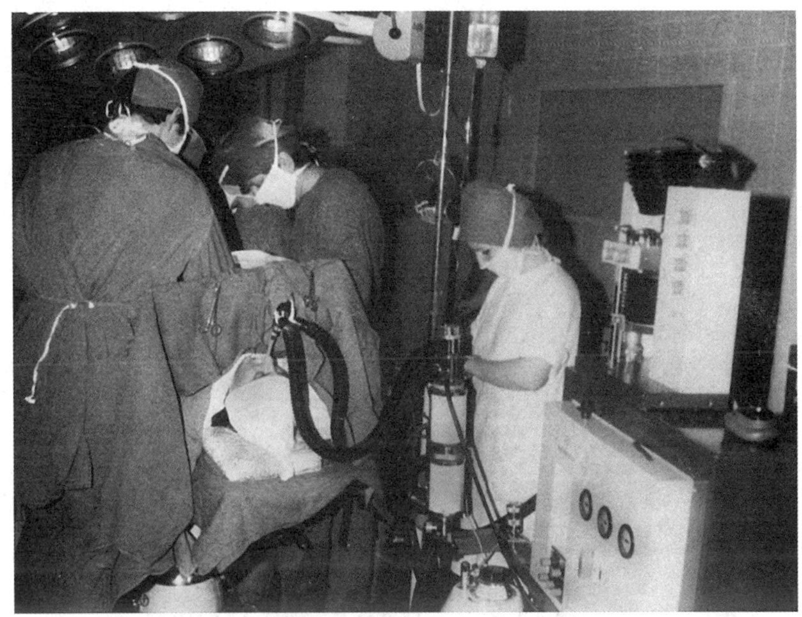

103*a*

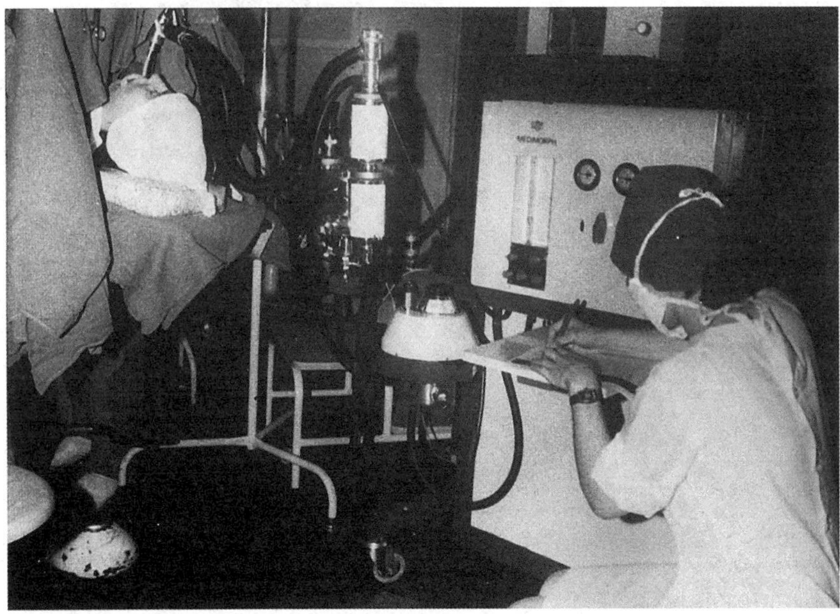

103*b*

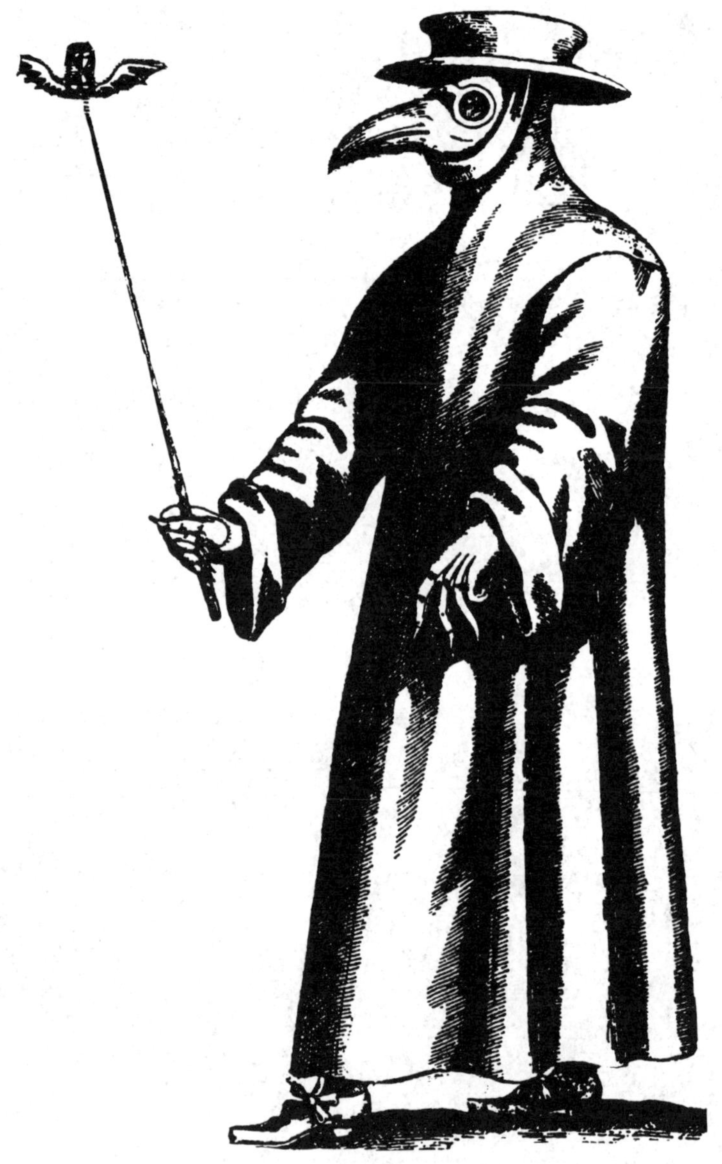

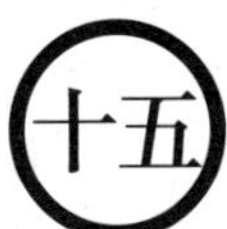

# 攻克瘟疫与微生物

哎，人类每前进一步，
都要付出血的代价……

——海因里希·海涅
（Heinrich Heine，1797—1856）

# 104.“可怜的小蛀虫”

数千年来，大部分人（包括医生）都把瘟疫看作超自然力量的暴行，或把它看作星象不吉利以及土地、水和空气发臭时有毒物质所带来的自然灾害。然而，从古代到近代，也有个别医生和自然研究学者（当然只是模糊地）认识到瘟疫有活跃的传染物，并把这种想法告诉公众。

所以，生活在恺撒时代的古罗马百科全书式学者马库斯·特伦提乌·瓦罗（Marcus Terentius Varro），在他撰写的内容全面的农业教科书《农业论》（*Rerum rusticarum*）中，表述了关于存在活病原体的思想，他认为这种病原体是极小的、看不见的小生物，并用自己的母语拉丁语把这些小生物称为传染生命物（Contagium animatum）。这些小生物会“随着空气通过嘴和鼻子进入人的机体，并且造成感染”。

直到16世纪前半叶，没有人提起过瓦罗这些没有经过证明的观点。但是后来，意大利医学家吉罗拉莫·弗拉卡斯托罗（Girolamo Fracastoro）在1546年出版于威尼斯的一部充满了文艺复兴进步思想的伟大著作《谈传染、传染病和治疗》（*De contagione et contagiosis morbis eorumque curatione*）中，介绍了他研究传染病的产生所得出的经验。他认为传染病的产生不仅因为空气中带有病原菌，而且也因为人和人之间直接接触，以及使用了被传染上病菌的衣服及病人的用品。

第一次看到不同细菌的却是荷兰非专业研究人员安东尼·范·列文虎克（Antony van Leeuwenhoek）。1697年9月他把一颗病牙的黏膜和牙垢用雨水稀释，然后放在经他改进过的显微镜下观察。他在写信回答伦敦皇家协会一个朋友的询问时，告诉对方自己所看到的各种各样的“可怜的小蛀虫”：有细杆状的、球形的、螺旋形的和逗号形状的。为了让对方看清楚，他马上又画了一幅图。列文虎克不知道自己本来完全是为了消磨时光而进行的显微镜研究，竟开辟了微生物学新领域。

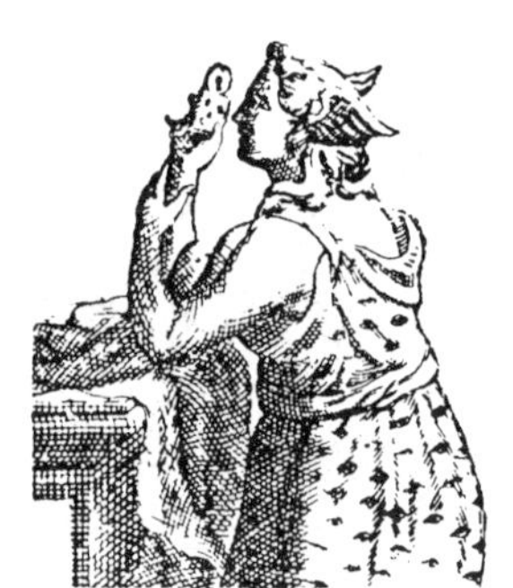

104*a*

**插图104*a* 列文虎克使用显微镜**

出自伯恩特·卡尔格－德克尔：《看不见的敌人》（Bernt Karger-Decker: *Unsichtbare Feinde*），莱比锡，1980年

**插图104*b* 第一次在显微镜里看到细菌的安东尼·范·列文虎克**

阿姆斯特丹皇家科学院里列文虎克纪念章。门格（J.P.Menger）绘制。出自《德国红十字会》，德累斯顿，1983年第二期

**插图104*c* 列文虎克首见唾液细菌的著名细菌画**

德尔伏特根据列文虎克《探索自然奥秘》（*Arcana naturae detecta*）绘制（1695）。出自伯恩特·卡尔格－德克尔：《看不见的敌人》，莱比锡，1980年

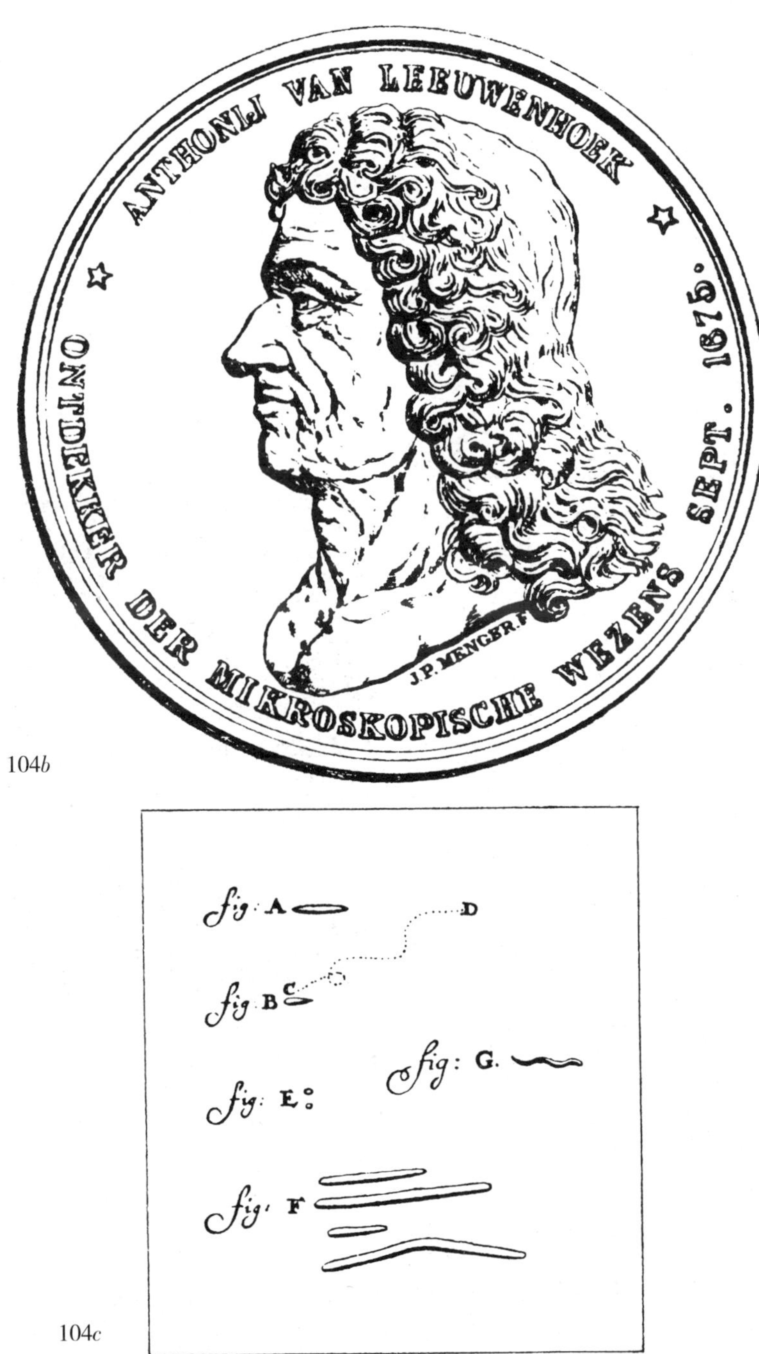
ANTHONIJ VAN LEEUWENHOEK
ONTDEKKER DER MIKROSKOPISCHE WEZENS
SEPT. 1675.
J.P. MENGER. F
fig: A
D
C
fig: B
fig: G.
fig: E.
fig: F

104*b*

104*c*

# 105. 秦昆伯爵夫人散

直到今天，地球上还有成千上万的人始终在疟疾不断威胁的阴影中，所以，根除这种由按蚊传播的、危害大众健康的传染病，是世界卫生组织的首要任务之一。从古代开始，在蔓延这种疾病的地区，居民就特别害怕染上这种灾害性疾病。在发现病原体之前，他们不知道疾病因何而起。比如，阿尔布莱希特·丢勒（Albrecht Dürer）曾写道，1520—1521 年他到荷兰旅行时，染上了这种疾病。他给医生画了一张画，标出其感到疼痛的脾部。17 世纪中叶，一个前往荷兰旅行的南美人首次带来了一个消息：在秘鲁洛克萨城（Loxa）附近生长着一种树，用它的粗纤维、苦味的树皮磨成粉或制成汁后，对治疗疟疾有很好的疗效。据说，当时秘鲁总督伯爵的妻子已经重病缠身，临近死亡，喝了这种药后便恢复了健康。她非常高兴，总督驻期满后，伯爵夫人跟随其丈夫回西班牙时带回一袋“秘鲁树皮”，用它治好了她丈夫庄园里农民的疟疾。

虽然，实际上伯爵夫人并没有回到故乡，但是，这个动人的故事却流传了几百年。人们甚至把树皮粉称作“伯爵夫人散”。著名的瑞典自然研究者卡尔·冯·林耐（Carl von Linné）把这种“能够治疗疟疾的树”收进了划时代的植物学总目录《自然系统》（*Systema naturae*）（1735）中，并按照伯爵夫人的名字秦昆（Chinchon）赋予此树学名：“金鸡纳”（Cinchona）。这种植物传到中国时，由于人们对这个词的曲解，树名变成了与之毫无关系的“中国树皮”（Chinarinde）。

19 世纪上半叶的二十五年里，巴黎的药物学教授皮埃尔·约瑟夫·佩尔蒂埃（Pierre Joseph Pelletier）和巴黎药剂师约瑟夫 - 别奈梅·卡云图（Joseph-Bienaimé Caventou）从“金鸡纳”树皮中提取出主要的碱成分奎宁，它在医疗中非常有效，后来在很长一段时间里，奎宁成为唯一有效的抗疟疾药物。

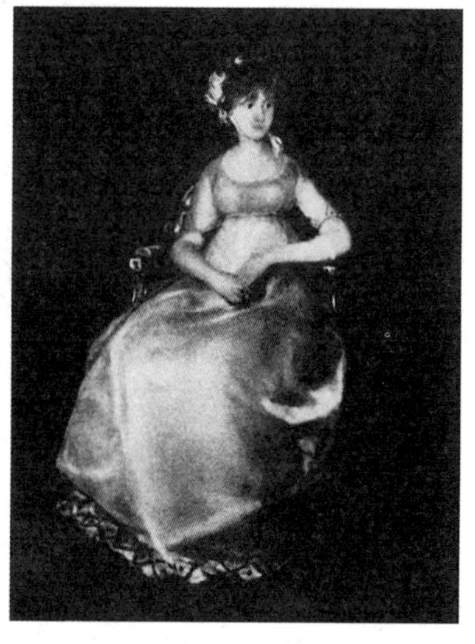

105*a*

**插图 105*a*　安娜·秦昆伯爵夫人：“金鸡纳树”的命名之母**

弗朗西斯科·若泽·德戈雅（Francisco José de Goya）（1800）的油画。原画为马德里苏卡（Herzog von Sueca）大公所收藏。出自格奥尔格斯·皮勒蒙：《艺术大师：戈雅》（Georges Pillement: *Meister der Kunst–Goya*），阿尔萨斯的米尔豪森，年代不详

**插图 105*b*　“金鸡纳”树枝**

木版画。出自《图解会话辞典》，莱比锡，19 世纪

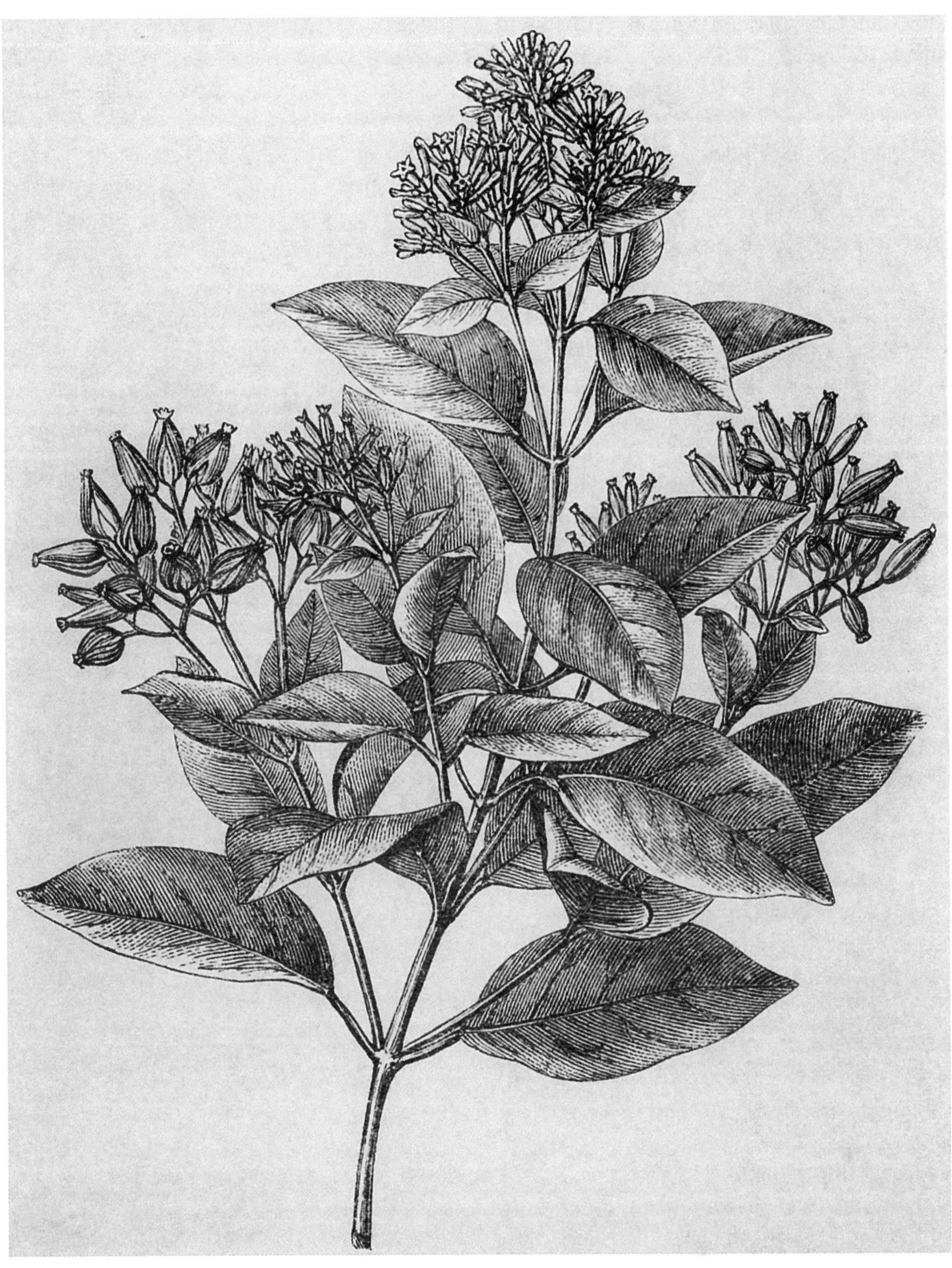

*105b*

# 106. 防治疟疾的新突破

古希腊医生希波克拉底和盖仑早已观察到，瘟疫主要爆发在潮湿地区，所以，他们主张不要聚居在沼泽地带，如果必须居住在那里，也要把水排干。

古罗马百科全书式学者马库斯·特伦提乌·瓦罗推测沼泽地区的微小生物可能就是人们所害怕的疟疾产生的病因，但是，直到近代，医学家们都认为是空气中毒引起了疟疾。1753 年一个意大利的医学家托尔蒂（Torti）把这种病称为"male aria"（脏空气，Malaria）。

1800 年，法国寄生物学家阿方斯·拉韦兰（Alphonse Laveran,1845—1922）在染上疟疾的外籍军团士兵身上采集的鲜血样本中，发现了单细胞的疟原虫，认为那就是疟疾的寄生性病原体。

在 19 世纪初，意大利动物学家乔瓦尼·巴提斯塔·格拉西（Giovanni Batista Grassi，1854—1925）证明疟原虫是由按蚊传染的，英国热带病学家罗纳德·罗斯（Ronald Ross,1857—1932）发现疟原虫在传播疾病的蚊子胃里和体腔内生长，通过血液传染给人体。于是，1904 年在疟疾的滋生地实行了大规模灭绝按蚊的措施，如排放沼泽和水域里的水，后来还施放高效灭虫剂。

与灭蚊措施一起实行的还有药物治疗和预防疟疾的措施，开始时用"金鸡纳"，后来使用各种合成的新式治疗或预防药物。就在按蚊几乎被灭绝的时候，按蚊和疟原虫开始对施用的药物产生了抗药性，于是它们又繁殖起来。世界卫生组织认为，找到新的抗疟疾和疟原虫以及有效的疫苗是化学界、制药界和医学研究界的当务之急。

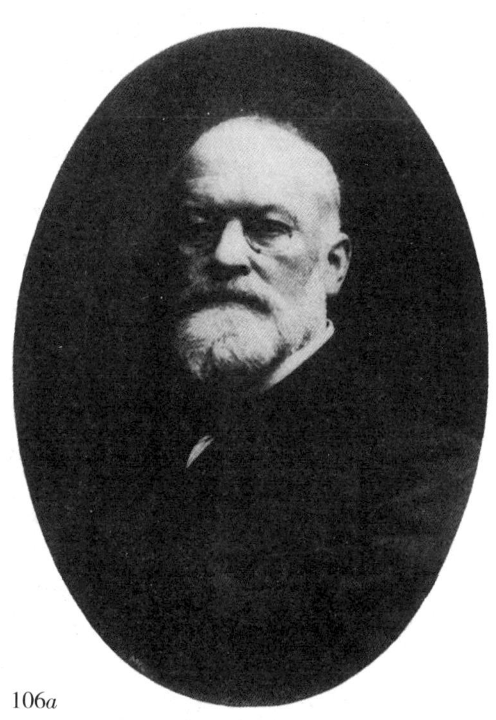

106*a*

**插图 106*a* 疟原虫的发现者阿方斯·拉韦兰**
照片复制：莱比锡大学卡尔－苏德霍夫研究所（Karl-Sudhoff-Institut der Universität Leipzig）

**插图 106*b* 按蚊的"领地"**
出自格哈德·芬茨默尔：《科学战胜微生物》（Gerhard Venzmer: *Wissenschaft besiegt Mikroben*），慕尼黑，1939 年

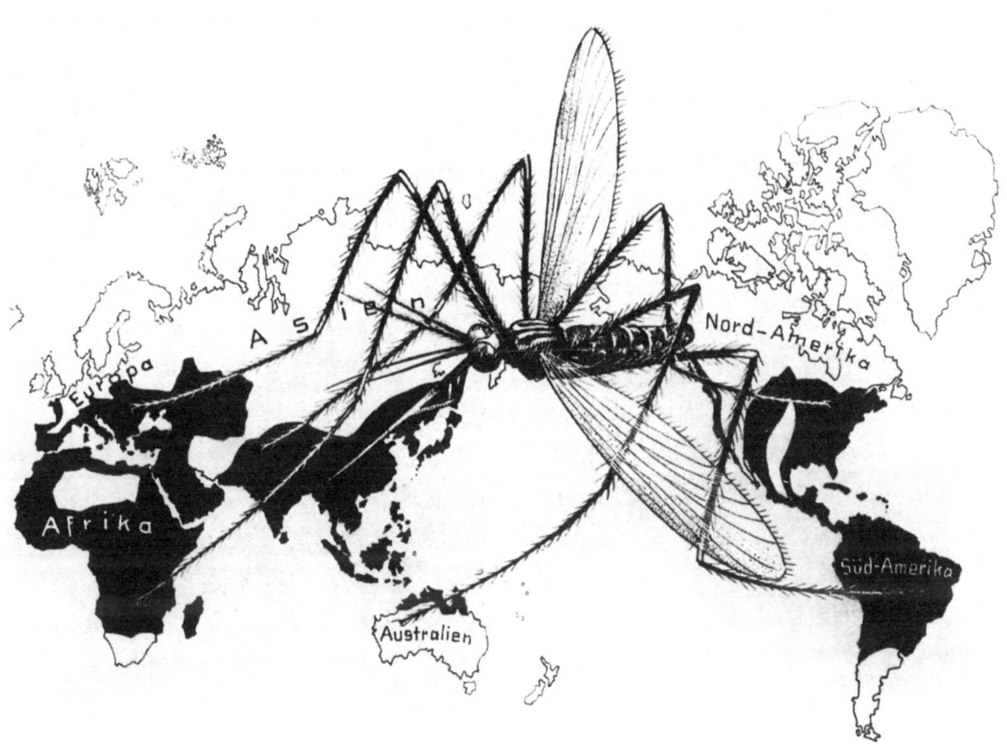


106*b*

# 107. 逃避瘟疫

麻风病和鼠疫都是中世纪令人害怕的瘟疫。它们一爆发，就引起一片恐慌。无数人逃离城市，躲避瘟疫，因为那时人们还不知道病因何在，也不知道还有什么办法能够避免传染。从8世纪后半叶开始，政府当局根据皇帝的命令采取隔离措施，防止健康人传染上各种致命的传染病。

首次颁布的关于把麻风病人严格隔离在麻风病人居住区的政令，可以追溯到丕平（Pippin）和卡尔大帝时期。麻风病人被隔离到正常人的居住区之外。被医生和神职人员委员会发送到那里去的病人，必须在其有生之年穿上明显的麻风病人服，戴上长手套和系有白带子的大帽子。在把他们从正常人社会流放出去以前，教会必须宣布病人已无生存希望，才把他们驱逐出正常人群。穿戴标志明显的麻风病人配带着小水桶，当然他们不能拿着小水桶到公共水井去打水，他们还配有袋子或篮子，好心的过路人会向他们扔一些食物，除此之外，他们还带着号角和摇鼓，所到之处，以号角和摇鼓发出的警诫声让过路人远离他们。这些在我们现代人看来严酷的措施，在当时对于逐渐消除麻风病起了不小的作用。

由于这些措施的成功实施，促使各城市政府在鼠疫爆发时也采取了类似的办法。鼠疫是从海外传来的，第一批兴起的国际城市热那亚和威尼斯拒绝所有来自鼠疫爆发国家的船只进入其港口。被怀疑传染上鼠疫的乘务员和乘客，都要在隔离区待上10天。14世纪时，小城市和领主严格监管进入境内的人员，禁止有鼠疫嫌疑的人员入境。医生给鼠疫病人看病时要穿上特制的衣服，把自己裹在里面，带上装有芳香物质的面罩，以防染上鼠疫。

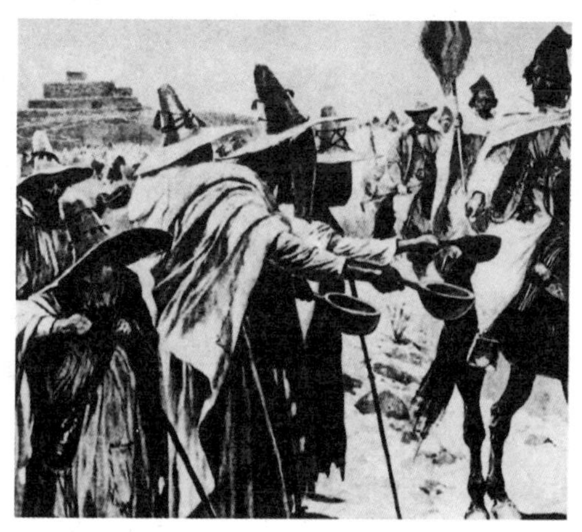

107*a*

**插图 107*a*　摩洛哥商队通道上穿病服乞讨的麻风病人**

出自阿克尔克内希特：《祖母文件夹里的医学文件》（E. Ackerknecht: *Medizinische Dokumente aus Groβmutters Mappe*），转引自《岩像》（*IMAGE ROCHE*），1966年第十七期

**插图 107*b*　17世纪有钱人逃离爆发鼠疫的城市**

当时的无名画。出自《德国红十字会》，德累斯顿，1976年第十七期

**插图 107*c*　医学漫画中的霍乱：专家参观霍乱病医院**

1884年布拉斯（J.Blaβ）的讽刺画。出自伯恩特・卡尔格－德克尔：《看不见的敌人》，莱比锡，1980年

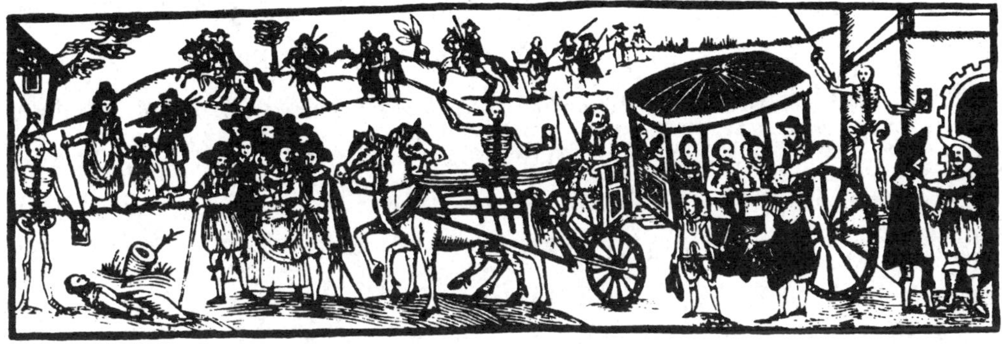

107*b*

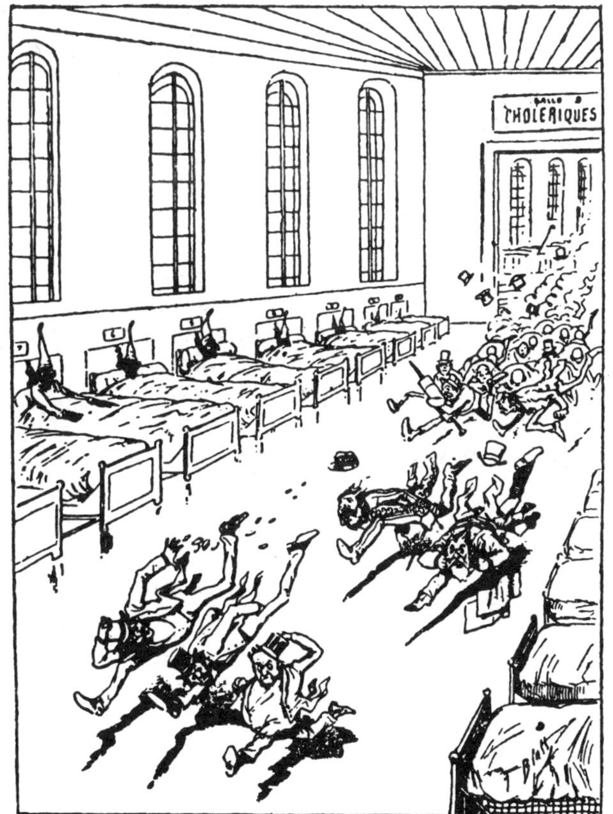


107*c*

# 108. 伟大而又可爱的“鸟嘴医生”

不要吃动物翅膀、水鸟、乳猪，不要吃老公牛肉，千万不要吃肥肉，白天不要睡觉，夜里 3 点以前因为有露水不要出门，不要晒太阳，不要洗浴，要防止腹泻。这些没有作用的预防措施，是 1348 年巴黎学院派医学家为防止法国人染上从意大利蔓延过来的鼠疫而提出的。那时人们还没有认识到鼠疫的真正病因，所以把爆发归结于上帝对罪孽深重的世俗感到气愤，或者归结于星象不吉利，他们还猜测是女巫或犹太人向井里投毒，以及空气中有毒。为了消除空气中的毒气，市长命令人们在空地上点燃木柴堆，在狭窄的街道和公共建筑里熏香料。

尽管人们还不知道鼠疫是细菌引起的，但是细心观察的人发现这种病具有传染性：先是皮肤出血，身上出现深蓝色的斑，越来越严重。可以理解，当时的医生很害怕给鼠疫病人看病！连当时著名的医生、法国外科学的创建人、罗马教皇的私人医生居伊·德·肖利亚克都坦率地承认，自己只是出于职业道德为鼠疫病人尽义务。与很多有责任感的同事一样，他也在 1367—1368 年间感染上了瘟疫而去世。

为了对付这种害人的接触传染物，从 15 世纪开始，很多医生在进入瘟疫医院前全副武装，穿上幽灵般的保护服：他们从头到脚都被套在一件油布做的大长袍里，戴着鸟嘴状的面罩，里面装有消毒作用的芳香物质，一副装有水晶玻璃镜片的眼镜保护着他们的眼睛，以免受到“毒气”侵害，他们的手上带着一副大手套，手里拿着长长的指示棒接触病人，指导治疗。孩子们在街上看到他们时，一边大声喊着“鸟嘴医生”一边飞也似的跑开。

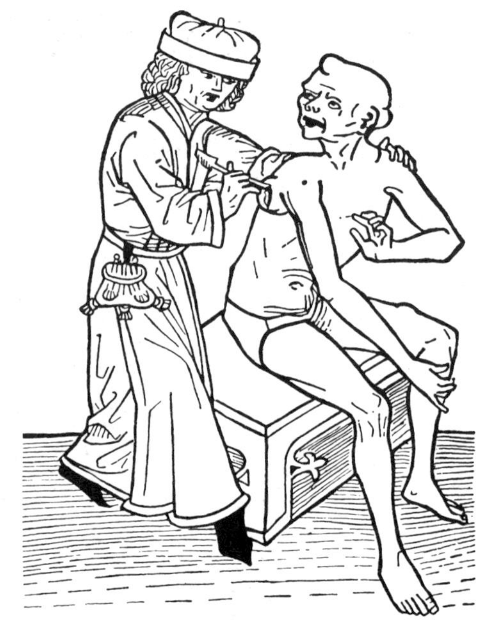

108*a*

**插图 108*a*　15 世纪鼠疫医生给病人切开引流**

当时的木刻画。出自汉斯·福尔茨：《谈鼠疫》( Hans Folz: *Spruch von der Pestilenz* )，纽伦堡，1482 年

**插图 108*b*　穿着鼠疫医生服的医生，被称作“鸟嘴医生”**

保罗斯·菲尔斯特( Paulus Fürst )的铜版画，1656 年。出自伯恩特·卡尔格－德克尔：《医学的转折时刻：和细菌做斗争的人们（画册）》( Bernt Karger-Decker: *Sternstunden der Medizin-Männer gegen Bakterien* )，赖兴巴赫地区，1977 年

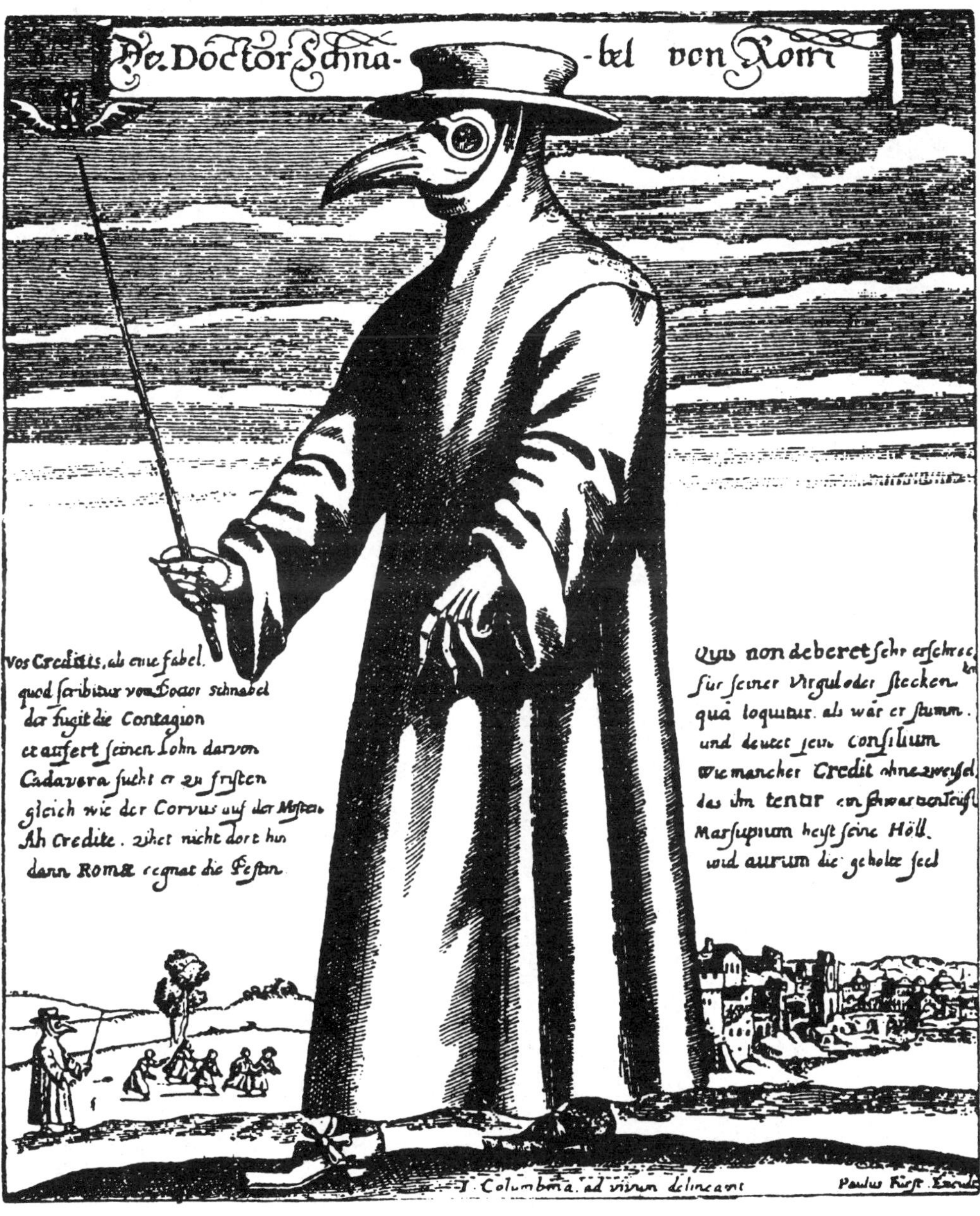
Der Doctor Schnabel von Rom
Vos Creditis, als eine fabel.
quod scribitur vom Doctor Schnabel
der fugit die Contagion
et aufert seinen Lohn darvon
Cadavera sucht er zu fristen
gleich wie der Corvus auf der Misten.
Ah Credite, zihet nicht dort hin
dann Romæ regnat die Pestin.
Quis non deberet sehr erschrecken
für seiner Virgul oder Stecken
quâ loquitur, als wär er stumm.
und deutet sein consilium
Wie mancher Credit ohne zweifel
das ihm tentor ein schwartzer Teufel
Marsupium heist seine Höll.
und aurum die geholte Seel

108*b*

# 109. 揭开“安东尼厄斯火”之谜

以前，除麻风病和瘟疫之外，最严重的传染病是名字神秘、可怕的瘟疫——安东尼厄斯火。它出现的时候像传染病，但并不是。这种病有两种不同的病状。根据医学史学家赫尔曼·彼得斯的描述，一种病状是皮肤起大疱，“变成炭黑色，化脓溃烂，最后，四肢从躯体上脱落”。另一种病状是长期、持续的、万分疼痛的肌萎缩。

由于病因不明，当时的人都把这两种病状称为“坏疽”或“痉挛瘟疫”。没有治疗的药物，他们就向神圣的安东尼厄斯（Antonius）求助，到专门成立的安东尼僧侣教团开办的医院躲避灾难。修道士除了给病人提供慈善护理和心理安慰之外，只能给病人强健身体和减轻疼痛的药物，当然这些药物都不能让病人恢复健康。细心观察的人也发现，只有穷人得这种传染病，而富人却很健康。

到了17世纪，这个谜底终于被揭开了。有个医生发现，食用含有麦角成分的黑麦面包或黑麦面粉会引起这种疾病。而食用不含麦角的小麦粉烤制食品或食物的富人就没有染上这种疾病。那些富人对穷人吃的黑麦嗤之以鼻，讥讽地把它叫作“饥饿之谷”或“死亡之谷”。汉诺威自然研究学者、医生约翰·陶贝（Johann Taube）在1782年出版的著作《惊厥性麦角中毒症的历史》（*Die Geschichte der Kriebelkrankheit*）中首次证明了此病是麦角中毒引起的。

麦角是成熟黑麦中的一种黑紫色、微微弯曲、像大谷粒一样的东西，以前的人认为它只是变形的谷粒。现代医学研究证明，麦角实际上是黑麦中的异物，里面的很多物质都是有毒的麦角酸衍生物。

**插图109*a*　圣·安东尼厄斯：防止人们被惊厥性麦角中毒传染的保护神**

汉斯·冯·格斯多夫著作《军事外科纪要》中汉斯·韦希特林（Hans Wechtlin）的木刻画。出自奥斯卡·罗森塔尔：《造型艺术中的神奇医术与医神》，莱比锡，1925年

**插图109*b*　约翰·陶贝《惊厥性麦角中毒症的历史》（Johann Taube: *Die Geschichte der Kriebelkrankheit*）一书的扉页**

约翰·克里斯蒂安·迪特里希出版社，哥廷根，1782年。出自伯恩特·卡尔格－德克尔：《草药、丸药、制剂》，莱比锡，1970年

**插图109*c*　麦角中毒的病状**

霍伊辛格（Heusinger）1856年的画。出自巴尔格尔：《麦角与麦角中毒》（Barger: *Ergot and Ergotism*），伦敦，1931年

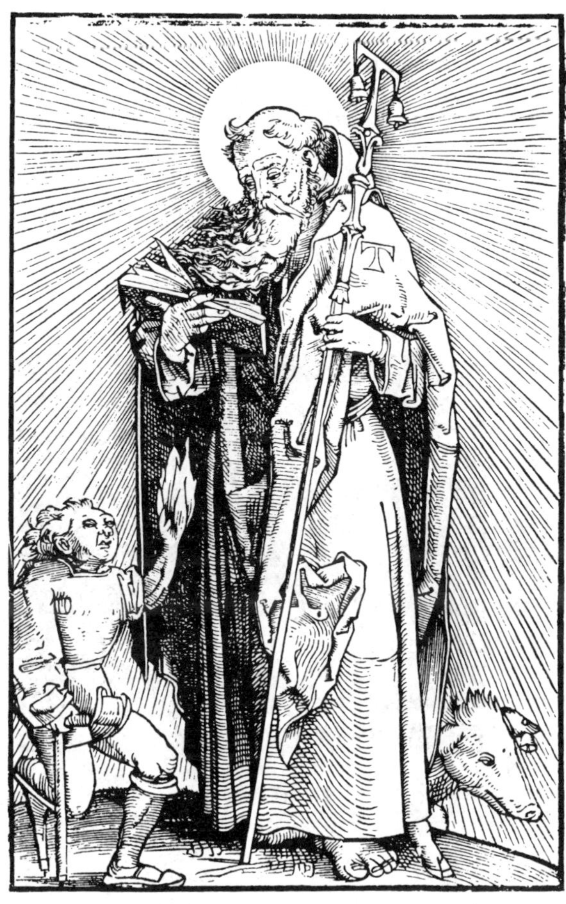

109*a*

Die

Geschichte

der

Kriebel-Krankheit

besonders derjenigen

welche

in den Jahren 1770 und 1771

in

den Zellischen Gegenden

gewütet hat

beschrieben

von

Johann Taube

Hofmedicus, Mitglied der Königlichen Landwirthschaft Gesellschaft zu Celle und Correspondent der Königlichen Gesellschaft der Wissenschaften zu Göttingen.

Göttingen,

bey Johann Christian Dieterich, 1782.

109*b*

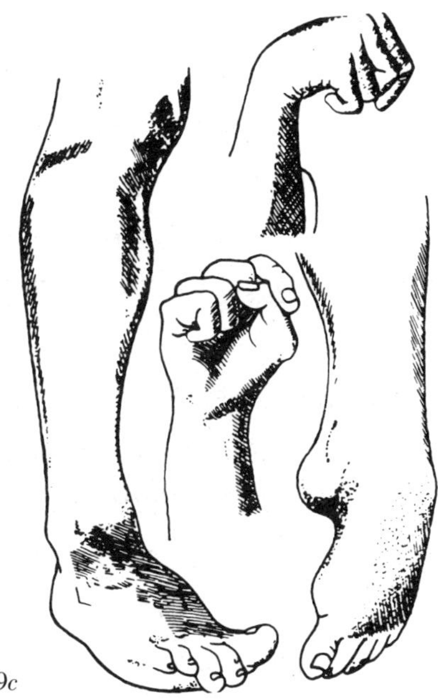

109*c*

# 110. 用牛痘治疗天花

以前，每年都有成千上万的人死于天花。关于天花的这种叫法，由古希腊人通过想象描述出病人的外表而来，意思是“火的女儿”。18 世纪初，英国医生爱德华·詹纳（Edward Jenner）第一次想到把对人类无害的牛痘接种到人身上，对付危险的天花。他在布里斯托尔（Bristol）附近的索德伯里（Sodbury）做外科医生和药剂师学徒时，有一天，这个牧师的儿子听见了师傅勒德洛（Ludlow）和一位挤奶女工涉及天花的谈话，女工告诉勒德洛，乡村里流传着一种说法：带有牛痘的人就不会染上天花。这个说法深深地印在了细心的年轻学徒詹纳的脑子里。后来，詹纳在伯克利（Berkeley）镇开了自己的诊所，二十年来一直研究农民流传的经验。1796 年 5 月 14 日，他终于将积累到的经验用到了牛痘苗接种的试验上。这天全村居民都聚集在富农菲普斯（Phipps）的院子里，要看看詹纳是怎样从感染过牛痘的农牧女工萨拉·内尔莫斯（Sarah Nelmes）手上提取痘苗，然后又是如何把它接种到菲普斯 8 岁的儿子詹姆斯·菲普斯（James Phipps）身上的。小男孩后来得了轻微的良性牛痘病，而六个星期以后，詹纳当着全村人的面又对他做了人体牛痘苗的试验，这次孩子没有得病。

今天我们所实行的天花预防接种就是这样发明的，尽管詹纳在当时还没有了解它的作用机制，但是不管是极其保守的伦敦皇家协会的成员，还是受过和没受过教育的外行人都接受了这项新发明。詹纳撰写的配有试验插图的厚厚 75 页的报告在国内外引起了热烈讨论，因为人们怀疑，接种过牛痘的人是否会同时被接种上“残暴和动物性”。19 世纪，各国政府逐渐推行公民接种牛痘的政策，以前人们害怕的天花不久就消失了。

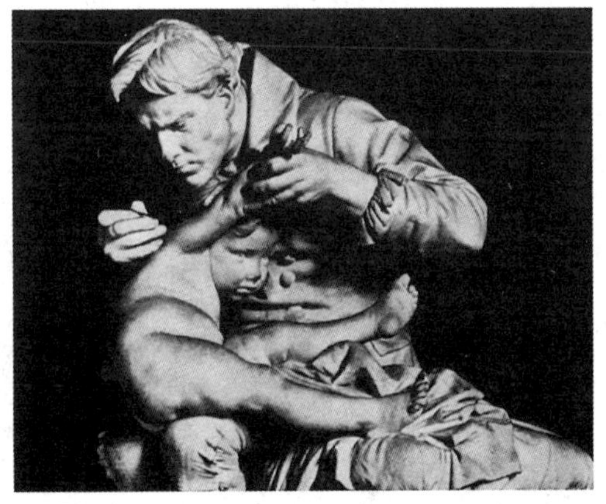

110*a*

**插图 110*a* 爱德华·詹纳：天花预防接种的发明人，正在为自己儿子做接种试验**

热那亚医院里詹纳纪念碑的照片节选

**插图 110*b* 詹纳牛痘接种的漫画**

出自古斯塔夫·霍赫施泰特、乔治·策登：《听筒与针管》，柏林，1921 年

**插图 110*c* 1867 年传染病大流行时，巴黎街道上的牛痘接种**

当时的木刻画。出自阿克尔克内希特：《祖母文件夹里的医学文件》，转引自《岩像》，1966 年第十七期

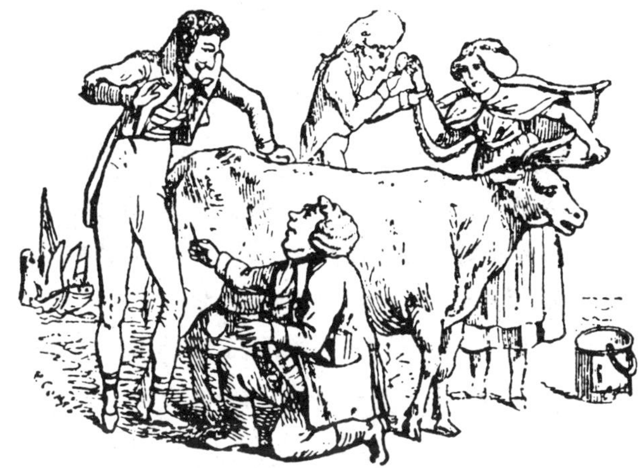

110b

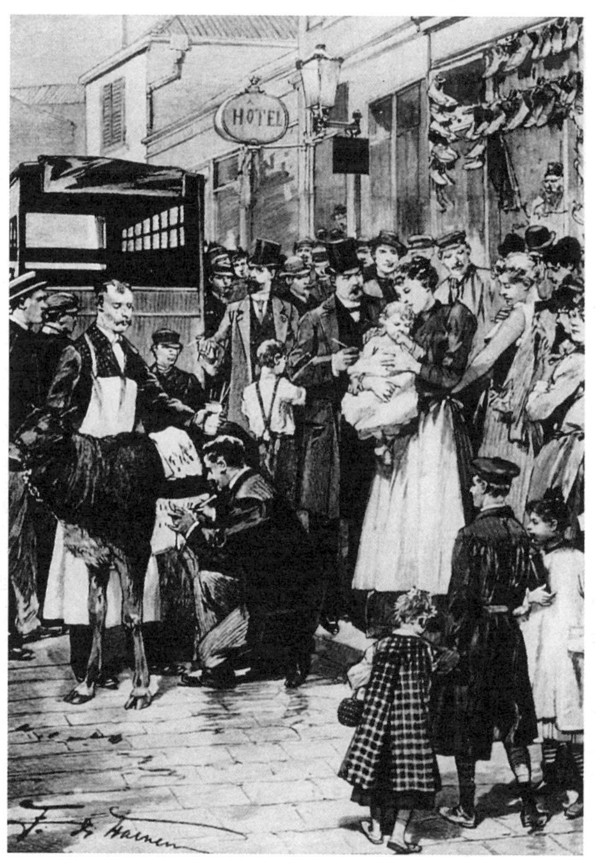


110c

# 111. 造福社会的脊髓灰质炎口服疫苗

19 世纪后半叶，在一些生活水平较高和公共卫生良好的国家里出现了一种特殊的文明病——儿童脊髓麻痹，其主要症状是：经过一个不明显的卡他性感染后，病患的肌肉麻痹松弛，特别是腿和躯干肌肉萎缩。

由于美国是这种疾病爆发率最高的国家，所以美国最先开始于对付这种大多出现在夏末和秋初的“瘟疫”。

在缺少专门治疗措施的情况下，匹兹堡的血清学家约纳斯·爱德华·扎尔克（Jonas Edward Salk）致力于研究预防接种的办法。他知道，德国骨科学家雅各布·海涅（Jacob Heine）于 1840 年第一次描述了这种疾病的麻痹和瘫痪症状。1887 年瑞典儿科医生奥斯卡·梅丁（Oskar Medin）认识到这是一种流行病。于是这种成年人也可以染上的麻痹症被命名为“海 – 梅二氏病”（急性脊髓前角灰质炎）。

这种也被称为“流行性脊髓灰质炎”的传染病的特性，是 1908 年由奥地利血清学家卡尔·兰德施泰因纳（Karl Landsteiner）实验证明的。但是 1943 年以后，瑞典生物化学家阿尔内·蒂瑟留斯（Arne Tiselius）才发现三类细小核糖核酸病毒是病原体。通过粪便感染或输液感染，病原体进入人体内的消化道，在肠道内繁殖，并且可以在循环系统滞留一段时间后，病毒进入中枢神经，导致疾病产生。

鉴于这些认识，约纳斯·爱德华·扎尔克使用经福尔马林和加热法灭活后的三类病毒制成了可以注射的疫苗。当时辛辛那提大学儿科学教授美国人阿尔伯特·布鲁斯·萨宾( Albert Bruce Sabin )用减低了活性的Ⅰ–Ⅲ型脊髓灰质炎病毒，制造出性质更柔和、效果更好的口服疫苗。首次人体试验成功后，苏联病毒学家米歇尔·乔马科夫（Michail Tschumakow）用萨宾疫苗的活性物质开始主持大规模疫苗生产。萨 – 乔二氏口服疫苗在世界很多国家使用以来，被证明是对付脊髓灰质炎这种有害传染病的一种能被接受的安全预防措施。

**插图 111*a* 以前被传染上脊髓灰质炎的病人躯干和腿部肌肉萎缩，他们的命运就是在轮椅上度过一生**

油画，作者姓名不详，地点不详。出自科斯曼，尤利乌斯·维斯《男人与女人》（R.Koβmann,Julius Weiβ: *Mann und Weib*），斯图加特、柏林、莱比锡，1890 年

**插图 111*b* 美国病毒学家阿尔伯特·布鲁斯·萨宾发明了治疗脊髓灰质炎的口服疫苗**

根据阿闵·沃尔格穆特拍摄的照片绘制，柏林

**插图 111*c* 米歇尔·乔马科夫和萨宾一起为大规模疫苗生产奠定了基础**

照片为米歇尔·乔马科夫在莫斯科脊髓灰质炎研究所给猩猩做动物试验。出自伯恩特·卡尔格 – 德克尔:《探究大脑》，莱比锡，1977 年

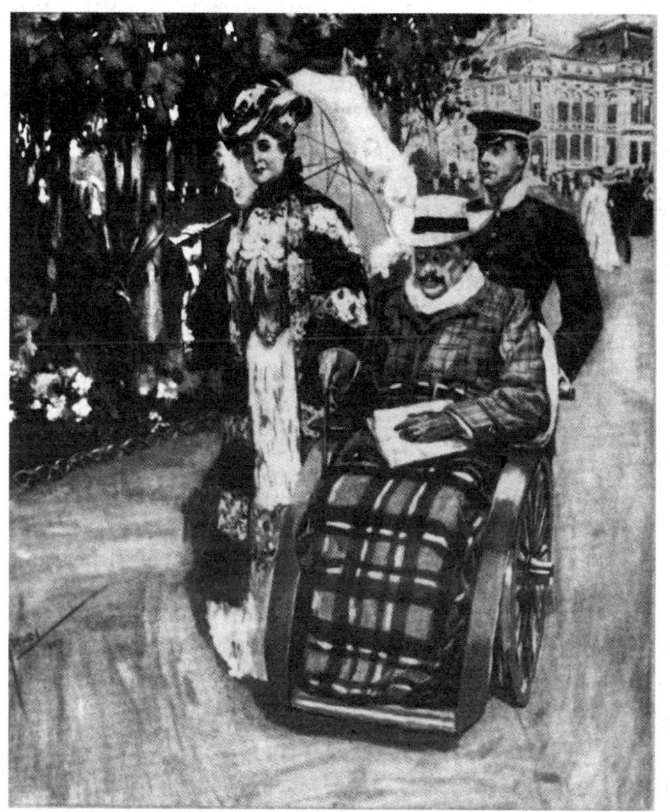

111*a*

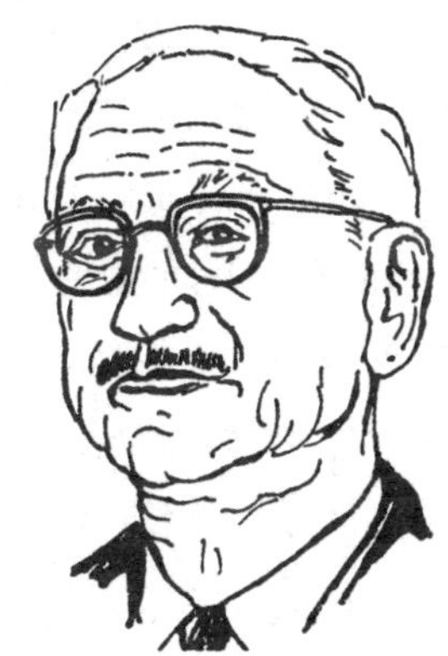

111*b*

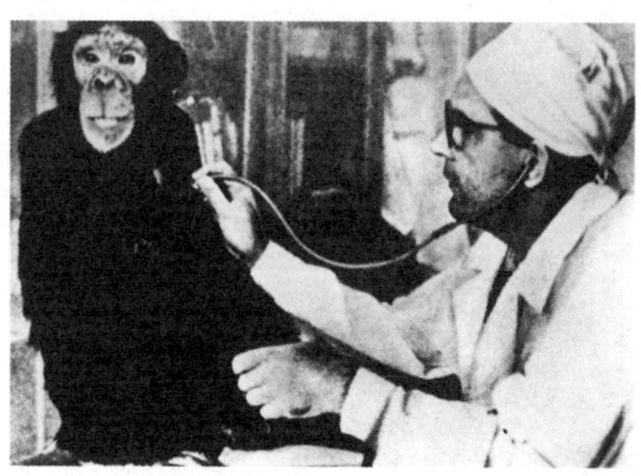

111*c*

# 112. 与舌蝇做斗争

不可救治的、能置人于死地的非洲睡眠病十分可怕。这种病表现为病人无精打采、嗜睡，主要出现在非洲热带地区，每年都有3500万人受到它的威胁，约两万人被夺走生命。早在1901年，被派到冈比亚研究睡眠病的英国热带医学家约翰·埃弗里特·达顿（John Everett Dutton,1874—1905）用显微镜首次在病人血液里发现了鞭毛虫状的病原体。按照发现病原体的地点，他给这种生物取名叫“冈比亚椎虫”（Trypanosoma gambiense）。两年以后，意大利细菌学家阿尔多·卡斯泰拉尼（Aldo Castellani,1878—1963）在脑脊髓液里发现了同样的微生物。

此前，澳大利亚－英国殖民医生戴维·布鲁斯（David Bruce,1855—1931）经过艰苦的观察，发现传染病原寄生虫的媒介昆虫就是当地别名叫“舌蝇”的须舌蝇（Glossina palpalis）。在后来的研究中，德国热带病医学家、罗伯特·科赫（Robert Koch）的同事弗里德里希·卡尔·克莱内（Friedrich Karl Kleine,1869—1951）在东非考察睡眠病时，发现了它的传染机制。

克莱内发现舌蝇在吸食被感染的血时把病菌吸入了自己的身体，病菌在舌蝇的肠道内繁殖三个星期后，舌蝇才具有传染力。科赫则研究生物学和舌蝇的生活习性，建议在人居住的地区砍伐和焚烧那些使舌蝇得以栖身和滋生的水边植被，预防疾病的传染。为了有效地进行预防，遭受这种疾病感染的国家，在世界卫生组织和非洲统一组织的支持下共同进行国际合作，通过开垦舌蝇的繁殖地、使用杀虫剂和投放被绝育的雄性舌蝇等措施来防止及杜绝疾病的传播。

**插图 112*a* 患睡眠病的病人被送到罗伯特·科赫在维多利亚湖边的东非卫生所**

柏林罗伯特·科赫博物馆里的原始照片

**插图 112*b* 伦敦医学会通过电影放映，展示睡眠病的病原体**

第一次世界大战前的无名画。出自伯恩特·卡尔格－德克尔：《草药、丸药、制剂》，莱比锡，1970 年

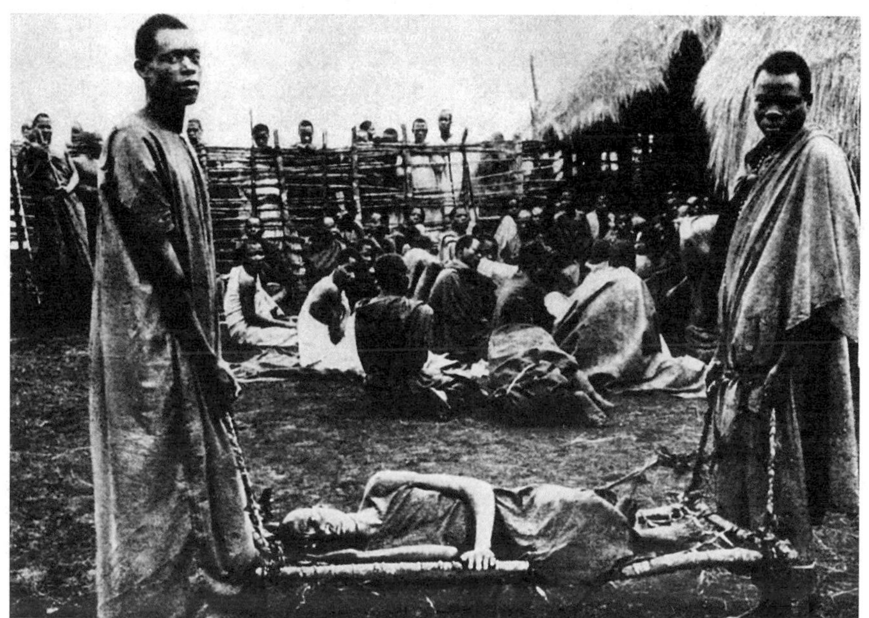

112*a*

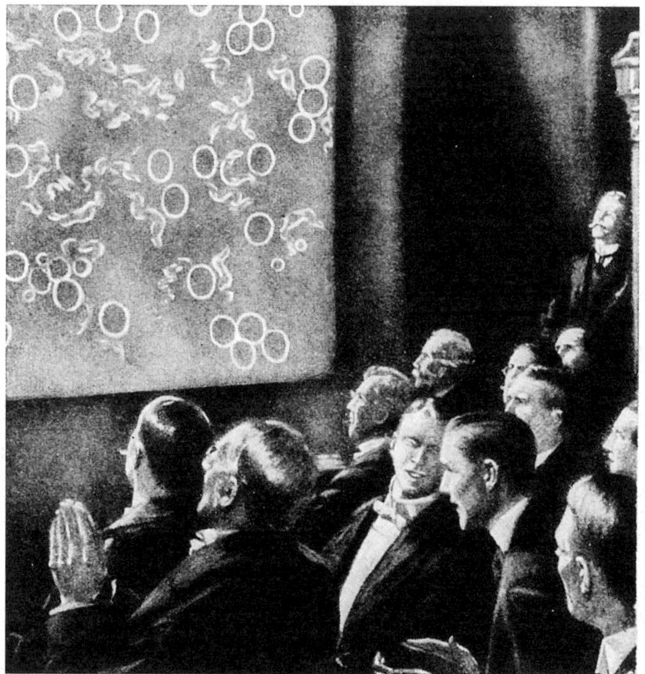

112*b*

# 113. 愈疮木治疗梅毒

15世纪初，欧洲突然爆发了一种流行病。人一旦被传染上，则遍布整个身体，使人面目全非。病变从性器官硬结般的溃疡开始，几个星期以后全身便出现让人难受的、各种形状的皮疹，有些地方则出现流水的丘疹。几年之后，人体组织变形的症状显现出来，慢慢地使病人的机体和精神衰退。阿尔布莱希特·丢勒（Albrecht Dürer）在一封写于旅行途中的信里向朋友描述说："几乎每个人都染上了这种病。"

由于这种来历不明的病在欧洲大陆上传染，主要出现在公共浴室、妓院和名声不好的小酒馆，所以人们把这种疾病称为"情色病"。约在1530年，意大利维洛那出色的医生吉罗拉莫·弗拉卡斯托洛（Girolamo Fracastoro）给这种疾病起名为梅毒，直到今天，这个名称还在沿用。由于不知道它的病因，那时的医生用禁食、出汗、放血和排泄等疗法加以治疗。

这些治疗方法和其他据说有抗毒作用的物质一样都毫无作用，于是江湖庸医让病人外用和内服水银治疗梅毒。但由于水银毒性大，常常引起皮炎和严重的器官损伤，所以不久之后，有道德的医生就放弃了用水银治疗。

当听说一艘载有治疗梅毒的安全药物愈疮木的西班牙船从海地驶至欧洲的时候，人们都非常高兴。据说，印第安人用愈疮木的煎汁治好了很多种皮肤病。也许正因如此才出现了错误的观点，说哥伦布发现的"西印度群岛"是梅毒的发源地。人们群情激昂，将"创造奇迹"的愈疮木几乎神化，这使得实力雄厚的贸易家族进口大批愈疮木，从中获得了丰厚的利润——直到滥用它的治疗方法威胁到人的生命时，愈疮木的光环才消失了。

**插图113a　16世纪医生加工愈疮木（右）和使用愈疮木（左）治疗"法国人病"（梅毒）**

加勒（Ph. Galle）的铜版画（1570）。出自赫尔曼·彼得斯：《图解制药史》，柏林，1889年

**插图113b　向圣·米努斯（St. Minus）祈祷治好"法国人病"**

1475年一张传单中哈默尔（W. Hamer）的木刻画。出自古斯塔夫·弗赖塔格：《德国历史图绘》，莱比锡，年代不详

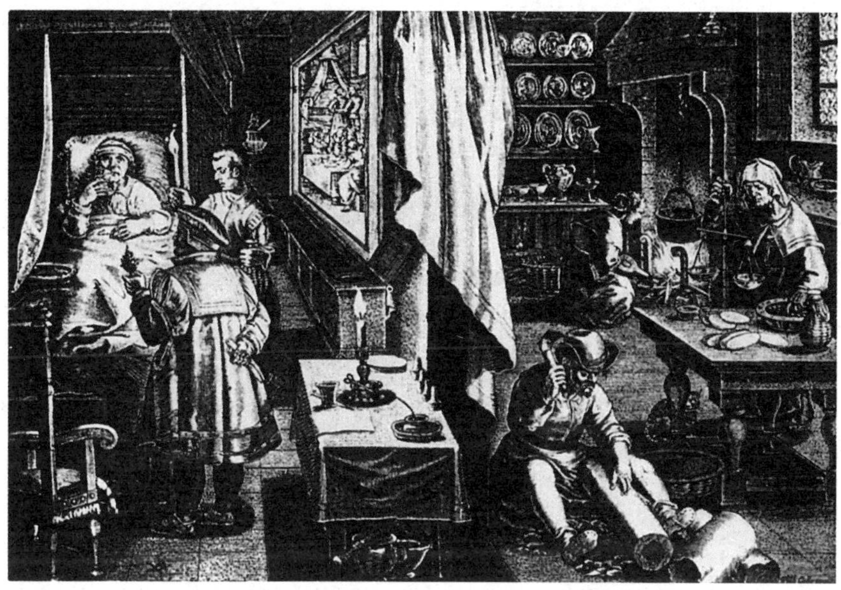

113*a*

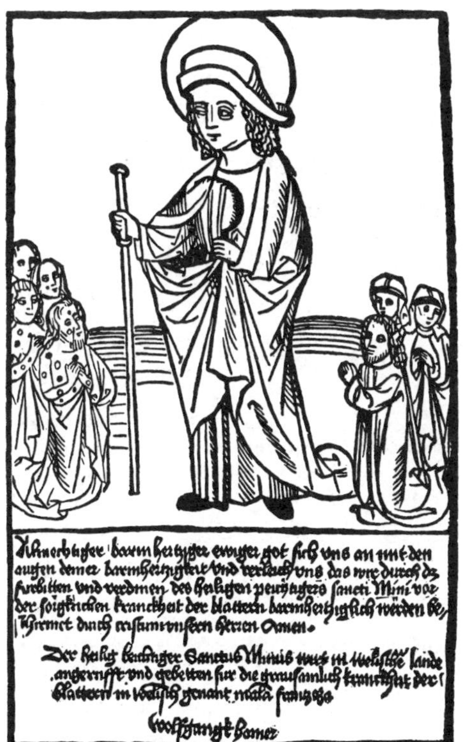

113*b*

# 114. 用水银治疗梅毒

15 世纪初，梅毒首次在欧洲大规模爆发。正如前面所说的，人们认为是哥伦布在海地与印第安女人轻浮的举动，使他把瘟疫带回了西班牙，而西班牙的战争使瘟疫在欧洲流行。

在德国这种疾病也很严重，画家阿尔布莱希特·丢勒在一封写于旅行途中的信里向朋友描述说："几乎每个人都染上了这种病。"当时人们染上病的地点是公共浴室、妓院和名声不好的小酒馆。

外科医生试图通过禁食、发汗、放血和腹泻等办法给病人治疗，防止病人死亡，江湖医生和学院派医生则主要用水银制剂来治疗，却没有收到很大成效。相反，毫无节制地外用和内服水银，造成病人慢性中毒。古希腊医生第奥库里德（Dioskurides）在其著名的药物学说里，曾建议不要过度使用水银治疗疾病。另外，荷兰语中"江湖医生"（Qacksalber）这个词就来源于过去医生使用的水银（Quecksilber）。

人文主义者、时代批评家乌里希·冯·胡滕（Ulrich von Hutten,1488—1523）患梅毒后，不得不进行 11 次外用水银治疗，没有谁比他对治疗所带来的痛苦和后果描述得更加细致和深刻：流涎不止，语言障碍，口腔发炎，手指发抖，眼睑颤动，舌头颤抖，头部剧痛，尿潴留，人格变化，易紧张激动。

流口水实际是急性水银中毒的警告信号，江湖医生却认为那表示治疗有效，继续给病人使用水银。但水银治疗也遭到了强烈反对。反对水银治疗的人希望愈疮木和洋菝葜根能治疗梅毒，但成效都不大。所以纯水银、甘汞、升汞等氧化水银及水银软膏仍旧在梅毒治疗中占主导地位，后来还出现了铋和碘制剂。直到 1905 年梅毒的病原体被发现后，德国内科学家和血清研究者保罗·埃尔利希（Paul Ehrlich,1854—1915）和日本人秦佐八郎（Sahachiro Hata,1873—1938）研制出了"救命的砷制剂"洒尔佛散。

**插图 114*a* 乌里希·冯·胡滕患梅毒躺在病床上**

当时的无名画。出自让赛尔姆：《梅毒病史》（E.Jeanselme: *Histoire dela syphilis*），巴黎，1931 年

**插图 114*b* 15 世纪初水银外用治疗梅毒**

两个病人明显是一对夫妇，满身是丘疹。医生观察女病人的尿液，他的助手给男病人涂抹水银。维也纳医生巴特罗美斯·施特伯（Bartholomeus Steber）所著《梅毒的预防与治疗》（*A Malafranzos morbo Gallico preservatio ab cura*，1497/1498）书中的扉页画。出自古斯塔夫·弗赖塔格：《德国历史图绘》，莱比锡，年代不详

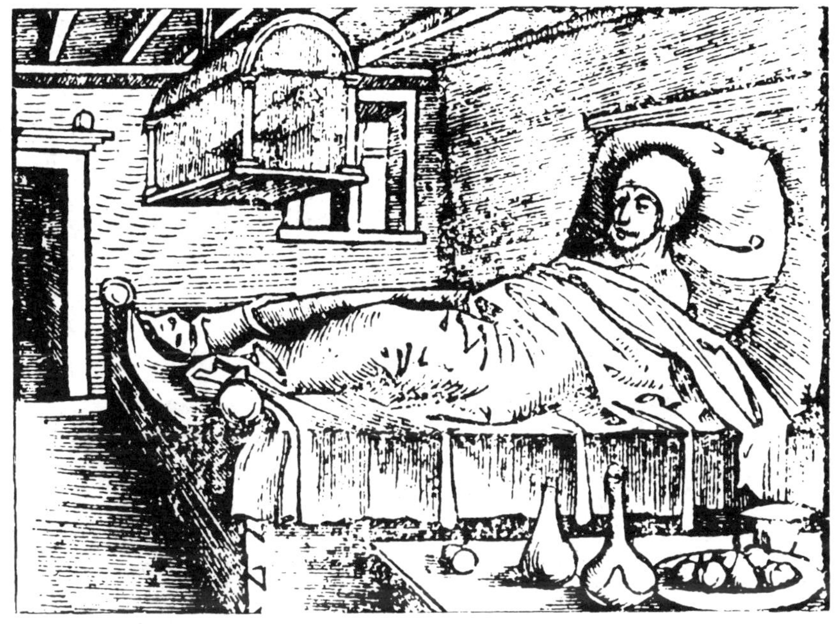

114*a*

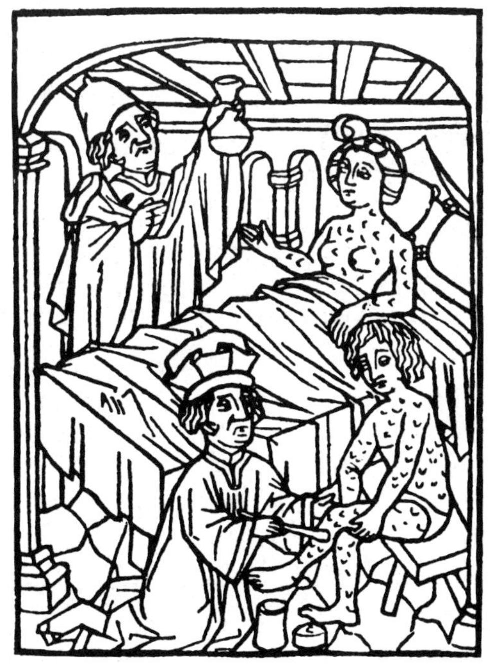

114*b*

# 115. 狂犬病疫苗的研究

“如果有一天我看到你成为教授，我会是世界上最幸福的人。”法国鞣革工人让·约瑟夫·巴斯德（Jean Joseph Pasteur）对13岁的儿子路易这样说。父亲的愿望很快实现了，儿子在完成自然科学学业的几年后就在第戎（Dijon）的一个中学里找到了教学职位。后来，他又获得几个大学聘用，担任化学科教授，最后到了巴黎，法国科学学院和法国医学研究院把他选为成员，国家鉴于他的出色成就，称他为人类最杰出的慈善家，在他年老的时候为他提供荣誉退休金。

这位研究者、医生最大的成就是研制出狂犬病疫苗。他在兔子的脊髓里培养狂犬病毒，用无菌干燥法弱化病毒的传染性。几年中，他给动物做试验都取得了成功，于是，1885年7月初，他首次在人身上试用接种疫苗。

当时，一个阿尔萨斯面包师9岁的儿子在上学路上被带有狂犬病毒的狗撞倒咬伤，手、小腿、大腿共被咬伤14处。孩子的母亲在事故发生12小时之后，把孩子送到一个医生那里，医生用酚消毒伤口，并急切地建议孩子的母亲，要赶快送孩子去巴斯德医生处，因为只有他可以治疗此病。巴斯德同两名医生商讨，医生肯定地说，若巴斯德不尽快进行治疗，孩子可能会死亡。情急之下，巴斯德决定给孩子使用还没有经过临床试验的方法。

在巴斯德的监督下，其中一名医生为孩子注射疫苗。经过10天的疗程之后，多次注射疫苗的约瑟夫·迈斯特（Joseph Meister）逃脱了死亡的命运。从此以后，这个孩子忠实地和自己的救命恩人保持联系。巴斯德每次看到信封上孩子饱含感激之情的文字：“献给亲爱的巴斯德先生……”心中充满喜悦。虽然今天狂犬病传染的历史已经结束，但是这一切仍然取决于是否及时良好地处理伤口，使用狂犬病疫苗。

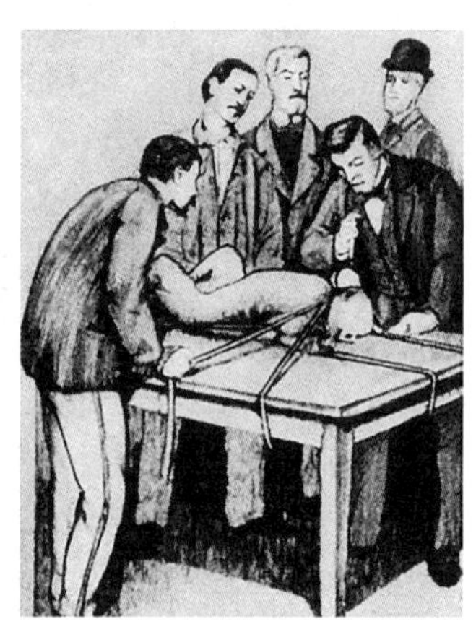

115*a*

**插图115*a*　路易·巴斯德从一只带狂犬病毒的狗嘴里取口水**

当时的画（1884年）。出自勒内·福洛普－米勒：《医药学文化史》（René Fülöp-Müller: *Kulturgeschichte der Heilkunde*），汉堡，1973年

**插图115*b*　路易·巴斯德观察首次用他研制的狂犬病免疫血清，为9岁的约瑟夫·迈斯特进行接种**

同时代的画。出自《名人》（*L'Illustration*），巴黎，1885年

**插图115*c*　在巴黎高级普通学校为被传染上病毒的俄国农民接种狂犬病疫苗。巴斯德（右立者）观察和监督接种过程**

当时法国历史书中的木版画

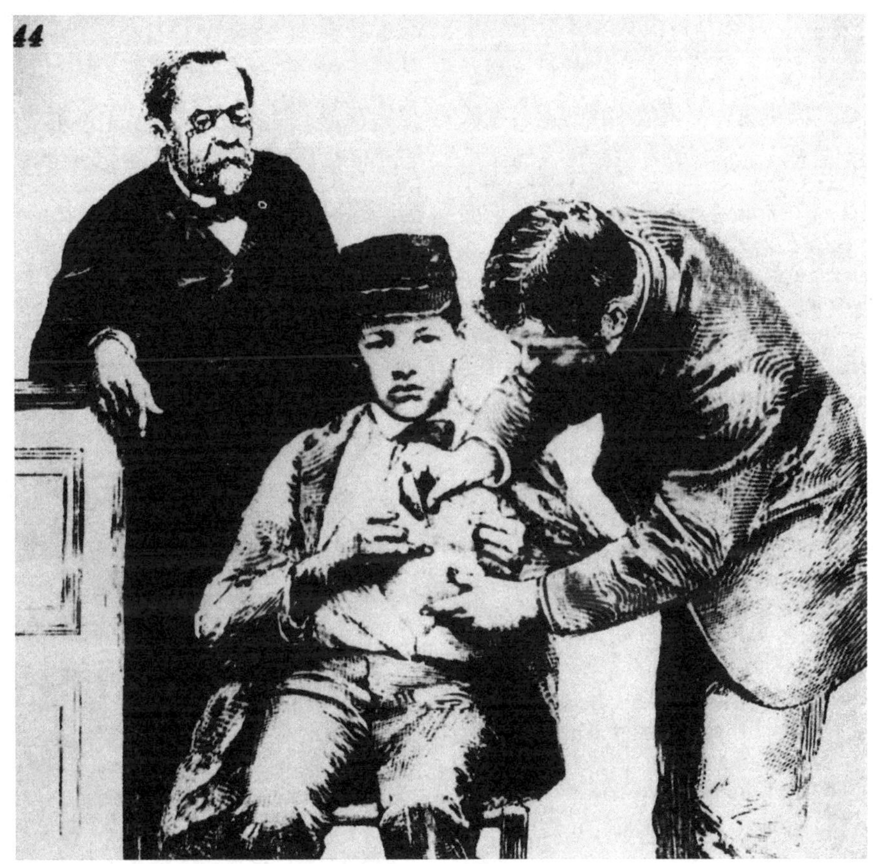


115*b*

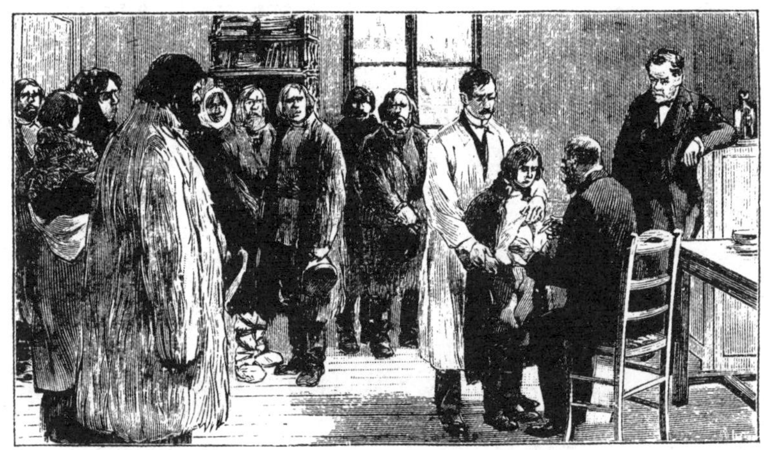

115*c*

# 116. 揭开结核病病原体之谜

1882年3月24日，柏林生理学学会里发生了一件大事。这天罗伯特·科赫受邀做关于结核病的讲座。罗伯特·科赫以前在沃尔施泰因（Wollstein）做乡村医生。两年前由于他从细菌学角度对炭疽病和伤口感染的病原进行了成功的研究，获选为柏林皇家健康管理部的成员。这天很多对这个题目感兴趣的人都聚集在学会的图书馆里，兴许是期待着这位著名研究者发表引起轰动的研究报告。几周以来人们通过小道消息，得知他发现了引起神秘结核病的微生物。当时每七个人中就有一个患结核病，特别是在工人阶层当中。医生们也束手无策，把这种被称为“肺结核”的病归结为“慢性营养障碍”，认为病是体质造成的，是遗传疾病。他们站在病人的床边，只能尴尬而无奈地耸耸肩膀。大厅里寂静无声，不到40岁的罗伯特·科赫用简单的、开场白式的语言否认了上述观点，并解释说，肺结核是一种传染病。人们可以感到他的发言开始有些激动。他给在场的听众们展示一些标本，说明自己的观点，并把它们放置在显微镜下，证明存在着细杆状微小的结核菌。科赫的第一个助手、白喉病原体的发现者弗里德里希·勒夫勒（Friedrich Loeffler）在展示中生动地回忆起发现结核菌的艰辛。“我永远也不会忘记，”他说，“我们以头儿为榜样，起早贪黑、废寝忘食地工作。”科赫和他的同事们不停地把带结核菌的材料撕开和压碎，并涂抹到玻璃片上，使之形成薄薄的一层，放在显微镜下观察。但是那些微生物好像藏了起来，不让他们看到。他们花费了很多时间，千方百计找出染色的方法，最后终于成功了，连没有经过显微观察训练的眼睛，也能看到那些细小的生物。

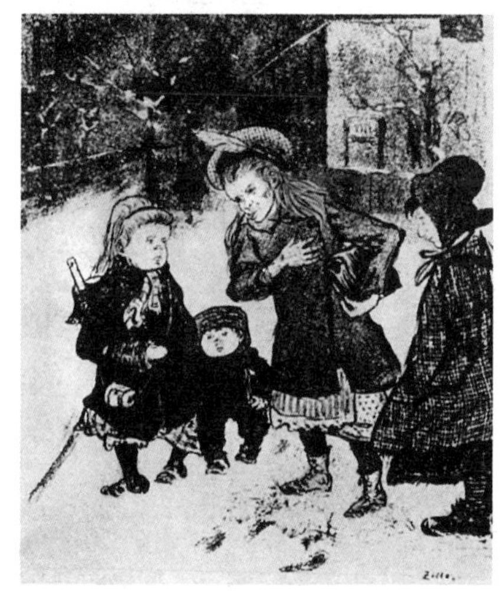

116*a*

**插图116*a* “如若我愿意，我可以把血吐在雪里。”**

海因里希·齐勒（Heinrich Zille）的漫画。出自海因里希·齐勒：《街上的孩子们：柏林100图》，柏林，1908年

**插图116*b* 科赫，结核病病原体的发现者，在进行显微观察。旁边为他的同事理查·普法伊费尔（Richard Pfeiffer）**

罗伯特·科赫博物馆收藏的照片

**插图116*c* 科赫所看到的结核菌，通常呈微微弯曲的细杆状**

罗伯特·科赫本人绘制。出自伯恩特·卡尔格-德克尔：《与结核对弈》（Bernt Karger-Decker: *Schach der Tuberkulose*），柏林，1966年

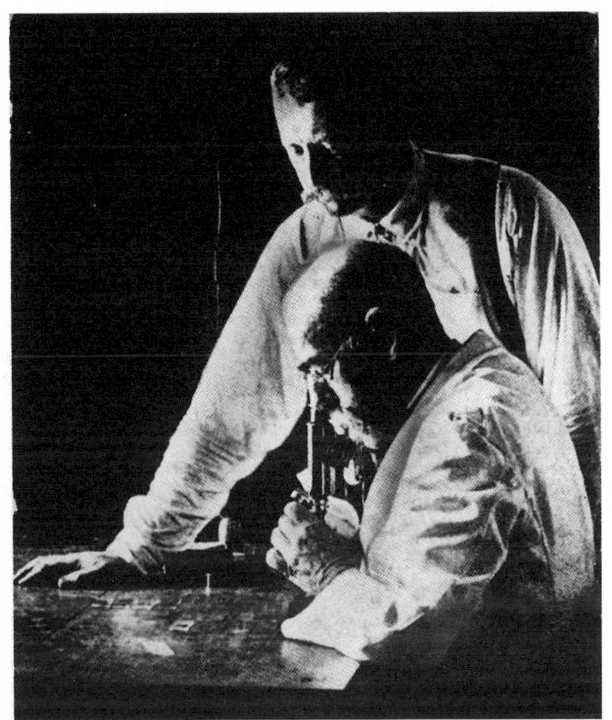
116*b*

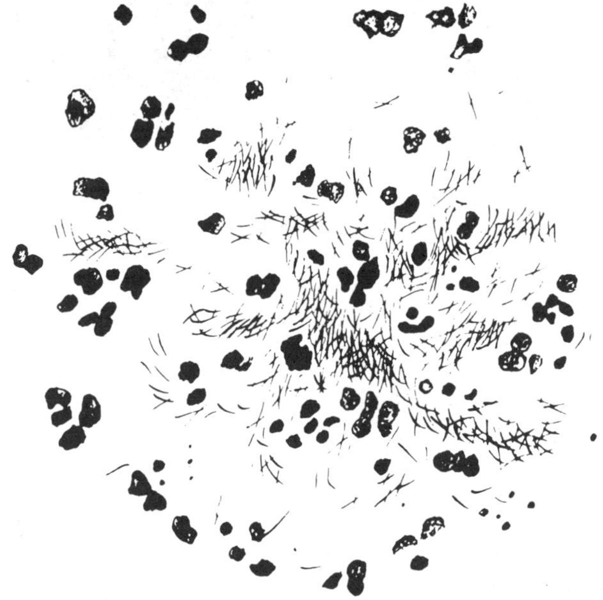
116*c*

# 117. 众人瞩目的结核菌素

国际社会在得知罗伯特·科赫发现结核病原体的消息后十分兴奋，充满希望。罗伯特·科赫介绍说，这种给人们带来灾难的微微弯曲的细杆状细菌具有抗酸、抗热、抗冷、抗干、抗湿的能力，它不怕黑暗，对杀虫剂有抗药性。细菌是通过人与人的飞沫传播或空气中的尘埃传染的。

科赫主张改进卫生设施，建立专门医院，消除社会贫困，并且证明贫困造成了肺结核的大规模扩散。他本人努力地寻找一种药物来治疗肺结核。一位柏林大学教授专门为他设置了卫生学课程，同时让他领导附设的卫生研究所。经过多年艰苦的实验之后，这位“杆菌之父”终于研制出了结核菌素。这是一种从培养结核菌的肉汤里通过蒸发得到的甘油提取物。用它进行动物实验取得了一定的效果，但是在人体上是否也能取得成功，还要经过艰苦的试验。此时，第十届国际医学大会正在紧张的筹备当中，即将于1890年8月4日在柏林的仑茨杂技团（Zirkus Renz）的大楼里召开。

由于当时的帝国政府认为，这次盛大的国际科学大会事关帝国荣誉，于是文化部部长冯·戈瑟勒（von Goβler）催促科赫提前公布他的“药物”，在开幕词中擅自把它当作杰作大加称赞。虽然科赫在他的报告《谈结核菌素的细菌学研究》（*Über bakteriologische Forschung über das Tuberkulin*）中十分谨慎地指出，目前的结核菌素还处于试验阶段，不能期望过高。但是喜欢制造轰动事件的新闻界还是对它大加吹捧。实际上，结核菌素最终被证明没有治疗作用。

但是，后来证明，结核菌素对肺结核的早期诊断具有重要的意义。

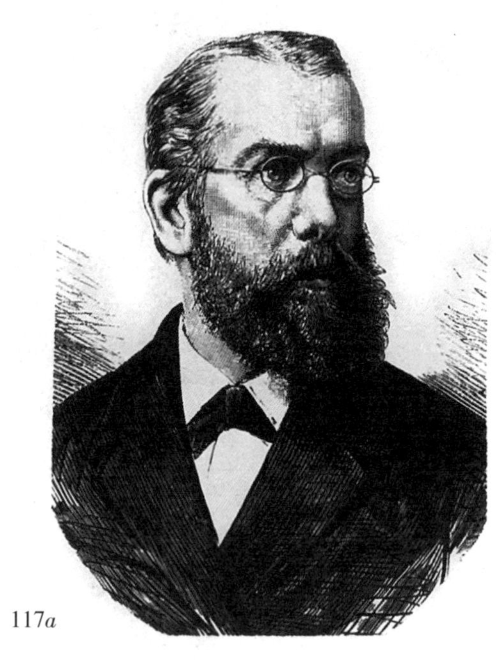

117*a*

**插图 117*a*　科赫，现代细菌学的创始人之一**
无名木版画。出自《花园凉亭》，柏林，1884年

**插图 117*b*　在柏林夏利特医院给外国医生展示科赫的接种疫苗**
无名木版画。出自《花园凉亭》，柏林，1891年

**插图 117*c*　首批根据科赫研究成果生产的抗肺结核药物，其中包括结核菌素（右二）**
罗伯特·科赫博物馆的照片

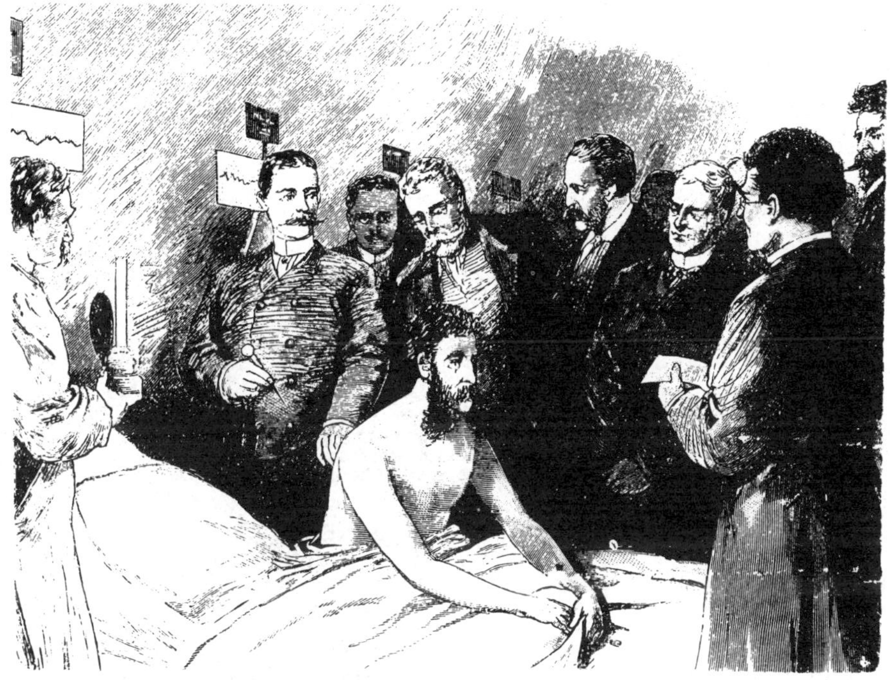

117*b*

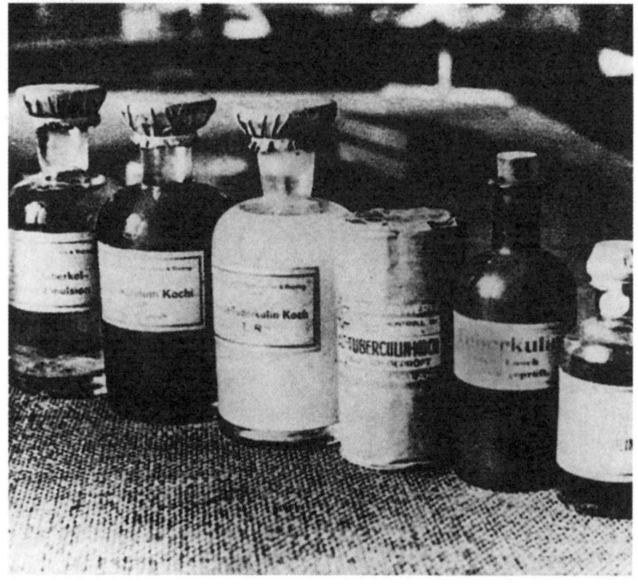

117*c*

# 118. 卡介苗的诞生

就像罗伯特·科赫在德国研制抗肺结核的药物一样，阿尔伯特·卡尔梅特（Albert Calmette）在法国致力于澄清肺结核的病因，找到治疗它的药物。19 世纪 90 年代，他接受巴斯德研究所的委托，在里尔（Lille）建立并主持分所工作。上任后不久，他就马上投入了防止传染性结核病的卫生和社会预防措施的实施中。

第一次世界大战开始前，卡尔梅特和研究所的同事卡米耶·介朗（Camille Guérin）转向了对肺结核接种疫苗的研究。他们以巴斯德的原则为基础，给病原菌解毒，让病原菌不再伤害受接种人的机体，尽可能增强抵抗力，以此来预防传染。他们用了十五年时间培养“牛菌”——一种来源于牛身上的肺结核菌株，把它放在土豆片上，并加上公牛胆汁和甘油，保持 38℃的温度。

每隔三个星期，卡尔梅特和介朗都要把培养物移种到新的培养基上。在经过 230 次这样的移种后，他们终于得到了完全失去毒性的病原菌，即病原菌完全失去传染力和毒性。他们在无数的豚鼠、兔子、马、牛、猴子身上试验，动物们不仅没有生病，而且对肺结核都有很强的抵抗力，无一例外。1921 年 5 月，卡尔梅特给一个受结核病严重威胁的婴儿进行了免疫注射，孩子的母亲在月子里死于肺结核，孩子只好交给了患严重肺结核的祖母抚养。

1926 年医学界公布了无害菌株，今天各地使用的接种培养物就源自它。为了纪念发明人，此疫苗被称为“卡介苗”——B C G，即“Bacillus Calmette Guérin”的缩写形式。

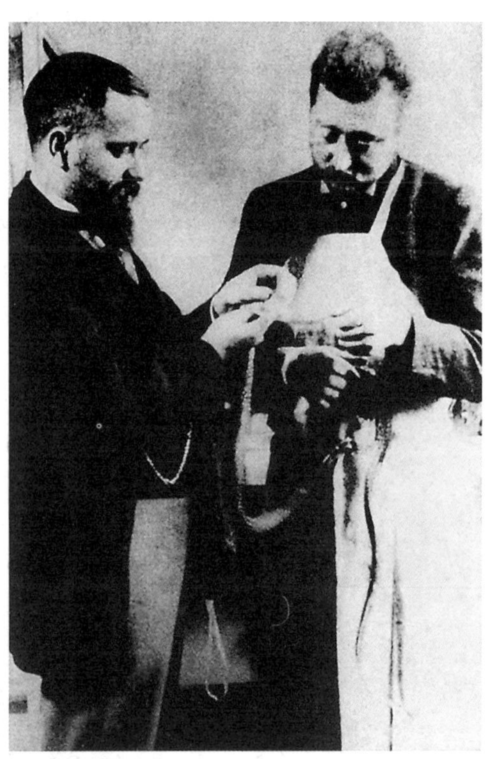

118*a*

**插图 118*a* 阿尔伯特·卡尔梅特和卡米耶·介朗，抗肺结核的卡介苗之发明人**

根据《世界卫生》（*World Health*, London, März, 1964）照片复制。出自《自由世界》（*Die Freie Welt*）的图片档案

**插图 118*b* 柏林某防疫站里的卡介苗接种情景**

德鲁斯（E. Dellus）拍摄的照片

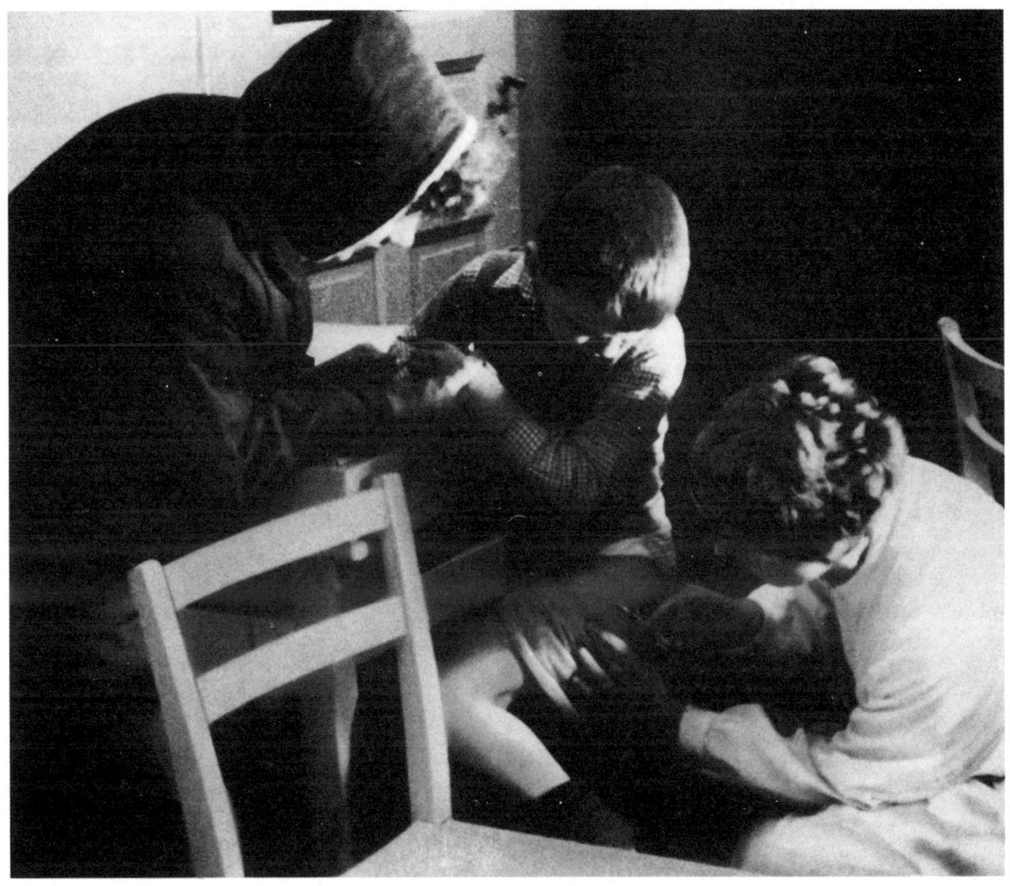

118*b*

# 119. 吕贝克的接种感染事件

法国细菌学家阿尔伯特·卡尔梅特和卡米耶·介朗经过多年的研究，研制出了抗肺结核的卡介苗，在他们多次自身试验取得成功后，不久也得到了世界的承认。

1929 年晚秋，自由城市吕贝克卫生局作为德国第一个机构实行自愿给新生儿“食物接种”。半年前，最高医学委员会的主席阿尔特施泰特（Altstädt）博士请巴黎巴斯德研究所送来卡介苗培养物，由吕贝克总医院院长代伊克（Deycke）教授继续培养。接着，医院里受过细菌学教育的女实验员安娜·许茨（Anna Schütz）制作卡介苗悬液，好分到由国家儿科医生克劳茨（Klotz）教授监督的各个产院去。

1930 年 2 月，在父母们书面签署了同意书之后，医院严格执行卡尔梅特制定的操作规定，给婴儿进行接种。251 名受接种婴儿中有 240 名后来患了“食物感染性结核病”，其中 72 名最终死亡。父母们愤怒地举行抗议集会和示威，要求对灾难负有责任的医生进行调查和惩罚。另外，吕贝克群众的绝望和暴怒情绪中也掺杂着煽动反对两个法国肺结核接种发明人的沙文主义情绪。

1931 年 10 月中，不幸发生之后马上被解职的阿尔特施泰特、代伊克、克劳茨等几位医学家和实验员安娜·许茨站到了被告席上。经过四个月的诉讼，事情终于水落石出：悲剧根本不是因为卡介苗免疫接种的问题，而是疫苗培养物被污染，混入了传染性物质。后来，代伊克教授和阿尔特施泰特博士由于误杀和误伤罪分别被判处两年和一年半监禁，克劳茨教授和女实验员安娜·许茨因为“缺少证据”被释放。

**插图 119*a*　吕贝克诉讼案件：第一排为被告人和辩护人**

出自伯恩特·卡尔格－德克尔:《与结核对弈》，柏林，1966 年

**插图 119*b*　报纸关于吕贝克肺结核病诉讼的报道**

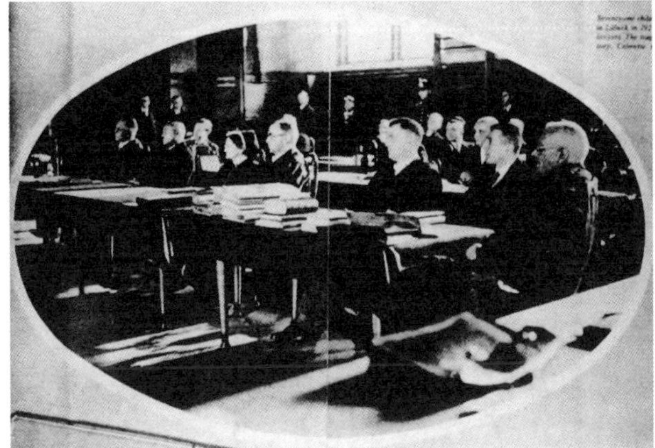

119*a*

# Tuberkulose-Skandal

## Staatsanwalt untersucht die Lübecker Todesfälle.

(Telegramm unseres Korrespondenten.)

HAMBURG, 15. Mai.

Wie sich jetzt herausstellt, ist in Lübeck in den letzten zwei Monaten etwa die Hälfte der neugeborenen Kinder mit dem Calmetteschen Tuberkulose-Schutzmittel gefüttert worden. Leider muss, da die den Körpern zugeführten Rinder-Tuberkeln etwa zehn Tage bis zur Entwicklung brauchen,

noch mit weiteren Erkrankungsfällen

gerechnet werden. Es verstärkt sich der öffentliche Vorwurf gegen die Lübecker Behörden, dass sie sich zu sehr auf die Erfahrungen in anderen Ländern stützten und sich nicht zur Vorsicht vorerst auf einige wenige Anwendungsfälle beschränkt haben. Auch wird unwidersprochen behauptet, dass in der städtischen Entbindungsanstalt die Kinder ohne das Wissen der Mütter nach diesem Verfahren behandelt worden sind. Auch sind sämtlichen Hebammen in Lübeck Kulturen dieser Rindertuberkel-Bazillen ausgehändigt worden, ein Verfahren, das ohne Zweifel schärfste Bedenken hervorrufen muss, da hierbei

jede ärztliche Kontrolle fehlt

und somit bei der Dosierung sehr leicht Fehler vorkommen können, die hinterher nicht mehr festzustellen sind. Es scheint, dass der Uebereifer einzelner behördlicher Stellen die Anwendung von Vorsichtsmassregeln hat vergessen lassen. Neben den zuständigen gesundheitlichen Aufsichtsbehörden ist im übrigen auch die Staatsanwaltschaft mit der Untersuchung der Vorfälle beschäftigt, da der Verdacht grober Fahrlässigkeit nicht von der Hand zu weisen ist.

## über die Gutskäufe Berlins im Untersuchungsausschuss.

vom 17. November 1927 an Oberbaurat Zangemeister wird mitgeteilt, dass für seine Freunde die Angelegenheit nur bei möglichst schneller Förderung des Projektes durch die Stadt Berlin Interesse habe. Gerade im Augenblick seien die Eigentümer des Grundstücks Nr. 1 in der Lage, mit ausländischem Geld den

★ ★

# Schadenersatzklage gegen Calmette?

m. Wie hier vorausgesagt wurde, versuchen einige der im Lübecker Prozess sichtbar und unsichtbar mitwirkenden Personen, die Spitze der Anklage gegen Calmette zu richten. Nach den persönlichen Verunglimpfungen des französischen Forschers kündigt man jetzt prozessuale Mittel an; und zwar will man Calmette auf Schadenersatz in Höhe von 400 000 Mark verklagen.

Wie man sich die praktische Durchführung eines solchen Verfahrens denkt, ist unklar; wie es ausgehen würde, ist aber vorauszusehen. Denn am 8. Juli 1930 gab das Reichsministerium des Innern folgende Erklärung ab:

„Die von dem Pasteur-Institut nach Lübeck eingesandte, dort seit dem Eintreffen auf flüssigem Nährboden weitergezüchtete, für die Herstellung von Impfstoffen nicht verwendete Kultur erwies sich nach den bisherigen Feststellungen als reiner BCG-Stamm ohne Virulenz (Giftigkeit) für Meerschweinchen." (Meerschweinchen sind ganz besonders empfindlich gegen Tuberkelbazillen.)

Mit dieser Erklärung — sie beruht auf der Feststellung im Reichsgesundheitsamt — würde ohne weiteres ein Verfahren gegen Calmette hinfällig sein. Ueberdies hat der Präsident des

# Gefängnisstrafen im Calmette-Prozess.

Das Lübecker Gericht hat gestern abend 6 Uhr im Calmette-Prozess folgendes Urteil verkündet:

Professor Deycke wird wegen fahrlässiger Tötung in Tateinheit mit Körperverletzung zu einer Gefängnisstrafe von zwei Jahren, Dr. Altstedt wegen Vergehens der fahrlässigen Tötung in Tateinheit mit fahrlässiger Körperverletzung zu einer Gefängnisstrafe von einem Jahr und drei Monaten verurteilt.

Die Angeklagten, Professor Klotz und Schwester Anna Schütze, wurden freigesprochen.

Die Kosten des Verfahrens werden den Angeklagten, soweit sie verurteilt sind, auferlegt, soweit Freispruch erfolgt ist, der Staatskasse. (Urteilsbegründung im 1. Beibl.)

119*b*

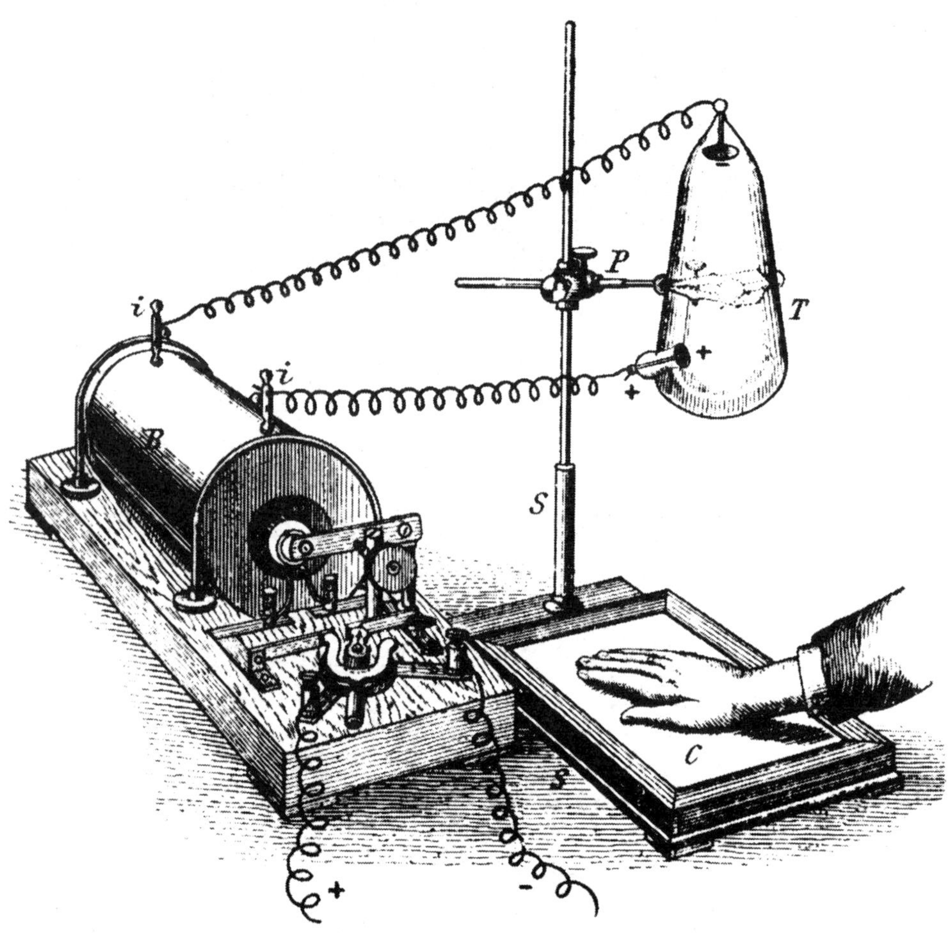
i
i
B
P
T
+
+
S
C
s
+
-

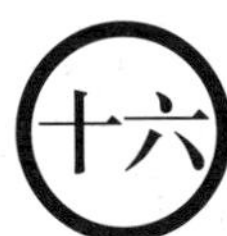

# 医学技术与诊断学

一个人如果毫不畏惧地
做出一个举动，
也就不要惧怕它将来的结局。
只有这样，
他才不会被人轻看。

——威廉·豪夫
（Wilhelm Hauff，1802—1827）

# 120. 显微镜当助手

古时候人们就知道放大镜的作用了。根据罗马政治家、哲学家塞涅卡（Seneca）的描述，放大镜是“注满水的玻璃球”。作为尼禄皇帝（Nero）老师的这位名人在《自然科学观察》（*Naturwissenschaftliche Betrachtungen*）中也写道：“（放大镜可以使）不清楚的手写小字看上去更大、更清楚。”

这个发现在14世纪时被眼镜片磨制工利用，他们为远视者配眼镜时把镜片做成凸透镜。16世纪初，荷兰的眼镜匠约翰内斯·扬森（Johannes Janssen）和扎哈里亚斯·扬森（Zacharias Janssen）才发明了研究微小物体的显微镜。这个还有些原始的仪器只能让人们看到螨虫大小的标本和有机物。民间把它叫作“跳蚤玻璃”，因为顾客检验仪器时通常用这样的虫子。

五十年后，显微镜可以把物体放大到180倍，意大利医生马赛罗·马尔皮基（Marcello Malpighi）因而可以利用它看到肉眼看不到的毛细管中的血液循环了，但是，自然研究者们仍旧怀有更高的期望。荷兰议政厅门房安东·范·列文虎克（Anton van Leeuwenhoek）被透镜磨制技术深深地吸引，他在各个眼镜摊上学会制作光学镜片之后，出于爱好，他在业余时间里一直制作各种更好的新镜片。

事实上，连他自己也很吃惊，自己竟然能制作出放大250倍的显微镜。他用这些显微镜第一次看到了低等生物，特别是轮虫和纤毛虫。从此以后，显微镜成了微生物学、解剖学和生理学研究必不可少的工具。

19世纪中期，显微镜甚至可放大500倍效果，鲁道夫·微耳和（Rudolf Virchow）借助它创立了细胞理论，将解剖学作为他的细胞病理学的基础。显微镜技术的进步促使光源得到了完善，发现了各种各样的染色方法，同时发明了用于切薄片的切片机，而且制造出了一些特殊的显微镜。20世纪初，德国物理学家亨利·西登托普夫（Henry Siedentopf）和化学家理查·西格蒙第（Richard Zsygmondy）发明了超显微镜。约在1930年，电子显微镜投入使用，将物体放大到了10万倍。

**插图 120*a*　16世纪荷兰眼镜与放大镜商贩的摊子**

同时代扬·克拉尔特（Jan Collaert）根据齐奥瓦尼·施特拉达诺（Giovanni Stradano）绘画制作的铜版画。出自汉斯·克雷默：《宇宙与人类》，柏林－莱比锡－维也纳－斯图加特，年代不详

**插图 120*b*　1658年加斯帕尔·肖特（Gaspar Schott）的各种显微镜**

当时的无名画，出处不详

**插图 120*c*　18世纪两个学者在进行显微观察**

丹尼尔·霍多维茨基（Daniel Chodowiecki）的铜版画。出自奥托·亨纳：《德意志民族文化史》（Otto Henne: *Kulturgeschichte des deutschen Volkes*），柏林，1886年

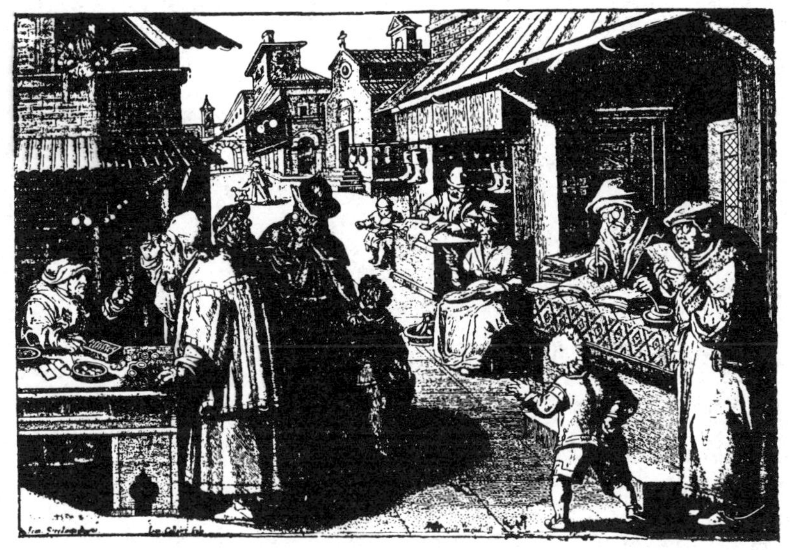

120*a*

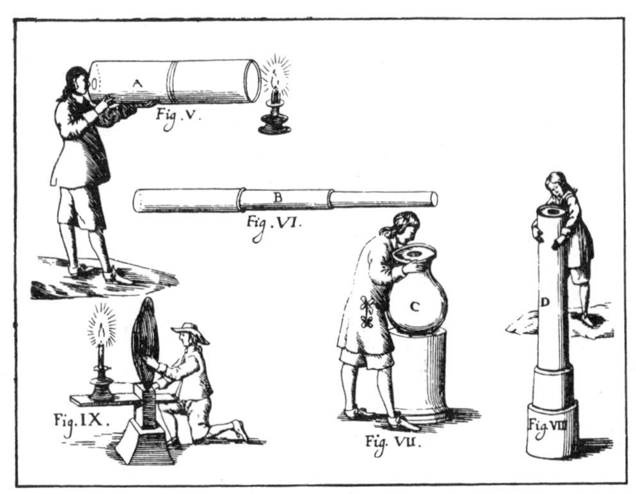


120*b*

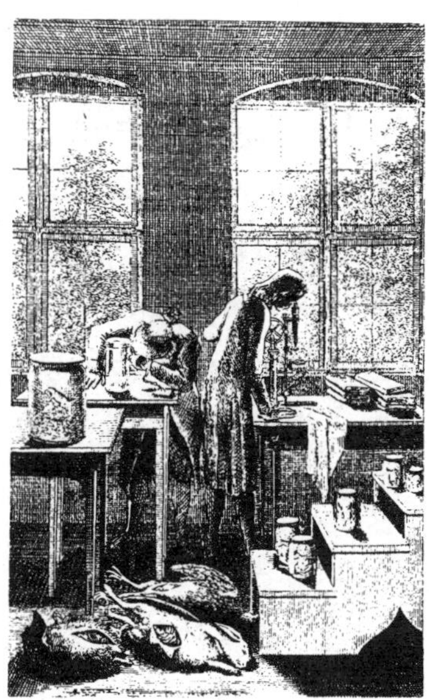

120*c*

# 121. 触诊识病

来自拉丁语的词“触诊”（palpation）是最早的医学检查方法之一，意思是医生用手触摸病人。这种检查疾病的方法在古代已经有记录，叫“望诊”——观察病体及其粪便和分泌物之外最主要的诊断方法，能够判断出机体的各种病情。

在希波克拉底生活的时代，触诊用来检查压痛感和检查腹部器官的形状及位置变化情况，感觉肠里是否生长肿瘤、虫团和其他不正常抗力。古代和中世纪医学，触诊在检查骨折和脱臼时起着非常重要的作用。手指压在浮肿的组织上出现凹印，医生们便能判断出有“水肿”。

1528年，作为第一批用于治疗骨折牵引机的发明者被载入医学史的外科医生汉斯·冯·格斯多夫于斯特拉斯堡出版的《军事外科纪要》一书。书中有一幅给人以启示的木刻画：一个由多人组成的委员会在给一个麻风病人检查。其中一个医生观察病人的尿液，另一个医生则触摸显示病情的头部感染部位。如果医生肯定他是被传染上麻风病的病人，那么教会和官方便宣布他不再是公民，并把他驱逐出正常人的社会。

体腔也是触诊的部位。医生用手指伸入肛门检查是否有结石，用手指探查女性性器官，毫无疑问，这都是助产士的保留权力。

和触诊同时进行的是切脉或把手掌平放在病人胸上，以便检查体温和诊断是否发热。

**插图 121　医生触诊检查麻风病人**

汉斯·冯·格斯多夫：《军事外科纪要》中智者韦希特林（Wechtlin）手法的木刻画。出自赫尔曼·彼得斯：《德国历史上的医生与医疗》，耶拿，1924年

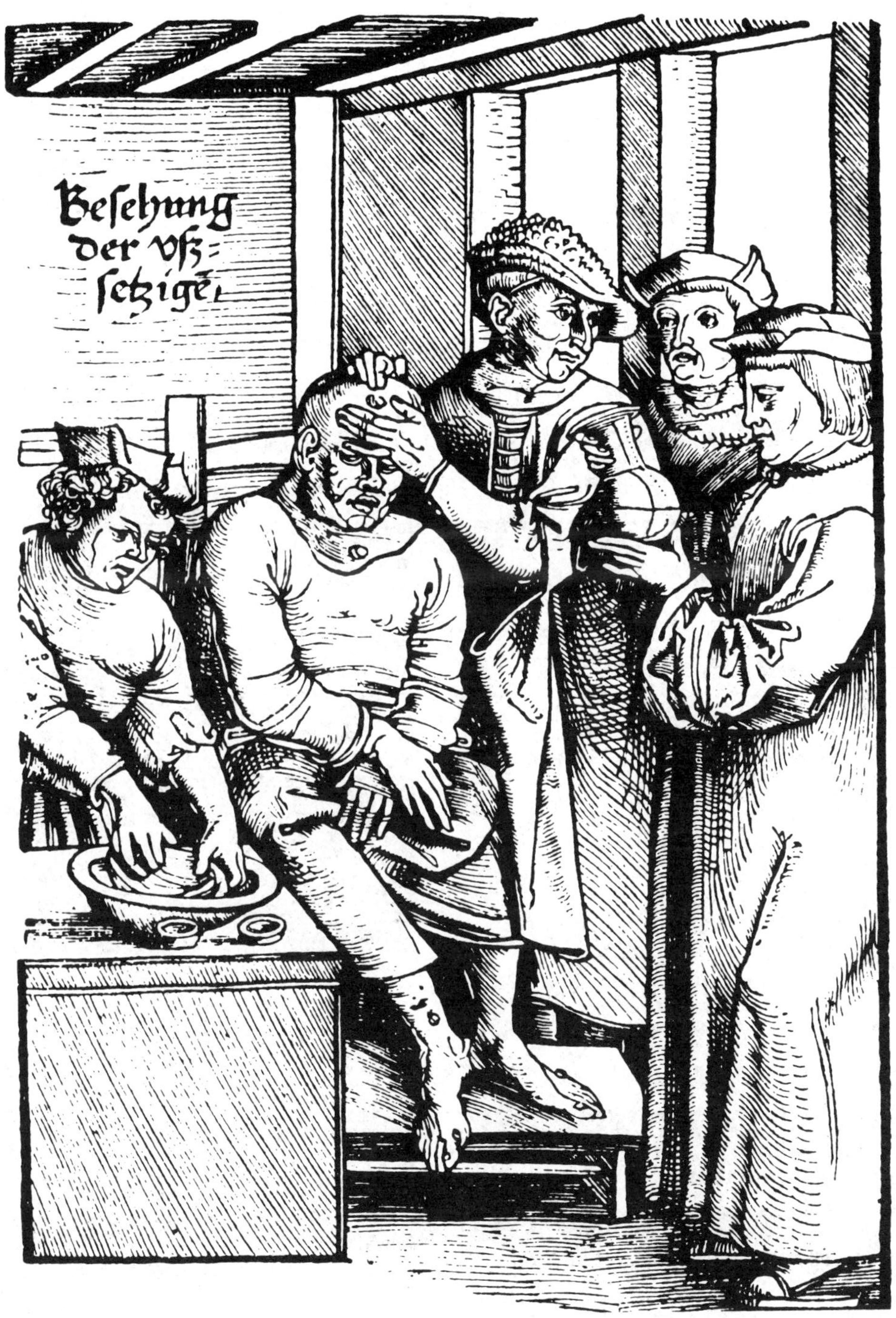
Besehung
der vsz=
setzigē

# 122. 胸腔里的回声

利尔波德·奥恩布鲁格尔（Leopold Auenbrugger）虽然只有31岁，却是帝都维也纳最受欢迎的医生之一。后来他甚至成为玛丽亚·泰蕾西亚（Maria Theresia）的御医。他精通胸穿刺术，而且他还用药物樟脑治疗“男性躁狂症、癫狂”。他把这些治疗经验撰写成著作，使他在1783年赢得了贵族的头衔。

而使这个出生在格拉茨、酒馆老板的儿子成为医学开路人的却是他所发明的叩诊法，就是现在我们每个诊所和医院里，医生在确定患者体内病灶时使用的敲击体表的办法。根据他自己的描述，是一次悲剧激发他发明了这种一直发挥重要作用的诊断方法。他的一个病人不幸病故，原因是他没有正确地判断出其病因。解剖病人的尸体时，却发现病人的胸腔里充满了脓液。

那时的医生治疗水平还不能在病人生存时诊断出其体内有威胁生命的积液。这件事深深地震撼了奥恩布鲁格尔，他想到了父亲——“黑人”酒馆的老板。他还是孩子的时候常常跟父亲到地下室，看父亲开酒桶！父亲想知道酒桶里还有没有酒或者有多少酒时都怎么做。父亲用手从上到下地敲酒桶，告诉儿子说：如果里面没有酒而只剩下空气时，就会发出沉闷的声音；如果有酒，声音听起来会高一些。

现在，奥恩布鲁格尔面对解剖台上被打开胸腔的尸体时，不禁想起孩提时的经历！于是，他叩击所有病人，开始时当然是试验性的，这样做是为了使自己对不同声响的听力变得敏锐一些，并且根据不同的回音来判断某些独特的病征。他还在尸体上做了大量的叩听研究。七年里，他不断地试验、比较、学习，直到完全相信自己的方法是正确的。

之后，1761年，他才在95页的拉丁文小册子《新发明》（*Inventum novum...*）（用敲击胸腔的方法发现胸部隐蔽疾病的新发明）向医学界公开了用于一般性诊断的开拓性发明。但在经历了五十年医生们的缄口否认、反对和嘲笑之后，他的方法才开始得以实施。

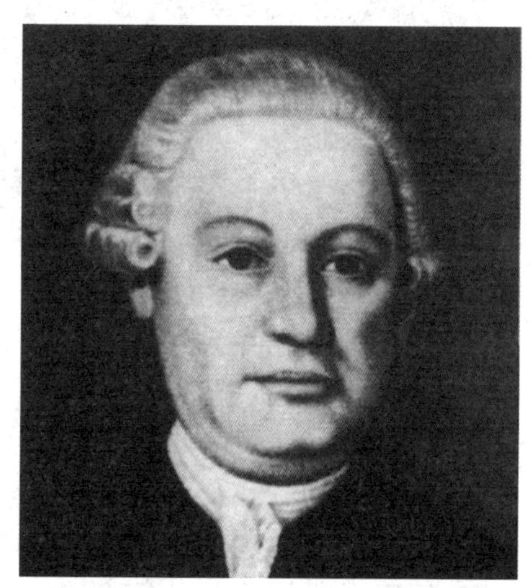

122*a*

**插图122*a* 奥恩布鲁格尔，叩诊法的发明人**

出自《谈四个世纪里的著名医生的工作》（*Vom Wirken berühmter Ärzte aus vier Jahrhunderten*），克诺尔股份有限公司，化学工厂，路德维希港，1936年

**插图122*b* 奥恩布鲁格尔的著作《新发明》扉页（1761）**

出自《谈四个世纪里的著名医生的工作》，克诺尔股份有限公司，化学工厂，路德维希港，1936年

LEOPOLDI AUENBRUGGER

MEDICINÆ DOCTORIS
IN CÆSAREO REGIO NOSOCOMIO NATIONUM
HISPANICO MEDICI ORDINARII.

INVENTUM NOVUM
EX
PERCUSSIONE THORACIS HUMANI
UT SIGNO
ABSTRUSOS INTERNI
PECTORIS MORBOS
DETEGENDI.

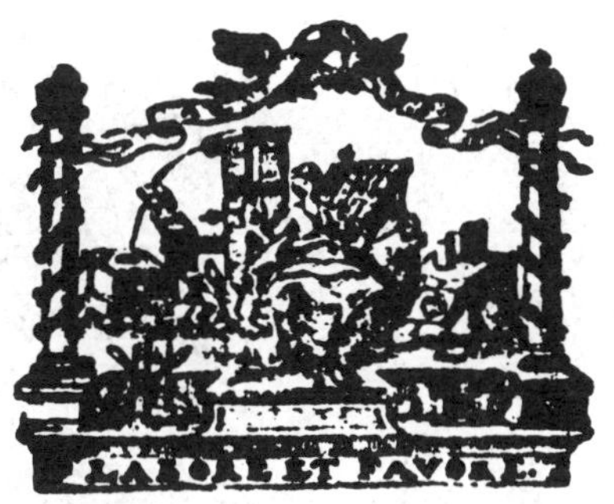


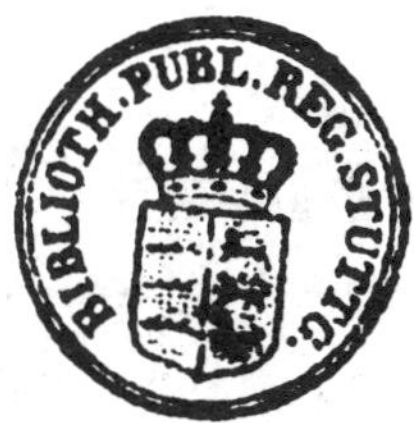


VINDOBONÆ,
TYPIS JOANNIS THOMÆ TRATTNER, CÆS. REG.
MAJEST. AULÆ TYPOGRAPHI.

MDCCLXI.

122*b*

# 123. 最古老的体温计

古代的医生就已经实行在病床边观察病人体温的做法。由于没有测量工具，他们只能把手放在病人的体表上来测量。古希腊医生和医学科学的创立人希波克拉底就是用这种感觉的方法来区分“低热”和“高热”的。古希腊古罗马医学家盖仑所创建的内容全面的医学学说，在一千五百年中一直主导着医生们的思想和行为，但他并没有满足于感觉体温的主观方法，把脉搏跳动的质和量作为体温检查的可信标志。

为了尽可能清楚地识别发烧时的脉搏状况，脉搏学说的发起者赫罗菲卢（Herophilos）于公元前300年在亚历山大里亚使用一种专门测量脉搏的水钟，但是真正能够使客观测量体温得以实现的却是体温计的发明。这要追溯到意大利医学家圣多里奥（Santorio,1561—1636），他是一位实验生理学家，由于在研究中不断地测量和称量，因此也被称为物理医学的第一位杰出的代表人物。他发明的能够区分体温、但没有标刻度数的仪器，叫作验温器（Thermoskop），这是由希腊语thermos（温暖）和skopein（观察）两个词合成的。

圣多里奥在对阿维森纳（Avicenna）五卷本《医典》的评论中，详细地描述了验温器及其使用方法。当然他发明的验温器还很原始，是一个玻璃球。玻璃球上带有一根刻着程度标记的弯管，弯管的末端伸入一个装有水的小容器里。病人用手握住玻璃球或者把玻璃球放在嘴里，或者对着球体呼气。热空气膨胀便使水在弯管中上升，显示出病人体热的程度。为测量脉搏率，圣多里奥发明了脉搏器。这是一个带悬摆的仪器，悬摆的末端挂着一个铅球。挂铅球的绳索的长短，取决于悬摆的振动和脉搏跳动频率的一致，然后悬摆上面的圆形刻度盘便把数字显示出来。

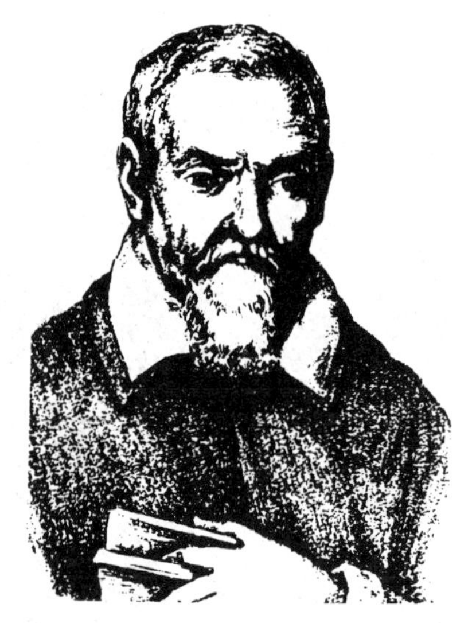

123*a*

**插图123*a*　意大利医学家和自然研究学者圣多里奥发明了不同的验温器，测量体温**

无名画像，出处不详

**插图123*b*　圣多里奥发明的体温计的使用方法（左）和外形（中），以及他发明的脉搏器（右）**

圣多里奥对阿维森纳（Avicenna）五卷本《医典》的评论。出自《德国红十字会》，德累斯顿，1984年第十一期

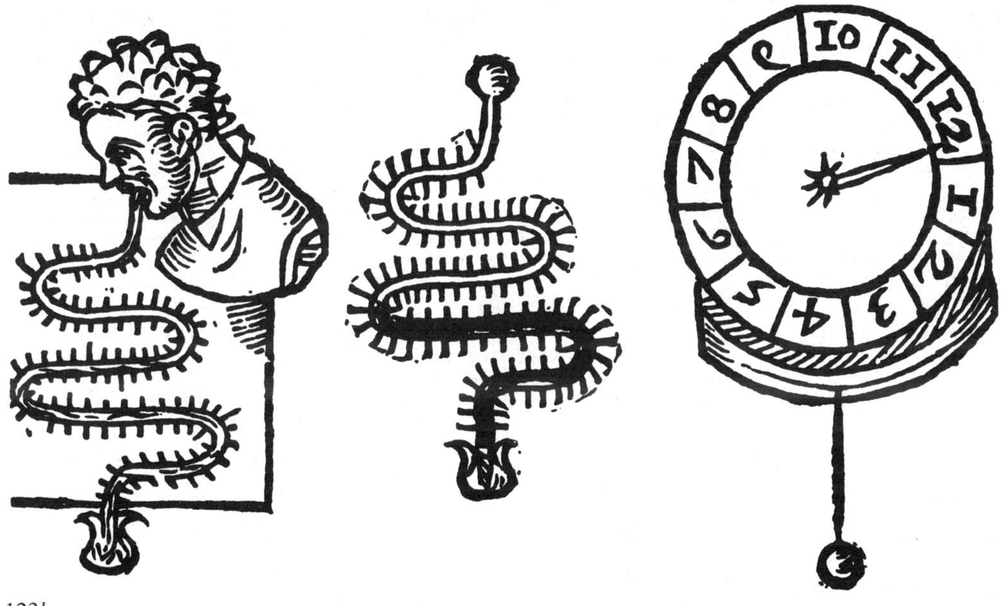


123*b*

# 124. 早期假肢制作的见证

医学史学家们认为，关于假肢使用的最早文献记载，是在公元前2000年的古印度宗教赞美诗《梨俱吠陀》（*Rigweda*）的诗句中。里面提到经验丰富的医学者们不仅为受伤严重的人截肢，而且还为病人安上自己制作的假肢。从后来的各种画作中，我们可以看到，古代地中海沿岸文化发达的民族已经对这种方法使用得很娴熟了。比如，埃及人用枯树干做木制假腿。他们把枯树干掏空后用韧皮纤维绑在腿的残端上。

1世纪时，罗马作家普林尼曾经描写过一个叫马尔库斯·塞吉乌斯（Marcus Sergius）的士兵，他在一次战役中失去了右手，安装了一个金属假肢，可惜作者没有描述安装的方法。后来法兰克地区的骑士格茨·冯·贝利欣（Götz von Berliching,1480—1562），他那传奇式“铁手”的构造，人们却很了解：他在1504年争夺继承王位的战争中失去了右手，是一个锻造铁制武器的朋友为他制作了一个假手。据说，假手手掌中的一个按钮装置可以让手指的任何一个关节弯曲、抓紧、再伸开。五十年以后，法国著名的伤科军医安布鲁瓦兹·帕雷（Ambroise Paré）作为第一个外科医生制作出了供胳臂和腿截肢的残疾人使用的盔甲式假肢。压力弹簧和张力弹簧可以使手指或脚趾弯曲。19世纪中期，已经被人们遗忘的柏林牙医和外科技术员巴利夫（Ballif）终于制作出了弯曲自如的假手。手指的活动是通过肩膀和躯干用力运动时，作用在皮带、弦线和强弹性的弹簧上实现的。在他发明假手之前，拿破仑时代的军事外科医生让·多米尼克·拉雷（Jean Dominique Larrey）就曾建议，要充分利用截肢后的残肢带起人工肢体的活动；但是到了1916年他的建议才被费迪南德·绍尔布鲁赫（Ferdinand Sauerbruch）真正实施。

**插图124*a*　贝利欣：“铁手骑士”**

想象画。出自马蒂厄·施万：《图示巴伐利亚历史》（Mathieu Schwann: *Illustrierte Geschichte von Bayern*），斯图加特，1890年

**插图124*b*　拐杖是行走的辅助工具**

《人类行为的映像》（*Spiegel menschlicher Behaltniβ*）（Basel, 1476）中的木刻画。出自特奥多尔·汉佩：《德国历史上行驶的人》（Theodor Hampe: *Die fahrenden Leute in der deutschen Vergangenheit*），莱比锡，1902年

**插图124*c*　帕雷制作的盔甲式假肢**

古尔特（Gurlt）的画。出自冯·布鲁恩：《外科学简史》（W. von Brunn: *Kurze Geschichte der Chirurgie*），柏林，1928年

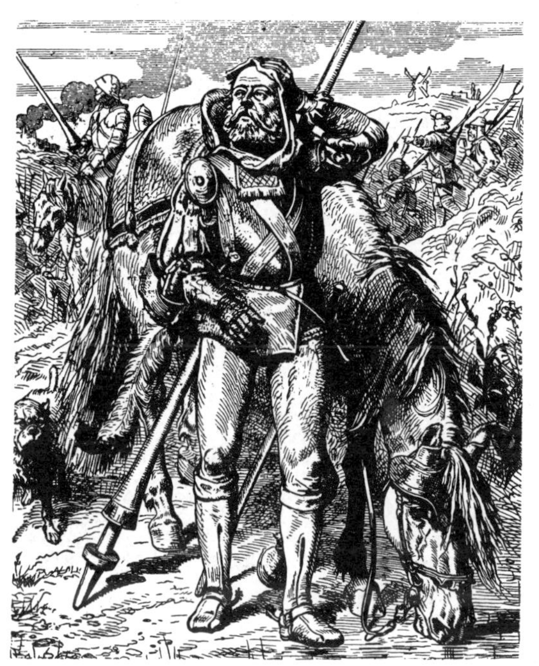

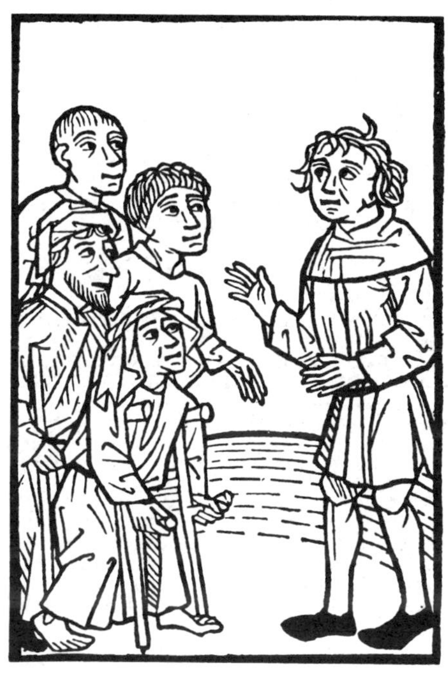

124*a*

124*b*

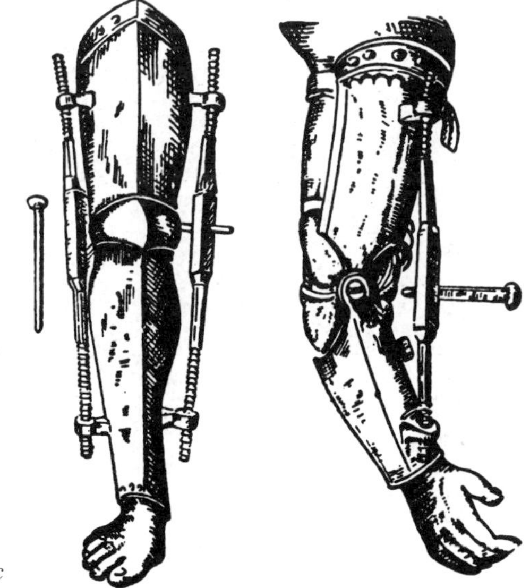

124*c*

# 125. 骨科学的创立

骨科学（Orthopädie）这个词是 1741 年由法国医生尼古拉·安德里（Nicolas Andry）根据希腊语的“orthos”（直的）和“pais”（孩子）两个词的意思合成的。他想用这个词表达自己的意图：教授各种能够防止或纠正儿童身体畸形的方法。然而，最早的骨科治疗措施可以追溯到古希腊医生希波克拉底，包括治疗先天性髋关节脱位、脊柱弯曲和马蹄内翻足。

当然，后来的畸形人没有受到医生的重视。他们被人们厌恶甚至诅咒。在虔信基督教的中世纪，他们被送到残障院里。

上文提到的安德里，在其出版于布鲁塞尔的著作中阐述了治疗骨伤的各种方法，使人们对人体畸形的看法得到了改变。1780 年，瑞士医生让－安德烈·韦内尔（Jean-André Venel）在沃州（Waadt）建立了世界上第一个骨科医院。这里接受治疗的主要是儿童。医院下属的车间专门生产骨科治疗的用具。

如果说安德里主要为父母和儿童撰写了骨科入门读物，那么莱比锡的助产学教授约翰·克里斯蒂安·约尔格（Johann Christian Jörg）出版于 1810 年的著作，就是为医生们写的教科书。六年以后，维滕堡的工具技师约翰·格奥尔格·海涅（Johann Georg Heine）在维尔茨堡建立了第一家德国骨科医院。

另一家著名的骨科医院是，1844 年由莫里茨·施雷伯尔（Moritz Schreber）成立的莱比锡行为与运动残障人治疗院。这个研究所性质的医院是今天莱比锡大学骨科医院的前身。施雷伯尔致力于传授与改进、推广骨科治疗操。

在欧洲，很长时间里，骨科都是外科下属的一门学科。提议让骨科独立的发起人是阿尔伯特·霍法（Albert Hoffa），他撰写了德国第一部《骨外科教科书》（*Lehrbuch der orthopädischen Chirurgie*,1891），后来担任柏林夏利特医院骨外科综合医院的院长。他的接班人格奥尔格·约阿希姆斯塔尔（Georg Joachimsthal）教授，建立了柏林骨外科协会。

**插图 125*a*　用小推车推着身体残障的妻子的乞丐**

1470 年的铜版画，作者名字如图中的交织字 bx8 所示。出自特奥多尔·汉佩：《德国历史上行驶的人》，莱比锡，1902 年

**插图 125*b*　洛可可时期残障人在残障院里的娱乐活动**

当时的无名画。出自汉斯·维茨：《胜利的生命奋斗者》（Hans Würtz: *Sieghafte Lebenskämpfer*），慕尼黑－莱比锡，1919 年

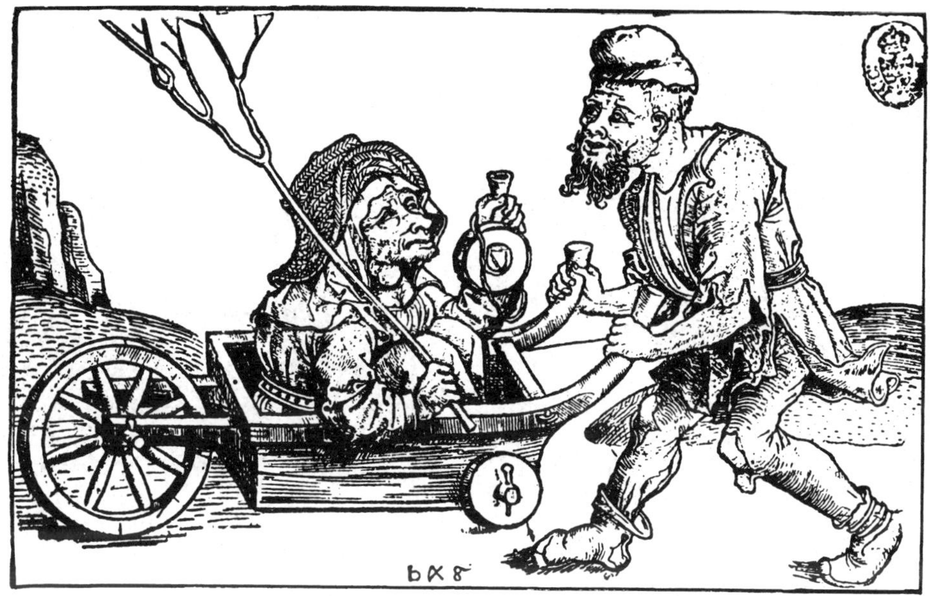

125*a*

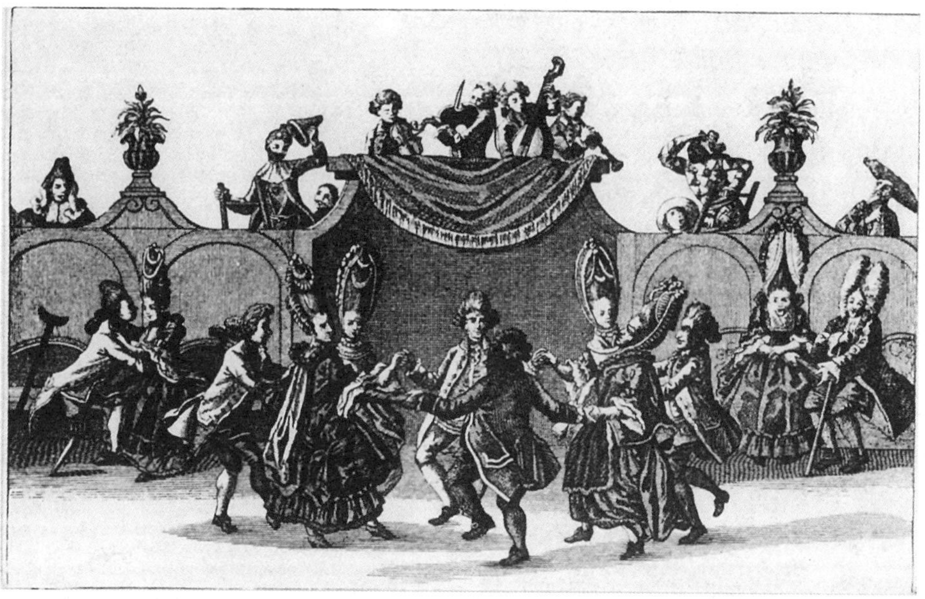

125*b*

# 126. 吹入法与插管法

两片肺叶位于气压不同的胸腔中，通过气管与外界空气相通的肺叶里是高压，而包围它的胸膜腔则为低压。一旦胸壁受伤，或手术中外界空气进入胸膜腔，肺就会萎缩，就是说，它会在自身的弹性作用下缩成拳头大小的一团，不再呼吸，出现“气胸”。这种现象是 1541 年德国 – 比利时解剖学家安德烈亚斯 · 维萨里在解剖一只活猪时发现的。在打开猪的胸腔时，猪的肺一下就萎陷了，为了让它的肺继续活动，维萨里使用了人工“充气法”。根据他自己的记录，他在气管的主要部位开了一个口，插上一根芦管，有节奏地向里面吹气。不久，猪的肺就开始张开了，心脏又开始跳动。在后来的一百年里，维萨里的吹气法被看作一种胆大妄为的放肆行为而受到嘲笑。直到英国自然学者罗伯特 · 胡克（Robert Hooke）系统化地重复维萨里的动物试验，并且在伦敦皇家协会（科学院）的杂志上介绍向气管里吹气的方法。

18 世纪，“气管内吹气法”被用于抢救窒息或溺水者。抢救窒息病人时，医生用尽可能伸入咽腔的手动吹风器给病人的肺导入空气，但这样并不能排除内部受伤的危险。19 世纪，人们转而使用吹风管（tube）。这个词来源于拉丁语 tubus（管）。约在 1885 年，儿科医生开始使用由纽约喉科医生约瑟夫 · 奥德怀尔（Joseph O'Dwyer）设计的吹风管防止病人因患白喉而窒息。

除气管插管外，医生们还使用鼻插管。从此，为避免病人条件反射性防御动作所进行的最新气管内麻醉和插管麻醉以及给病人进行人工呼吸的方法开始得以实施。

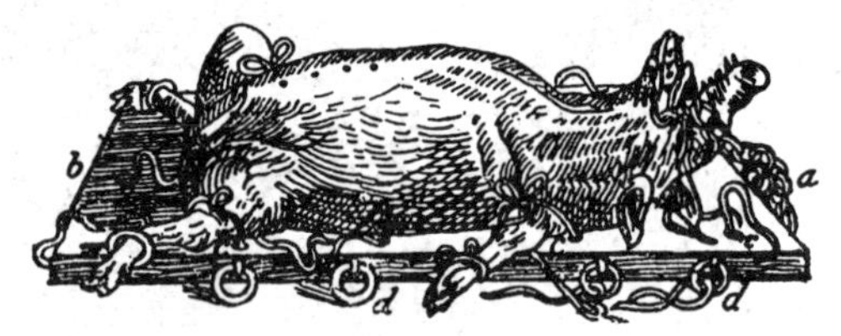


126*a*

**插图 126*a*　维萨里准备试验吹气法的活猪**

维萨里著作《人体结构》（巴塞尔，1543）的木刻画。出自《德国红十字会》，德累斯顿，1985 年第六期

**插图 126*b*　19 世纪初巴黎儿童医院里给患白喉的儿童插管**

雷蒙特（Reymond）根据劳仑特 – 格塞（Laurent-Gsell）的画制作的铜版画。出自阿克尔克内希特：《祖母文件夹里的医学文件》，转引自《岩像》，1966 年第十七期

**插图 126*c*　麻醉师给一个手术病人插管**

照片拍摄：沃尔夫冈 · 施瓦滕，柏林市白湖医院

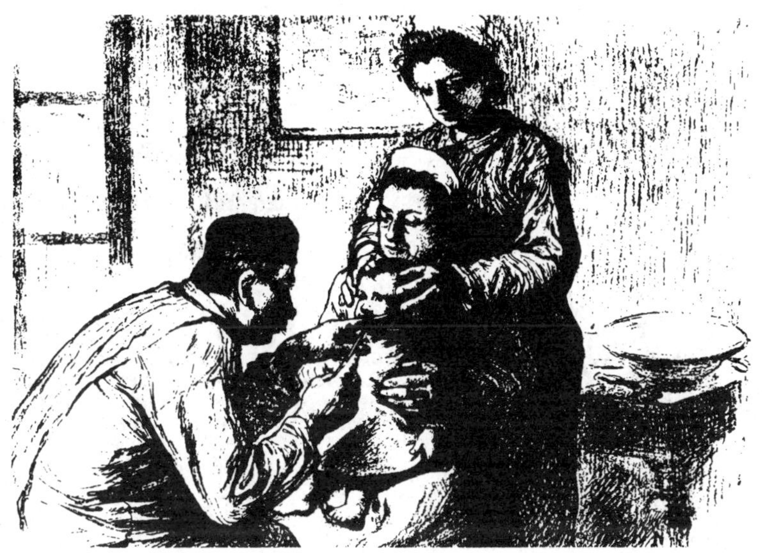

126*b*

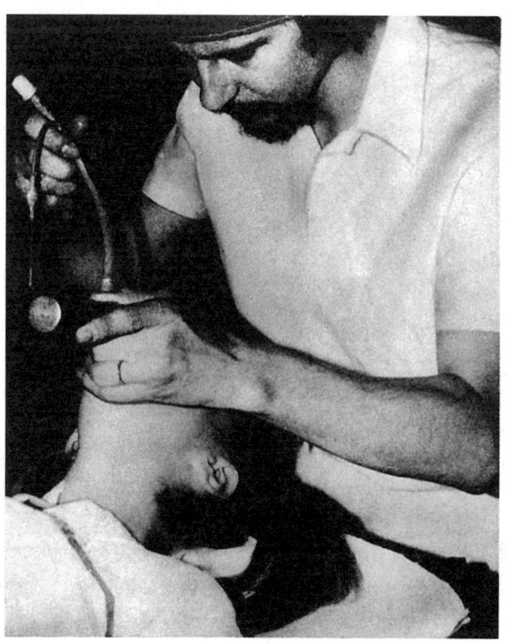

126*c*

# 127. 耳镜的发展史

耳鼻喉科诊断时所使用的最重要的辅助工具是耳镜。它是一种反射镜，中间有穿透小孔的凹面镜，耳镜上配有额环，通过一个伸进外耳道的金属漏斗，耳镜可以向耳道内反光，使医生一直看到鼓膜，便于医生操作和手术。在查看耳道和鼻腔状况时，耳镜非常重要。在古希腊希波克拉底时代和中世纪波斯医生拉茨（Rhaze）生活的时代，医生在检查耳时只能利用太阳光。

文艺复兴时期，意大利解剖学家和外科医生法布里修・阿巴・阿奎潘登特（Fabricius ab Aquapendente）改进了检查方法，他把装有水的瓶子伸进耳道内，使瓶子产生聚光透镜的效果。直到 18 世纪，耳鼻喉科医生还仅借助太阳光。当然，雨天和阴天的时候，他们就束手无策了。

1841 年，威斯特伐里亚乡村医生弗里德里希・霍夫曼（Friedrich Hofmann）描述了自己设计并使用的耳镜。他设计的耳镜带有手柄，可以用左手握住。借助油灯或蜡烛的微光，医生可以看得比以前清楚，但看不到深处。医生的右手可以空出来进行其他操作。不过这项发明却几乎没有受到重视。十五年后，维尔茨堡耳科医生安东・冯・特勒尔奇（Anton von Tröltsch）才重新发现并推广使用它。这就是文章开始介绍的现代额镜的前身，现代额镜最终成为耳鼻喉科医生的象征。

弗里德里希・霍夫曼出身于黑森弗里德贝格（Friedberg）城堡军事长官家庭。在获得博士头衔后，他在伯格施泰因富特（Burgsteinfurt）开了一家诊所，一生行医。同时他还担任地方医务行政员。他比弟弟长 12 岁，他的弟弟就是著名化学家、焦油化学创立人奥古斯特・威廉・冯・霍夫曼（August Wilhelm von Hofmann）。

127*a*

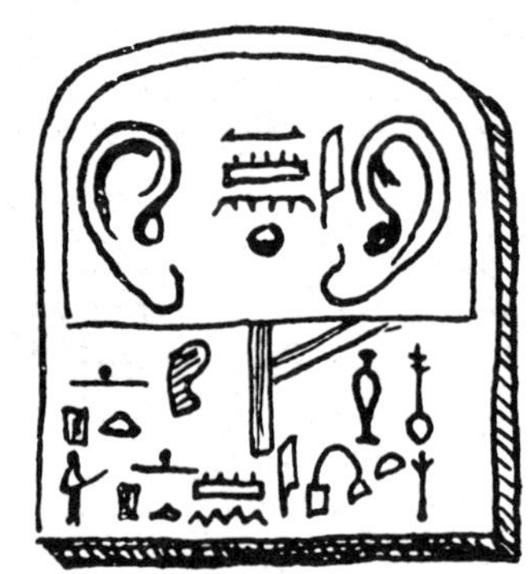

**插图 127*a* 古埃及一个耳病患者的还原画**

阿道夫・埃尔曼：《古代埃及人与埃及人的生活》（1923）（Adolf Erman: *Ägypten und ägyptisches Leben im Altertum*）。出自特奥尔多・迈耶尔－施泰内克、卡尔・祖德霍夫《医药全史及图示》（Theodor Meyer-Steineg, Karl Sudhoff: *Geschichte der Medizin im Überblick mit Abbildungen*），耶拿，1950 年

**插图 127*b* 弗里德里希・霍夫曼，伯格施泰因富特的乡村医生。耳镜的发明人**

档案画

**插图 127*c* 1845 年弗里德里希・霍夫曼发明的耳镜**

档案画

**插图 127*d* 使用耳镜和耳漏斗进行耳检查的现代方法**

出自《布洛克豪斯百科全书》（*Das Große Brockhaus*），莱比锡，1932 年

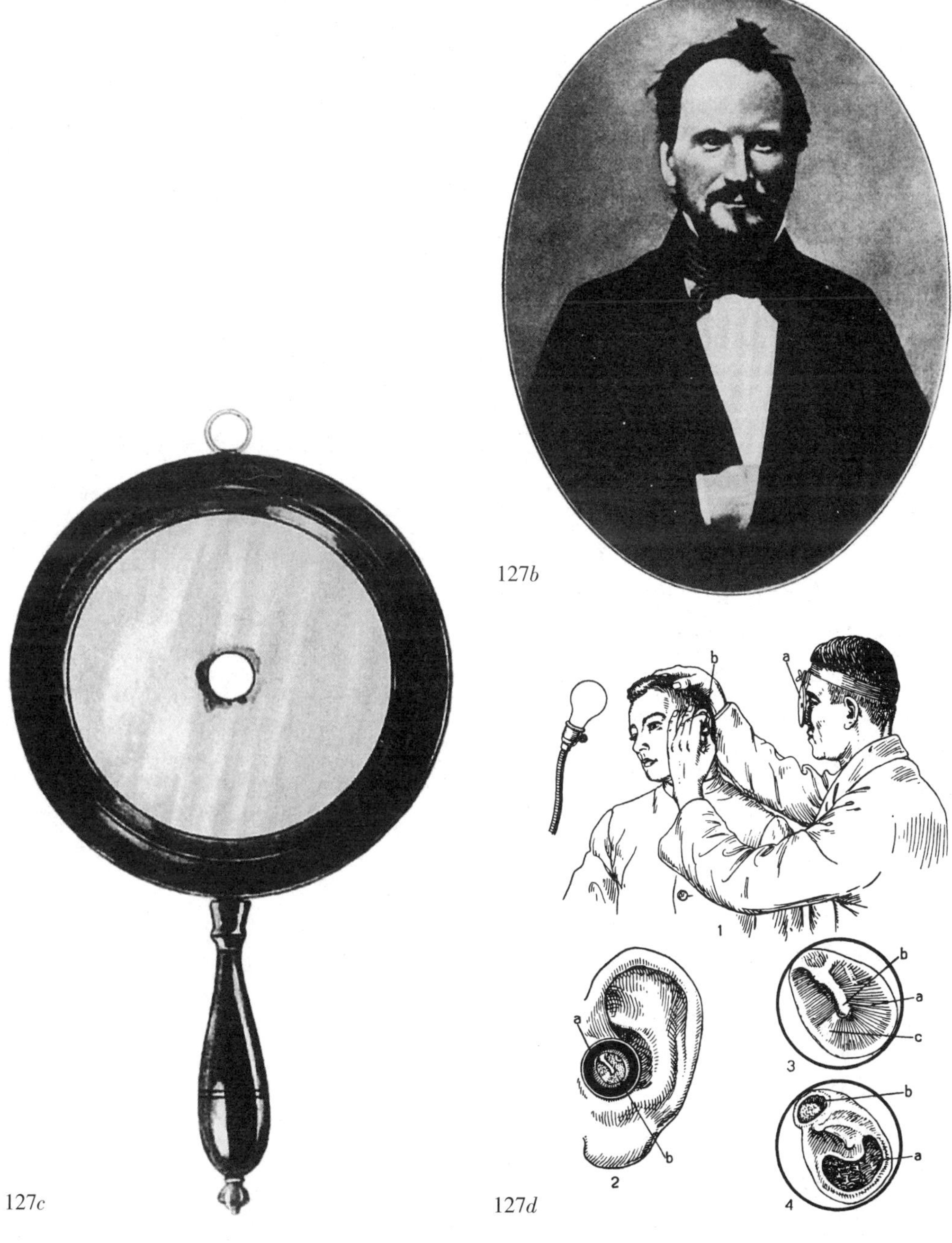


127*b*

127*c*

127*d*

# 128. 膀胱镜的梦想

1879年3月3日，在多瑙河上的大都市维也纳的皇家医生协会里，执业于维也纳，不到30岁的德国泌尿科医生马克西米利安·尼采（Maximilian Nitze,1848—1906），介绍了他经过多年研究发明的膀胱镜，从而开创了内窥镜检查的时代。在介绍中，尼采在病人身上演示如何用膀胱镜检查，出席会议的医学界泰斗们深深地被这种新的检查方法所吸引，纷纷向这位发明人表示衷心祝贺。

历史上不乏借助反射光检查体腔和空腔器官的尝试。早在约1805年，法兰克福城市医务行政员菲利普·伯齐尼（Philipp Bozzini）设计了一种导光器，它是一个带蜡烛的花瓶状铁皮灯，可以借助带有镜子的管子向身体内发送光束。但是由于导光器笨拙，使用不便，没有被推广。二十年后，法国泌尿科医生皮埃尔·塞加拉斯（Pierre Ségalas）试着用中间带光源的两个漏斗状的管子观察膀胱，但收效不大，因此使用价值也不大。19世纪中期，巴黎外科学家安东尼·德索尔莫（Antoine Désormeaux）发明的膀胱镜使用起来就比较方便了。膀胱镜上的煤气灯发出的光，通过聚光镜落到斜置的反光片上，反光片上带有钻孔，会使聚光通过视管到达要检查的器官部位。用这种膀胱镜可以诊断膀胱结石和黏膜病变。

上述三种膀胱镜的缺点主要在于用明火，而且光源在身体外部。白炽灯的发明终于让德累斯顿城市医院的年轻助理医生马克斯·尼采（Max Nitze）获得了灵感。于是，他想尝试把电光源伸入体腔，只是他还不知道解决问题的具体方法。在一次偶然的观察后，他突然想到发明一种能使视野扩大的光学系统，在一个工具技师的帮助下，他制作出一根又长又细的管子，管子的屈度与尿道的屈度相同。他在管子里安装了冷却水管、照明光缆和透镜管，在管口装上铂丝白炽灯，白炽灯的周围都有冷却水冲刷。把它用在尸体上试验，结果相当不错。

**插图128*a*　马克西米利安·尼采，德国泌尿科医生，膀胱镜的发明者**

柏林市白湖医院的档案照片

**插图128*b*　腓特烈施塔特（Friedrichstadt）城市医院的老病理院。马克西米利安·尼采在这里第一次展示了他发明的膀胱镜**

柏林市白湖医院的档案照片

**插图128*c*　马克西米利安·尼采发明的“膀胱电灯”（膀胱镜）**

1879年**马克西米利安**·尼采的专利文件。出自伯恩特·卡尔格－德克尔：《手拿解剖刀，头戴检眼镜》，莱比锡，1957年

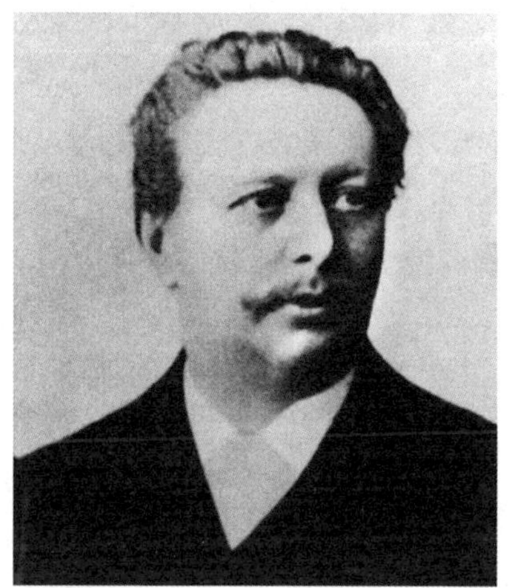

128*a*

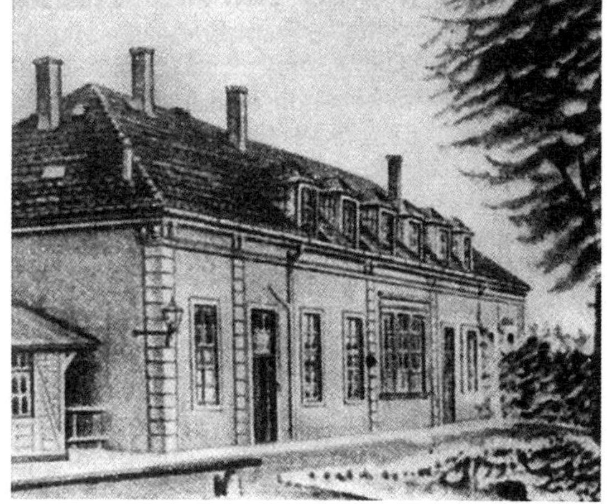

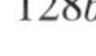

128*b*

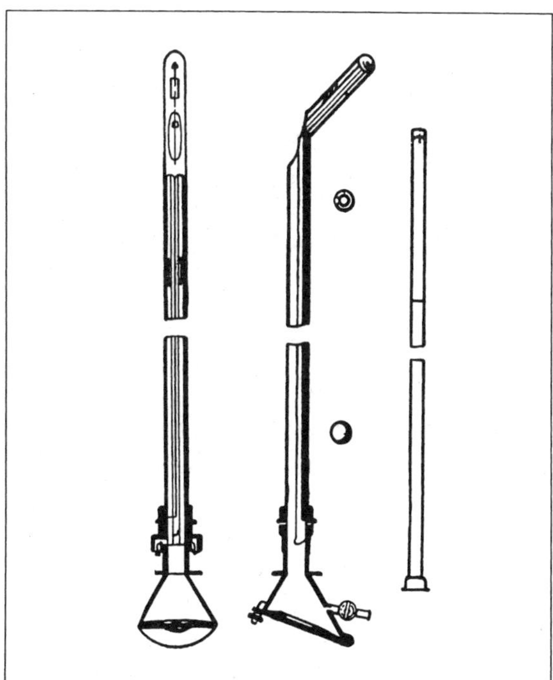

128*c*

# 129. 一种新的放射线

1896年1月23日，50岁的物理学教授威廉·康拉德·伦琴（Wilhelm Conrad Röntgen）在维尔茨堡物理医学协会报告了他发现新射线的情况，引起轰动。他是在几周前发现这种新射线的，当时他正用阴极射线做实验，想观察某些荧光现象。为此，他利用希托夫-克鲁克斯氏管（Hittorf-Crookessche Röhre），并且用黑纸把管包起来。他在给这个放电管通电时惊奇地发现，处于两米外的那个涂有氰亚铂酸钡的罩子突然发出黄绿色的光。

不可能是希托夫-克鲁克斯氏管里的阴极射线透过遮盖物引起了这种现象。另外，神秘的射线肯定来自希托夫-克鲁克斯氏管，因为伦琴把电源断掉之后，罩子的影子就不见了。如果再打开电源，影子又回来了。几个星期的时间里，伦琴努力消除这个现象，用木板、硬质胶板、厚书、两副扑克和金属片挡在放电管和荧光罩之间，但这些东西的影子总是出现。

一次，有件事吓了他一跳，又让他感到惊喜。当他握住放电管的时候，看见荧光罩上显示出他的骨骼被软软的组织包裹着。不久，伦琴成功地给“骨骼阴影”照了相。随着伦琴射线的发现，医学诊断和治疗开始了一个新的时代。伦琴的发现公布于世人后，全世界的人们为之感到兴奋激动。无数的国内、国外报纸和杂志不仅通过赞美和感激的文章为伦琴戴上桂冠，而且还刊登一些可爱的漫画。有一幅漫画描绘了这位谦虚而沉默的学者，名为“科学的透光”，透过他穿着的西装和超大脑袋上的络腮胡子把他的骨骼显现了出来。伦敦的幽默杂志《笨拙》周刊上的一幅漫画，让读者通过伦琴射线看穿莎士比亚戏剧中肥胖、机智、爱吹牛的人物福尔斯大夫（Falstaff）。

1901年开始第一次颁发诺贝尔奖的时候，威廉·康拉德·伦琴获得了诺贝尔奖，同年获奖者还有化学家范托霍夫（van't Hoff）和医学家埃米尔·冯·贝林（Emil von Behring）。

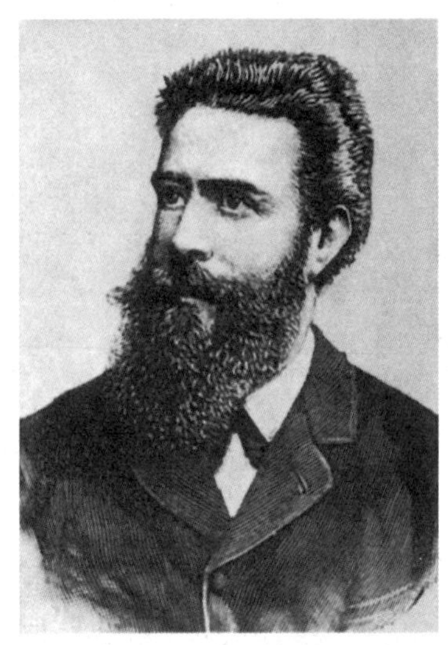

129*a*

**插图 129*a* 威廉·康拉德·伦琴：X射线的发现者**
19世纪无名木版画

**插图 129*b* 一只手的X射线照片**
19世纪吉森（Gieβen）的物理学家奥托·海因里希·维纳（Otto Heinrich Wiener, 1862—1927）拍摄。

**插图 129*c* 最早的X射线拍摄机之一**
无名印刷品

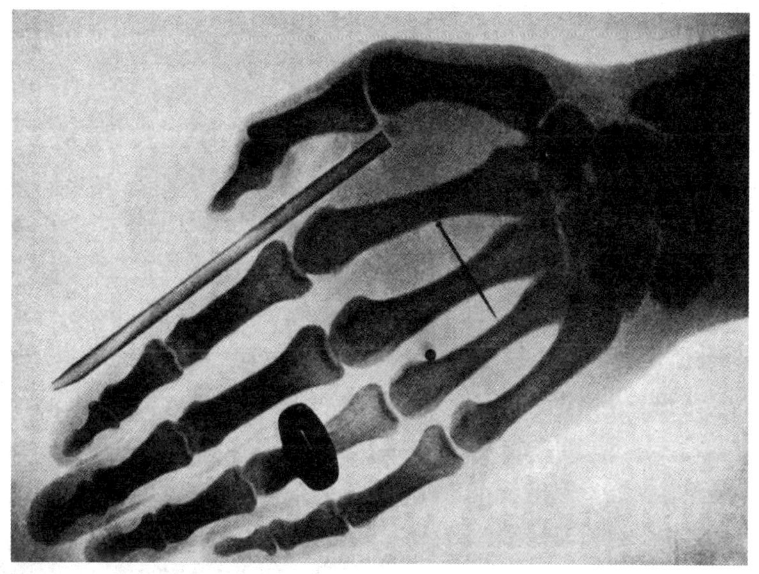

129*b*

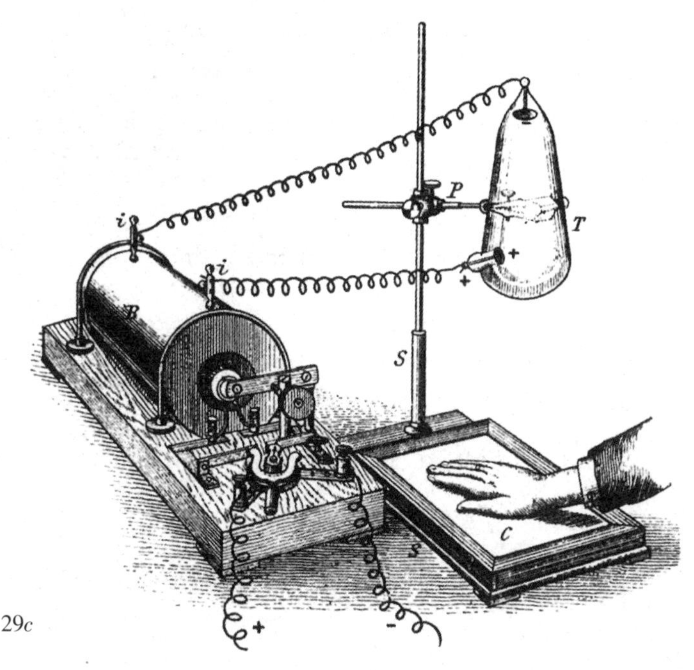


129*c*

# 130. 维尔纳·福斯曼的心导管

出生在柏林的法学家之子维尔纳·福斯曼（Werner Forssmann），发明心导管检查术时才 25 岁。1929 年，当时他在埃伯斯瓦尔德（Eberswald）奥古斯特 - 维多利亚医院（August-Viktoria-Krankenhaus）当助手，负责医院管理事务的是他父母的朋友、卫生委员施奈德（Schneider）。一天上午，他突发奇想：传统的心脏检查方法——从叩听法、伦琴射线透视到心电描记术——对心脏外科的诊断和适应证来说都不够用，现在急需发明一种触及心脏内部的方法，用以测量压力、直接采血、便于检查氧气和二氧化碳的含量、给有生命危险的病人使用速效药，以及使用 X 射线造影剂，查出心脏的解剖学状况和血流状况。

这位脑子里充满了大胆设想的年轻人终于想出了一个办法：用一个可弯曲的细软管从肘部通向心脏。卫生委员施奈德被福斯曼这个给人启发却“亵渎神灵”的主意吓了一跳，因为做心脏手术在那时还是违禁之事，他不同意福斯曼在自己身上做试验。于是，遭到拒绝的福斯曼只好悄悄地行动。在他的一再请求下，他的朋友和同事罗迈斯（Romeis）博士在他肘部的静脉血管穿刺，然后把毛线针粗细的导管涂抹了经过消毒的橄榄油后，小心翼翼地向他的心脏部位推进。导管到达锁骨部位时，刺激了福斯曼，他咳嗽起来，于是罗迈斯不顾福斯曼的阻拦把导管取了出来。

几天之后，福斯曼自己进行试验。他不顾刺激引起的咳嗽，把导管从锁骨处一直推到了心室。他通过 X 射线透视片得知，导管真的到达了一直被人们认为不可占领的生命中心，而且没有不良的后果。在接下来的一系列实验中，主要是动物实验，他据此证明了心脏也可以承受造影剂。另外两个美国外科医生把福斯曼在德国没有得到正确认识的发明，扩展成了现代心脏外科手术不可或缺的方法，1956 年他因自己的先锋之举和上述两个美国医生一起，共同被授予诺贝尔奖。

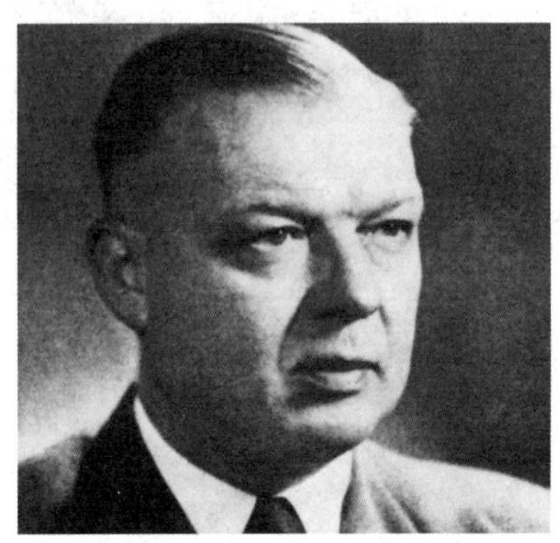

130*a*

**插图 130*a*　福斯曼，德国外科医生和泌尿学家，心导管检查术的发明者**

复制于 1979 年去世的维尔纳·福斯曼借出的照片。出自伯恩特·卡尔格 - 德克尔：《手拿解剖刀，头戴检眼镜》，莱比锡，1957 年

**插图 130*b*　福斯曼胸部的导管（1929）**

福斯曼本人借出的照片。出自伯恩特·卡尔格 - 德克尔：《手拿解剖刀，头戴检眼镜》，莱比锡，1957 年

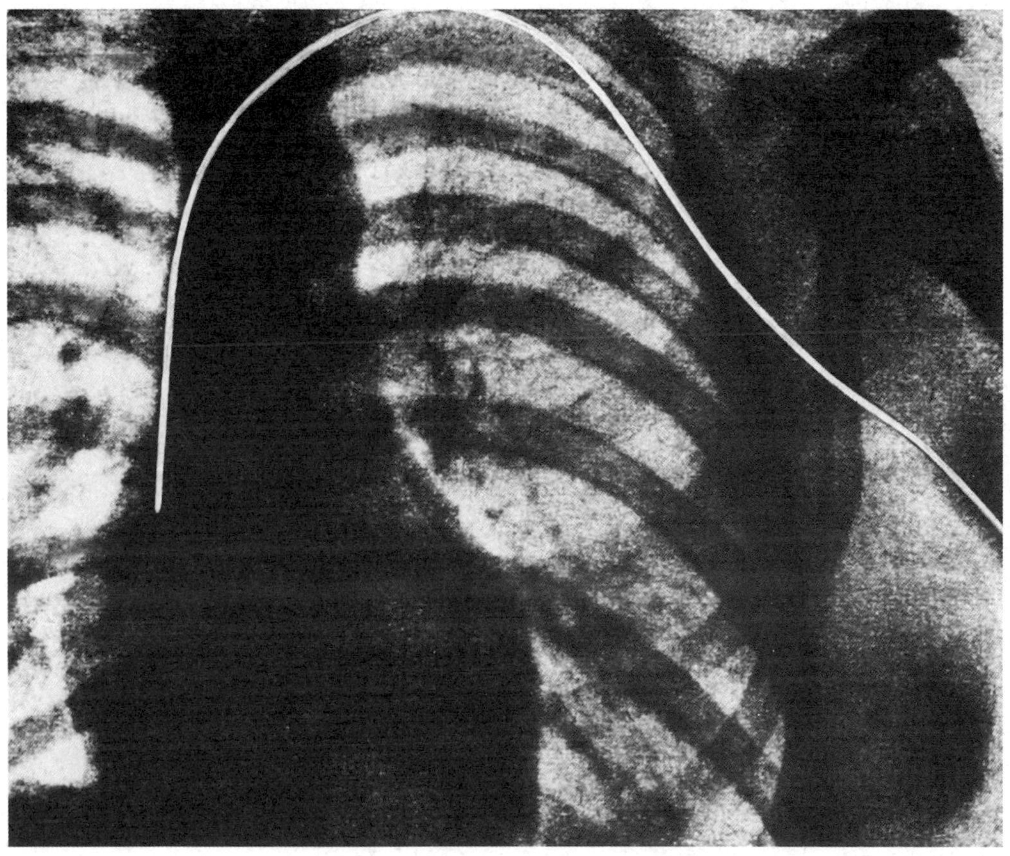

130*b*

# 131. 脑的动作电流

“请闭上眼，身体放松！”医生对病人说。机器打开了，脑电流导联开始了。微弱的生物电脉冲穿透颅骨和头皮被电极接收，之后继续传导到电流放大器，再传到记录器上。大家都知道，脑的每一种状态都会有系列电波，因此可以记录成电波图。就像睡眠和清醒状态都有典型的电波节律一样，病变时的脑电波也有各种类型。

人脑动作电流的发现者和脑电流导联术的创建者是耶拿的神经学家、心理学家汉斯·贝格尔（Hans Berger,1873—1941）。第一次世界大战期间，他首次为颅伤病人进行了脑电流导联实验。之前，曾为病人做过减低脑压的减压开颅手术。他把脑电图仪器的细小电极放进颅骨缝隙的软组织里，在线式电流计上观察到以波浪形式的脑细胞活动的电显示。

后来，贝格尔开始在不开颅的情况下测出脑电位的变化，也就是说不流血。一个学生和贝格尔的儿子克劳斯（Klaus），这两位健康的年轻人自愿做他的试验者。给他们和其他脑伤病人做试验的时候，贝格尔发现了不同波型的动作电流。脑电图可以把其增强200万倍后显示出来，告诉医生病变后减慢或加速的电波，通过什么方式和在大脑皮质的哪个区域压制了正常的 α 和 β 节律，这样就可以发现脑部的脓肿、充血、肿瘤、损伤和其他损害。通过某些病灶反映在脑电图中特殊的痉挛波峰可以诊断出癫痫。

20年代末，贝格尔在第一部论著《谈人的电子脑造影照片》（*Über das Elektro-Enzepha logramm des Menschen*）中向医学界公开了他的发明。

**插图 131*a*　贝格尔，德国神经学家、心理学家，脑电波的发现人。1929 年他将脑电图引入医学**

出自罗兰·维尔纳：耶内森的脑电图讨论会“脑电流导联术 30 年”（Roland Werner: Jenenser EEG—Symposion,30 Jahre Elektroenzephalographie,17.—19.Oktober 1959），柏林，1963 年

**插图 131*b*　贝格尔笔记本中的一页，画有意识正常和病变时的脑电波变化草图**

库尔特·孔策档案。出自伯恩特·卡尔格－德克尔：《探究大脑》，莱比锡，1977 年

**插图 131*c*　柏林城市医院的脑电图科**

库尔特·奎邵（Kurt Quitschau）1970 年拍摄

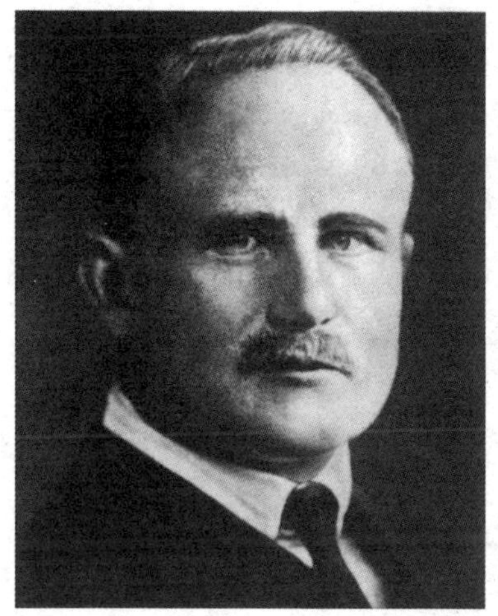

131*a*

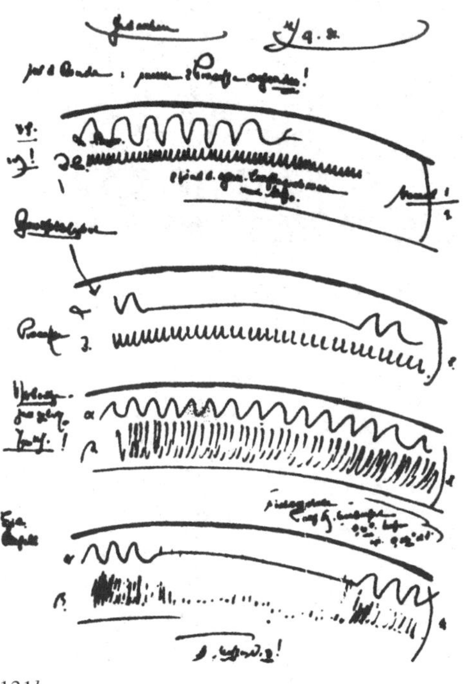

131*b*

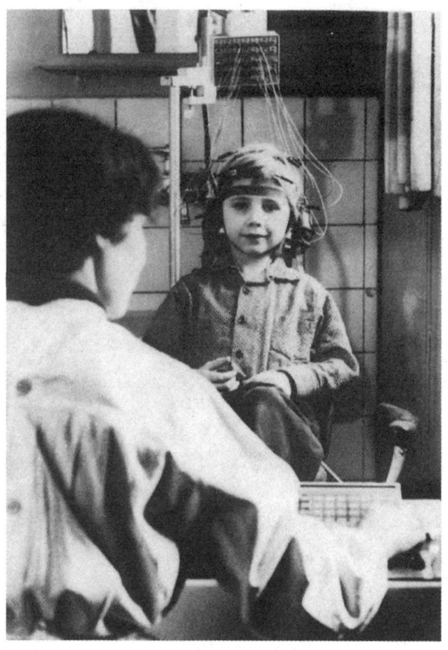

131*c*

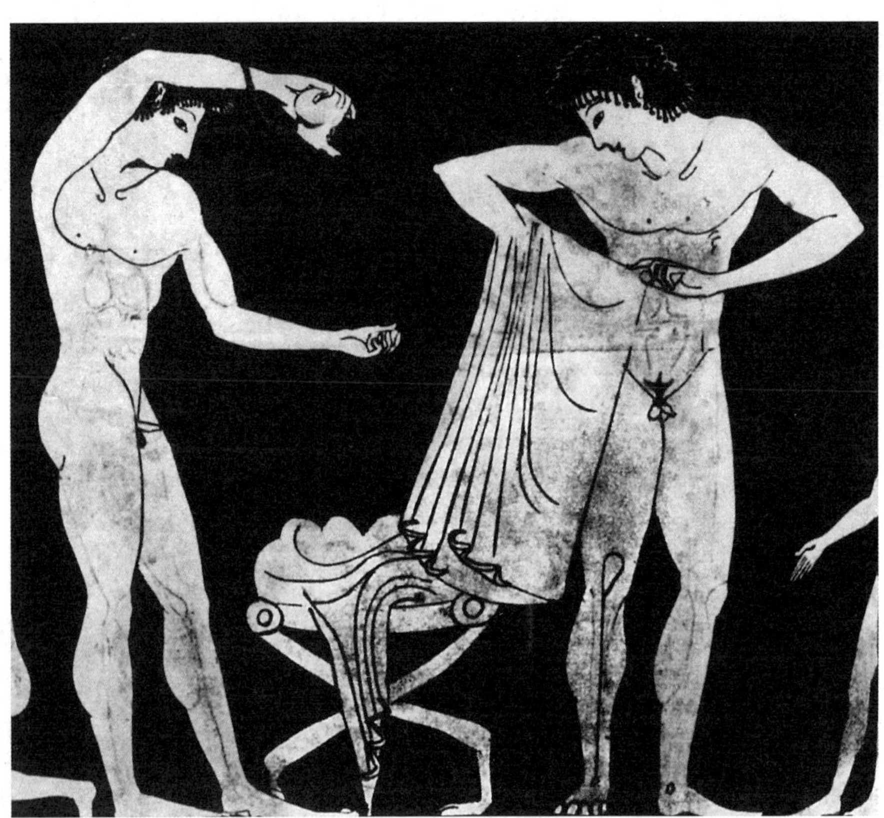

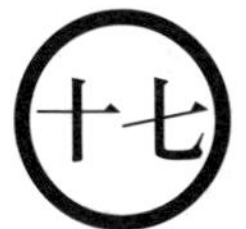

# 理疗

勤于锻炼的人，
如果患上不甚严重的疾病，
大多通过一般食疗和
护理就能康复。

——弗朗西斯·培根
（Francis Bacon，1561—1626）

# 132. 医蛭疗法的今昔

除了放血法与拔火罐之外，水蛭也是过去常用于局部抽血的一种辅助手段。这种生物身长有的甚至可达 15 厘米，有蓝、橄榄绿等各种颜色。它属于环节动物门，生活在沼泽地或长满植物的池塘或小水塘里。它们靠吸取那些来此地饮水的哺乳动物的血液为生。它紧紧地吸附住它的牺牲品，向被它咬伤的伤口注入一种防止血液凝固的腺液：水蛭素，所以它的学名叫医蛭。

用水蛭治疗的方法要追溯到来自科罗颇恩（Kolophon）的古埃及医生尼坎德罗斯（Nikandros, 公元前 200—前 130）。他在保存下来的两首医学教育诗《特里卡》（*Theriaka*）与《阿勒克斯法玛卡》（*Alexipharmaka*）中，首次提到医蛭在治疗有毒动物叮咬或其他中毒现象中所发挥的解毒功能。在古罗马晚期与中世纪，人们就利用它的这种功能来治疗扁桃腺炎、肝病、眼睛发炎及头痛。此外，中世纪举足轻重的医生阿纳尔德·冯·维拉诺瓦（Arnald von Villanova，约 1238—1311/1313）建议用它来治疗狂犬病，著名的巴拉塞克苏斯则把它用于黄疸病的治疗。外科医生习惯在使用医蛭前几个小时，把它们置于一个没有水的盒子里，这样它们就会很“渴”，因此就会“更好地吸”病人的血。需要治疗的部位在此之前要搓热，其目的是在必要时刺激医蛭吸血的兴趣，另外还要用一滴鸡血或鸽子的血润湿伤口。尽管当时有各种各样的治疗方法，但医蛭疗法仍大规模地保存了下来。这种疗法被拿破仑的外科军医弗朗西斯·布鲁赛（François Broussais,1772—1838）夸大了，他提出了被他的反对者们所嘲弄的“吸血主义学说”：一切发热以及发炎的疾病都需要通过抽血来治疗。

对医蛭的需求曾每年以数百万计的速度增长，以至于这种动物几乎灭绝，人们不得不人工饲养水蛭。随着体液病理学说的降温，人们也渐渐地不再荒唐地夸大这种治疗方法。

最近，人们认为这种疗法只适用于血栓静脉炎与曲张静脉炎、疥疮、变形性关节炎。

132*a*

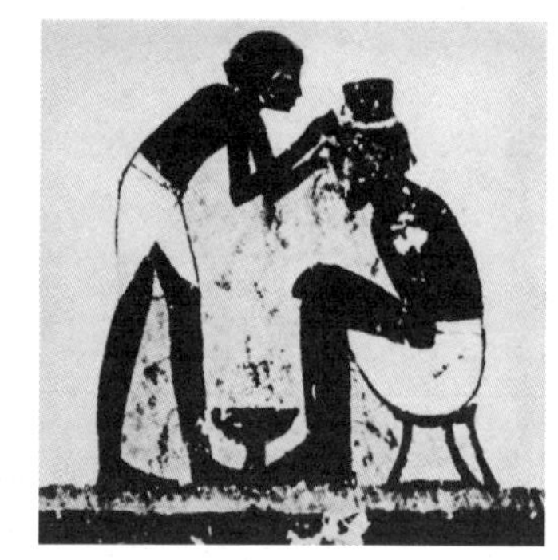

**插图 132*a* 古埃及护理员对病人施用医蛭疗法**

特本（Theben）乌塞哈得（Userhat）墓里的壁画。出自弗雷钦斯基：《伦敦莎草纸医学文稿及改写后的赫尔斯特莎草纸稿》（W. Wreszinski: *Der Londoner medizinische Papyrus und der Papyrus Hearst in Transkription*），莱比锡，1912 年

**插图 132*b* 用医蛭为肥胖病患抽血**

出自《医疗人员》（*Heilberufe*），柏林，1983 年 10 月

**插图 132*c* 医蛭**

根据木版画绘制。出自《图解会话辞典》，莱比锡，19 世纪

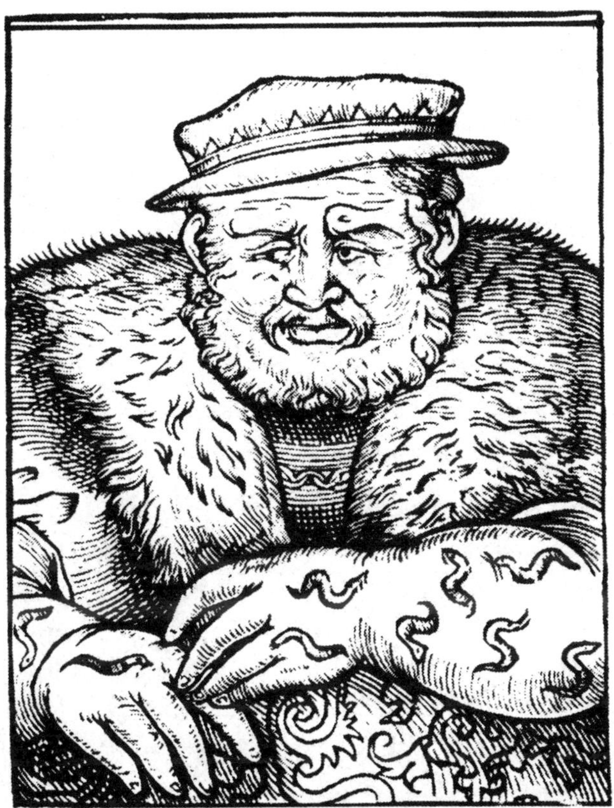

132*b*

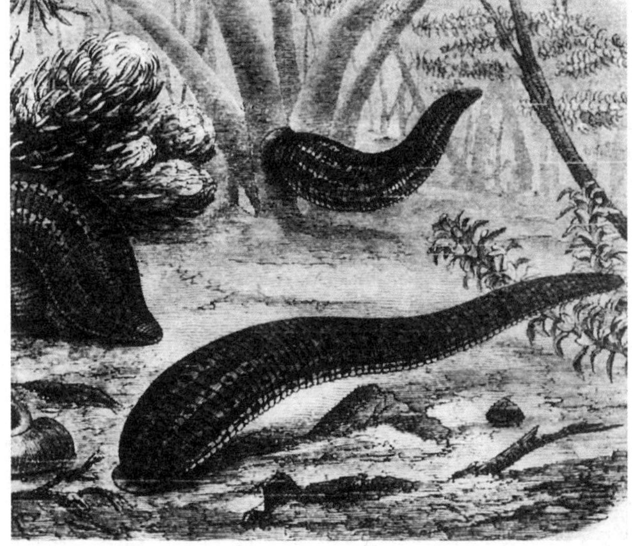

132*c*

# 133. 电流治疗法

1世纪中叶，罗马医生斯克里博纽斯·拉古（Scribonius Largus）在他所著的处方书中就建议人们，在长期头痛或足部痛风时，把一个电鳐放在疼痛的部位，直到通过它的拍打使疼痛消失为止。当然古代的医学家们与中世纪的医学家一样——他们都采用这样的方法，而解释不了存在于这种鱼体内的治疗功能。

随着近代解剖学与生理学的研究，人们才认识到，电鳐的头部两侧都长着带电的器官，这个器官的功能是以其产生的电流来袭击海里的掠食性动物与进攻者的，起到麻痹它们的作用。这样，古人就无意间采用了一种电疗法。在使用摩擦垫前，人们用手和导体摩擦产生静电来做电疗，自从使用摩擦垫改善“静电机”的功能之后，才真正出现了电疗法。1744年，哈勒的医学教授约翰·戈特洛布·克吕格尔（Johann Gottlob Krüger）出版了一部关于倡导在医学上利用摩擦电的专著。18世纪末发现了通过化学作用产生电流之后，便开始把稳定、畅通的直流电运用到医学的治疗上。此外，大约1830年，迈克尔·法拉第（Michael Faraday）发明了电磁感应，使在医学上利用低频交流电成为可能（感应电疗法）。

受到柏林生理学家埃米尔·杜·伯伊斯-雷蒙德（Emil Du Bois-Reymond）有关肌肉与神经组织中生物电现象的启发，来自巴黎的医生纪尧姆·迪歇纳（Guillaume Duchenne）于1855年采用了感应电来治疗神经病与精神病。在后来的五年里，被人们拒绝已久的直流电在德国医生罗伯特·雷马克（Robert Remak）与胡戈·齐姆森（Hugo Ziemssen）的努力下，重又发挥治疗作用。19世纪与20世纪之交，逐步开始了对医务人员进行水电疗法（电水浴）、静电疗法（静电空气浴）和今天人们把它称为热疗法（以热渗透的形式采用的高频电疗法）的培训。

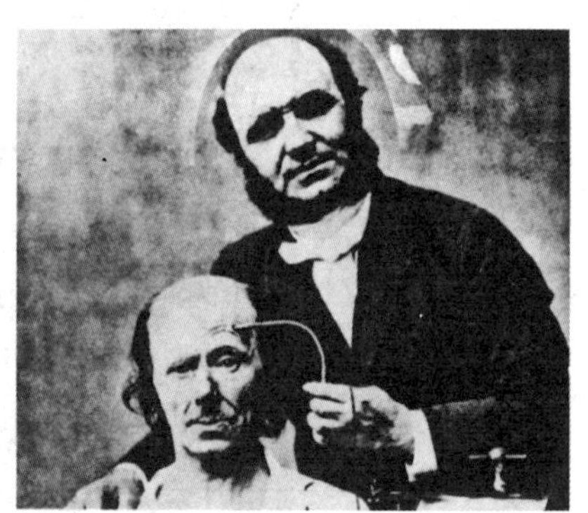

133*a*

**插图133*a* 纪尧姆·迪歇纳医生采用电疗（1862），复制品**

出自伯恩特·卡尔格-德克尔:《探究大脑》，莱比锡，1977年

**插图133*b* 法国神经病学家让·马丁·沙尔科（Jean Martin Charcot,1825—1893）在巴黎精神病医院（Salpétrière）的电疗室里对病人进行治疗**

根据G.E. 但茨（G.E.Danz）的木版画绘制。出自《花园凉亭》，柏林，1886年

**插图133*c* 19世纪末柏林W.A.赫尔施曼公司（W.A.Hirschmann）里的电水浴**

木版画，无署名。出自施特凡：《图解百年历史：19世纪文化史》，柏林，1899年

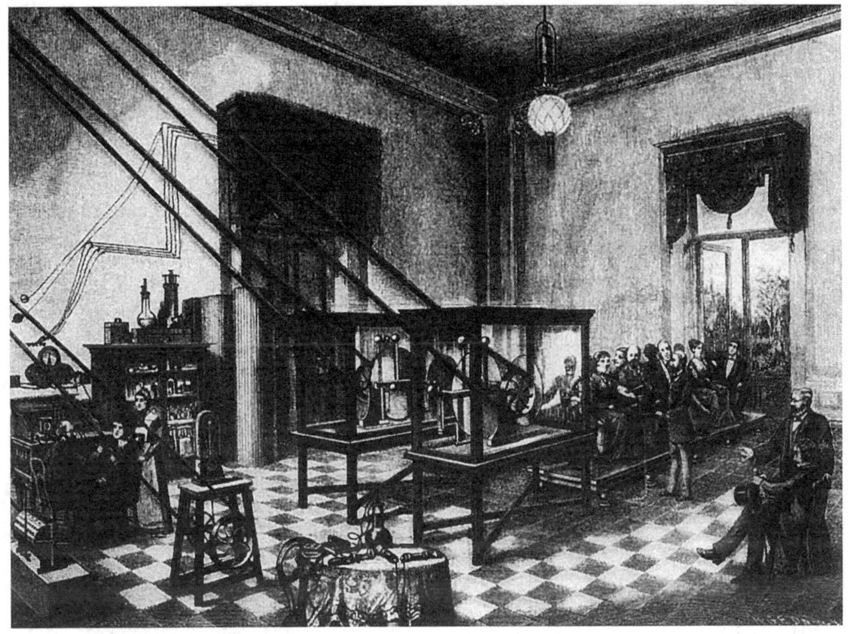
133*b*

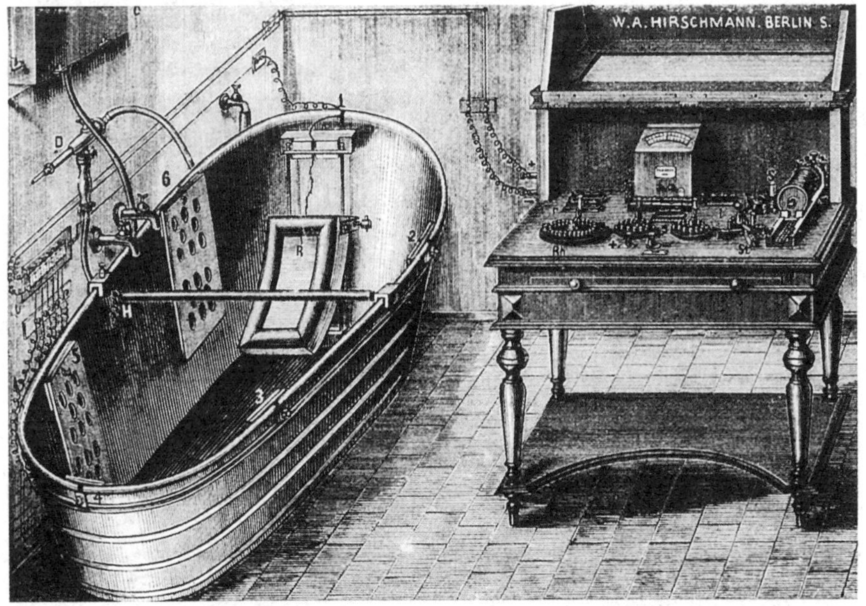

133*c*

# 134. 运动医疗战胜疾病

尽管运动医学是我们这个时代的产物，但其历史要追溯到远古时期。那时，希波克拉底就已经认识到了体育对身体的保健与促进作用。他的著作在公元前1世纪，启发了拜占庭的医生阿斯克雷皮亚德斯（Asklepiades）创造了体育医疗系统，其中包括按摩、水上运动及食疗。出生在小亚细亚的帕加马（Pergamon）的古希腊的医生盖仑，针对不同的疾病研究出了专门的体育运动。

在中世纪，西方医学与其他学科一样在神学的统治下停滞不前。在体育医疗这一领域享有盛名的首先是伊朗塔吉克族人阿维森那（Avicenna）医生。在他的《痊愈之书》（*Kitabaschi Sckifa*）中，他阐述了摆脱疾病、恢复健康的自创体操练习，治疗包括虚弱乏力、神经性足部疼痛、肾病、水肿及发热等疾病。

直到人文主义运动的兴起，欧洲医疗学才逐渐开始超过古代人的医学知识。波伦亚的医学教授希罗尼慕斯·梅尔库里亚里斯（Hieronymus Mercurialis）——文艺复兴时期最著名的“体育医生”，第一次就老年人体操提出了值得重视的建议，同时首次告诫运动员，要提防体育训练与比赛中超负荷的运动。1569年他在威尼斯出版的著作《体操艺术》（*De arte gymnastica*），开创了运动医学的新纪元。在书中他恳切地向医生们指出了体育运动对保持健康的重要性。

自18世纪以来，梅尔库里亚里斯的建议才得到广泛的响应。当弗朗西斯·富勒（Francis Fuller）首先在英国有针对性地致力于学生的体育教育时，法国人西蒙·安德烈·蒂索（Simon André Tissot）设计了矫形外科体操，而他的亲戚克莱芒·蒂索（Clément Tissot）则发明了外科体操。在斯堪的纳维亚半岛，亨里克·佩尔·林（Henrik Pehr Ling）从解剖学与生理学的角度出发，设计了著名的“瑞典体操”，而德国体育生理学家费迪南德·奥古斯特·施密特（Ferdinand August Schmidt）在18世纪初也率先从事女子学校的体育研究。

1911年在德累斯顿的国际卫生展览会上，第一次展示了体育医疗实验室里的研究工作。从此以后才有了正规的体育医疗研究。

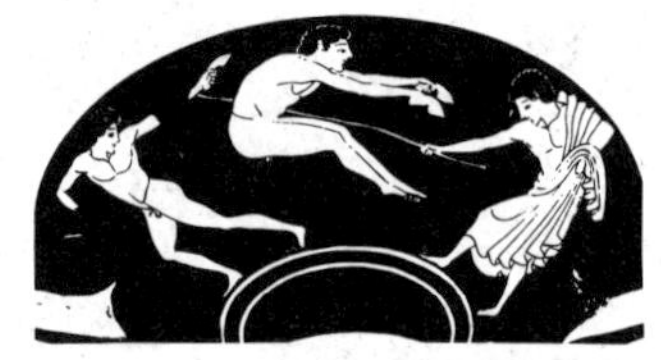

134*a*

**插图134*a*　古希腊运动员在训练中，中间的青年男子在跳杠铃，而右边的男子在给他纠正动作**

盘子外层的绘画，波士顿博物馆收藏。出自恩斯特·朗洛茨：《希腊花瓶画》（Ernst Langlotz: *Griechische Vasenbilder*），海德堡，1922年

**插图134*b*　希腊运动员在进行卫生护理，左边的青年男子向左手倒鼠尾草油，他的伙伴在脱下长袍准备按摩**

古希腊花瓶绘画。出自卡尔·布吕梅尔：《古希腊人的运动》，柏林，1936年

**插图134*c*　在德累斯顿的国际卫生展览会上参观者涌向“人亭”（1911）**

原始照片来自德累斯顿德国卫生博物馆。出自伯恩特·卡尔格－德克尔：《人类的奇迹》（Bernt Karger-Decker: *Wunderwerke von Menschenhand*），莱比锡与达姆斯塔特，1963年

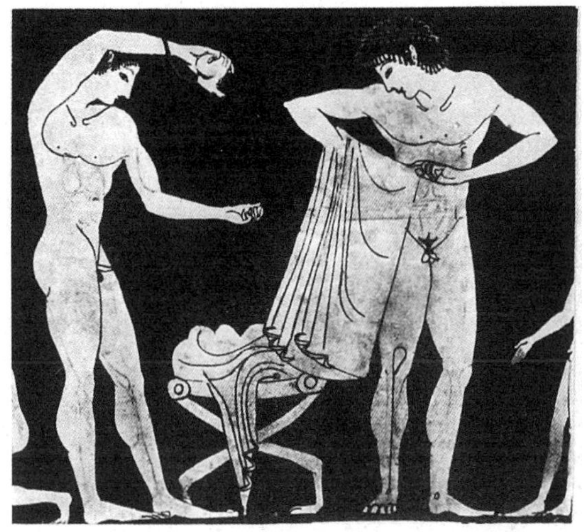

134*b*

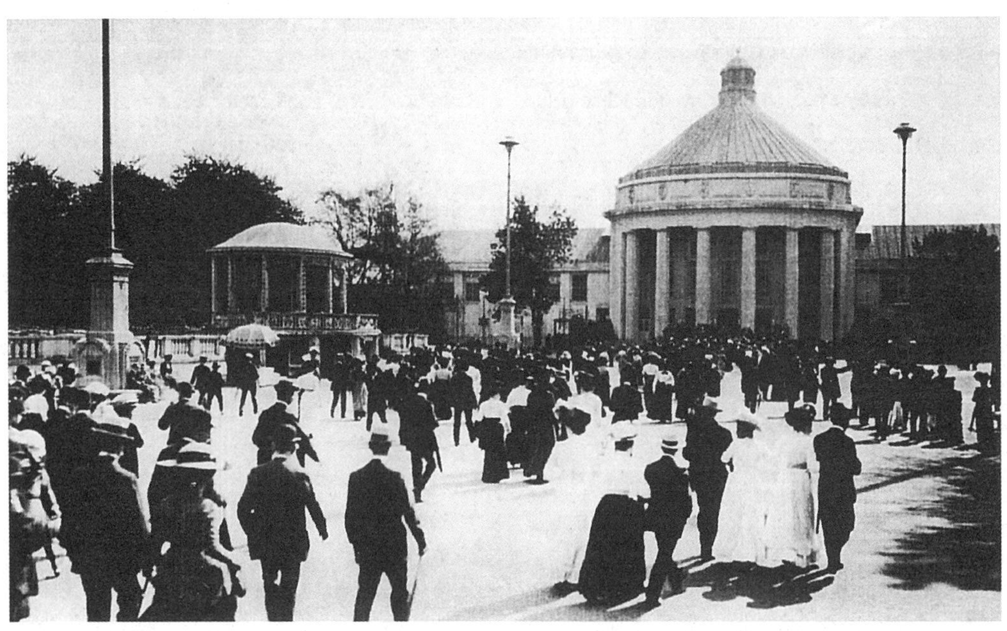

134*c*

# 135. 第一本关于游泳技术的教材

1784年，萨克森教育学家克里斯蒂安·戈特希尔夫·扎尔茨曼（Christian Gotthilf Salzmann）在哥达附近的兰茨胡特（Landshut）的鹬谷（Schnepfenthal）创办了一所自己的教育学院。他根据“博爱主义”（新出现的反封建、反专制主义的思想）原则，致力于对普通人的子女进行先进的教育实践。他声称自己的奋斗目标是培养“健康、理智、善良、开朗的人”，这样他们才能“使自己幸福，并且有能力共同致力于其他人的幸福”。

除了流行学习外语、自然科学、商业、德语与德语文学之外，体育也是一门重要的课程。扎尔茨曼聘请了他认为极其合适的人选——约翰·克里斯托夫·弗里德里希·古茨穆特斯（Johann Christoph Friedrich Gutsmuths）在此授课。

这位原籍奎德林堡（Quedlinburg）、富有资产阶级家庭的儿子在搬迁到鹬谷前，曾经在哈勒（Halle）大学进行过多方面的学习，毕业后成功地做过家庭教师。当时27岁、血气方刚的古茨穆特斯是个封建教育特权的叛逆者，他在这所教育学院热情地担任了体育教师的工作。他每天都思考各种体操练习，在这个过程中，他想出了对人的全面教育所必不可少的、针对全民健康的一套体育文化体系。古茨穆特斯也在附近的一个池塘里给学生上游泳课。他为不会游泳的学生发明了停靠设备及游泳安全带。此外，他还训练学生仰泳、蛙泳并进行连续、正规的游泳比赛。在正规的游泳比赛时甚至还有穿上衣服的练习。他发明了室内游泳课，为此他设计了室内游泳跳跃器。除了关于体操、体育游戏及体育锻炼的书以外，他还根据自己的实践经验写了一本《游泳技巧》的小册子。它要求“游泳必须成为教育的一个主要组成部分”。这本书在1798年出版，使人们重新意识到，游泳对促进健康的意义。在古代，人们就开始了游泳活动，但在中世纪被教会所忽视，于是，游泳完全被人们遗忘了。

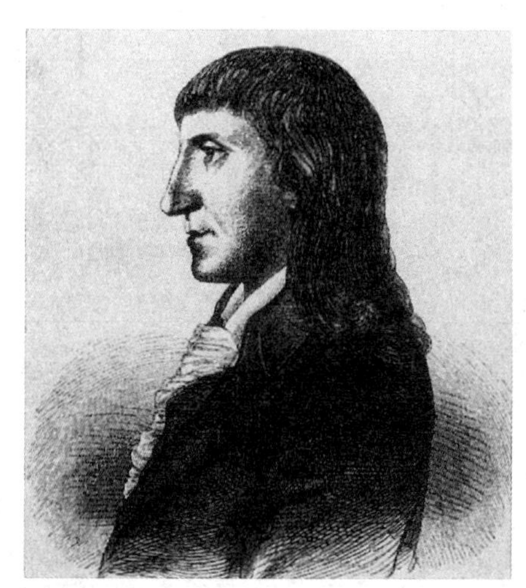

135*a*

**插图 135*a* 古茨穆特斯，德国教育学家，现代体育教育的开路先锋**

木版画，无署名。出自《图解会话辞典》，莱比锡，19世纪

**插图 135*b* 洗浴与游泳**

根据古茨穆特斯所著《青年体操》中的铜版画（1793）绘制。出自《德国红十字会》，德累斯顿，1983年第三期

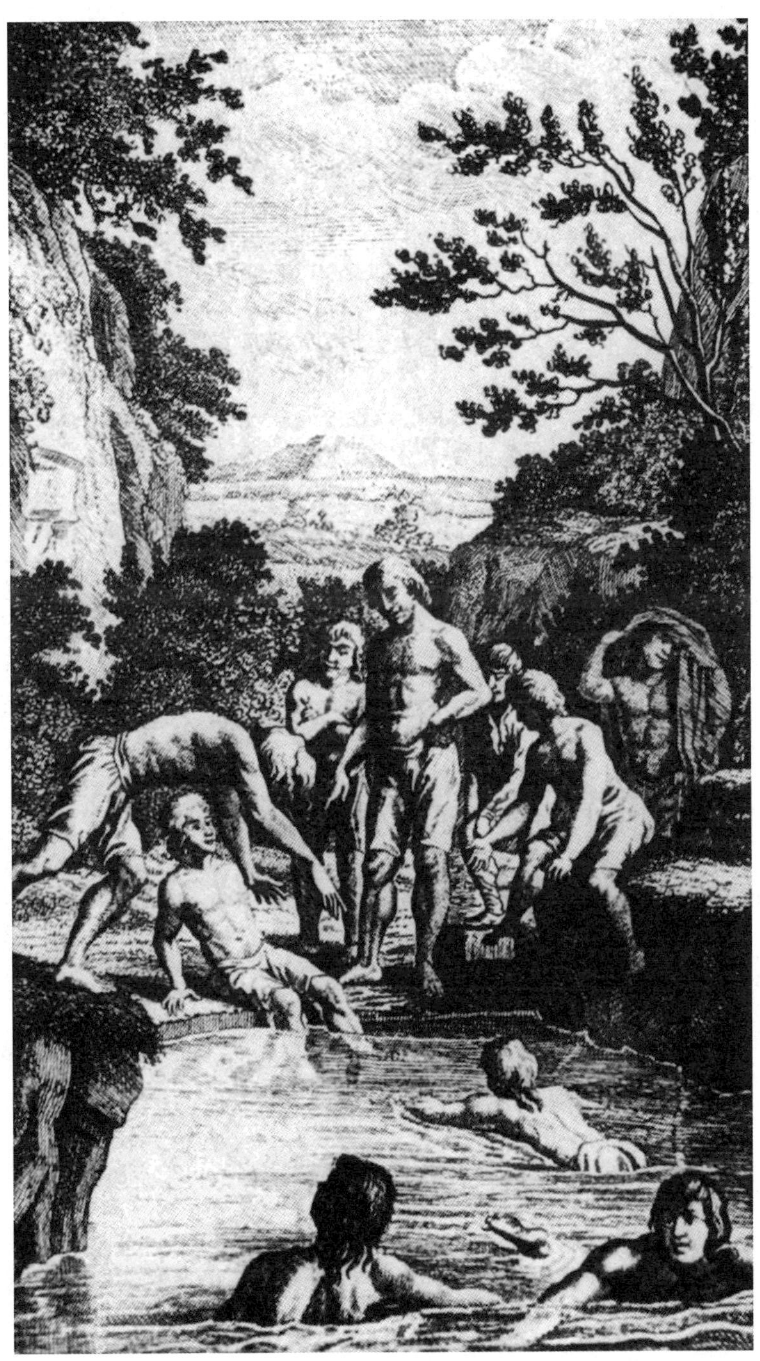

135*b*

# 136. 具有治疗效果的发汗浴

古希腊人不仅用热水浴来清洁身体，而且还用它来预防与治疗疾病。他们当时采用的首先是温泉。这种温泉与古罗马豪华的温泉浴场并不相同，古罗马温泉浴场经常都带有一个圆形的发汗室，即热气浴室，在这儿使用的水是利用地下加热来调节水温的。

君士坦丁大帝在大约 330 年把洗浴文化引进了拜占庭。但在土耳其人攻占了君士坦丁堡之后，即 1453 年，这些新的统治者们把古罗马的热水浴与蒸汽浴改造为热气浴。洗浴者裸体待在一个很热的房间里面，直到出汗为止。然后他们让人给他们按摩，用毛巾搓身体，最后去另外一个房间不断地用凉水冲身体。

发汗浴很早就受到了中欧与北欧各民族的欢迎，它既可以美容，也可以治疗风湿、感冒，以及不明原因的瘟疫。发汗浴出现的早期，只有修道院与贵族才有这样的设备，12 世纪末才出现公共发汗浴室。负责洗浴的伙计们在很热的石炉上浇冷水，以此产生出所需要的蒸汽，与今天的桑拿类似。我们的祖先也曾把房间外面锅炉里的蒸汽引入浴室。在用于治疗的发汗浴中，他们除了用草药外，还喜欢用矿泉水，如山间泉水就可以治疗痛风。

当时的农民、手工业者及平民百姓无法负担起在自己的家里建浴室。自 17 世纪以来，他们便使用箱子、柜子或木头做成桶状“小浴室”，这些浴室可以随意搬动，可以在蒸汽浴中尽情享受。他们坐进“小浴室”里，这样，热气从“小浴室”的双层底部往上升腾，只有头露在外面。如果需要的话，也可加入草药。卧病在床的人在一个系在脖子上的皮口袋里进行热水浴。在有些地方，水肿病患者和长疥癣的孩子可以在烤炉里做发汗治疗。

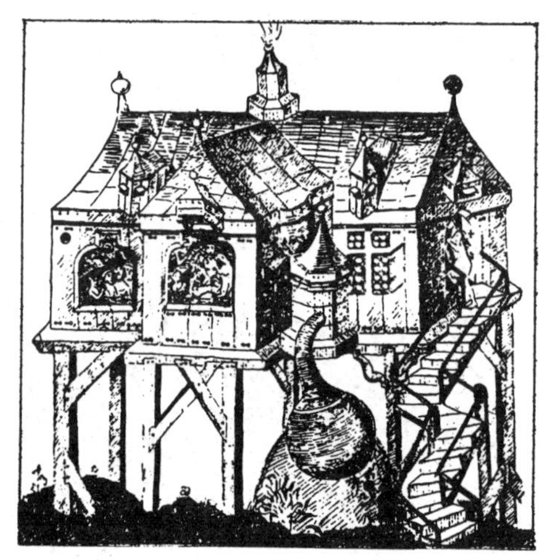

136*a*

**插图 136*a* 中世纪从外面加热的蒸汽浴室**

哥廷根康拉德·基泽（Konrad Kieser）著的《战争堡垒》（*Bellifortis*）中的彩绘，1405 年。出自《德国红十字会》，德累斯顿，1976 年第四期

**插图 136*b* 16 世纪的发汗浴：用来吸气的钟罩与钟罩下的病人**

根据布伦瑞克木刻画（斯特拉斯堡，1512 年）绘制。出自赫尔曼·彼得斯：《德国历史上的医生与医疗》，耶拿，1924 年

**插图 136*c* 19 世纪芬兰桑拿浴的室内**

根据当时匿名木刻画绘制。出自古斯塔夫·雷丘斯：《芬兰》（Gustav Retzius: *Finland*），斯德哥尔摩，1881 年

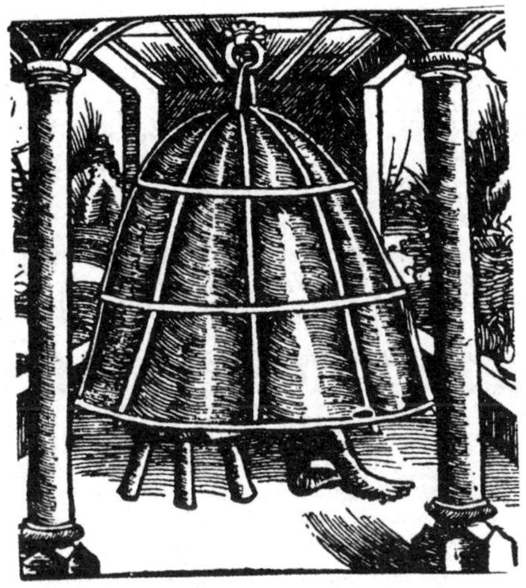

136*b*

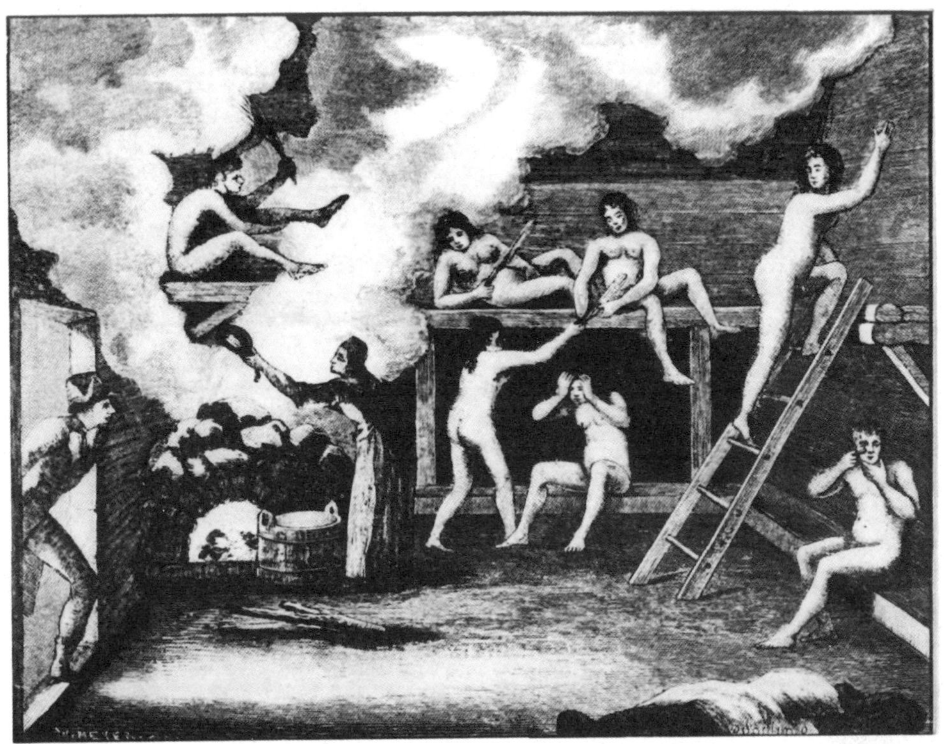

136*c*

# 137. 克奈普疗法

《新迈耶尔百科全书》(*das Neue Meyer*)中说，克奈普疗法是“锻炼身体、恢复功能性障碍疾病，尤其是恢复呼吸、心脏、血液循环及神经系统功能性障碍病症的一种非专业水疗方法”。此疗法的名称源于一位天主教神甫塞巴斯蒂安·克奈普(Sebastian Kneipp, 1821—1897)，他出生于奥托博伊伦(Ottobeuren)附近的施特凡斯雷特(Stefansried)地区。据记载，他是穷苦的纺织工人的儿子，在研习神学期间，他开始咯血，继而染上了严重的肺病，身心俱疲。后来他根据约翰·西格蒙德·哈恩(Johann Sigmund Hahn)书里一篇关于《净水的神奇疗效》(“Wunderbare Heilkraft des frischen Wassers”, 1740)的文章开始在严寒彻骨的多瑙河里洗浴，取得了很好的疗效。

后来他根据自己用冷水治疗成功的经验，用同样的方法为患有同一种疾病的同学治疗，也为那些自己所管辖的沃瑞斯豪芬(Wörishofen)教区里那些无钱请大夫的穷人治病。这样，克奈普本着人道主义的精神，除了做心灵安慰的工作之外，还开办了非营利性的治疗诊所。1896年他出版了《我的水疗》(*Meine Wasserkur*)一书，后来不断再版。在这本类似教材的书中，他描述了水疗程序及其普及运用的情况。开始时，他的工作条件极为简陋，后来他那像“洗衣间”一样的诊所，发展成了闻名遐迩的疗养企业。

克奈普疗法的主要方法是各种形式的冷水、温水及热水疗法。根据个人的不同情况，或洗全身或擦洗部分身体；或向病人身上拍水、踩水；或让病人赤脚在露水和雪上走；或淋浴、水敷、水擦以及做各种形式的沐浴；或加上草药与多次变化温度。在诊断时，这位受人尊敬的神甫总要征求医生的意见，他一再要求医生对他的水疗进行分析，并从专业的角度来进行论证。

克奈普多次被指责治疗过于马虎，这也不是没有理由的，因为他不具备专业知识，这使他出于虔诚的博爱而进行的医疗工作无法深入。直到后来有了精确的医学根据，有了专业人员，水疗才作为一种有益的治疗方法而发挥其应有的作用。

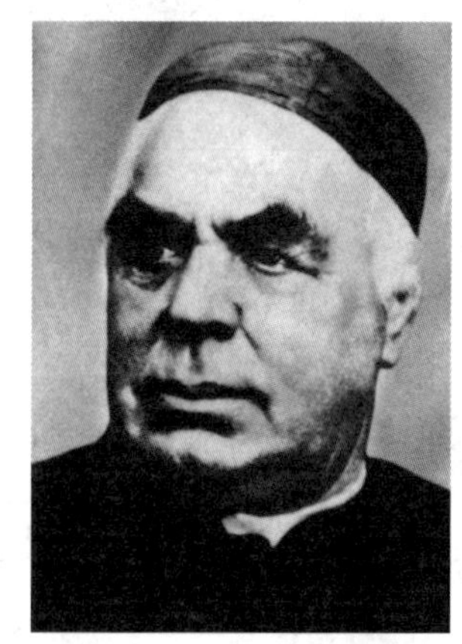

137*a*

**插图 137*a* 塞巴斯蒂安·克奈普，天主教神甫、水疗的创立者**

复制品

**插图 137*b* 用克奈普疗法向病人身上浇水**

根据当时的描述绘制。出自《花园凉亭》，柏林，1890 年

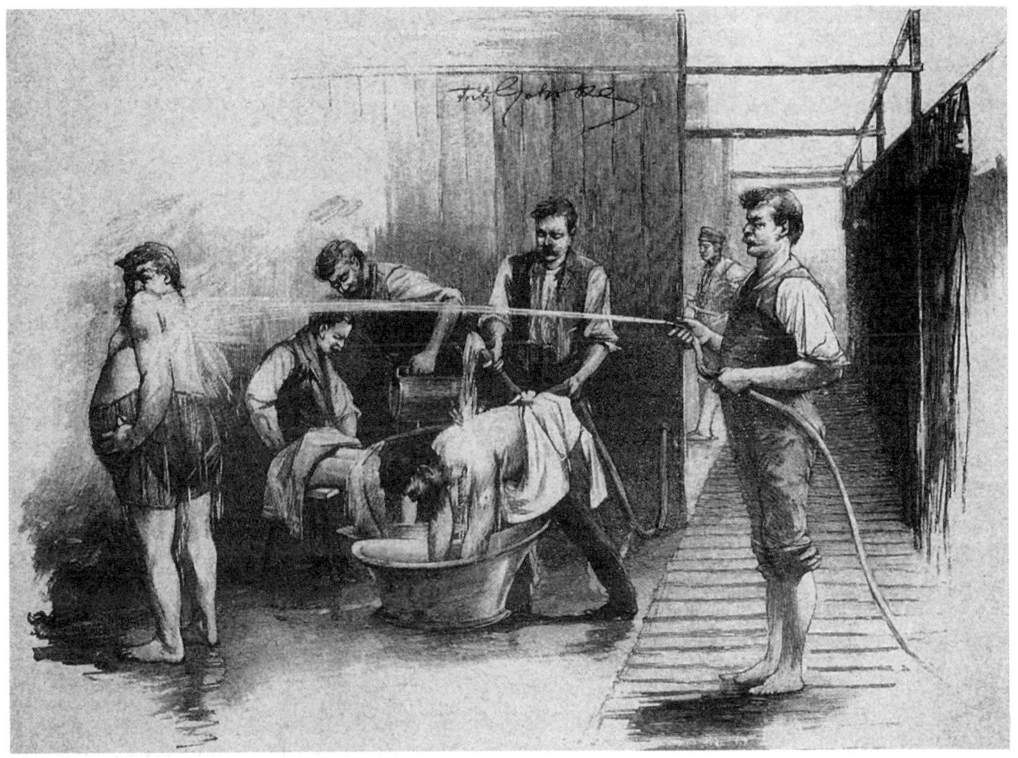

137*b*

# 138. 尼尔斯的人造阳光

19 世纪末，两次似乎无足轻重的对大自然的观察，促使哥本哈根的医学系学生尼尔斯·瑞贝克·芬森（Niels Ryberg Finsen，1860—1904）发明了人造阳光。一次是在夏天阳光灿烂的一个日子里，当时这位 28 岁的大学生从教室向外望去，看见了一只睡在房顶上的猫，它每每避开房子的阴影；不久，他又在城里的运河边看见在水里跳来跳去的甲壳虫，总要设法躲开水中桥的投影。

因此，芬森就陷入了思考：为什么天气尽管一点儿也不凉快，而猫和甲壳虫都本能地躲开阴凉的地方，而寻找阳光？这位大学生在中学时就知道，一旦太阳光被棱镜分解，就会以彩虹般颜色的光带出现在灯罩上。他还知道，黄色的射线发光，红色的发热，而蓝色与紫色的射线具有化学作用。

为了研究这个现象，芬森用动物做实验。他借助一个凹面镜，让投射在动物身上的光依次穿过不同颜色的玻璃板：先是红色的，用来检验热射线，然后分别用黄色与绿色的光来验证发光射线，最后用蓝色的光来检验射线的化学作用。结果证明，动物只对蓝色射线有反应。

接着，芬森又试图用太阳光的化学射线来治疗细菌引起的疾病，尤其是狼疮。他为此设计了照射器，其形状是一个装满水以吸收热射线的凹形聚光透镜。为了使他的治疗在阴天也能进行，他还采用了电流，电流也同样有化学射线，就像俄罗斯医生马克拉可夫（Maklakow）所证实的那样。

芬森的人造阳光由一个高亮度及高强度的碳极弧光灯组成，它带有两个透镜组。这两个透镜能对比发散的光线，并让光线会聚在一起。水层与滤光器（带有含氨的胆矾溶液）吸收热射线，这样只有化学射线才产生作用。由于他造福人类的发明，这位研究者于 1903 年获得了诺贝尔医学奖。

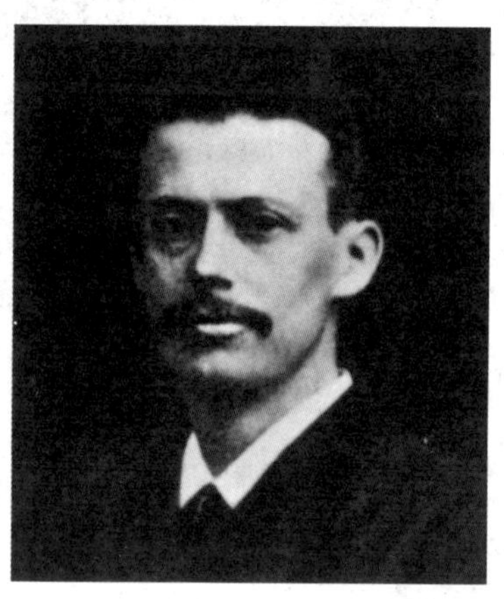

138*a*

**插图 138*a* 尼尔斯·瑞贝克·芬森，丹麦医学家，发现了人造阳光的治疗作用，碳极弧光灯的设计者**

复制品。出自伯恩特·卡尔格－德克尔：《亲身试验的医生们》，莱比锡，1965 年

**插图 138*b* 芬森建立的位于哥本哈根的光线研究所治疗室。芬森在与外地来访者交谈**

根据 1901 年的原作绘制。出自保尔·德科伊夫：《生命的斗士》（Paul de Kruif: *Kämpfer für das Leben*），柏林，1932 年

**插图 138*c* 在哥本哈根光线研究所芬森灯下的狼疮病患者**

根据 1901 年的原作复制。出自保尔·德科伊夫：《生命的斗士》，柏林，1932 年

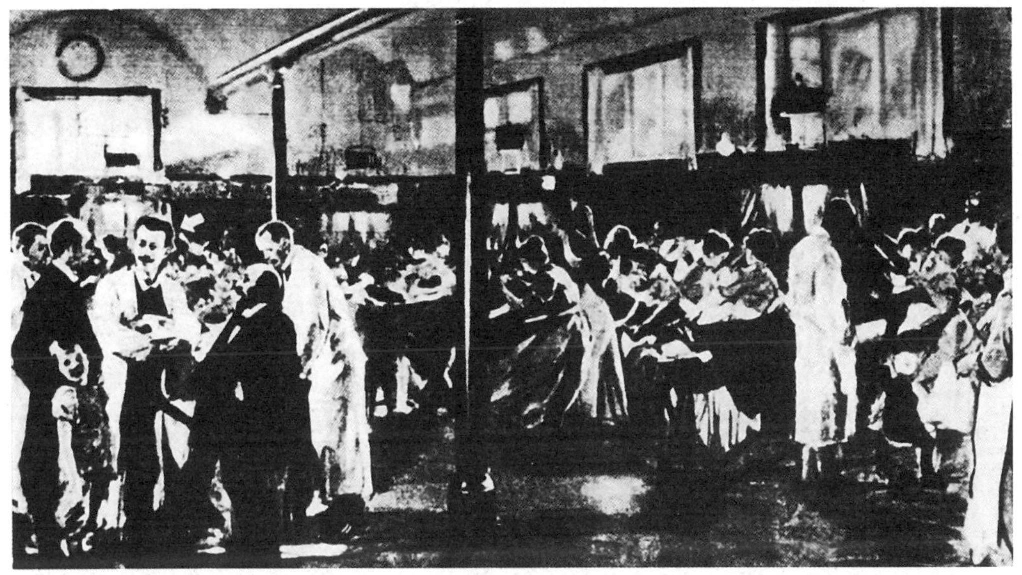

138*b*

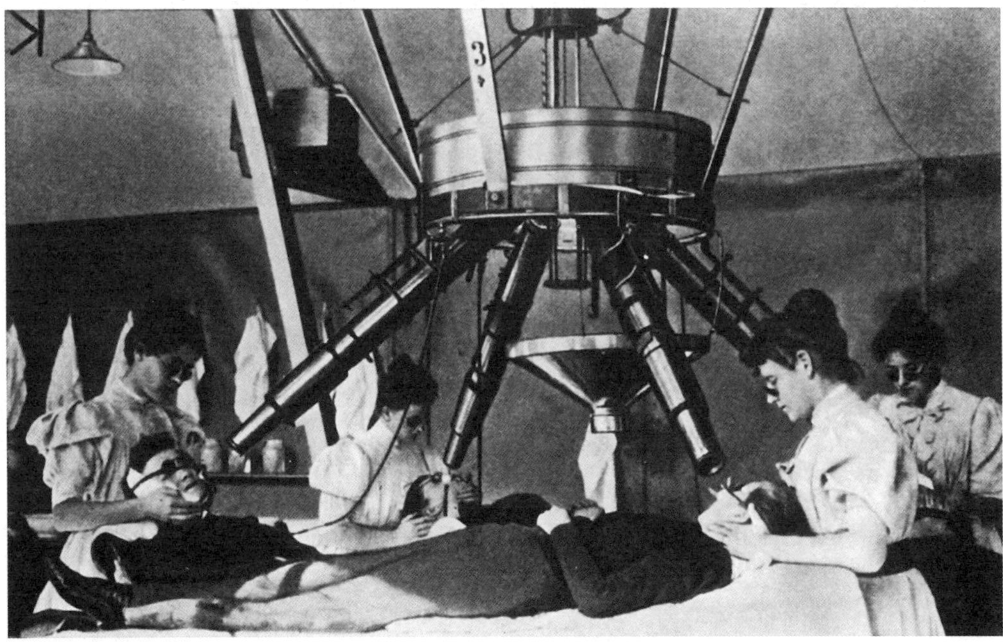

138*c*

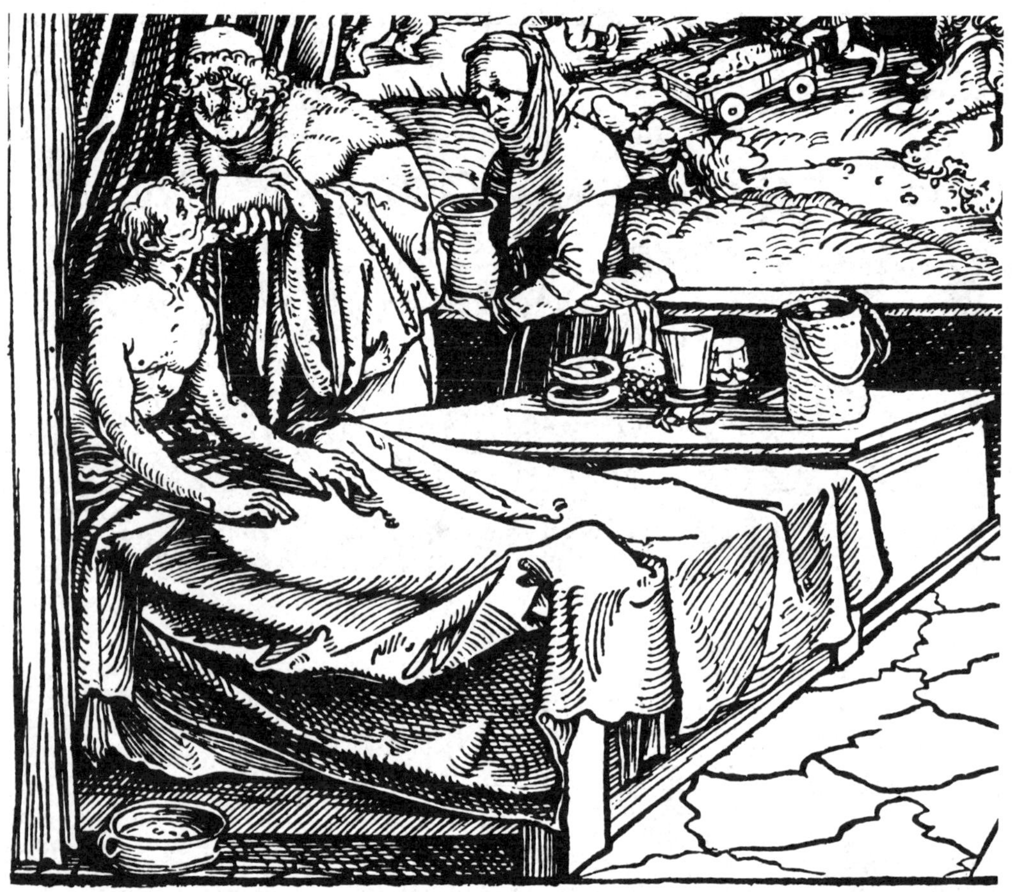

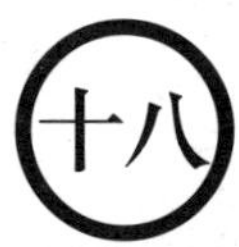

# 家庭护理

做应该做的事情，
并不意味着
做自己喜欢做的事情。

——奥诺雷·德·巴尔扎克
（Honoré de Balzac，1799—1850）

# 139. 中世纪的病人护理

罗马帝国衰落后，基督教继承其遗产，教会上升为统治者及文化的传播者。此后，医学护理的事务便归属于神职人员管理。本着耶稣对病人与经受苦难的人的态度，这些神职人员把护理各种病患都视为净化灵魂与解脱自己的重要恩赐，所以，对病人的护理也就是讨上帝满意的善举。

在修道院的病房里照顾病人的修士会应运而生。十字军东征时，首先由骑士教团，但也有如本笃会、方济各会等其他教会团体兴建的修道院。有些医院设备很好，将重病人与其他病人隔离开来；但更多的只是简陋的应急住所，贫穷的病人拥挤在一起，“赤裸着身体，两人合用一张床，两张床之间几乎没有空间让人通过”。

除修士会护理病人以外，市民也响应教会的号召，参加到这个队伍中来。手工业者、富裕的家庭经常捐助这些医院，他们希望这样做，自己的灵魂得到救赎并得到永远的幸福；同时，他们也能得到这样的权利：如果生病或患了长年不愈的病，他们能被医院收留。这种世俗的医院大多建在城外，目的是尽量减少那些患传染性疾病的人可能给其他人带来的危害。市立医院由参议会任命的医院院长监管。他负责使医院的规定得到遵守，病人能得到符合自己病情的膳食，并与医生共同决定病人的收留。中世纪医院的医生并不像我们今天所熟悉的那样，总为医院工作。他们在医院里只工作几个小时，至于具体多少时间，是由他们与市政府签订的合同决定的。15 世纪末，首次在纽伦堡出现了一位被雇用的特别医生——他的报酬是 70 古尔登金币，包括住宿和膳食在内。

**插图 139*a*　中世纪的医生，病人正要逃离医生**

钢笔画，根据为法国萨莱诺学院派医生罗歇·弗鲁加蒂（Roger Frugardi, 13 世纪）所著《外科学》副本中的插图所绘。原稿保存于英国剑桥大学三一学院图书馆

**插图 139*b*　为病腿进行治疗**

根据罗德瑞科斯·扎莫恩西斯（Rodericus Zamorensis）的木刻画《人类生命的镜子》（奥格斯堡，1479）绘出。出自古斯塔夫·弗赖塔格:《德国历史图绘》，莱比锡，年代不详

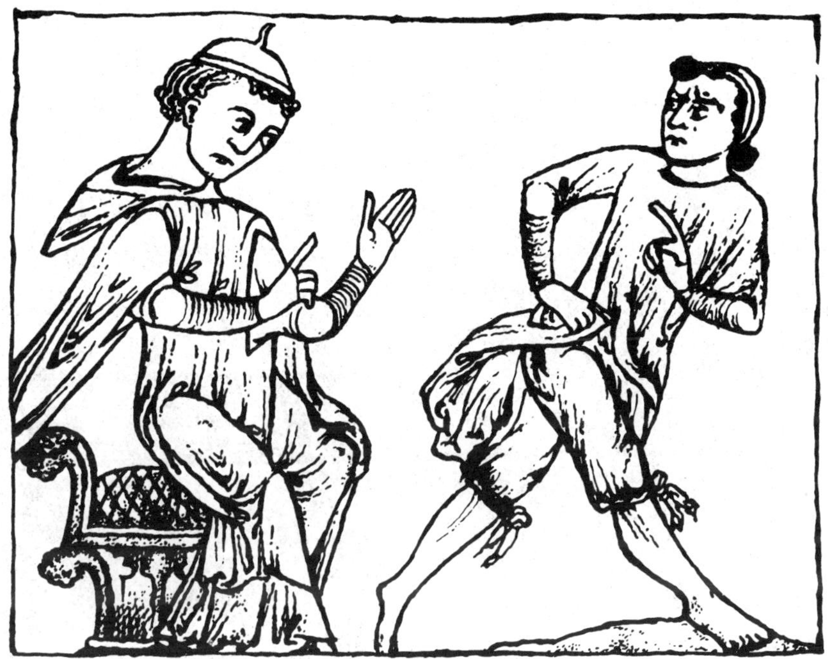
139*a*

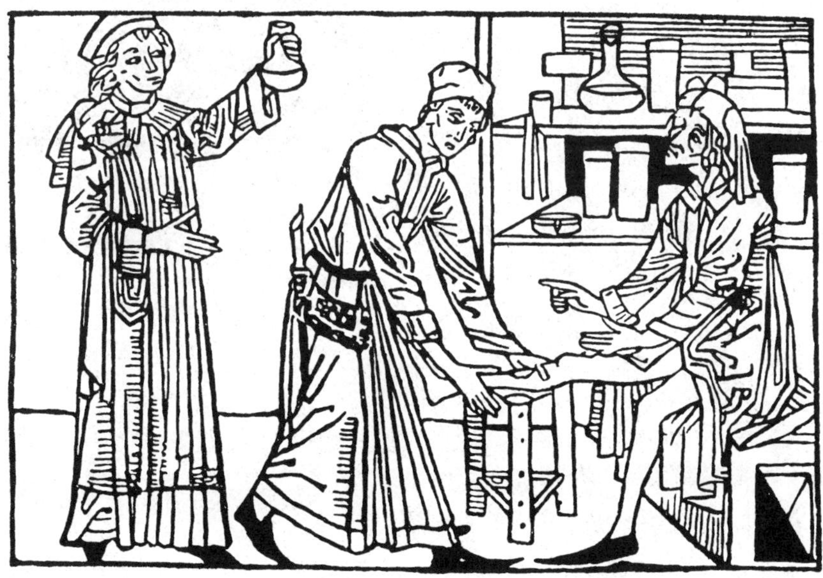
139*b*

# 140. 早期占主导地位的家庭护理

直到19世纪，在对病人的护理工作中，家庭护理占据着主导地位，因为以前住院的病人都身无分文，医生为他们治疗，同时也是为了达到教学的目的。那时，医生往往被请到病人家里，给病人进行检查及治疗，而医疗服务及照顾病人，全是妇女们的事情。

因此，一个精心修饰的药箱与一本描写各种疾病及治疗方法的通俗医药书，便是每个井然有序的家庭的必备之物。最早流传下来的这样的医药书是《大自然的力量》（*Physika*），它是精通治疗与药物的女修道院院长希尔德加德·冯·宾根（Hildegard von Bingen，约1098—1179）所著。她的药理概念以烦琐的、占统治地位的古希腊"四体液学说"为基础，认为，生病是因为身体中的体液，即血、黏液、黄胆汁与黑胆汁之间出现了不平衡。希尔德加德根据挖草根者和采药人的宝贵经验，首次说明了有哪些重新建立四体液平衡的草药。在后来的几个世纪中，医生们也撰写了不少类似"点心书籍"的书，以供家庭使用。当时人们把配制好的药称为"点心"，因为各种常用的药物都被放在"点心盒"里出售。

除了药物和"点心书籍"以外，那些说明怎样使用与配置家庭"药店"的小册子也很流行。在中世纪兴盛期出现了宗教—禁欲的妇女团体，她们是所谓的半俗尼，不用向修士会宣誓。这些团体成员的工作首先是悉心护理病人。她们不仅在团体里，而且在私人家庭里及信任她们的病人家里做护理工作。此外，在死者下葬时她们还哭灵，在坟墓边守护死去的人。另外，去看望和照顾监狱里生病的囚犯也是她们的工作。一开始她们受教会的约束，后来则尽世俗的责任。正因为这样，她们曾被指责为异端而陷入了宗教法庭的魔掌。

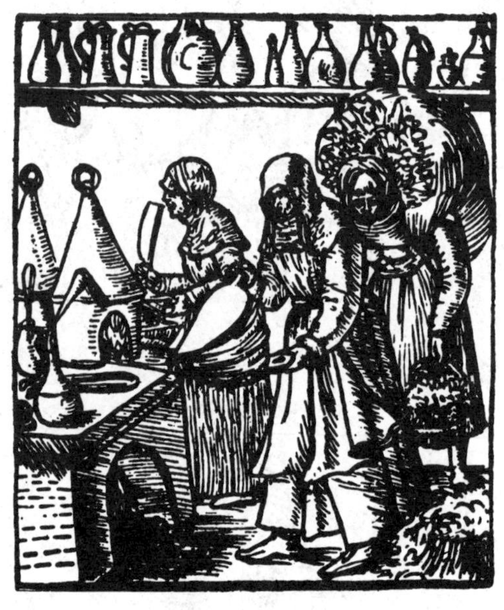

140*a*

**插图 140*a*　两个采草药的妇女在调制药汤。第三个妇女给她们带来新采的草药**

1542年佚名木刻画。复制：埃德曼·施密特（Erdmann Schmidt）（十），Haldensleben

**插图 140*b*　16世纪的家庭护理：医生递给病人减轻疼痛的自制药汤**

西塞罗（Cicero）的匿名木刻《草药》（*De officiis*，奥格斯斯堡，1531）。出自赫尔曼·彼得斯：《德国历史上的医生与医疗》，耶拿，1924年

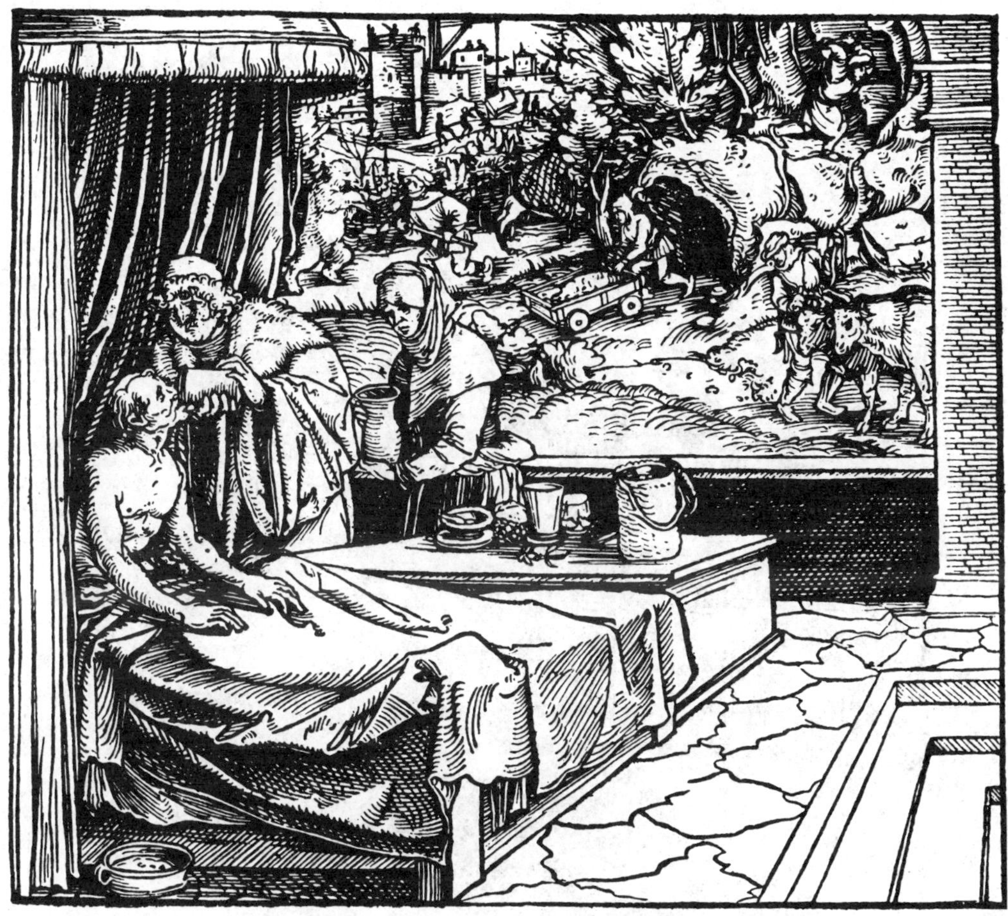

140*b*

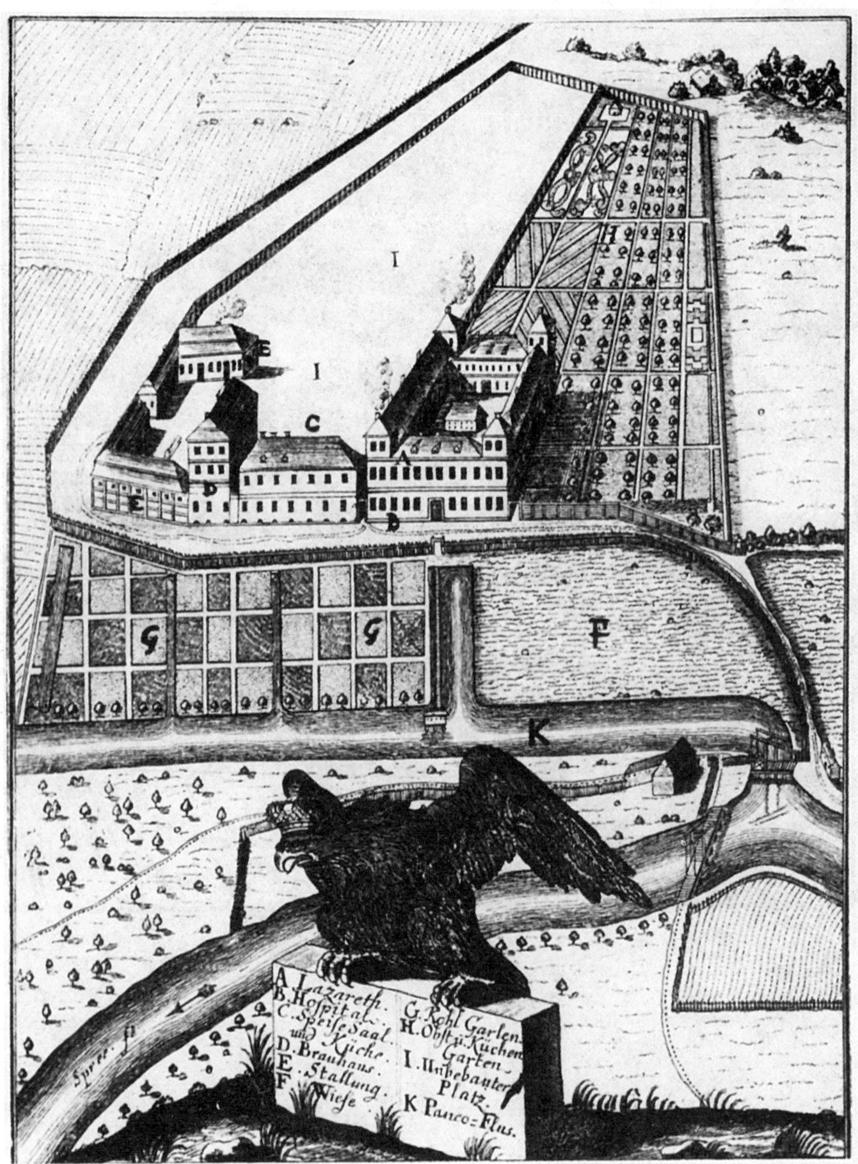
A Lazareth.
B. Hospital.
C. Speise Saal und Küche.
D. Brauhaus.
E. Stallung.
F. Wiese.
G. Kohl Garten.
H. Obst u. Küchen Garten.
I. Unbebauter Platz.
K Panco=Flus.
Spree

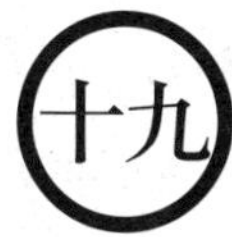

# 普通医院与野战医院

百分之百的健康，
就是新陈代谢的疾患！

——库尔特·格茨
（Curt Goetz，1888—1960）

# 141. 从育婴堂到儿童医院

在古代，人们会丢弃不喜欢的新生婴儿，让陌生人来毁灭他们，或者让好心的人来收养他们。为了抵制这种流传下来的陋俗，约6世纪中叶拜占庭皇帝颁布了一项法令规定，冷酷无情的父母遗弃孩子的行为，要以谋杀儿童罪名予以惩罚。尽管如此，这样的事却一再发生：尤其是未婚母亲及穷困潦倒的家庭通常用这样的方式向新生婴儿告别。

因此，中世纪的教会创办了育婴堂，在外墙上安装了一个可以旋转的木箱子，以便人们在漆黑的夜晚将“弃婴”悄悄地放到箱子里。育婴堂的婴儿由修女抚养或交给乳母，虽然修女们悉心照料这些婴儿，但她们面对侵袭孩子的数不胜数的病魔却无能为力。育婴堂的病房里挤满了孩子，居高不下的死亡率使得辛辣的讽刺家们建议，在育婴堂的大门口张贴告示，上面写着：我们不得不“用国家的资金让这里的孩子死去”。把这些孩子交给官方医院对他们并没有更多的好处：在这儿，孩子和成年人挤在一起，患传染病的人和普通病人都被安排在一起。

18世纪末，巴黎研究院的一个委员会（人们曾就圣母院附近颇有名望的“上帝之家”医院的改建问题向该委员会提出建议）提出首先要建一个儿童自己的医院，让每个孩子都有一张病床。法国宗教会议提议在塞纳河上的大都会巴黎，建立欧洲第一家儿童医院。1802年这个建议终于付诸实施了。

附属于巴黎女孤儿院的新建医院自称为“病童的医院”。它有300张病床，供2—15岁的儿童使用。它成为独立的现代儿科学的摇篮，因为这所医院在相当长的时间里，都是唯一的儿童医院和儿科学研究地，所以未来的儿科医生蜂拥而至，目的是学习独立于其他学科之外的专业医学知识。1829年，柏林的夏利特医院也开设了德国第一家儿童医院。

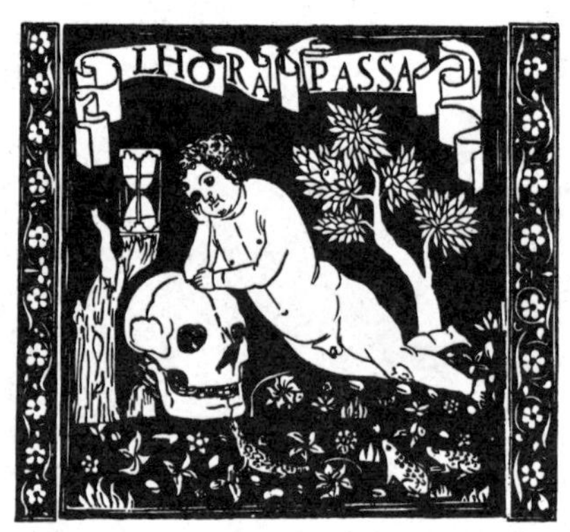


141*a*

**插图 141*a* 描写生命短暂的寓意画。在几个世纪里，许多孩子成了瘟疫的牺牲品**

根据15世纪佛罗伦萨一位佚名大师的木刻画绘制。出自伯恩特·卡尔格－德克尔：《看不见的敌人：与传染病斗争的医生与研究者》，莱比锡，1968年

**插图 141*b* 19世纪的育婴堂：一位妇女悄悄地把孩子放进育婴堂的旋转木箱里（左）。右：打开木箱后窥视育婴堂内部**

出自《名人》（*L' Illustration*），巴黎，1852年

**插图 141*c* 约1860年，维也纳的一家儿童医院中的病房**

出自利奥波德·舍恩鲍尔：《维也纳的医学》（Leopold Schönbauer: *Das Medizinische Wien*），柏林与维也纳，1944年

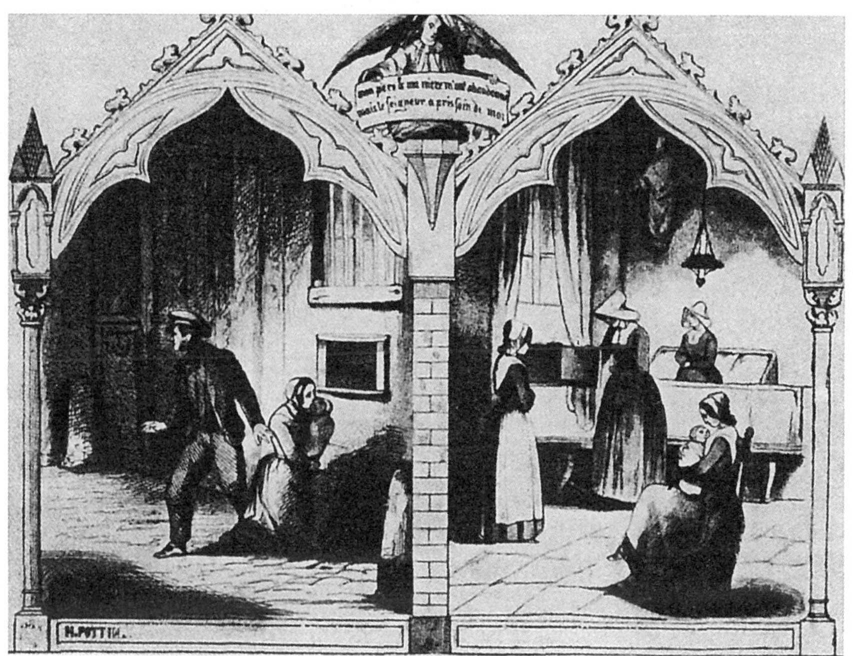


141*b*

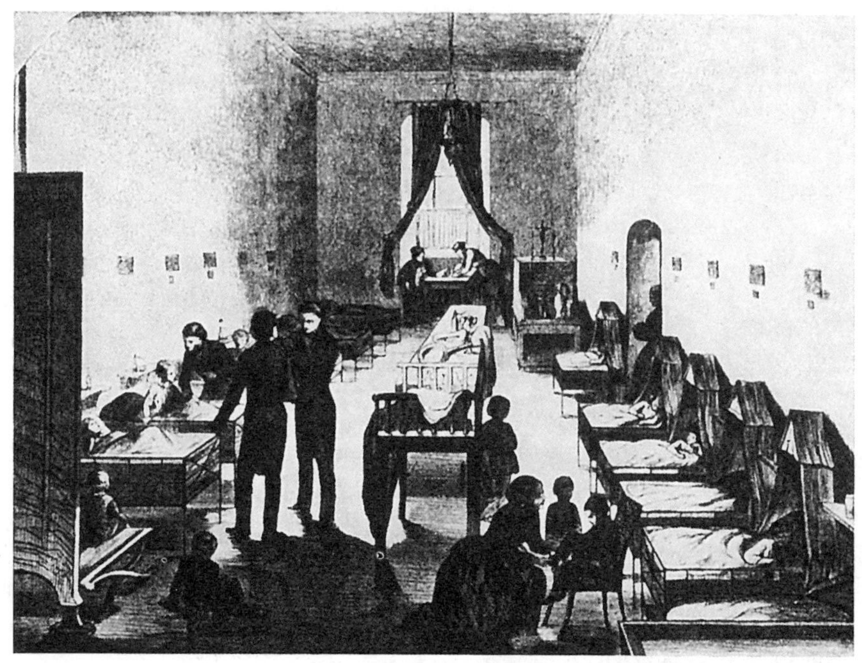

141*c*

# 142. “上帝之家”的遭遇与贡献

在独具建筑艺术风格、威严的主教堂“圣母院”附近，巴黎的参观者们发现了“上帝之家”——一所最古老的、在医学史上具有重要意义的医院，建立于660年前后，比它的邻居“圣母院”早半个世纪。据记载，它的建立者是法国的圣者朗德里（Landry）及伯爵阿尔尚博（Archambaud）。巴黎社会批判作家路易·塞巴斯蒂安·梅西耶（Louis Sébastien Mercier，1740—1814）曾说，朗德里及伯爵阿尔尚博创立了“上帝之家”，这是一家“不论声望、信仰和性别，向所有病人敞开大门的收容所”。

当时，在这个医院里普遍地存在着各种弊病。法国大革命前，德国擅长讽刺的权威们当然认为它所使用的这个虔诚的名称是很荒谬的：在这个装有窗户栅栏阴暗的大病房里，每个病床上都躺着两三个或更多的病人，不管是男人、女人还是孩子，也不管他们患的是何种疾病，他们都得不到合乎卫生标准的照料。手术当着其他病人的面进行；产妇在黑暗、潮湿的地窖里生产。在这个传统的医院里，火灾与产褥热夺去了无数的生命。

尽管这些不幸，部分地是它的那个时代造成的，部分地是其思想根源造成的，但“上帝之家”为法国，乃至为整个欧洲医学事业的发展做出过不可磨灭的贡献。它首先成为现代外科学与近代产科学的摇篮。在这里，助产士们首次获得了专业知识的培训和实习机会。自1660年起，高级助产士玛格丽特·迪泰尔特（Marguerite du Tertre）就在这家医院担任第一位助产课教师，她在课堂上采用了一百年前出版的外科学教材。此书由安布鲁瓦兹·帕雷著述，具有划时代意义。这本教材里专门有一章详细地介绍了妇科学及助产学。

曾经在“上帝之家”担任主治外科医生的帕雷首次聘用了男助产士。他重新发现并强调采用把横位胎儿及头位胎儿翻转为足位胎儿，然后再把胎儿拉出来的助产倒转术。帕雷成功的助产方法使产科学的发展有了巨大的飞跃。在外科领域，“上帝之家”也因有了帕雷这位极富创造力的天才而在世界上居于领先地位。

**插图 142*a*　从南部看巴黎。中间是塞纳岛，巴黎历史上的中心，右边是圣母院，左前方是建于7世纪著名的“上帝之家”，其左边是法院，桥把这些建筑与两岸连接起来**

木版画。出自《图绘世界史第五册》（*Illustrierte Weltgeschichte, Band V*），莱比锡，1894年

**插图 142*b*　“上帝之家”的病房：修女们在进行护理**

大约1500年，帮助教会医院行善的人所购买的赎罪券的扉页插图（下跪的是法国国王路易十二）。出自伯恩特·卡尔格－德克尔：《战胜疼痛：麻醉与局部麻醉史》，莱比锡，1984年

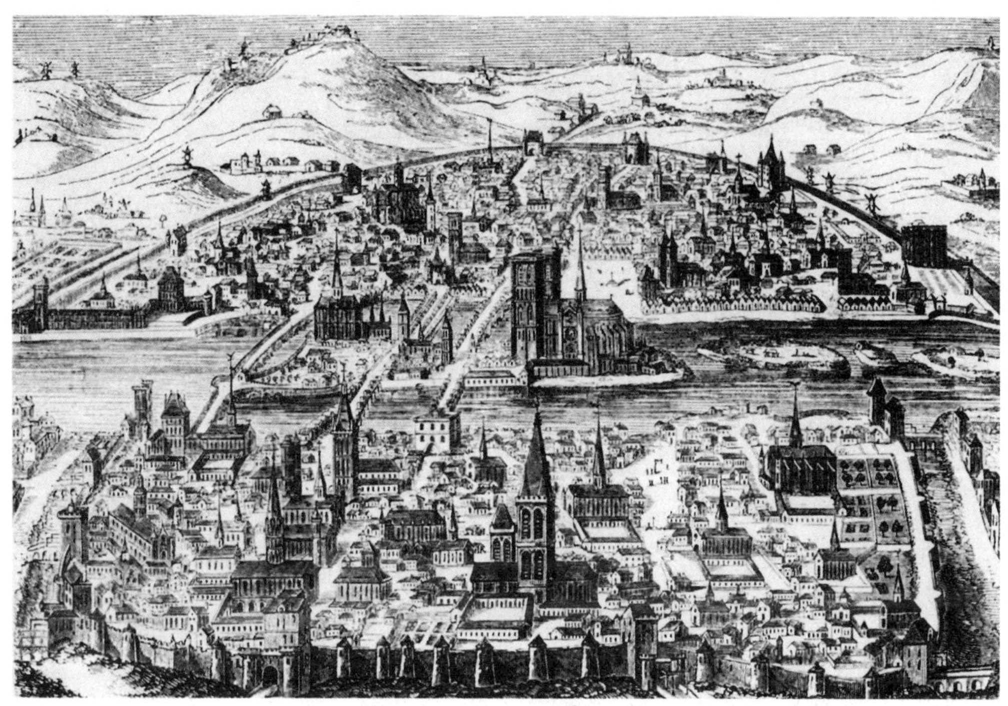

142*a*

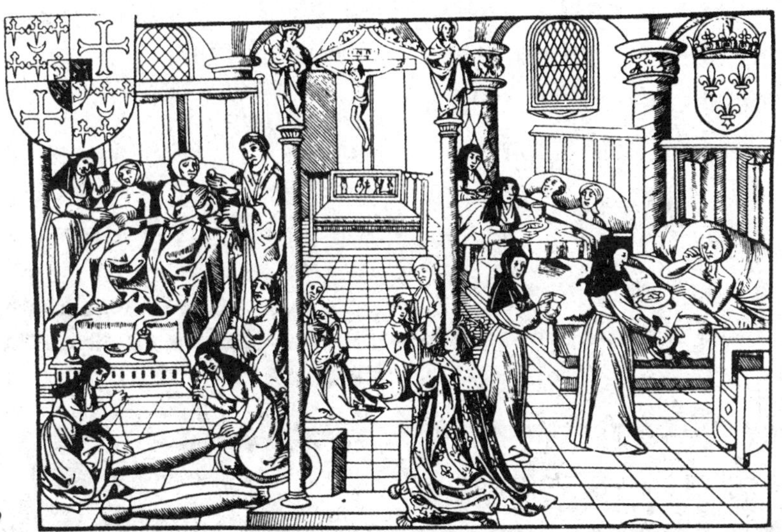

142*b*

# 143. 从瘟疫收容所到闻名世界的柏林夏利特医院

当1710年黑死病来临时，普鲁士国王弗里德里希一世让人在柏林边界的对面，即当时的施潘道门（Spandauer Tor）前，修建了一家所谓的黑死病收容所。幸运的是，它并未用来收容黑死病患者，因为人们所担心的瘟疫只流传到普伦茨劳（Prenzlau），所以这个建筑在1726年之前曾被作为强制劳动的工场和驻军医院。此后这家医院根据弗里德里希一世的敕命，除了接收军人以外也接收平民。此外，这位统治者还规定，该医院从此以后改名为夏利特（Charité）医院。有几家著名的外国医院也都采用了这个源自拉丁语 Caritas（本意为善事、善行）的词 Charité。

从此以后，柏林夏利特医院除了临床治疗以外，还在其附属的外科研究会里培训军医和普通医生。理论专业培训由1713年“科学协会”按照国王的命令出资建立的柏林解剖协会负责。1785年夏利特医院就有约3000名病人和医务人员，因此建立新的医院就成了当务之急。18世纪末，这座雄伟的大楼终于竣工，它是一座纵向建筑，有两个侧翼。1810年柏林大学成立后，夏利特医院的负责人和教师就成了这所大学医学系的教授。

1800年以来，在外科研究会担任教师，集医学与文学于一体的《延年益寿的艺术》（*Die Kunst, das menschliche Leben zu verlängern*）一书的作者克里斯托夫·威廉·胡费兰（Christoph Wilhelm Hufeland），获聘为这所新建大学专业病理学与治疗学的教授。同时，他也是首位系主任。他在夏利特医院为贫穷的病人建立了德国第一个门诊部。基于众多的医生、外科医生及学者们的努力，夏利特医院很快就赢得了国际威望。

在“二战”中，夏利特医院大部分遭到严重破坏。纳粹独裁垮台后，该医院在苏联占领军的支持下得以重建。自1975年后，人们对它进行大面积的改造，在建立了现代的综合诊所后，它的面貌焕然一新。今天，它是德国最大的医学培训、治疗与研究基地之一。

**插图143*a*　约1740年，夏利特医院的修建计划：根据图中山鹰下方木板的解释：A 军医院；B 医院；C 饭厅和厨房；D 酿酒厂；E 厩；F 草坪；G/H 蔬菜水果园；I 非建筑用地；K 潘科河**

约翰·特奥多尔·埃勒（Johann Theodor Eller）：《夏利特医院的修建史》（*Baugeschichte der Charité*）中的木版画（柏林，1730）。出自奥托·亨纳：《德意志民族文化史》（Otto Henne: *Kulturgeschichte des deutschen Volkes*），柏林，1886年

**插图143*b*　我们今天并不知道柏林施潘道门前黑死病收容所的内部设施。插图可以让我们猜想到夏利特医院初期的样子**

根据丹尼尔·霍多维茨基（Daniel Chodowiecki, 1726—1801）铜版画绘制

**插图143*c*　19世纪早期夏利特医院的解剖课**

根据 F.T. 的描写绘制。出自 R. 菲克：《德国高校》（R.Fick: *Auf Deutschlands Hochschulen*），柏林－莱比锡，1900年

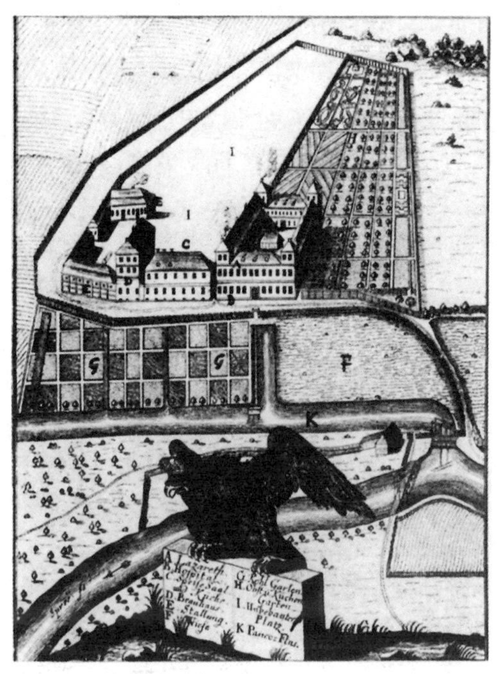


143*a*

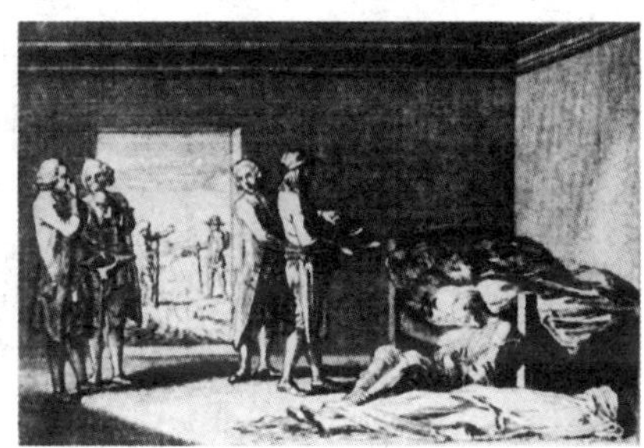

143*b*

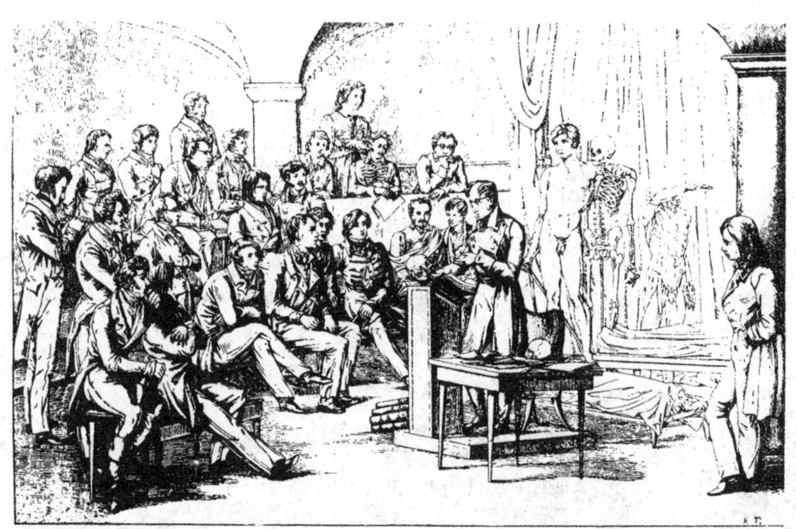

143*c*

# 144. 野战医院的诞生

法国神甫樊尚·德保罗（Vincent de Paul）在平民，尤其是在穷人中的布道得到罗马教皇的首肯后，于1632年把巴黎的圣·拉扎尔区（St. Lazare）作为自己修士会的本院。这样可以表明，他的宗教团体除了布道的分内工作以外，还把行善作为自己的主要事务。尤其是当修士们开始收容染上麻风病的弟兄姊妹时，更表现出了他们的善行。按照当权者颁布的公告，由于麻风病可怕的传染性，这些患者的命运就是与世隔绝，自生自灭。

修士会的成员在麻风病院里照顾那些被隔离的麻风病患，给他们生活必需品，甚至为他们请大夫。《圣经》中麻风病患的守护圣徒叫“Lazarus”，因此人们把那些患麻风病的人称为“Lazarus”，而把在修士会成员照管下的那些特殊病房称作“Lazarette”。市政当局为了把黑死病人隔离开来，也曾设置了类似的病房。第一个这样的设施是城市共和国威尼斯在圣马利亚－拿撒勒（Nazareth）岛上建立的。威尼斯人把为了防止从海外带入黑死病毒而设立的、最早的全面检查检疫站称为“Nazaretum”。这个词的缩写形式也渐渐融入了“Lazarett”这个概念中。几个世纪以来，“Lazarett”都是按照最初的目的作为瘟疫病人的收容所，而那些非传染病患者及年老体弱的人如果没有钱，则由专门为穷人准备的医院收留他们。

随着军队卫生事业的建立，也出现了治疗患病或受伤军人的军医院（Lazarett）。第一家军医院应该是1491年西班牙红衣主教及政治家弗朗西斯科·日默内（Francisco Jimenes）在格拉纳达受困时建立的野战医院。一百年后，法国国王亨利四世步其后尘。继这些流动的野战医院之后，18世纪，在交战部队后方受到保护的地区，建立了拥有一切必需医疗器材及药物供应的专门野战医院。

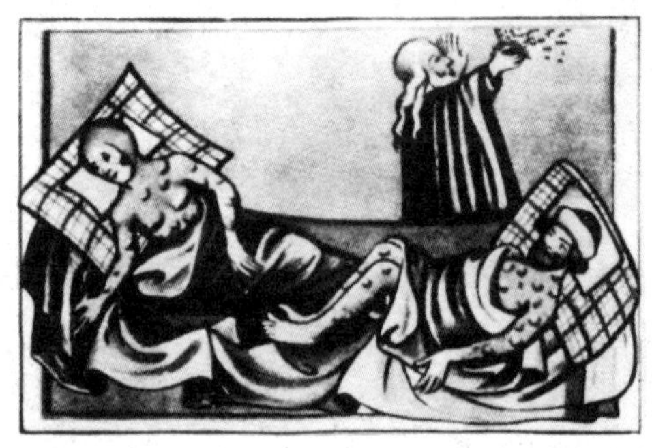

144*a*

**插图 144*a*　中世纪后期麻风病病房**
根据1411年的描述绘制。出自《医学史》（*Geschichte der Medizin*），柏林，1957年

**插图 144*b*　雇佣军军营的伤科军医帐篷**
根据巴拉塞克苏斯的木版画《谈伤病三本书》（美因河畔的法兰克福，1563）绘制。出自古斯塔夫·弗赖塔格：《德国历史图绘》，莱比锡，年代不详

**插图 144*c*　19世纪初，法国的流动野战医院**
根据当时的无名木刻画绘制

**插图 144*d*　19世纪末法国流动帐篷医院**
无名木刻画。出自阿克尔克内希特：《祖母文件夹里的医学文件》，转引自《岩像》，1966年第十七期

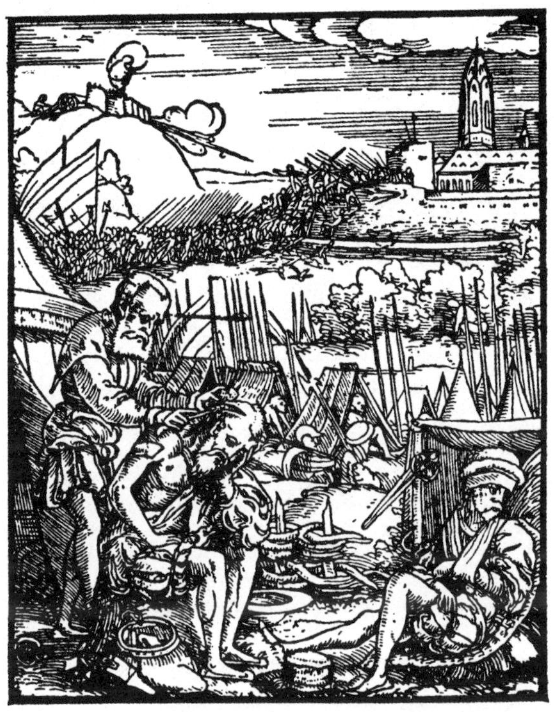

144*b*

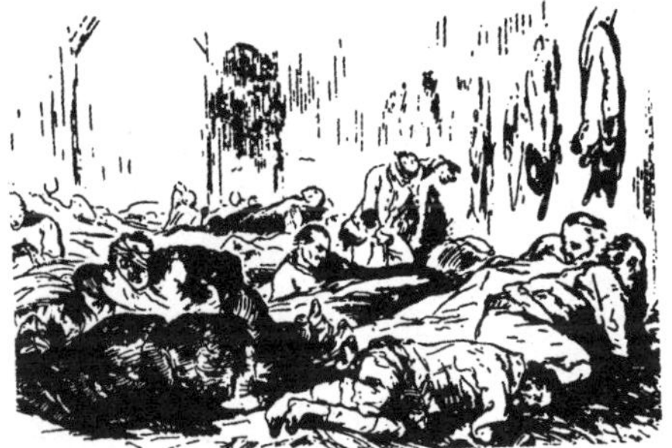

144*c*

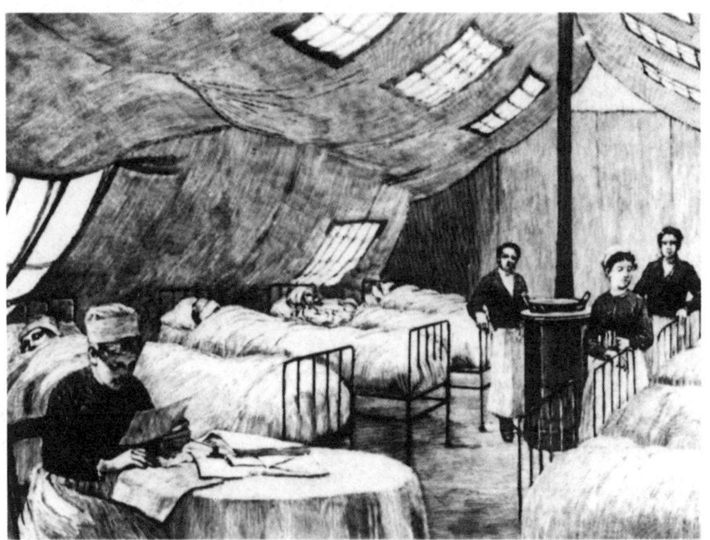

144*d*

# 145. 光明的使者

伦敦《泰晤士报》的前线通讯员捎来了坏消息：在克里米亚战争中，英国野战医院在博斯普鲁斯海峡告急。1853 年，俄国与土耳其打响了这场战役，但第二年就扩展成为英国、法国、土耳其及撒丁岛反对沙皇俄国争夺近东统治权的战争。当时病床、衣物、药品严重缺乏，还缺少医疗物资和护理人员。物资与人员的匮乏导致伤口感染，大量伤病员相继死亡的消息让国民大为震惊，深感愤怒。

在当时英国国防部长悉尼·赫伯特（Sidney Herbert）的紧急征寻下，与他及其家人关系熟稔的弗洛伦斯·南丁格尔（Florence Nightingale）女士——伦敦一家专门收容贫穷妇女的医院院长——挑选出 38 名女助手，前往君士坦丁堡附近的、驻扎着皇家远征军团的野战总医院的斯库塔里（Skutari）。《泰晤士报》通讯员威廉·霍华德·罗素（William Howard Russel）披露道，这里正充斥着地狱般的景象。而此时的南丁格尔成功地抵制了军医大夫们不能忍受女护理人员的传统偏见；协助野战总医院渡过了这场灾难，将死亡率降到了最低。

南丁格尔通过组织良好的物资供应、改善卫生条件、提供手术协助等方法，大大地减轻了外科医生的工作，不管是这些外科医生，还是那些在她及其助手悉心照料下的伤员和正在痊愈的病人都把她奉若神灵，他们充满感激地称她为“令人崇敬的天使”，或者直接称她为“光明的使者”，而这一称呼更加充满了对她的热爱。

南丁格尔经历了两年充满灾难的战争磨炼，回到祖国后，以其充满英雄气概的人道主义行为所获得的权威，开始对野战医院与医疗护理进行大规模的改革。她把她的经验、观察、看法与方法都记录在对于今天仍有阅读价值的《护理笔记》与《医院笔记》中。这两本书为现代医疗护理的理论奠定了基础。

**插图 145*a*　从斯库塔里回来之后的弗洛伦斯·南丁格尔：病人与伤员护理教育的英国改革家**

**插图 145*b*　1853—1856 年在克里米亚战争中，南丁格尔女士与助手在斯库塔里英国野战医院中照顾受伤人员**

**插图 145*c*　南丁格尔女士——“光明的使者”在斯库塔里英国野战医院中探望病人**

以上插图都出自《医疗人员》（*Heilberufe*），柏林，1984 年 1 月

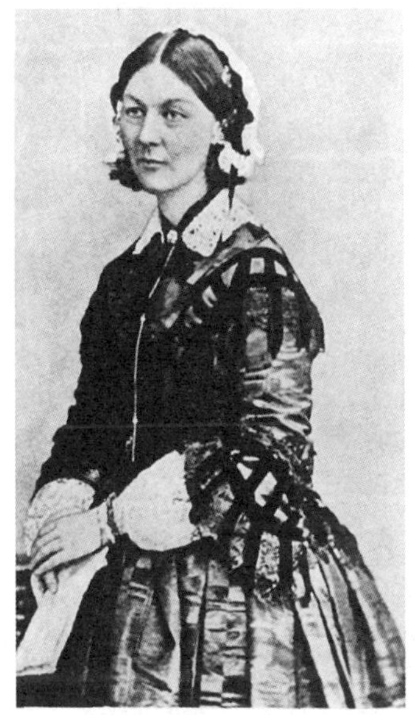

145*a*

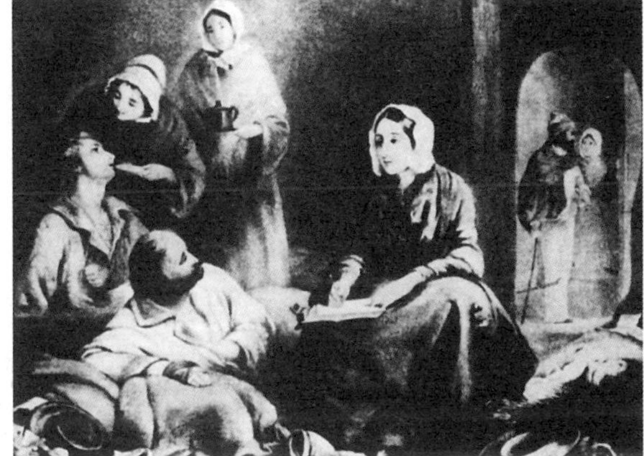

145*b*

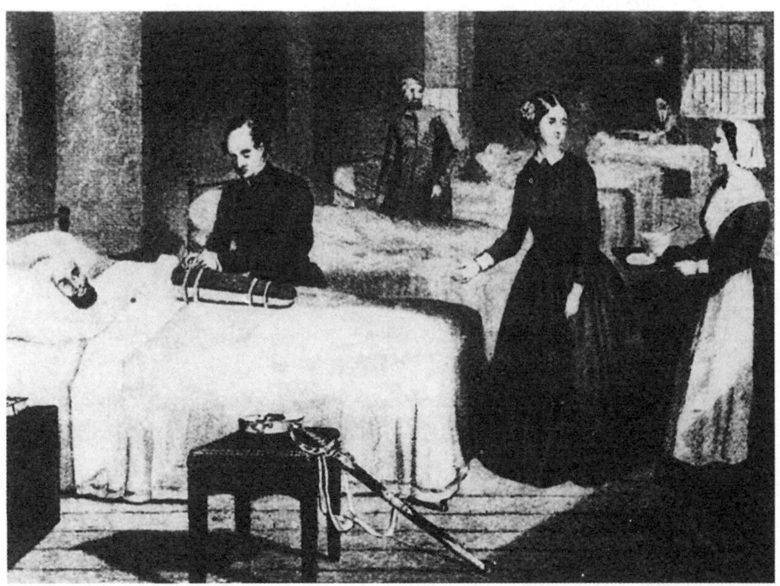

145*c*

# 146. 亚伯拉罕护士

1983 年耶拿的卡尔－蔡斯基金会（Carl-Zeiss-Stiftung）首次颁布了由它资助的约苏夫－亚伯拉罕（Jussuf-Ibrahim）奖。萨勒河畔的这座城市每年给大学儿童医院里有所建树的工作人员颁奖，颁奖典礼使人们回想起来自埃及的儿科医生约苏夫·亚伯拉罕，回忆他在耶拿大学儿童医院里所进行的各项改革。

由于他对营养障碍、婴儿鹅口疮与儿童神经性疾病的研究成果得到了世界性的认可，以及他在培养高素质的一代护士中所做的贡献，这位出生于开罗的儿科医生在 76 岁生日时，获得了耶拿荣誉公民的称号。

当亚伯拉罕在海德堡的路易斯疗养院（Luisenheilanstalt）开始他的儿科医生生涯时，婴儿的死亡率高达 20%。这原因除了社会弊端、新生婴儿的病理学与治疗学研究还存在很大缺陷之外，婴儿护理人员严重缺乏专业知识也是重要的因素之一。因此，亚伯拉罕在海德堡儿童医院建立了医学史上第一所专业学校。按照培训计划，规定必须讲授的课程有：解剖学、生理学、病理学、营养学及卫生保健。护理人员必须把所学到的知识在这家儿童医院实习并得到证明。

1907 年，亚伯拉罕作为主任医生来到了慕尼黑的吉塞拉儿童医院（Gisela-Kinderspital），他在这儿也建立了类似的培训机构和儿童诊所。在 1912 年达姆施塔特举行的第三届德国婴儿护理大会上，亚伯拉罕介绍了自己的经验，并呼吁从那时起，对婴儿护理人员要普遍进行统一的、为期两年的培训，而且要举行结业考试，颁发结业证书。

1917 年，亚伯拉罕获得了耶拿大学新成立的儿童医学系正教授的职位，并在卡尔－蔡斯基金会出资修建的儿童医院担任院长。他不仅在这家医院设立了婴幼儿护理人员培训学校，而且还设立了医院自己的托儿所和母亲宿舍，这样就把对母亲和孩子的照顾融合在了一起。大约有 1000 名这样的“亚伯拉罕护士”毕业于这所学校，她们以自己优秀的专业知识和杰出的能力成为榜样，而且她们在最大限度地降低德国婴幼儿的死亡率方面做出了自己重要的贡献。

**插图 146*a*　死亡从摇篮里夺走了孩子的生命，早期婴幼儿高死亡率寓意画**

根据丹尼尔·霍多维茨基（Daniel Chodowiecki，1726—1801）铜版画绘制。出自汉斯·伯施：《德国历史上的儿童生活》（Hans Boesch: *Kinderleben in der deutschen Vergangenheit*），莱比锡，1900 年

**插图 146*b*　约苏夫·亚伯拉罕（1877—1953），埃及开罗籍儿科医生。耶拿大学儿童医院的教授与院长，改革了儿童医学**

复制品。出自《德国红十字会》，德累斯顿，1984 年第五期

**插图 146*c*　耶拿儿童医院亚伯拉罕护士的胸针（卡尔—蔡斯基金会）**

档案照片

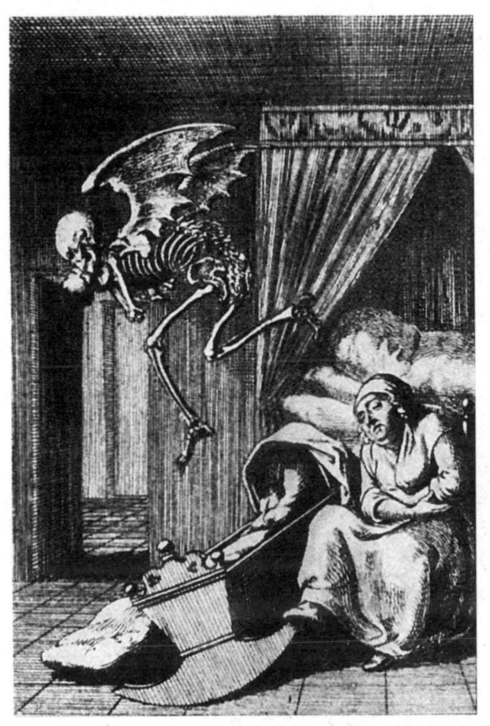

146*a*

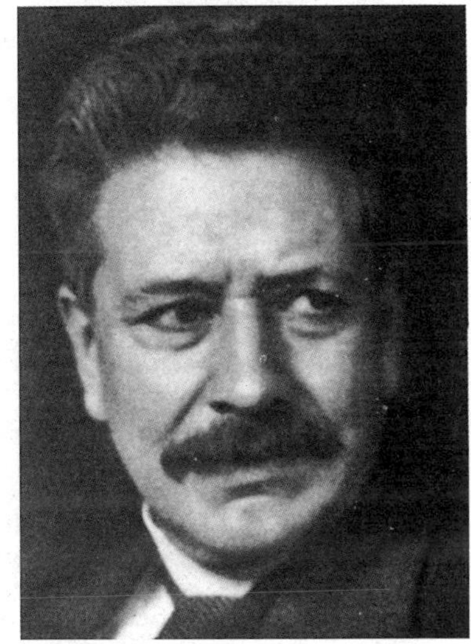

146*b*

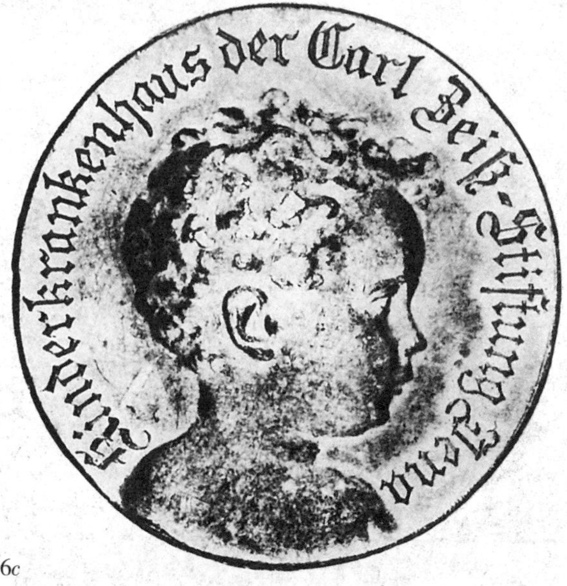


146*c*

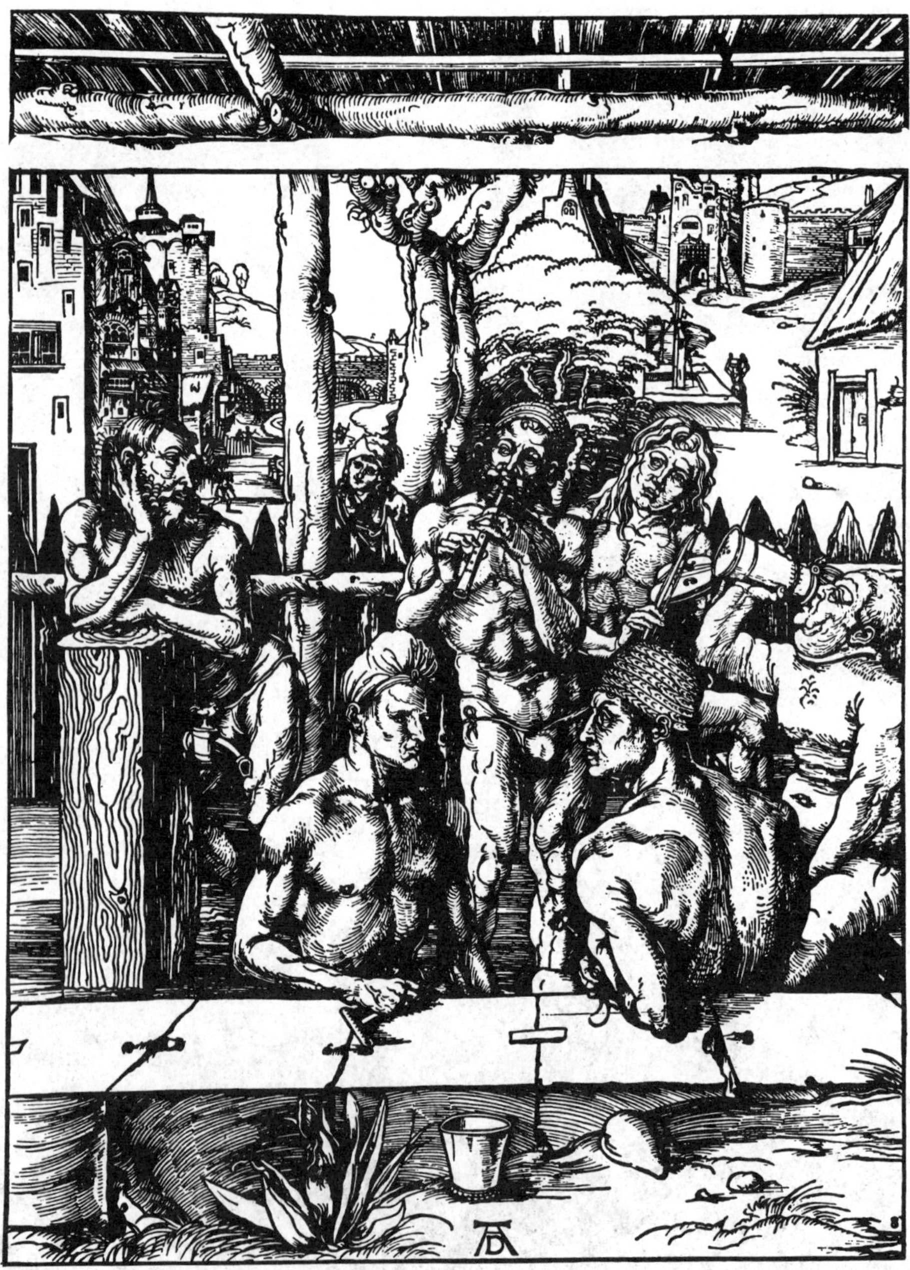

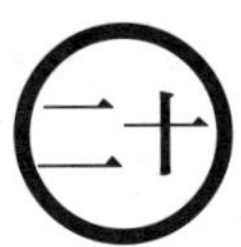

# 丰富多彩的医学史

只要可靠的历史
能加以保存，
一切曾经存在与发生过的事情
都会趣味盎然。

——尼古拉·果戈理
（Nikolai Gogol，1809—1852）

# 147. 具有重要意义的埃贝斯纸莎草手稿

对莱比锡的考古学教授与小说家乔治·埃贝斯（Georg Ebers，1837—1898）而言，在尼罗河畔的卢克索城，离德班（Theben）废墟不远处当一位阿拉伯商人向他兜售一幅约 20 米长的纸莎草手稿时，这真是一个值得纪念的时刻。据这位商人说，这是他于十一年前在一具保存完好的木乃伊的双腿间发现的。不久埃贝斯就断定，他在偶然间得到了一幅书写极为漂亮、完好无损的古埃及文字手稿，而且它还是记载古埃及医学的原始资料。

从引言与手稿背面的日历上的一些笔记可以看出，这是一本原属于国王阿门诺菲斯一世（Amenophis I）的手稿，约公元前 16 世纪中叶流传下来、为非专科医生撰写。小的一半有 108 栏，记录了当时人们所知道的内科疾病，大的一半则是近 900 个处方。这本纸莎草手稿列举了医生重要的检查方法：望、闻、切。

值得注意的是手稿中对各种疾病症状的描述。谁“在身体的任何一个部位”发现了肿瘤，谁就会觉得“它在手指下面来回运动，尽管手不动，它也会颤动”。

这位不知名的作者在手稿中多处描述了眼病、肿瘤、妇科学及助产学。为了减轻外科手术的疼痛，他列举了当时常用的几种药物，罂粟、天仙子、曼陀罗和曼德拉草。当时由于埃及宗教对分尸的恐惧，所以解剖学发展状况不完善。除了经验与理性之外，魔法与宗教也对埃及早期的医学产生了影响。

在结束了应卡尔－北德克（Karl-Baedecker）旅行手册出版社邀请进行的第二次埃及之旅后，乔治·埃贝斯把自己购买的纸莎草手稿交给了莱比锡大学图书馆。这本文卷是今天全世界的医学专业人员熟知的“埃贝斯－纸莎草手稿”（Ebers-Papyrus）。

**插图 147*a*　乔治·埃贝斯，德国考古学家与小说家，根据他的名字命名的来自卢克索的纸莎草手稿的发现者**

根据拉布（Raab）的铜版画绘制。出自《1881 年图解大事记》（*Illustrierter Kalender für Kalender*），莱比锡，1880 年

**插图 147*b*　埃贝斯纸莎草手稿中的药方**

阿道夫·埃尔曼（Adolf Erman，1854—1937）认为，上面的译文与下面的象形文字意思是“治疗腹部疾病的另一种药方：将兰芹、鹅油、牛奶一起煮着喝”。乔治·埃贝斯在结束了应卡尔－北德克旅行手册出版社邀请进行的第二次埃及之旅后，他把购买的“纸莎草手稿”交给了莱比锡大学图书馆

**插图 147*c*　埃贝斯纸莎草手稿中的一页（约公元前 1550），第一本古埃及总结性的医学著作**

复印版：吕莫医学博士的医学论文

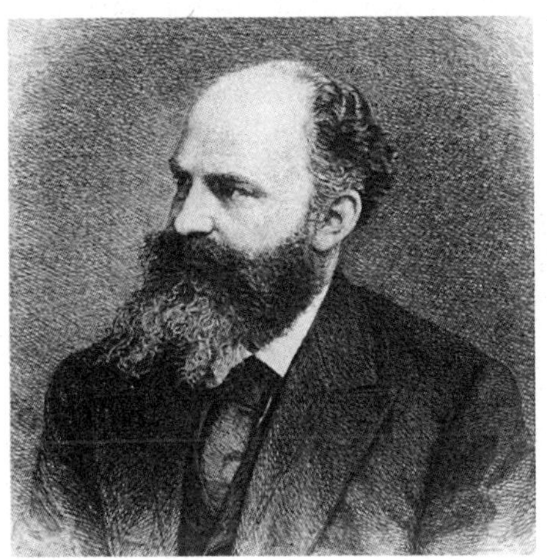

147*a*

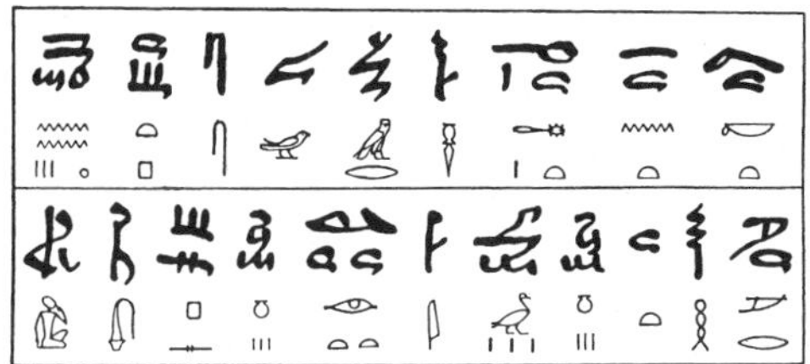

147*b*

147*c*

# 148. 制作木乃伊的意义与方法

早期的一些民族，尤其是古埃及、中美洲及南美安第斯山脉地区的民族相信存在极乐世界，他们的这种信仰与下述的设想是相辅相成的：只要肉体保存完好，看不见的精神的孪生姐妹的“灵魂”就能于死亡后继续存在。这种宗教信仰也可以解释为何古代人对解剖人体具有神圣的恐惧感。为了保存死者的尸体，古埃及人绞尽脑汁地想出了一套在尸体上涂抹防腐料或制造干尸的程序。

在阿拉伯语里，为避免尸体腐烂，通过自然或人工干燥保存的尸体叫“Mumia”（沥青），这个名称也暗示了处理尸体过程中使用的主要原料，在当时，它也是当地一种重要的治疗药物。大概正因为如此，所以中世纪欧洲“巫药房”里的那些投机分子，就利用顾客迷信奇迹神药的心理，想出了一个令人毛骨悚然的主意，把碾碎的木乃伊放进他们所出售的药品里，以高价卖给那些有购买能力的顾客。

在尸体上涂抹防腐料是由专门的人员来进行的。根据希腊历史学家希罗多德和狄奥多尔（Diodor，约公元前 80—前 29）的记载，埃及的木乃伊是这样制作出来的：用石头在尸体下腹部的左边切开一个尽量不起眼的口子，然后用一个钩状的工具把内脏和器官从体内掏出，并经由鼻子把脑髓吸出。法老和地位显赫的人的腹腔用棕榈油清洗，然后装入沥青、完全磨碎的没药、山扁豆叶、乳香以及其他香料。在心脏部位放进一个陶制的仿制品，象征着人们所崇拜的圣虫金龟子永远回归。

接下来再把尸体缝上，然后把它放在碳酸氢钠里浸泡 70 天，此后还要再清洗一遍，之后用精细的亚麻布带把尸体全部捆扎起来，还要在其上涂抹一层橡胶。最后由亲属把它放在人体形状的木匣子里，头部装上一个木乃伊画像，然后放入墓室里的石棺内。那些穷人的尸体只能以最便宜的方式制成木乃伊，然后把它草草掩埋在沙漠里的随便某个地方。

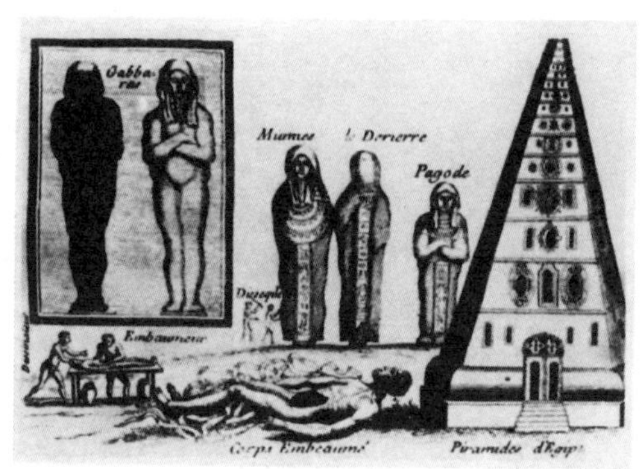


148*a*

**插图 148*a*　古埃及人制作木乃伊**

根据《药物通史》（*Histoire générale des drogues*）中波梅特（Pomet）的铜版画绘制。出自汉斯・克雷默：《宇宙与人类》中的插图，柏林－莱比锡－维也纳－斯图加特，年代不详

**插图 148*b*　埃及金字塔**

奥尔费特・达佩尔：《非洲速写》（Olfert Dapper: *Beschreibung von Afrika*）里的铜版画节选。出自汉斯・克雷默：《宇宙与人类》中的插图，柏林－莱比锡－维也纳－斯图加特，年代不详

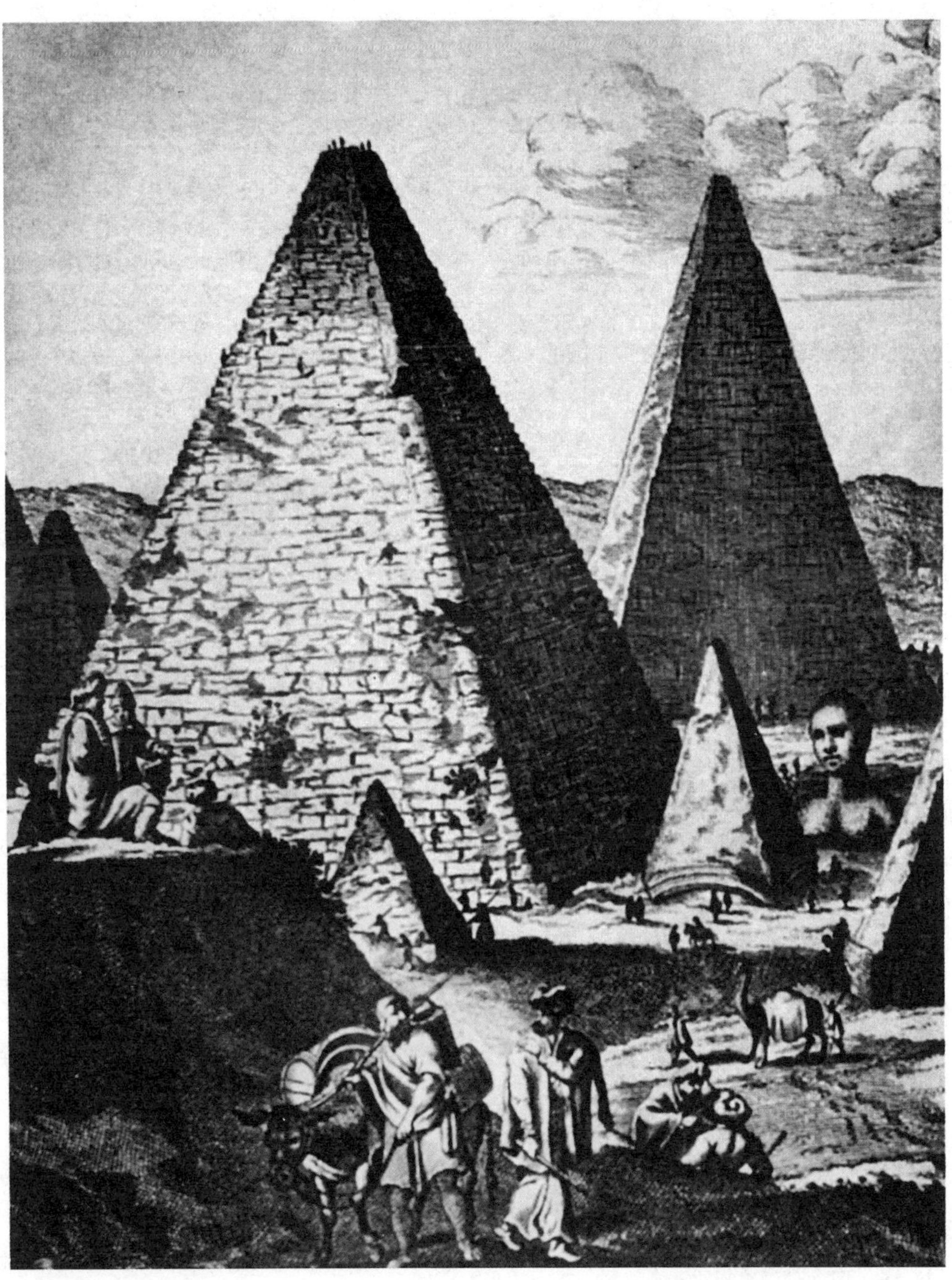

148*b*

# 149. 阿斯克勒庇俄斯手杖的由来

自古以来，蛇就被当作医学的象征。古代人对这种爬行动物奇特的外表有一种恐惧的心理,因而就赋予了这种动物超自然的力量。所以在古代这种神秘的、引起人们矛盾心理的爬行动物，便很自然地就成为一种象征。

埃及人把它作为权力的象征，所以法老的王冠上就有蛇王的画像；而古希腊人则把它视为先知能力与聪明的化身。因此在特尔斐的神托所女巫的三脚宝座上镶嵌了蛇的图案。

因为在古代医学中，尤其是在预测一种疾病的发展与结局时，先知的聪灵起着非常重要的作用，就同蛇的狡猾一样。所以医生与药剂师把蛇作为医学这个行业的象征就不足为奇了。人人都知道被蛇缠绕的阿斯克勒庇俄斯手杖。这个手杖的名字来源于阿斯克勒庇俄斯。据古希腊神话说，他是主管光明、无所不能的阿波罗神与塞萨利亚诸侯之女科罗尼斯的儿子。他的母亲很早就死于狩猎女神阿耳忒弥斯的箭下。还有一种说法是，她在怀孕期间对阿波罗不忠，阿波罗为了报复而杀死了她。在母亲去世后，阿波罗把他交给了对人类友好的马人基戎，让基戎来教育他的儿子。下半身是马的基戎谙熟大自然的一切医疗功能，他把阿波罗的儿子培养成了一位能干的医生，他不仅能医治重病，甚至还有起死回生的本领。因此，冥王哈得斯（Hades）向众神之首宙斯抱怨，表示对他的不满。于是，这位奥林匹亚山上的众神之首宙斯，愤怒地用雷电劈死了阿斯克勒庇俄斯，因为他竟敢违抗命运的安排。

自此以后，希腊人就像尊崇上帝一样尊崇这位“神医”。因为阿斯克勒庇俄斯在出诊和旅行时，都有一条约一米半长、来自南欧的蛇陪伴着他，因此蛇与医药神的手杖就成了医学的主要象征。在以阿斯克勒庇俄斯命名的神庙里还饲养过这样的蛇。古代有一幅浮雕描绘了神职医生用蛇去触摸病人患病的部位，目的是为了获得阿斯克勒庇俄斯本人和他的蛇的医疗作用。而当时人们已经知道，蛇毒不只可以毒死人，而且也具有治疗的作用。

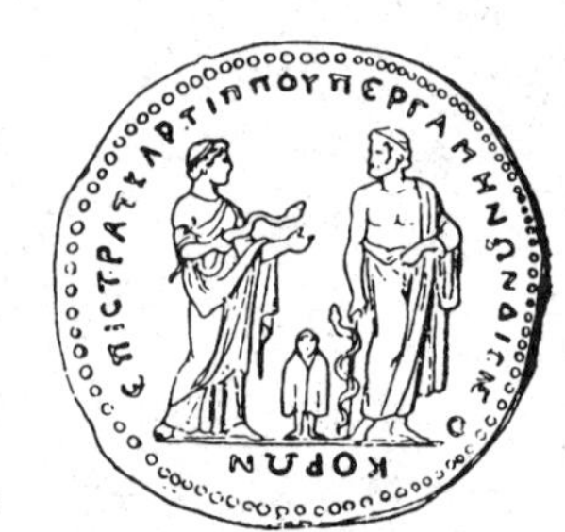


149*a*

**插图 149*a* 阿斯克勒庇俄斯（右）及以他命名的蛇手杖，他的女儿许革雅——希腊健康女神与蛇，他的儿子（中）特里斯弗罗斯（Telesphoros），痊愈之神**

根据古希腊硬币上的图案绘制。出自鲍尔迈斯特：《古代纪念碑》（A.Baumeister: *Denkmäler des klassischen Altertums*），慕尼黑，1885 年

**插图 149*b* 古希腊医药神阿斯克勒庇俄斯与以他命名的医生的象征：阿斯克勒庇俄斯手杖**

出自佩提斯库斯：《埃及、希腊与罗马的奥林匹亚与神话》（Petiscus: *Der Olymp oder Mythologie der Aegypter,Griechen und Römer*），柏林，1822 年

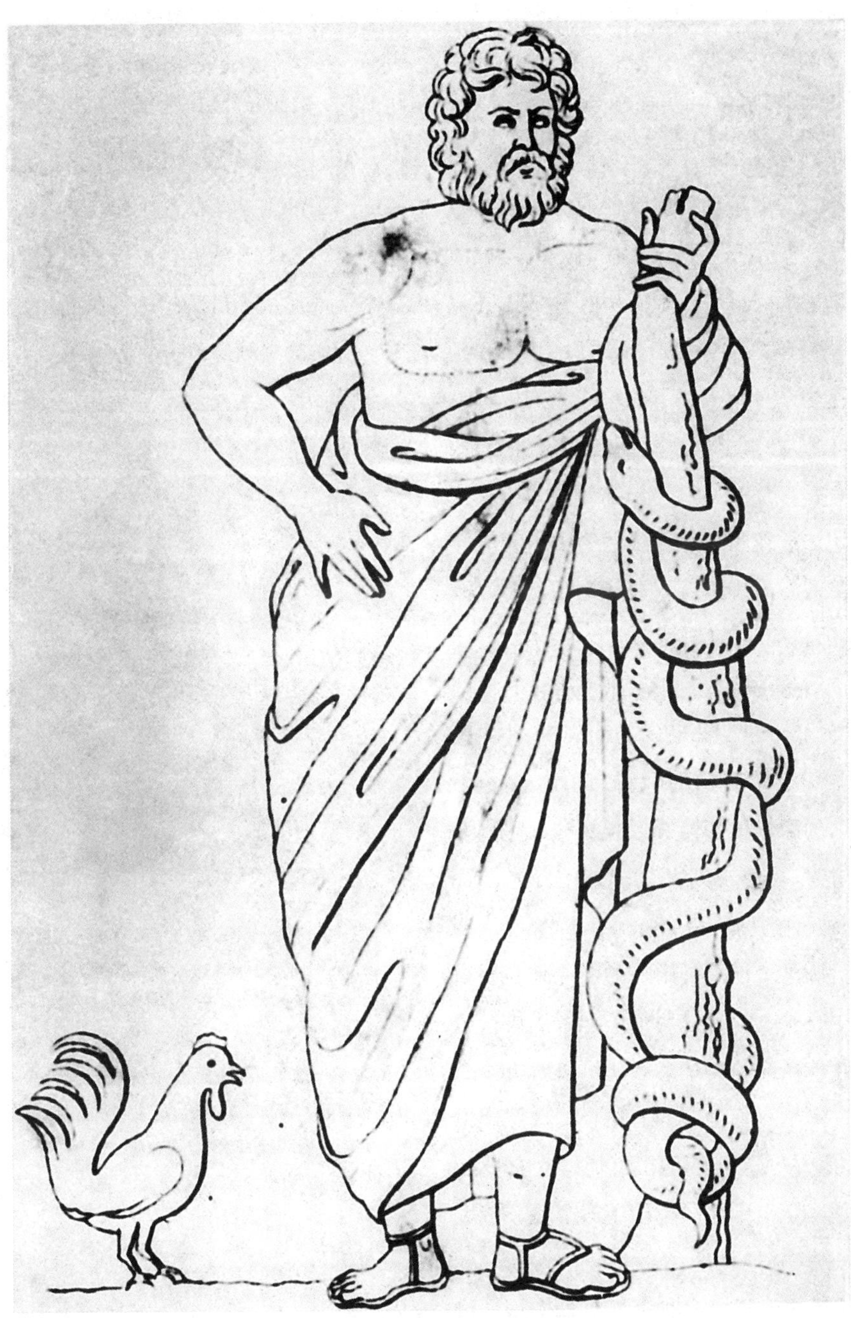

149*b*

# 150. 医学上的各种象征符号

古希腊时代，人们就已经认识到了代表特定意义的“符号”。比如，如果签约的双方达成一致意见后，他们就把一块小木板分成两半，双方各执一半，作为对协约的证明与认可。在需要证明的时候，双方都出示各自的部分，他们把这种习惯称为“Symballein”（德语意思为合并在一起）。这种具体的识别标记逐渐演变为各种象征符号。

蛇作为一种给人留下深刻印象的标记，在古代文化发达的民族中流传开来。他们认为蛇具有超自然的力量与先知的能力，因为先知与蛇一样狡猾，在古代医学中，尤其在预测病情的发展中起着重要的作用，所以医学与药学同时都把蛇作为自己行业的标志。

人们所称的阿斯克勒庇俄斯手杖早已闻名于世。自 20 世纪末以来，许多著名的医生都用蛇来装饰自己的画像，如 17 世纪下半叶著名的医学教师及选帝侯的私人医生乔治・弗朗克・冯・弗朗肯瑙（Georg Franck von Franckenau），其画像右下角的一个骷髅表明他除了行医外（他总是用蛇的图像来表明自己的医生身份），还在两个医学系里讲授解剖学。此外，细心的观察者还可以看见一个护身符，一个一笔画成的五角星，按照中世纪迷信的说法，这个五角星可以驱魔、防病。

其他医学上常用的标记还有公鸡，代表警惕（预防疾病与及时治病），是古代的祭品，那些痊愈的人都要向医神阿斯克勒庇俄斯供奉祭品；带翅膀的金牛——新教人物路加（Lukas）的标记，路加本人也行医；铃兰则代表早就证明了的，是对治疗心脏病有显著疗效的药物。

此外，现在最普遍的医学标记是国际援助组织的红十字。红十字会组织对国际战争、灾难与紧急状态中的受难者进行援助，在这个现代世界健康组织的标记中，再次出现了古代的阿斯克勒庇俄斯手杖。从这个意义上说，这个手杖就像一根被蛇缠绕的地球旋转轴。

150*a*

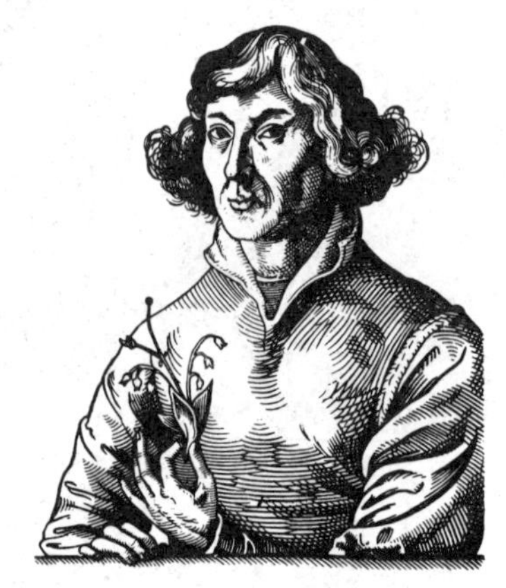

**插图 150*a* 尼古劳斯・哥白尼（Nikolaus Kopernikus,1473—1543），波兰神职人员、天文学家、医生。他手里的铃兰暗示了他的医生身份**

根据托比亚斯・施蒂默（Tobias Stimmer）的木版画（1473）绘制。出自威尔 - 埃里希・波伊科特：《让地球旋转的尼古劳斯・哥白尼》（Will-Erich Peuckert: *Nikolaus Kopernikus,der die Erde Kreisen ließ*），莱比锡，1943 年

**插图 150*b* 埃及国王塞图斯一世（Sethos I.），蛇是国王权力的象征**

根据阿比多斯（Abydos）公元前 1300 年的石灰岩浮雕制作。复制品，来源不详

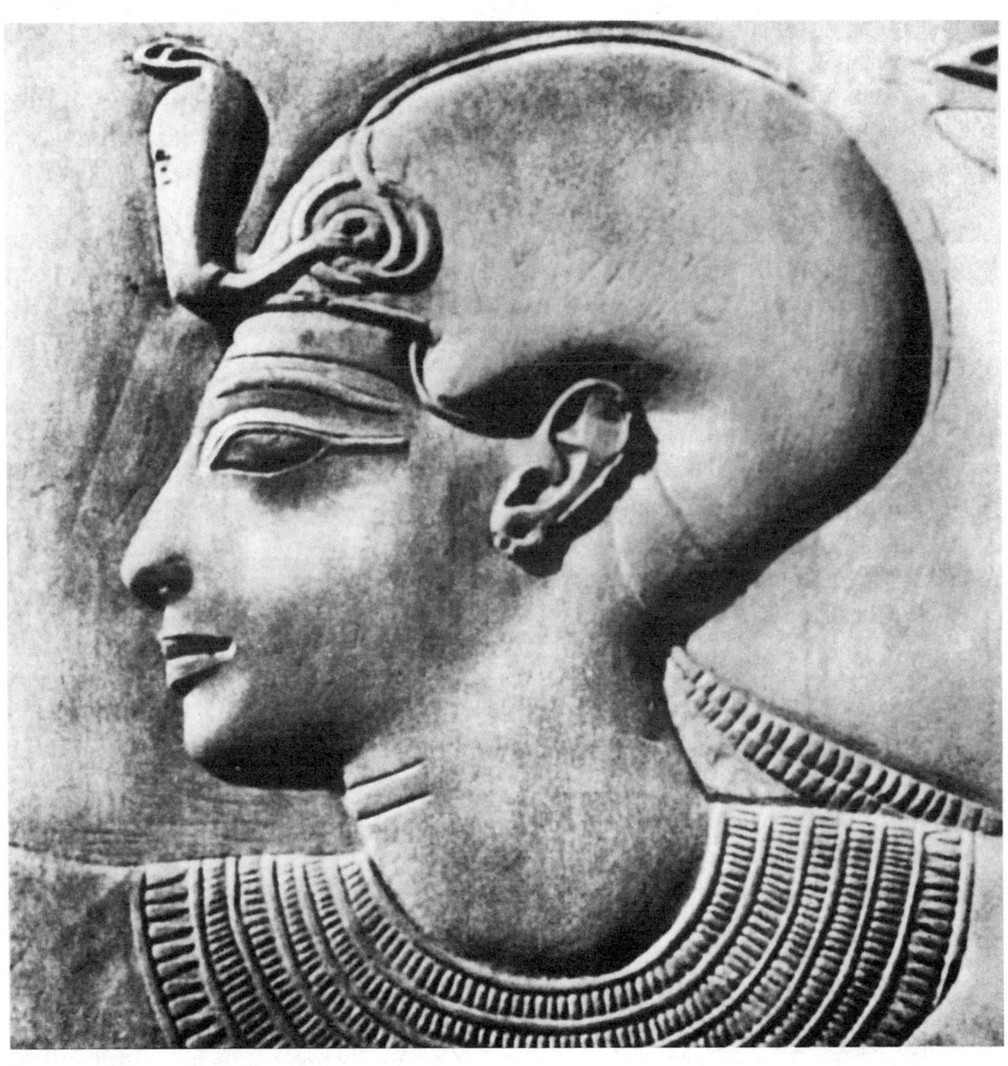

150*b*

# 151. 历史上博士学位的授予

1734 年的《大百科全书》就博士学位的重要性写道：这是一个“尊称，是那些通过自己的努力，通过了公开考查而证明自己在神学、法学或医学专业中有所建树的人获得的称号”。博士学位的授予是在中世纪兴盛期与晚期随着大学的兴起而出现的。有了博士学位就有资格担任大学教师。就医学专业而言，那些有资格开业的医生后来也有权利获得博士学位，因为在医学领域，硕士学位的获得者基本上就有授课的资格。

博士学位只有那些学习多年的人才能获得。此外，律师要获得博士学位还必须具备两个条件：出身于受人尊敬的家庭，而且本人的名声无可挑剔。考试是在博士学位委员会面前按照严格规定的程序进行。首先是博士生就考试内容作一篇报告，接下来是公开的学术答辩，考生针对考官提出的问题进行阐述，并提出令人信服的论点，以此来证明自己的理论知识与雄辩才能。

医学的研习过程一般是 4—5 年。授课内容是为经由认可的古代流传下来的以及当代权威性的医学作品，教师在课堂上进行讲解，并以临床遇见的病例使理论具体化。2—3 年后可以获得最低的学位——学士学位。考试内容有发热学、放血、营养学、药学、解剖学及外科。

如果通过了博士学位考试，那就会在隆重的仪式上授予博士生学位的象征——博士帽、博士戒指及证书。最后一项仪式是博士生导师的亲吻。随着博士学位的授予，就像在司法领域里一样，从服饰上承认了某种特权等级。

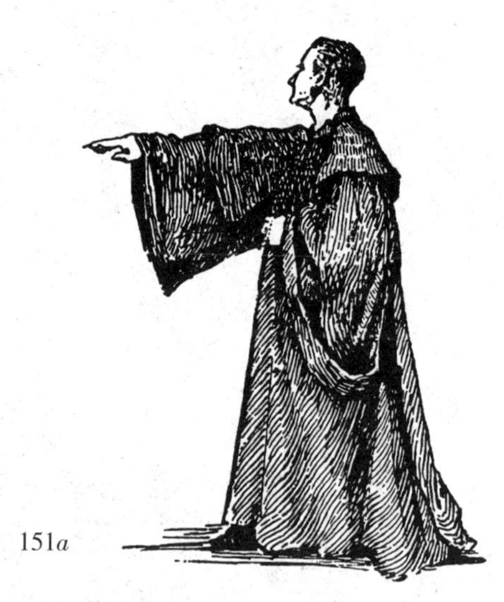

151*a*

**插图 151*a*　拉伯雷的长袍（Robe de Rabelais），在蒙比利埃（Montpellier）大学著名的医学系学士穿的红色长袍**

出自奇伯杂志，1936 年

**插图 151*b*　18 世纪阿尔特多夫（Altdorf）大学博士学位的授予**

出自埃米尔·赖克：《德国历史上的教师与教学》（Emil Reick: *Lehrer und Unterrichtswesen in der deutschen Vergangenheit*），耶拿，1924 年

**插图 151*c*　“从硕士学位开始”：16 世纪披着长袍的博士生，现在要被授予博士帽与博士戒指**

根据彼得拉加大师（Petrarca-Meister）1532 年的木版画绘制。出自瓦尔特·沙伊帝格：《彼得拉加大师的木刻》（Walter Scheidig: *Die Holzschnitte des Petrarca-Meisters*），柏林，1955 年

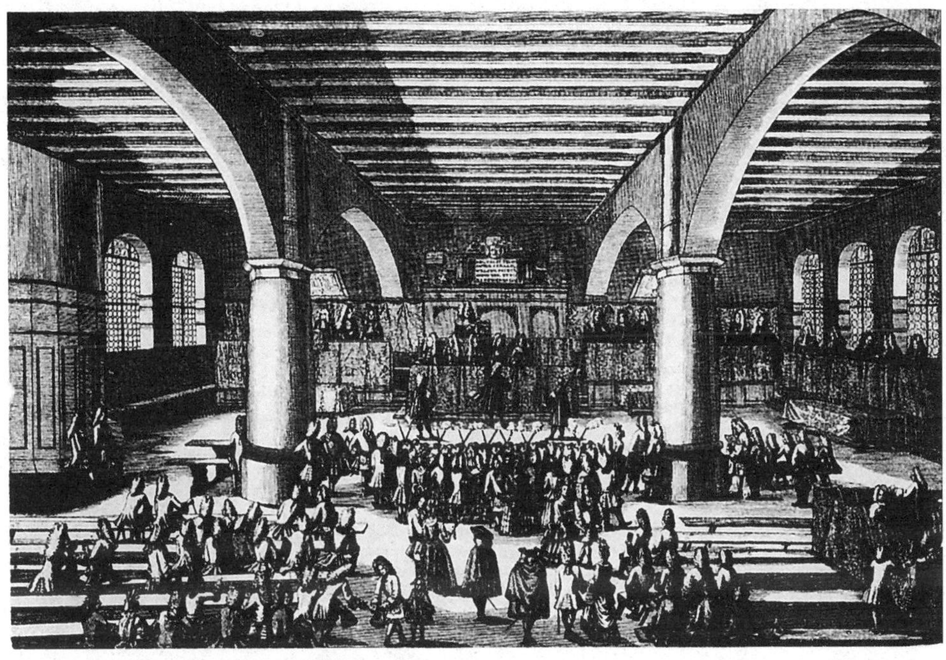

151*b*

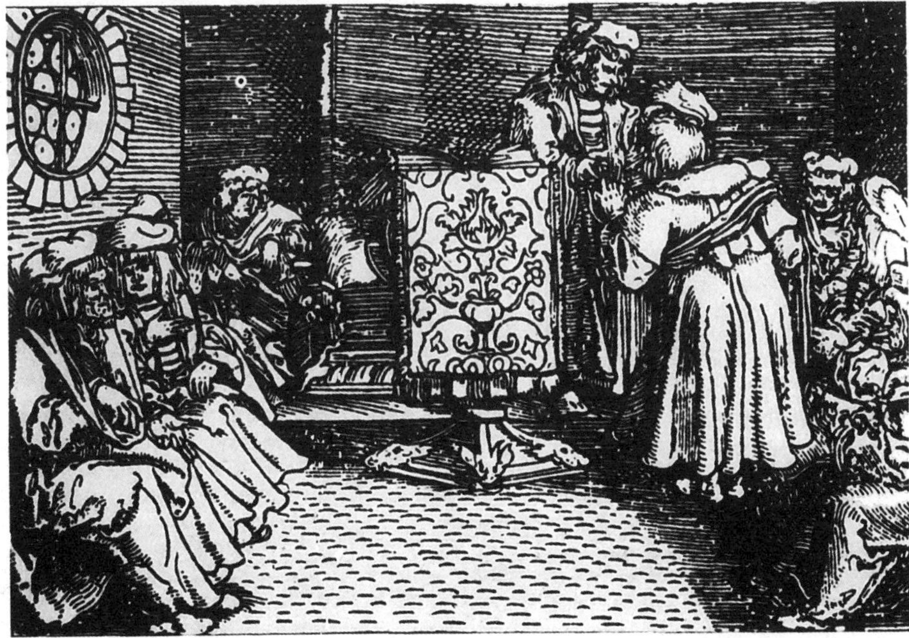

151*c*

# 152. 手拿尿检瓶的医生

在中世纪的医疗诊断中，除了诊脉之外，尿检也很重要，尤其是在那不勒斯的萨莱诺学院早期医学系的代言人及毕业生中，他们在治疗泌尿器官疾病中，首先只采用尿检的方法。他们一方面要察看肾分泌物的颜色与浓度，一方面也要看尿液中是否混入了血液、脓或尿砂等杂质。

后来在深受阿拉伯文化与经院哲学影响的医学部门，重视尿检在诊断中的作用十分普遍。手拿尿检瓶的医生已经成为当时漫画家所喜爱的题材。哥达的铜版画小陈列室里保存了一幅奥格斯堡16世纪的画，这是对以前滥用尿检的证明材料原件。在这幅漫画上，一只象征医生的公猫手里拿着尿检瓶，他在察看一只公山羊的尿液。

此外，中世纪的医生还形成了一种习惯，让人在自己诊所的牌子上画一个尿检瓶，以表示自己的医生职业，当时人们过分夸大了尿检的作用。人们想借尿检来解释体液，即黏液、血液、黄胆汁与黑胆汁之间的不平衡现象，这种不平衡在古代被视为内科疾病的根源，后来人们通过消化的状况以及病灶来解释不平衡的原因。尿液的颜色与浓度被看作断定是否有前文提及的混入反常杂质的首要标准。

人们认为，生物体内病变的过程可以从尿液中做出判断，这一原则被错误地类推到人体的各个部位。江湖医生甚至用尿检来蒙骗容易上当的人们，他们声称能从尿液的颜色与浓度推断出人的嗜好与性格。1512年，一些有名望的医生，如罗马医生克莱门修斯·克莱门提努斯（Clementius Clementinus）、苏黎世医生、巴拉塞克苏斯的朋友克里斯多夫·克劳泽（Christoph Clauser）以及许多其他的医生，终于开始与因尿检而酿成灾祸的行为做斗争。

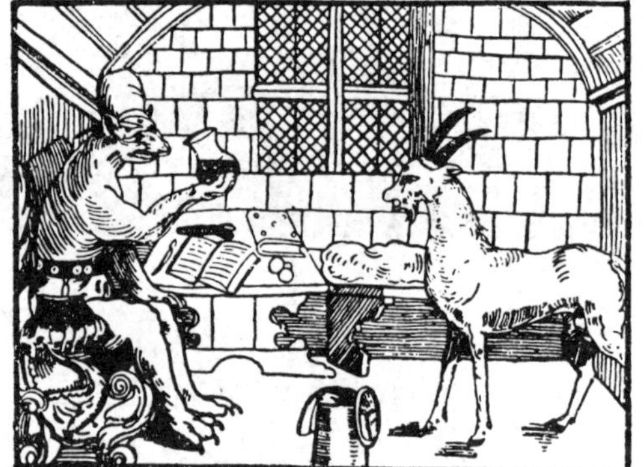


152*a*

**插图152*a* 漫画：以前滥用尿检的大夫**

根据16世纪奥格斯堡漫画的木版画绘制。出自赫尔曼·彼得斯：《德国历史上的医生与医疗》，耶拿，1924年

**插图152*b* 死神递给大夫一位垂死病人的尿液**

根据汉斯·霍尔拜因约1525年出版的《死神之舞》（Hans Holbein: *Totentanz*）绘制。这部41幅图片的作品于1538年首次在里昂出版

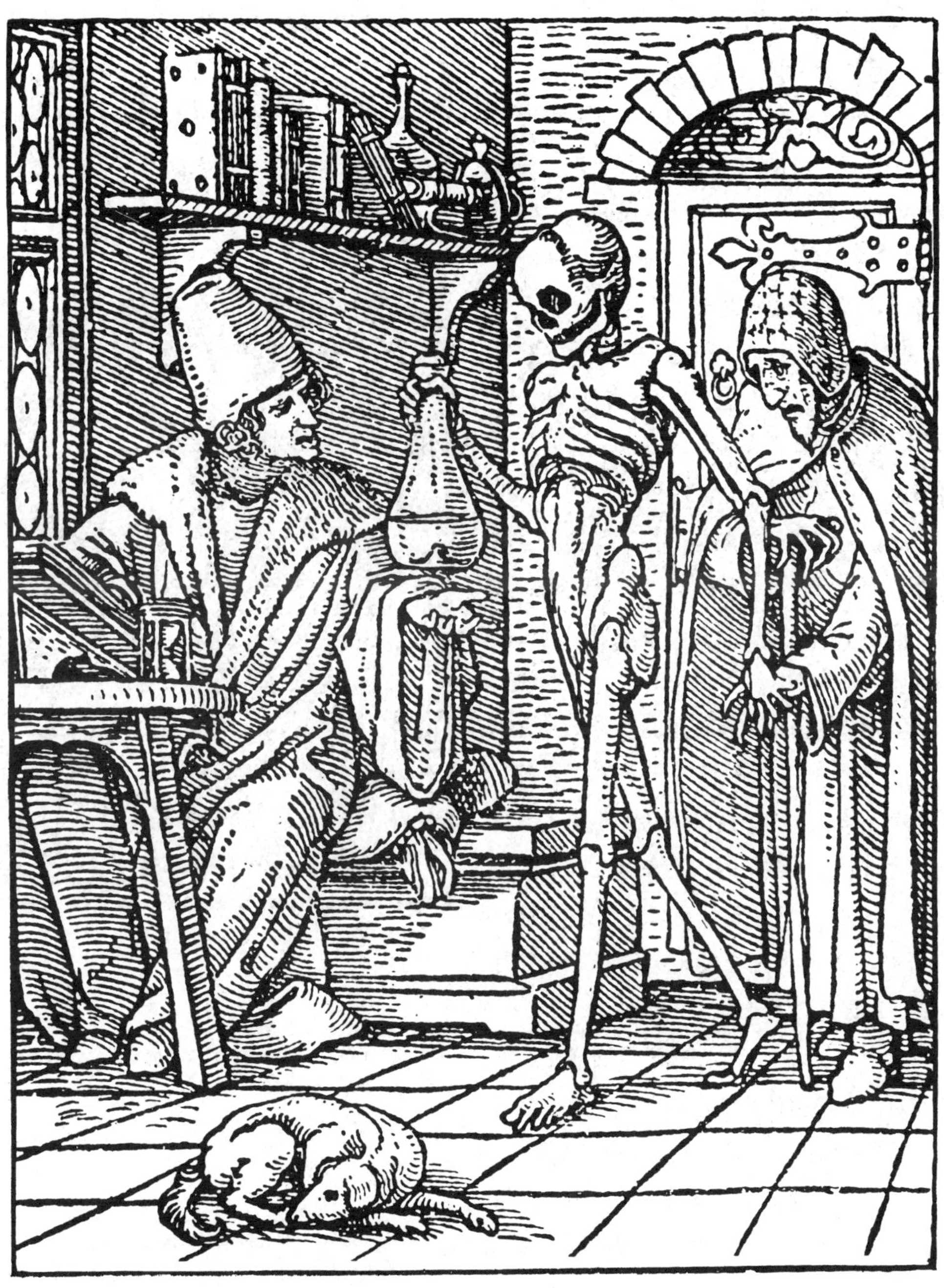

152*b*

# 153. 各种谙熟医学知识的“女人”

在中世纪封建社会里，只有少数女医生受过专业教育。护理工作只由妇女来做，或她们在有钱人家里承担护理工作，所以大量未受过专业教育的助产士、外科医生、护理人员及熟悉药物的妇女就从事民间医生的工作。官方充满敬意地称那些被当局承认的女医务工作者为“值得尊敬的女士”。市政府与有侯爵封号的神职人员愿意让犹太女医生行医。这样，犹太女医生在得到官方的认可后，就可以在犹太人居住区以外的地区定居及行医。

女医生治疗的首先是妇科疾病，但也进行伤口的医治处理，从放血到内障针刺。其中一些医生的诊疗所门庭若市，她们就可以用其收入购置地产。她们还有一项重要的任务，就是监管由市政府聘用的助产士，监督当时由“接生婆”负责培训助产接班人的工作。

当时，人们认为应该任用那些已经结婚而且有好几个孩子的妇女来负责助产的工作，因为她们对怀孕与分娩都有切身的体会。直到 18 世纪人们都拒绝用男助产士，只有剖腹产由男性医生来施行手术。

几个世纪以来，家庭护理也同样是女人的职责。在原始社会中，女人就证明了自己是采集草药的能手，她们熟知草药的疗效。

尤其受欢迎的是半俗尼，她们是一群集体生活、但没有向修士会宣誓的虔诚女人。她们出于基督教的博爱思想在自己的“庭院”（半俗尼院）或私人的宅院里照顾病人。

在谙熟药学的妇女中值得一提的还有酿制草药的女人。她们用蒸馏方法来制作特定的药物，并且只能制作法律允许范围内的汤药。

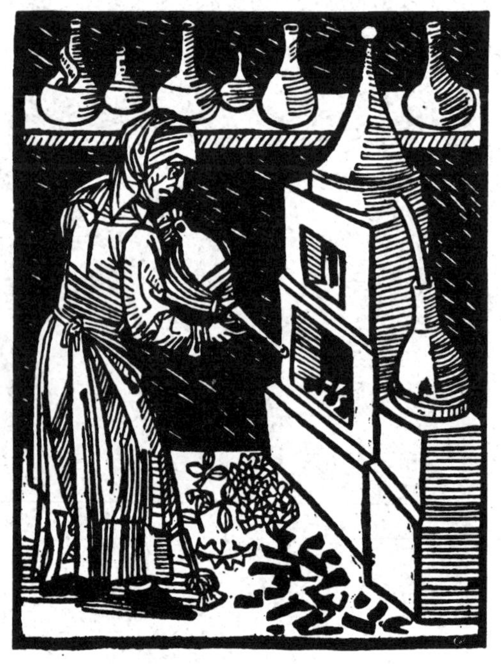

153*a*

**插图 153*a*　16 世纪酿制草药的女人，她们所需要的是一个帽形的容器**

出自伯恩特·卡尔格－德克尔：《草药、丸药、制剂》，莱比锡，1970 年

**插图 153*b*　中世纪晚期女大夫在病床前给病人切脉**

木版画，根据 W. 赖歇（W. Reiche）的作品绘制。出自普洛斯：《自然学与民族学中的女性》，莱比锡，1895 年

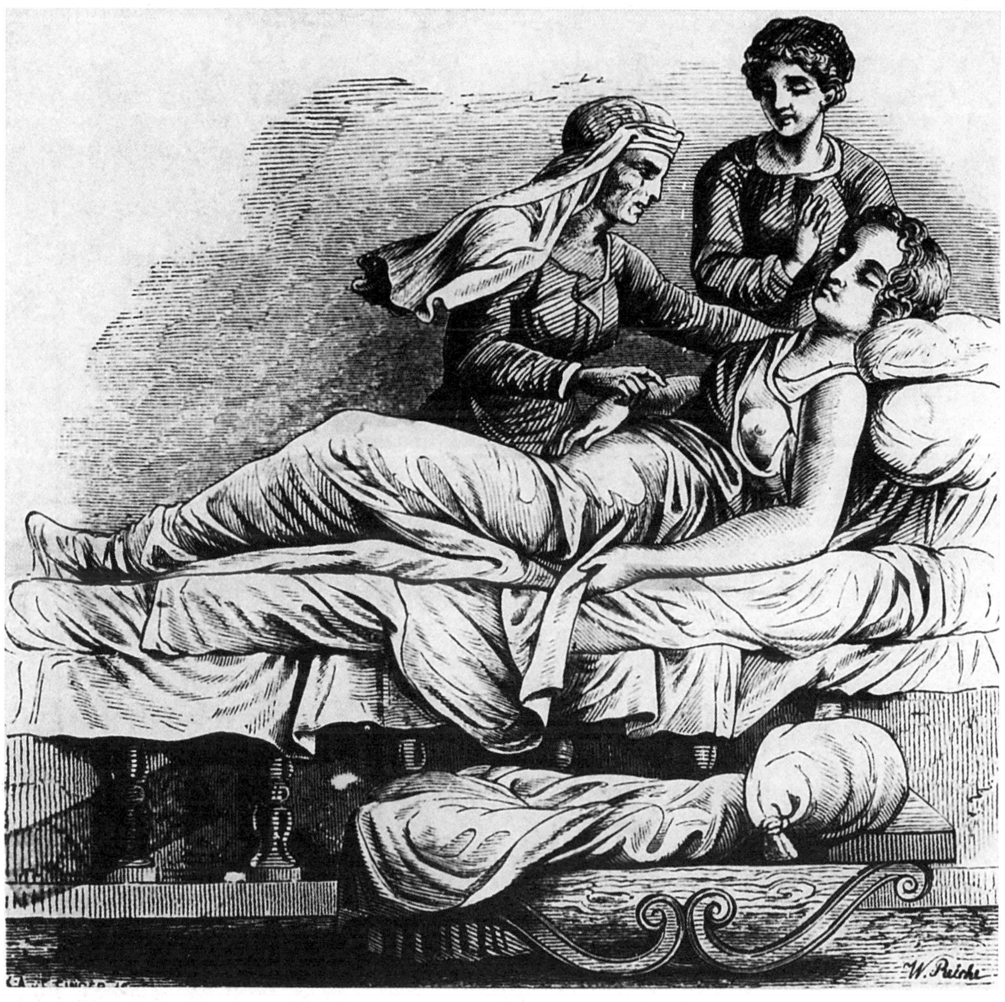

153*b*

# 154. 寻找人造小人儿

拉丁语“人”的缩小形式“homunculus”（小人）指的是古代炼丹术内含的人类希冀：在曲颈瓶里造出一个人造小人儿。这与哲学思想中神秘的“智者之石”密不可分，人们认为这样的小人儿具有神奇的力量。

根据记载，古代及中世纪第一个关于人造小人儿的想法，是从与人相似的曼德拉草根引发的。根据民间说法，它由一个被绞死的未婚男子的精液滴下来生长而成，人们把它看作一种神奇的药，曾用它来治疗疾病，减轻分娩时的痛苦，还用它来配制迷魂酒。

16 世纪，瑞士医生、自然科学家与哲学家巴拉塞克苏斯首次用化学方法得到了人造小人儿。在他受弗赖堡的约翰·温克尔施泰纳（Johann Winckelsteiner）的委托所写的《自然事物的形成》（*De generationererum naturalium*）一书中，他甚至说明了怎样才能培育出这样的婴儿。他们认为，应该把男人的精子保存在一个封闭的管形瓶里，用马粪使它发酵，直到它活过来开始活动。然后依照秘方每天用一种人血配制的药物供养它，使它均匀受热。这样，本来透明的、没有人形的东西在 40 周内，就可以发展成一个微型的“真正的、活生生的婴儿”！

瑞士文化史学家卡尔·迈耶尔（Carl Meyer）在 1884 年出版的专著《中世纪的迷信》（*Der Aberglaube des Mittelalters*）中从三个方面分析了这种合成过程的特点：“人的精子是优良的材料（巴拉塞克苏斯认为这是一种未经加工过的原始物质）；接着，用化学过程来代替子宫孕育；最后是微型产品。”

歌德在《浮士德》的第二部分采用了炼丹术鼎盛时期荒诞的炼丹设想，观看过这出剧的人都应还记得这幕有争议的场景：浮士德以前的助手瓦格纳在实验室的烧瓶里创造出“一个听话的小男人”，后来这个“小男人”成了马脚骑士（靡菲斯特）与希腊英雄的调停者，浮士德在传统的瓦普几司夜（5 月 1 日前夜）碰见了他们。在这里，这两位象征性的人物都离开主角，各自去寻找自己的艳遇。人们对这个情节有不同的猜测，有人说，歌德在浮士德身上附加了巴拉塞克苏斯的特点，当时不怀好意的人也同样私下议论巴拉塞克苏斯与魔鬼私通。

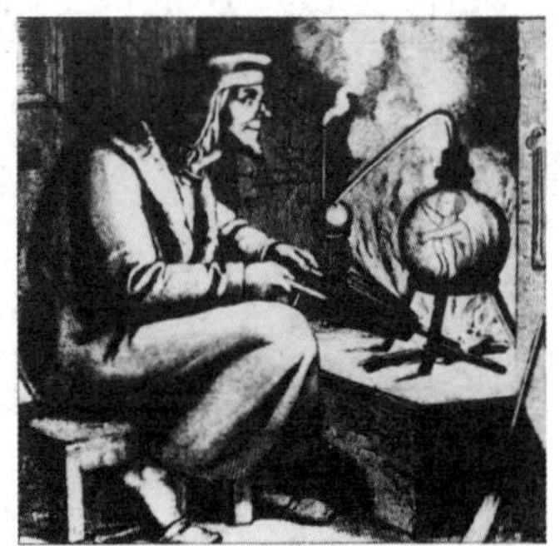

154*a*

**插图 154*a*、*b* 浮士德以前的助手瓦格纳在实验室里造小人儿（右）。马脚骑士走进房间，浮士德博士躺在床上做梦**

安德里安·施莱希（Andrian Schleich）铜版画，根据歌德的《浮士德》（第二部，第二幕）绘制。出自弗朗茨·诺伊贝特：《从浮士德博士到歌德的浮士德》（Franz Neubert: *Vom Doctor Faustus zu Goethes Faust*），莱比锡，1932 年

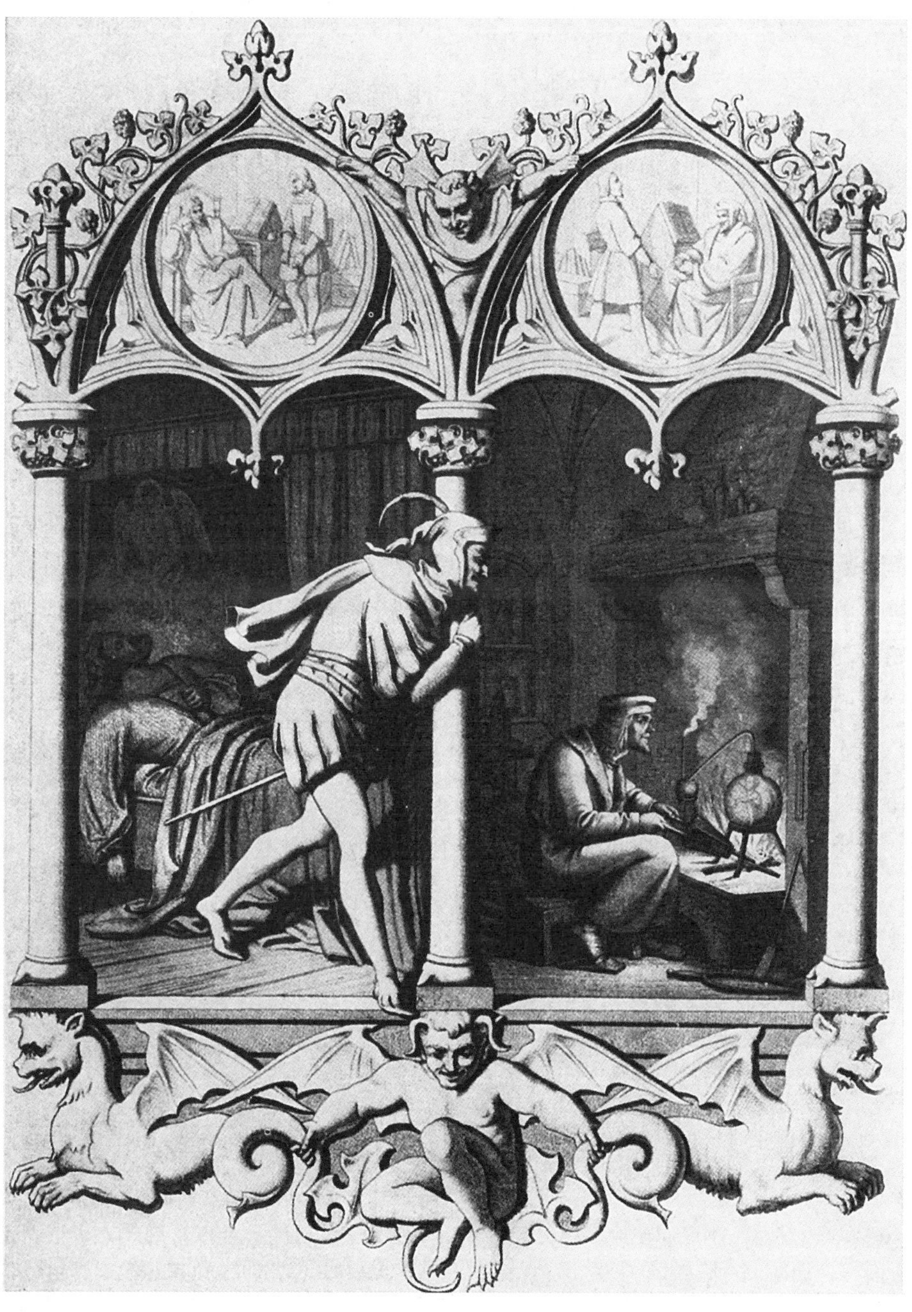

154*b*

# 155. 亵渎圣饼

在一场敌对冲突中，威尔斯纳克－圣尼古劳斯教堂被大火焚毁,1384 年人们开始重新修建这个教堂。当时的教区神甫在清扫破碎的瓦砾时，发现了三个被染成红色的圣饼。因为那时人们还不能解释这种奇特的现象，所以十分恐惧地把它当作上帝的警告。人们本能地误以为圣饼是真正的血染红的，是亵渎神灵的后果。于是在新建成的教堂里设置了一个“神血盒子”，盒子里装有所谓被血浸泡过的圣饼，以接受那些愿意悔过自新的朝圣者供奉。逐渐地在发现所谓的“血圣饼”的地方形成了圣地教堂或赎罪小教堂。一个证据确凿的赎罪理由很快地就为那些偏激的祈祷者提供了机会。当时有不少传单用令人恐怖的文字与图片传播这样的故事：犹太人搞恶作剧，从神龛里偷窃圣饼并加以亵渎，圣饼便出血了。这种充斥了宗教狂热的谎言，很快就煽动起肆无忌惮的反犹太人的暴行。于是遭受指责为“借圣饼来嘲笑耶稣”的犹太人被残酷无情地烧死了。舍德尔所著《世界编年史》（H.Schedel，*Weltchronik*）中的一幅木刻画，展现了当时这一令人震惊的场面。

直到 1824 年人们才用科学的方法揭开了“神奇之血”的谜底。这种神秘之血，不仅出现在圣饼上，而且也出现在其他某些食物上。“出血”现象在古代早就已经出现过。然而当时意大利自然科学家首次通过显微镜观察，研究证实在玉米粥（很稠的、经过冷却的玉米粥）里大量出现的血红色微粒，就是它染红了圣饼，它正是不祥之兆的罪魁祸首。人们根据意大利语 Prodigium（意为难以置信的奇迹），把这种有色物质称为灵杆菌素（Prodigiosin）。1848 年 10 月 26 日，普鲁士柏林科学研究院的常务秘书克里斯蒂安·戈特弗里德·埃伦贝格（Christian Gottfried Ehrenberg，1795—1876）当场演示了这种现象，并解释说，这是由“至今仍不知其名的一种类单子的微小生物引起的”。后来证明这是一种革兰氏阴性、在不断活动的杆状“灵菌”，今天人们根据其形状、种属、科别，称它为“沙雷氏杆菌”。

**插图 155*a*　15 世纪焚烧异教徒与犹太人**

根据舍德尔著《世界编年史》中沃尔格穆特（Wohlgemuth）（纽伦堡，1493）的木刻画绘制。出自乔治·利贝：《德国历史上的犹太民族》（Georg Liebe: *Das Judentum in der deutschen Vergangenheit*），莱比锡，1903 年

**插图 155*b*　流传开来的小册子：据说 1470 年帕骚（Passau）的犹太人盗窃圣饼，被绘制成画册到处散发**

出自乔治·利贝:《德国历史上的犹太民族》，莱比锡，1903 年

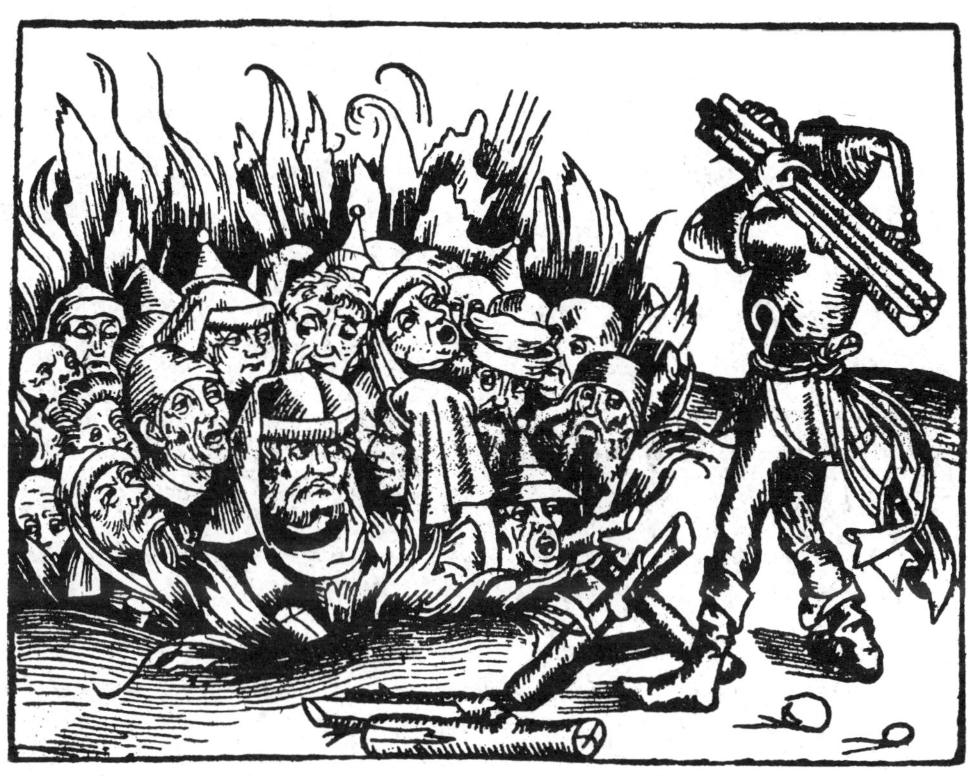

155*a*

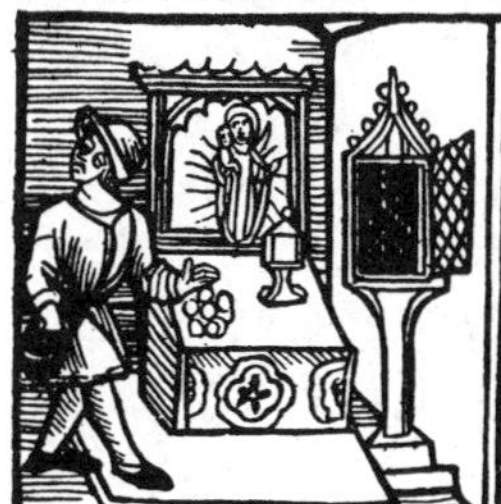
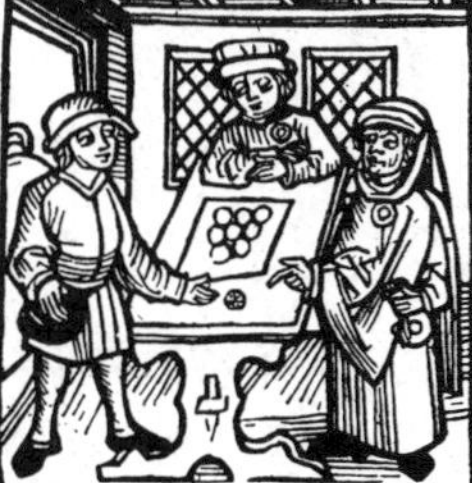
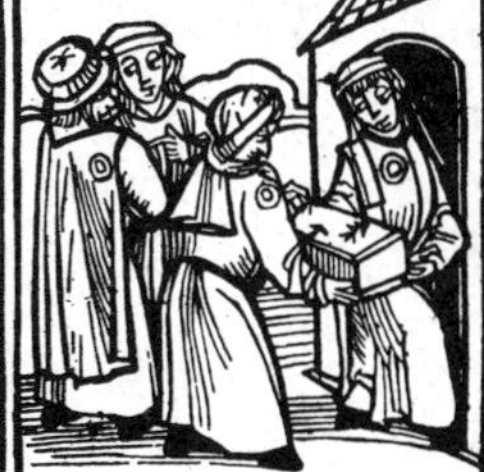
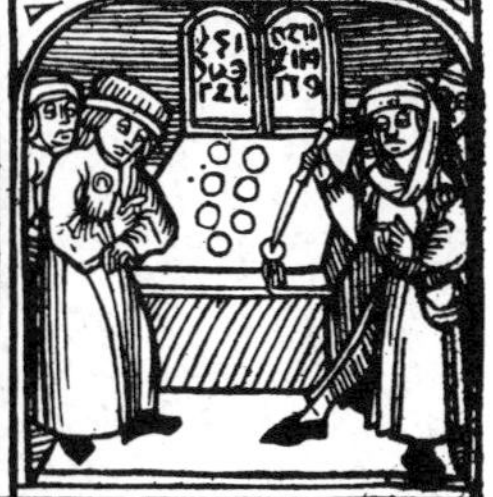
Ein grawsamlich geschicht Geschehen zu Passaw Von den Juden als hernach volgt.
Hye stylt Cristoff acht partickel des sacramēt auß der kirchē. legt das in sein taschē. hat dy darinnē drei tag behaltē
Hye schuet er die sacrament den juden auff den tisch die vnuermayligt gewesen sein. darumb sy im ein guldē gaben
Hye tragen die judē vñ schulklopffer. die sacrament yn ir synagog. vnd vberantwurtden dye den Juden.
Hye stycht pfeyl Jud das sacrament auff irem altar. ist plut darauß gangen das er vñ ander juden gesehen haben.
Hye teylten sy auß dye sacramēt schickten zwen partickel gen Prag. zwē gen Salczpurg. zwen yn die Newenstat
Hye verprenten sy die sacramēt versuchen ob vnser glaub gerecht wer floge auß dem offen zwen engel. vñ. ij. taubē
Hye vecht man all Juden zu Passaw die dy sacramēt gekaufft verschickt gestolen vnd verprant haben.
Hye furt mā sy fur gericht. verurtaylt die vier getaufft. fackel mand. kolman vnd walich. sein gekopft worden.

155*b*

# 156. 胡格诺教徒所建立的柏林卫生事业

1700年，有约6000名胡格诺教徒从法国逃亡到选帝侯城市柏林。出于他们在自己家乡养成的对宗教的义务与热情，以及他们高度发展的博爱思想，他们在勃兰登堡－普鲁士的移民区创建了示范性的卫生事业。于是，在柏林的这个移民区里就有了组织良好的医院与儿童医院，有了许多医生、外科医生、医疗辅助人员、护理员、药剂师与助产士。

穷苦的居民得到免费治疗。医生们由于为贫穷居民无私的工作，每年从选帝侯那里获得150塔勒的薪饷。此外，每个法国人教区还有一名国家分配的私人医生，他们每年的报酬是50塔勒，外加免费住宿，他们给身无分文、无家可归的病人提供免费治疗。领取国家俸禄的胡格诺教私人外科医生中有一半的人，在自己的门诊时间以外还要免费为医院工作。

医院的事务由专门的监理委员会来管理。有经验的医生把国家拨给医院领导小组的资金用来在柏林建立国家最高卫生局，其职责是参加审查所有本地和国家雇用的医生、外科医生与药剂师的资格，并经常监督他们的工作，以此来促进勃兰登堡公共医疗事业的发展。

为了使药剂师配制的药品能以最低廉的价格出售给移民区贫穷的人，以平衡他们的财务赤字，他们享有减免租金的权利。就如同柏林胡格诺教区勃兰登堡的历史编撰者查理·安西隆（Charles Ancillon，1659—1715）在他1690年出版的关于在勃兰登堡胡格诺教徒移民区的历史著作中所写的那样："享受福利的人把处方交给地区领导签字，然后将它立即送给与教区达成减免药物税协议的药师。"

声誉最好的是胡格诺教助产士，因为她们优秀的工作在德国家庭中很受欢迎，毕竟她们是在巴黎古老的、令人敬仰的医院"上帝之家"——现代欧洲助产学的摇篮接受的培训。面对当时儿童的高死亡率，她们知道要保持街道与庭院的绝对干净整洁。在德国，人们都在效仿她们所采取的有效的卫生措施。

**插图156*a*　勃兰登堡女选帝侯赠送给胡格诺教徒的庄园，1732—1734年在这儿建成了法国医院**

根据柏林胡格诺教博物馆的资料制作的复制品

**插图156*b*　法国胡格诺教徒给勃兰登堡选帝侯弗里德里希·威廉（Friedrich Wilhelm）提供医疗卫生服务**

根据丹尼尔·霍多维茨基（Daniel Chodowiecki）铜版画绘制。1743年他迁居柏林，十分详细全面地记录了胡格诺教徒的生活。出自柏林胡格诺教博物馆的资料

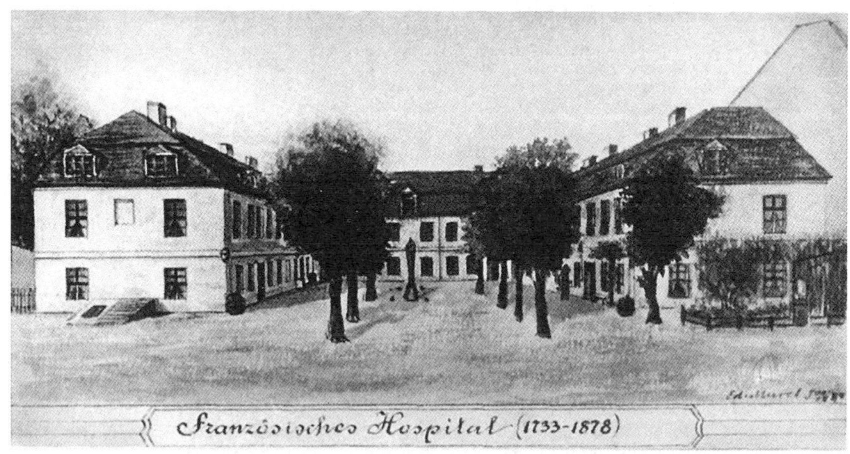


156*a*

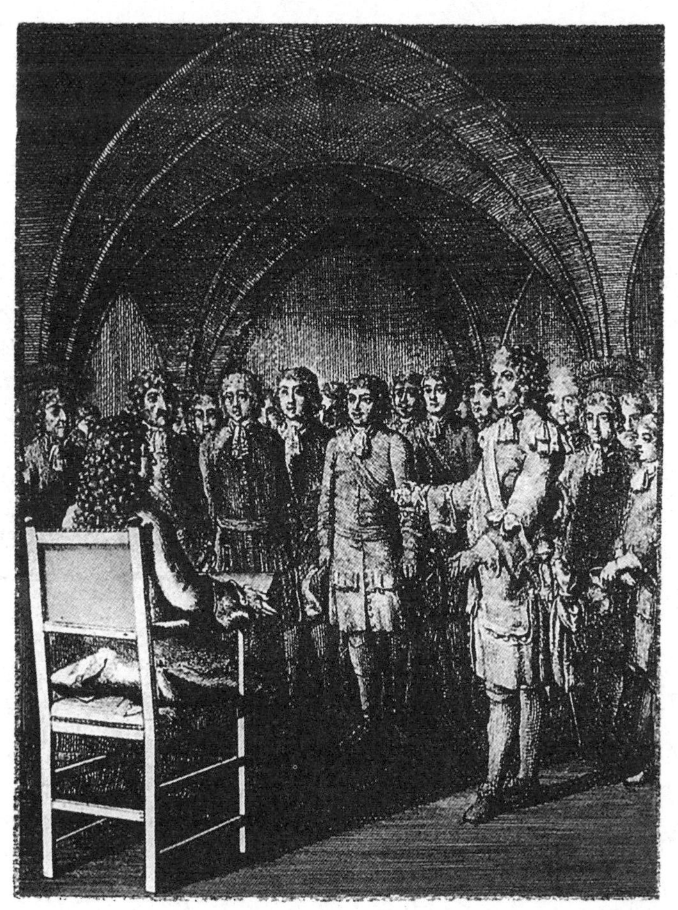

156*b*

# 157. 梅泽堡的咒语

几年前，当我收到读者邮寄给我的《梅泽堡咒语》（*Merseburger Zaubersprüche*）的摹本时，我真是又惊又喜。这个令人难忘的封面上描绘了一匹躺在地上痛苦万状的马，它的旁边有三个人正在施魔法。这本可折叠的中世纪手稿的摹本揭示了这幅画的意义。此外，它还讲述了公元前日耳曼人的一个神话，神话里说，我们祖先最高、最有智慧的神沃坦（Wotan）曾与光明之神巴尔杜尔（Baldur）骑马穿过森林，巴尔杜尔的马突然脚脱臼成了瘸马。

这两位神的随从、会魔法的女人森特君特（Sinthgunt）、桑娜（Sunna）、弗里雅（Frija）、沃尔塔（Volta）相继试图用咒语来解脱马的痛苦，但这一切努力都徒然。于是这位无所不能的众神之王用自己的咒语治愈了马伤。他念的咒语是：Ben zi bena，bluot zi bluoda，lid zi geliden，sose gelimida sin。翻译成新的标准德语大意为：腿对腿，血加血，关节对关节，仿佛它们是粘在一起的。据推测，在10世纪时，有一位僧侣把这个神话记在了教堂祈祷书的空白衬页上，但不久，这页笔记就在博物馆整理书籍时丢失了。

1841年，来自弗伦斯堡（Flensburg）的学者乔治·魏茨（Georg Waitz）——日耳曼历史博物馆（这个博物馆是在男爵冯·施泰因的倡议下建立的，是收集中世纪德国历史资料最重要的博物馆）的馆长才在梅泽堡大教堂的图书馆里发现了这个开本尺寸为15厘米 ×23厘米、12页的德国医学史上最古老的日耳曼医学文献。他立刻把这个惊人的发现告诉了雅各布·格林（Jakob Grimm），格林便于1842年公布了这件德国文化遗产的珍品。

《梅泽堡咒语》也证明了沃坦是医神，同时，这些咒语还证明了古日耳曼原始医学的迷信思想，他们与其他所有的史前民族一样，把疾病视为是魔鬼之作，必须先要通过咒语来降伏病魔。

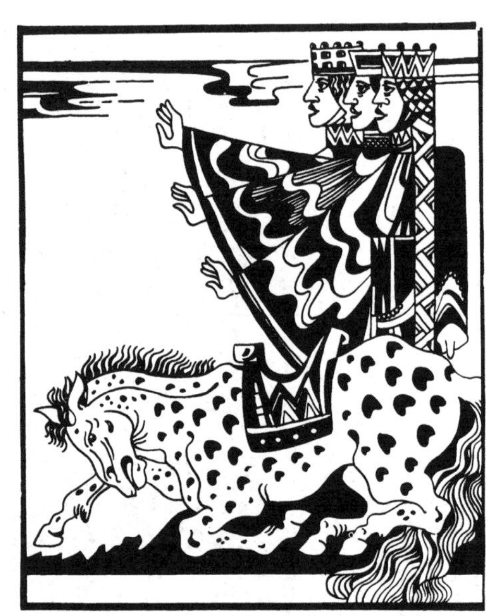

157*a*

**插图157*a*　梅泽堡的咒语：公元前750年两个押头韵的古德语咒语，用来祛除病魔与治疗脱臼**

1980年新复制的《梅泽堡咒语》的封面画

**插图157*b*　1841年历史学家乔治·魏茨发现《梅泽堡咒语》的梅泽堡大教堂图书馆**

绘图者未署名

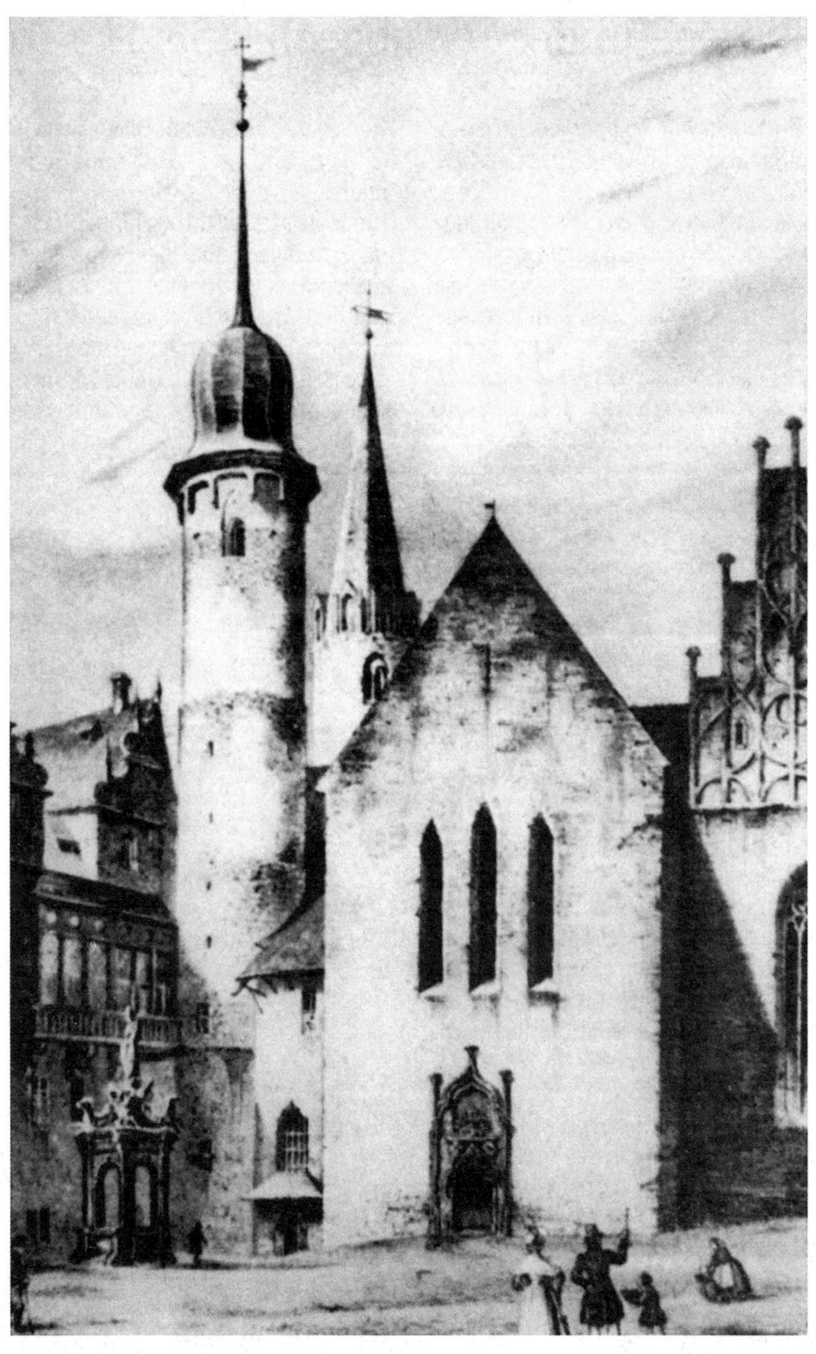

157*b*

# 158. 昔日的口腔卫生

尽管牙刷的历史只有三百年，但我们的祖先为口腔卫生所做的努力却可以追溯到几千年前。古希腊哲学家亚里士多德——一位大夫之子，从小就养成了经常清洁牙齿的习惯。他在公元前 343 年就敦促他的马其顿籍学生亚历山大（后来成为征服希腊与世界的伟人），“每天起床后要用粗麻毛巾清洁咀嚼器官”。

警句诗人马尔库斯·瓦勒里乌斯·马夏里斯（Marcus Valerius Martialis）在描写高贵的罗马女人时说，她们把很细的浮石粉与大理石末撒在一小块布上清洁牙齿，这样就可以达到完美的清洁效果。她们习惯于早晨洗漱，早餐之后嚼一些有香味的枝条或香草来清除口腔里的异味。其他古老文化的民族也与她们一样。他们用牙签来剔除食物残渣。不同的时代，牙签的种类也不尽相同。最早使用牙签的记载是古希腊历史学家狄奥多斯·西库路斯（Diodoros Siculus）对历史的回顾：公元前 289 年叙拉古（Syrakus）的暴君阿加托克鲁斯（Agathokles）被谋杀。狄奥多斯描述道：这位暴君习惯于“饭后用羽茎剔除牙齿和牙龈中的食物残渣”。这一点启发了背叛他的仆人，他们给这位暴君呈上“涂有毒药”的羽茎，毒药在很短的时间内就让他“痛苦不堪”，血债以血还清了。

当然，古代人普遍都用细黄连木枝条削成牙签。在铺张浪费的封建社会或富有的资产阶级家庭里，人们都使用贵重金属制作成形状各异的精美牙签。更为华丽的牙签要数贵重的项链上作为装饰用的挂坠了。首次使用牙刷的记载，是由滕施泰特（Tennstedt）地区的医生克里斯托夫·海尔维希（Christoph Hellwich）撰写、1700 年在莱比锡付梓的《妇女房间里的药箱》（*Frauenzimmer-Apotheke*）中。海尔维希在这本书中提到了这种值得称赞的新生事物，牙刷的出现在很大程度上影响了牙签的发展。首次以图片的形式记录各种形状牙刷的材料是在一百多年之后。

**插图 158*a*　《治疗各种疾病药物的小册子》，旁边是约于 1835 年使用的各种各样的牙刷，由毛里（Maury）与贝尔（Bell）绘制**

**插图 158*b*　正在洗漱的日本女人，后面的妇女在用牙刷刷牙**

根据日本葛饰北斋（Katsushika Holusai，1760—1849）的着色木刻画绘制。出自普洛斯：《自然学与民族学中的女性》，莱比锡，1895 年

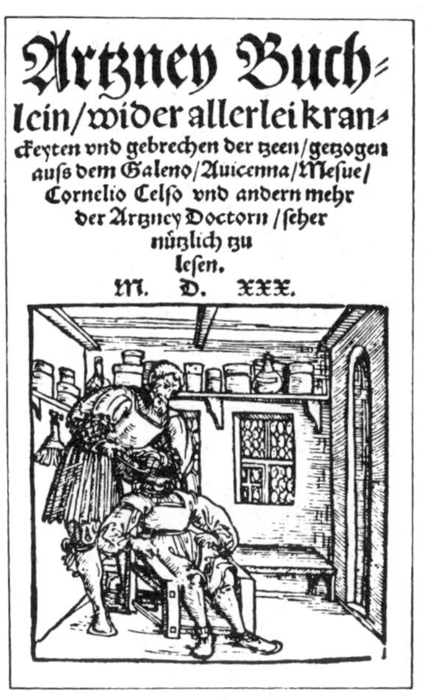

Artzney Buch-
lein/wider allerlei kran-
ckeyten vnd gebrechen der tzeen/getzogen
auß dem Galeno/Auicenna/Mesue/
Cornelio Celso vnd andern mehr
der Artzney Doctorn/seher
nützlich tzu
lesen.
M. D. XXX.

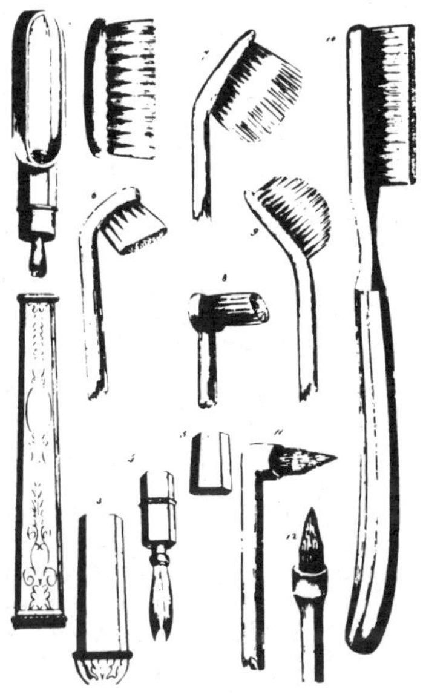

158*a*

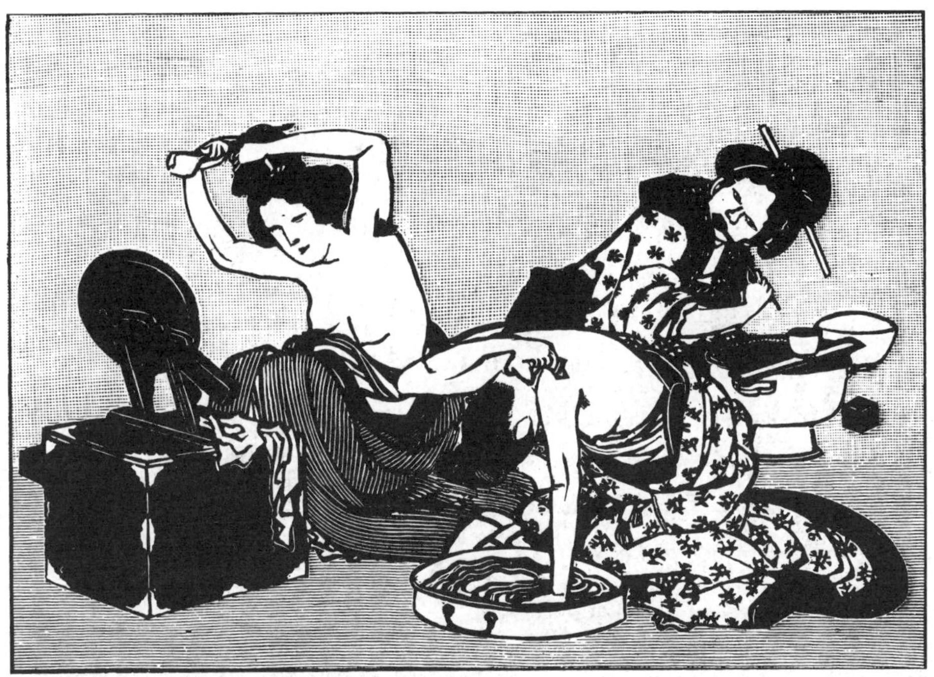

158*b*

# 159. 被活埋的恐惧

17 世纪初，有一幅铜版画很流行，它描述了一位名叫瑞其姆特（Richmuth）的妇女从坟墓里复活的事，这件事引起了人们的恐慌。据记载，这件阴森恐怖的事于 1357 年发生在科隆的公墓里。这幅令人不寒而栗的版画不断重印，使人们惊恐万分，担心在真正死亡之前便被活埋了。

直到医生验尸的法律制定之前，担心假死和被活埋成了人们很关注的现实问题。所以哥廷根的物理学教授格奥尔格·克里斯托夫·利希滕贝格（Georg Christoph Lichtenberg，1742—1799）建议后来成为医生的克里斯托夫·威廉·胡费兰（Christoph Wilhelm Hufeland，1762—1836）把是否可以用电来排除假死作为博士论文的内容，并用理论和实验来证明他的结论。当然他并未得出重要的研究结果。

对未死而被埋葬的惊恐与担心有增无减，所以人们不得不一如既往地采取各种各样荒谬的防范措施。比如人们制造了所谓的安全棺材，在棺盖上端装上一扇窗户以及一根长长的通气管，“这样，坟墓里的人”如同棺材的发明者所说的：“在可能复活的情况下，就不会经受窒息死亡的折磨。”

后来，克里斯托夫·威廉·胡费兰开始在魏玛和周边地区行医。在他的努力下，于 1792 年在大公卡尔·奥古斯特（Carl August）统治时期建立了第一个停尸房，坐落在魏玛的雅各布公墓。雇用的看护人员通过门上的玻璃窗总能看到一排排能稳定通风、保持适当温度的停尸房内的尸体，这些尸体要一直保存到“腐烂”为止。旁边一个冷藏室里存放了洗浴的水、使人兴奋的汤剂与其他补药，以预备在有复活迹象情况下使用。为了防止看护人员的不谨慎或不尽责，胡费兰设计了一个由线和小钟构成的警报系统，这个系统把尸体的脚趾和手指连接起来，假死的人哪怕有一点儿细微的动作，它都能发出警报。他还建议用“奖金”来提高看护人员的积极性。

**插图 159*a*　假死人的复活，据记载，这个阴森的事件于 1357 年发生在科隆的公墓里**

根据 A. 奥布里（1604）的铜版画绘制。他在利希滕贝格与胡费兰时代煽动了我们的祖先对被活埋的恐惧。出自赫尔曼·彼得斯:《德国历史上的医生与医疗》，耶拿，1924 年

**插图 159*b*　胡费兰关于防止活埋假死人著作的扉页，在他的建议下在魏玛建立停尸房时出版（1791 年）**

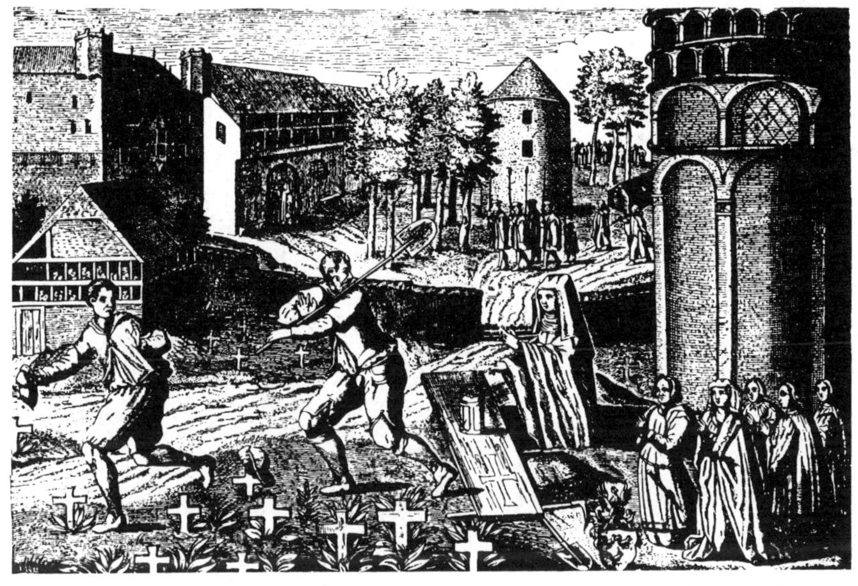

159*a*

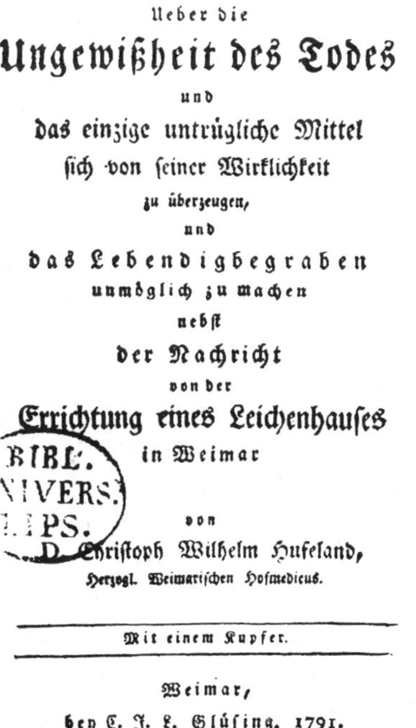

Ueber die

Ungewißheit des Todes

und

das einzige untrügliche Mittel
sich von seiner Wirklichkeit
zu überzeugen,

und

das Lebendigbegraben
unmöglich zu machen

nebst

der Nachricht
von der
Errichtung eines Leichenhauses
in Weimar



von

D. Christoph Wilhelm Hufeland,
Herzogl. Weimarischen Hofmedicus.

Mit einem Kupfer.

Weimar,
bey C. J. L. Glüsing. 1791.

159*b*

# 160. 对精神的想象

"精神"的概念以古代信仰为基础，其中的"气"包含了宗教分析者们的设想：一种神秘的精神力量作为生命的载体存在于人的体内，由于它是不死的，所以在肉体死亡之后，它就会离开肉体升至天堂继续独立存在。肉体的腐烂是精神脱离出来的标志。直到后来，古希腊哲学家伊壁鸠鲁才敢于否认精神的继续独立存在，他把精神看作与肉体一样的东西，都是物质的，都是原子。

生于小亚细亚的古希腊古罗马医生阿斯克雷皮亚德斯（Asklepiades，约公元前100—前30）首次把原子学说用于生理学与病理学。他认为，由气原子组成的精神是"感觉功能的总和"。在古代，对于精神活动所在的位置也有不同的看法。公元前8世纪，叙事诗人荷马认为，意志力来自膈，感觉源于心－肝；而希波克拉底的弟子们，巴比伦人、印度人与中国人则认为，心脏是感觉与思考发生之所在。

古希腊最广博的思想家亚里士多德（前384—前322）认为腺从属于大脑的功能，腺液只是一种"冷却水"，它服务于被比喻成发动机的心脏。更令人惊讶的是，在此前15年，来自意大利南部克罗托纳（Kroton）的希腊哲学家与医生阿尔克迈隆（Alkmaion）宣称大脑为精神活动过程的总器官。中世纪的经院哲学一直保留了"精神－心脏－理论"，直到16世纪，进步的意大利解剖学家雷阿尔多·科隆博（Realdo Colombo）才证明了阿尔克迈隆的论断。但人脑与人们所期望的相反，它由两个半脑组成，所以人们不知道怎样把这个事实与教会的教条联系在一起，即精神是统一不可分的。法国哲学家笛卡儿（1596—1650）从困境中找到了一条投机的出路，他宣称属于间脑的球果状的松果体是精神之所附之地。他将精神从自然科学的领域中分离出来的任务留给了现代进步的大脑研究者。

**插图160*a*　死神带走了以儿童形象出现的灵魂木刻画**

出自赖特尔（Reiter: *Mortilogos*），奥格斯堡，1508年。转引自伯恩特·卡尔格－德克尔：《探究大脑》，莱比锡，1977年。

**插图160*b*　棺架上死去的古埃及显贵。脚端是胡狼头的神阿努比斯，他带领死者进入冥府。飘过棺架的是灵魂鸟，他来带走死者的"气"**

出自兰道夫·查理·达尔文：《神职人员的精神与活动领域》（Randolf Charles Darwin: *Die Entwicklung des Priestertums und der Priesterreiche*），莱比锡，1930年

**插图160*c*　笛卡儿对精神的假设：精神所在地位于松果体，它能吸收视觉印象，而且还能引起肌肉运动**

笛卡儿自己的画作。出自《人类》（*L'Homme*），巴黎，1644年

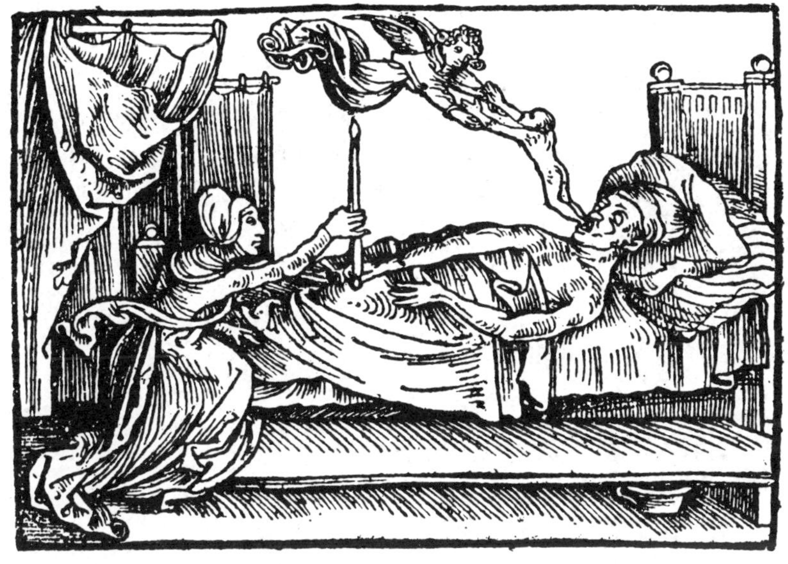

160*a*

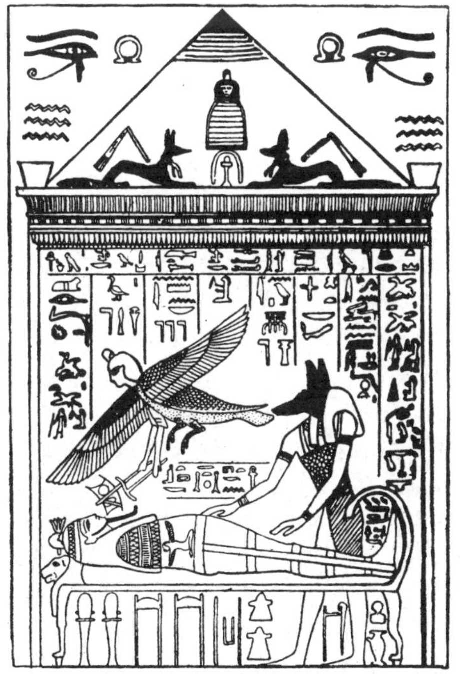

160*b*

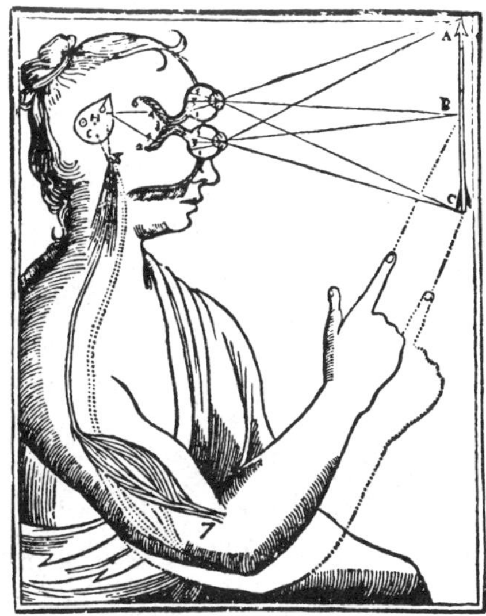

160*c*

# 161. 文身的治疗作用

“文身”这个来自塔希提语的概念使人联想到身体上的图案。根据这个词的词源，人们就可以猜测到在表皮上烧或刻出有颜色的符号和标记的习俗来自波利尼西亚人；但其他民族也有这样的习俗。文身源于同宗族认同标记、装饰的需要，而且有崇拜与祛魔的目的。

祛魔法首先用于治疗疾病，如防止恶魔的入侵。古代人认为，恶魔的入侵导致了无法解释的疾病，引起人的痛苦。这样，文身在医药史上就具有重要的意义。人们认为它应该可以驱赶魔鬼，使魔鬼没有兴趣侵袭文过的身体。因此，人们首先在人体的自然通道——嘴、鼻、外生殖器周围文饰，甚至还在舌头上文饰，目的是保护这些通道。由于这个过程很痛苦，所以文身也被视为勇气的证明。石器时代的文物——简易的应急性器械以及有手术痕迹的骷髅都表明，古代各民族的医者在治疗时经常使用排血方法，文身时出现的失血与拔火罐法及放血治疗一样。

因为文身有治疗与美容的作用，所以古代文化较发达的民族用文身来覆盖手术后留下的疤痕和胎痣，对眉和睫毛整形，遮盖较大疾病或损伤后遗留下的疤痕。就流传下来的处方来看，使浅色疤痕变暗需要一种由 4 个打兰（即 14.616 克）五倍子与金合欢树脂、2 个打兰（即 7.308 克）含铁胆矾的混合药剂；使疤痕变浅则用虞美人汁、雪松木油和类似的物质。

在现代矫形外科中为角质皮层文身时，需要小心地刮去表皮，然后再“涂上黑色或彩色的颜料，最好用黄金或白金氯化物”（威尔哈根教授博士，Prof. Dr. Velhagen）。

**插图 161*a*　一位新西兰人的黥面与一位马克萨斯海岛居民的手部纹饰**

根据霍赫施泰特（Hochstetter）与伍德（Wood）的作品绘制

**插图 161*b*　澳大利亚北昆士兰州的妇女用来装饰与遮盖伤疤的文身**

奎恩莱因（Köhnlein）根据原作创作的木版画绘制。出自普洛斯：《自然学与民族学中的女性》，莱比锡，1895 年

**插图 161*c*　新西兰一位酋长的文身。文身在古老民族中更多是用来防止病魔的袭击**

匿名木版画。出自《图解会话辞典》，莱比锡，19 世纪

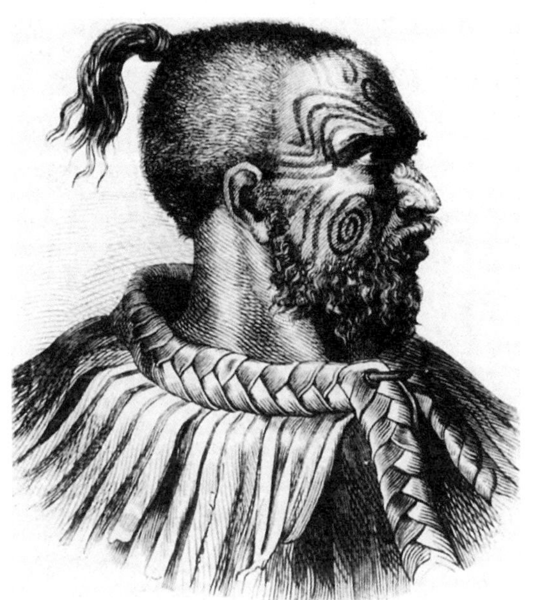

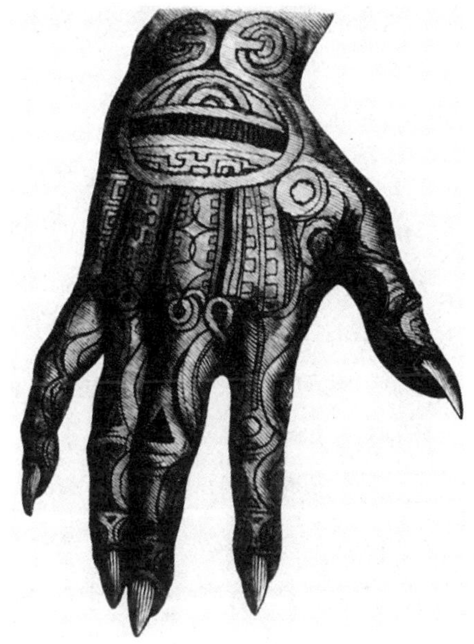

161*a*

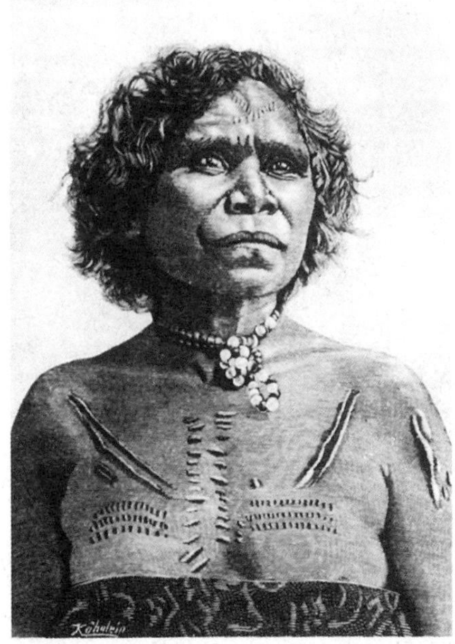


161*b*

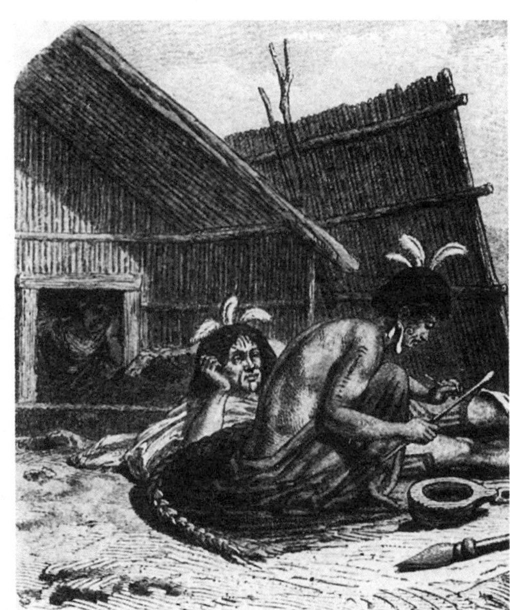

161*c*

# 162. 梦

几乎没有一种现象能像梦那样引起人们的幻想。古代人把它视作神奇的东西，是上帝的启示。

古代圆梦的神职人员从对梦境的描述中推断出上帝的信息。梦在古希腊的神庙里起着尤其重要的作用。到这儿来朝圣的病人被置于睡眠状态（宿庙求梦），第二天早晨醒来之后，他们得向神职医生讲述他们的梦，医生便用诊断学的方式来解释它，并按照医神阿斯克勒庇俄斯的疗法来给予治疗。

古希腊医生希波克拉底只是在一定程度上把梦看作上帝的启示。正如他的文章《夜晚的形象》（*Über die Nachtgestalten*）所认为的，梦更多的是精神进行自然思考与感觉的行为。根据当时的流行说法，视其为一种与肉体分离，但也受肉体影响的存在。健康的人显然与病人有不同的梦，这就证明了肉体对精神或“灵魂”的影响。依据这种并非完全不合情理的说法，希波克拉底通过询问病人的梦境来判断他的病情。

古希腊医生盖仑也认为，可以根据一个人的梦看出他的病情。另外，在任何时代人们对圆梦都有一种迷信的设想，通过梦可以看到一个人的未来。还有大批重要的艺术家与科学家都声称，有些好的灵感，甚至一些成功的作品都要归功于一个有创造性的梦。

例如，德国著名的化学家弗里德里希·奥古斯特·克库雷（Friedrich August Kekulé，1829—1896）就说他梦见了围成圆圈跳圆圈舞的猴子，在这个梦的启示下，1865年他发现了苯分子式的六边形结构。当然，这并非偶然所得，研究者在清醒状态下的长期思考是梦境的基础，也就是说“i”上面的那一点与他平时的努力是分不开的。

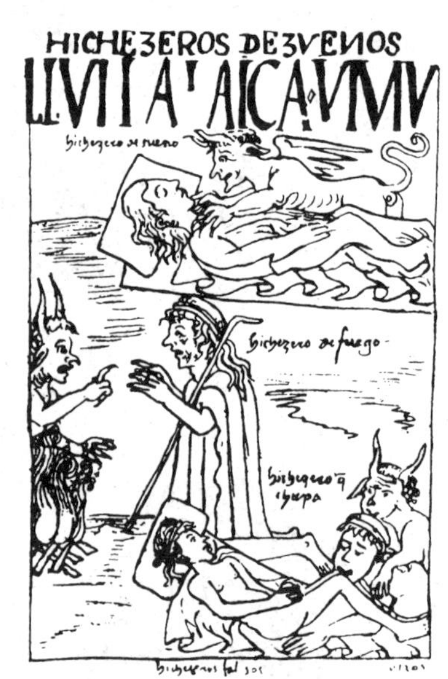


162*a*

**插图 162*a*　跪在病人前面的是印加时代的圆梦者。以魔鬼形象出现的神职医生。吸病人的身体意味着吸出病魔**

出自菲利普·加曼《新编年史与良好的政府：巴黎民俗研究的工作与回忆》，巴黎，1936年

**插图 162*b*　博士的梦，一位有诱惑性的陌生女子出现在他的梦境里**

根据阿尔布莱希特·丢勒（约1497—1499）的铜版画绘制

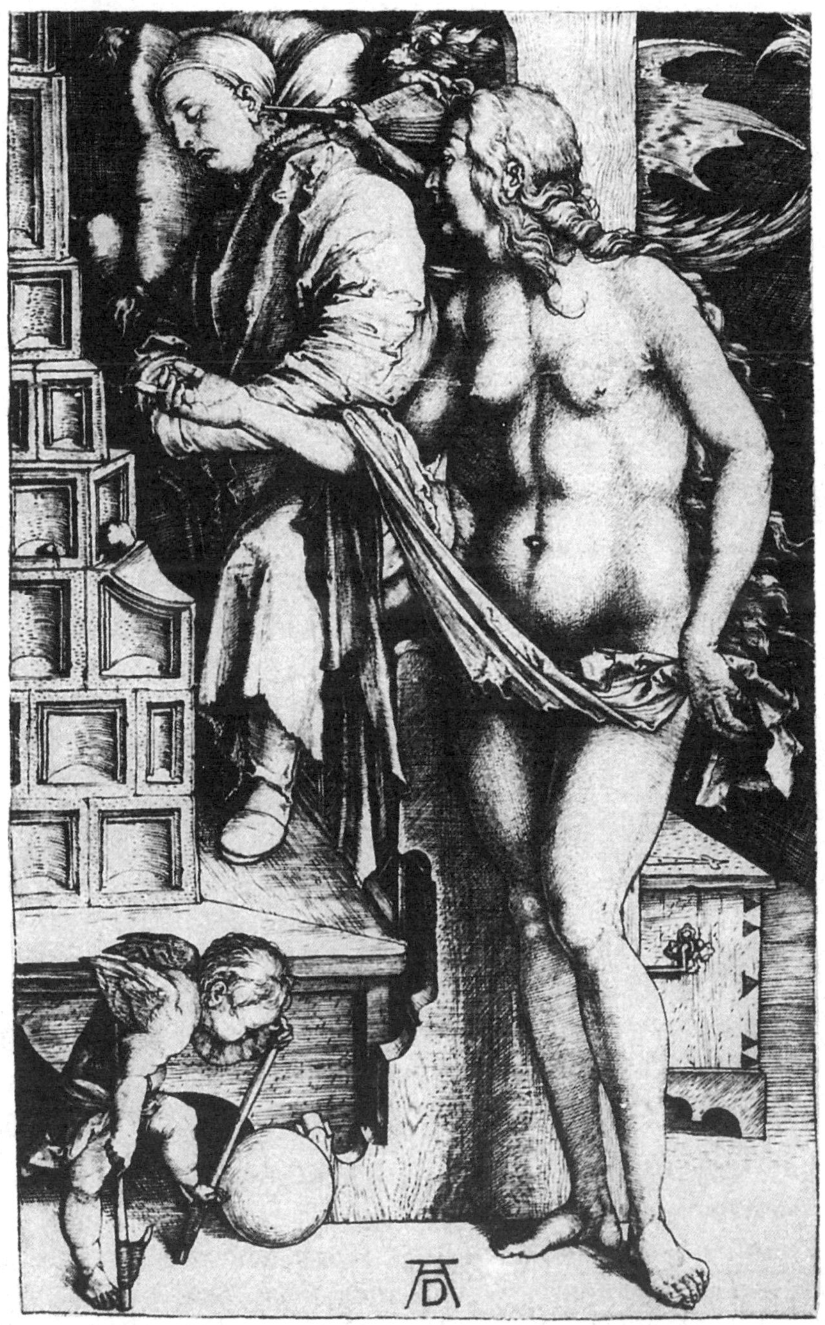

162*b*

# 163. 昆虫来自奶酪吗

“准备一只锅……在锅里放一件脏衬衫……在衬衫上撒上面粉……”这样一个充满幻想的处方，是荷兰杰出的医生与化学家约翰·巴普蒂斯特·凡·赫尔蒙脱（Johann Baptist van Halmont，1577—1644）在他死后才出版的《医学的产生》（*Ortus medicinae*）一书中的“人工创造老鼠”之章节里写下来的。他声称自己是古代所流行的“自然发生说”的追随者，甚至古希腊自然哲学家亚里士多德也认为，直接从河流的淤泥里生长出鱼或青蛙，是完全可能的。

在中世纪，执着于炼金术的人要努力创造出人工小人儿，经院哲学学者的脑袋里则充满了童话般的想法：从树上掉下羊、鸭、鹅及其他更高等的动物。

在1536年出版的一本关于健康卫生的著作里有一幅木刻画，画的是一只公牛的尸体，据说它是蜜蜂的生命起源，就像人们所认为的一样，从表面上看，蛆是从腐烂的肉里生长出来的。1662年伦敦皇室协会成员还尝试过从腐烂的奶酪里培育出昆虫。直到八年以后，意大利医生和自然科学家弗朗西斯科·雷迪（Francisco Redi）观察苍蝇产卵，在实验中研究它的幼虫和蛆的发展，才首次成功地驳斥了“自然发生说”。但其见解所内含的科学性在当时却还未得到普遍承认。

1750年左右，意大利人拉扎罗·斯帕兰扎尼（Lazzaro Spallanzani，1729—1799）在密封加热的实验中得到了令人信服的证据：就连最小的生物，如他在放大镜下观察的鞭毛虫，人们也不可能从无生命的物质中把它们培育出来。但他的证据还远远不足以让那些顽固的怀疑者缄口。

约于1660年，法国微生物学的奠基人之一路易·巴斯德最终结束了“自然发生说”的争论。他通过著名的精密曲颈瓶实验，不容辩驳地证明了在腐烂或发酵时出现的微生物，无论如何都不是那些腐烂或发酵了的东西的产品，而是一种未被认识到的、极有抵抗力的细菌繁衍的结果。

**插图163*a*　“自然发生说”：据说蜜蜂是在公牛的尸体里生长出来的**

根据《健康之园》（1536）里的描述绘制。出自《德国红十字会》，德累斯顿，1990年第八期

**插图163*b*　“自然发生说”：据说鸭子是树结出的果实**

塞巴斯蒂安·明斯特尔（Sebastian Münster）的《宇宙志》，巴塞尔，1544年。出自赫尔曼·彼得斯：《图解制药史》，柏林，1889年

**插图163*c*　意大利自然科学家拉扎罗·斯帕兰扎尼首次用实验驳斥了“自然发生说”**

佚名画。出自《德国红十字会》，德累斯顿，1990年第八期

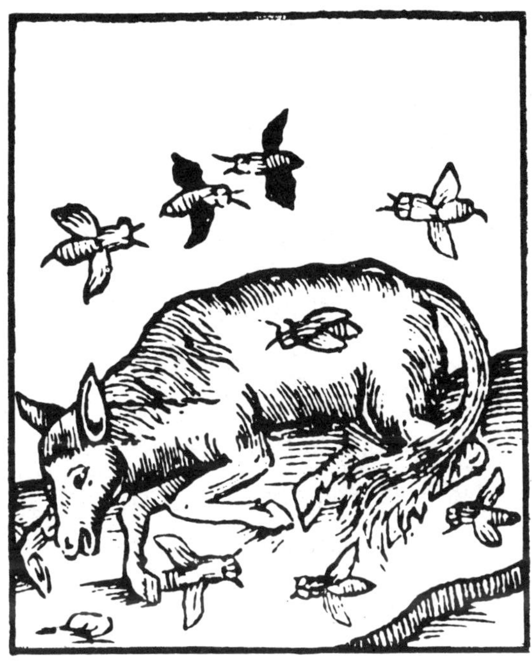

163*a*

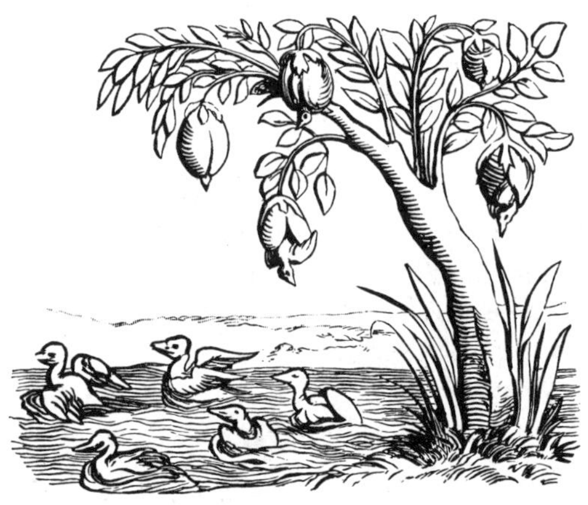

163*b*

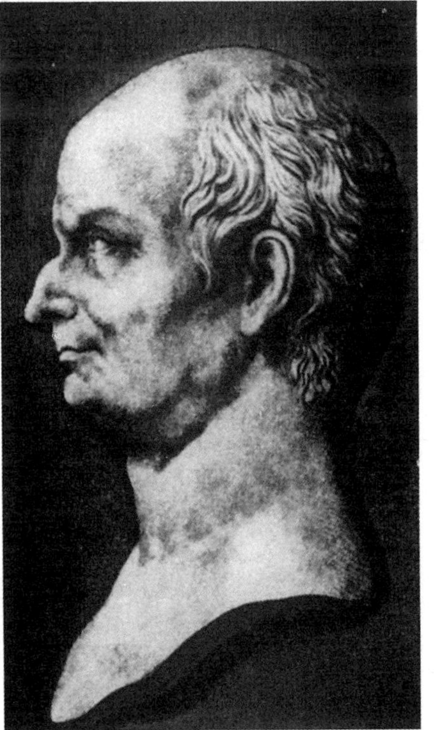

163*c*

# 164. 对活体解剖实验的争论

几千年以来，生物学与医学的先锋者把活体解剖视为认识科学的一个重要途径，因此，为了了解人体内部器官不得不为之。据古代的记载，亚历山大里亚的两位医生赫罗菲卢与埃拉西斯特拉图（Erasistrato）偶尔在罪犯身上进行活体解剖。古希腊医生盖仑为了观察血液的流动，观察消化与神经系统，曾对猴子和猪进行过活体解剖。

但最常采用这种研究方法的是，19世纪重要的生理学家与病理学家，他们把活体解剖视为阐明与解释器官活动的唯一可信的方法。绝大多数实验者都会小心翼翼地对待实验动物，但也有少数不光彩的例外。很快地，这种残忍对待动物的行为就被人们知道了。随着动物保护思想的兴起与不断发展，这些残忍的实验者激起了世界范围反对活体解剖的行动。各宗教团体的神职人员与一般信众、宗教狂热者、素食者、谙熟自然疗法者、有偏见的人以及认为实验医学缺乏道义的医生，都加入了富有同情心的动物保护者的行列，他们愤怒地印刷批判性的小册子攻击活体解剖者，说他们是“科学刑具的奴仆”。那些具有幻想天赋的漫画家则针对所谓残忍的研究者们画一些比较尖刻的漫画，说如果可能的话，受迫害的四肢动物会对他们进行报复。

尤其引人注目的是《幽默》（*Lustige Bläter*）杂志与《大众》（*Simplizissimus*）周刊，两份杂志在德语区发表了富有想象力的讽刺漫画，这些漫画描绘了动物被学者们活体解剖的场景，是“为了整个动物世界的幸福”，就像标题所写的那样。

在议会、内阁与自然科学委员会，围绕活体解剖进行的激烈争论一直持续到19世纪末。鲁道夫·微耳和在柏林帝国大厦摆出确凿的证据，勇敢地阐述，如果没有动物实验，那就不会有近代巨大的医学成就。在他及其他国外的同事客观论证的基础上，最后决定用法律来规范活体解剖行为。根据法律规定，除非用别的方式不能达到研究的目标，才允许特定的科学机构在考虑动物保护规定的前提下，用动物来做实验。

**插图164*a*　《活体解剖者》。道德女神向这位教授展示，秤杆上的一端是用月桂树装饰的大脑，另一端则是跳动着的心脏。女神提醒他多给生灵一些同情心，而不是科学地去认识它们**

克赖（P. Krey）的木刻画，根据加布里尔·马克斯（Gabriel Max）的画绘制。出自《在家》（*Daheim*），莱比锡，1885年

**插图164*b*　《活体解剖者的噩梦》。马教授对他的助手们说：“我刚才说了，让我们痛苦的人都没有心脏！”**

漫画，奥拉夫·古尔布兰森（Olaf Gulbransson）绘制。出自《大众》周刊，慕尼黑，1933年

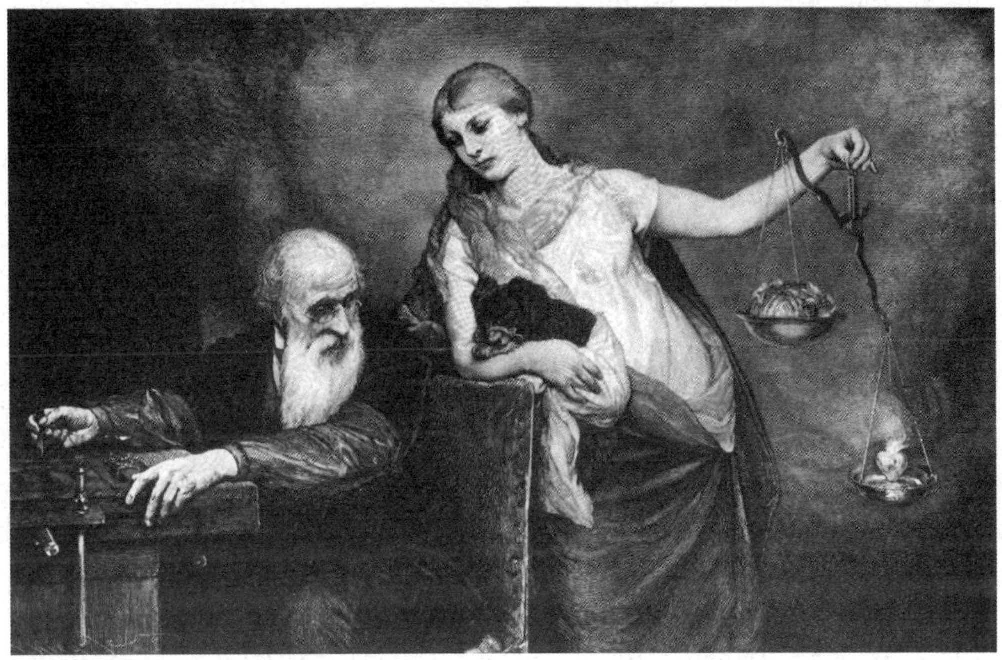

164*a*

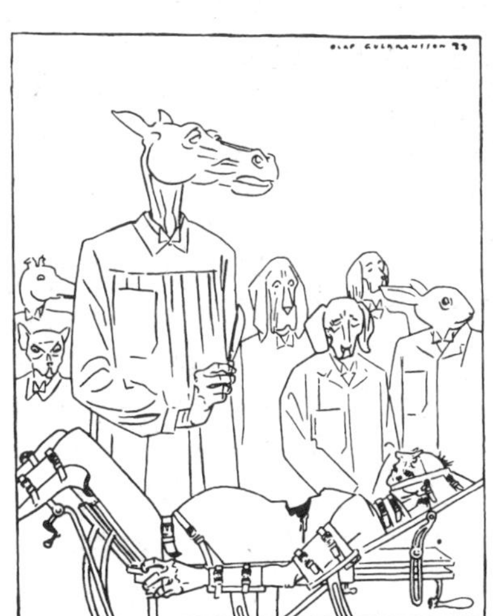

164*b*

# 165. 用手说，用眼听

医生如果不了解耳的内部构造与作用，他们就无法知道失去听觉与说话能力的原因，也无法知道它们之间的内在联系。希波克拉底认为，失聪是因为外部损伤或疾病引起的脑神经故障，而失去说话能力，则是因为舌瘫痪。

古希腊哲学家亚里士多德把耳朵看作“思想的入口处”。因此，耳也好像是人接受教育能力的决定性因素。人们甚至开始否定那些“聋哑人”的学习能力，认为他们与“疯子”一样，并认为他们的遭遇是命运的安排，天生的灾难。中世纪时，修士会与慈善机构会为这样的人进行必要的捐助。

一直到文艺复兴时期，这种现象才有了转折性的变化。随着早期资本主义生产方式的形成，思想文化也出现了划时代的繁荣，人文主义的人生观开始重视个人的自由发展。第一次向“聋哑人”系统地授课，要归功于西班牙本笃会教士佩德罗·庞塞·德莱昂（Pedro Ponce de Leon，1508—1584）。在授课中，他采用了为保守忏悔秘密而经常练习的手势。

据记载，庞塞已经采用了发声法，但当时只对极少数挑选出来的聋哑人进行单独授课。随着法国大革命前夕第三阶层（市民阶层）的兴起，所有的社会阶层都享有受教育的权利，这时便出现了聋哑人以小组为单位的授课方式。倡导者是被撤职的神职人员夏尔·米歇尔·阿贝·德勒埃佩（Charles Michel Abbé de l’ Epée，1712—1789），他在巴黎的蒙马特尔建立了第一所聋哑人学校，他发明了由手势与文字组合而成的语言，他还进行教师培训。这样，在他去世后，这所学校还继续由官方开办。但他的教学方法却没能持续下去，最后不得不让位于德国教育学家萨米埃尔·海尼克（Samuel Heinicke，1727—1790）创立的发声法。1778 年海尼克在莱比锡根据自己的方法，建立了德国第一所聋哑人学校。直到去世前，他一直担任这所学校的校长。

**插图 165*a*　修士教团里的手语，它的成员都被禁止用嘴说话**

根据吕贝克 1475 年出版的《初学要领》（*Rudimentum Noviciorum*）里的木刻画绘制。出自埃米尔·赖克《德国历史上的教学》（Emil Reick: *Lehrer und Unterrichtswesen in der deutschen Vergangenheit*），耶拿，1924 年

**插图 165*b*　德国教育学家与聋哑人教师萨米埃尔·海尼克将《旧约》的解释作为聋哑人的第一部教材，汉堡，1775 年**

**插图 165*c*　聋哑人手语中的字母表与数字**

根据百科全书《布洛克豪斯》（1928—1935）绘制

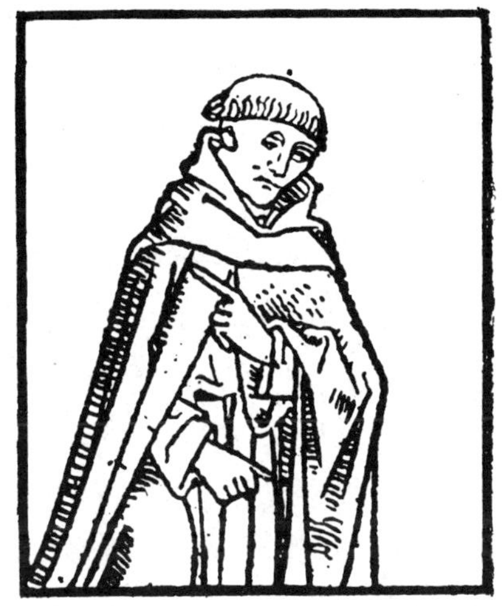

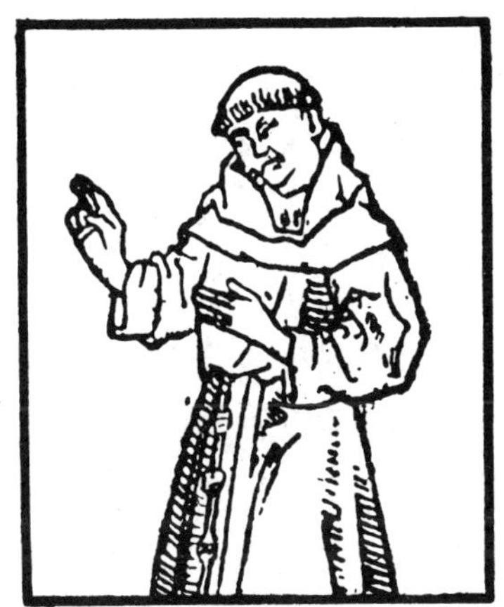

165*a*

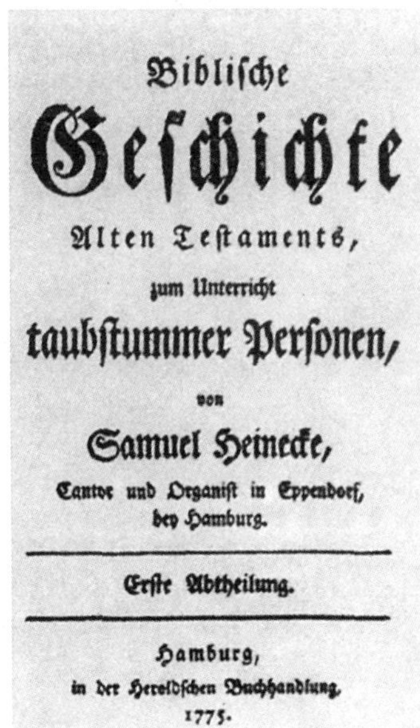

Bibliſche

Geſchichte

Alten Teſtaments,

zum Unterricht

taubſtummer Perſonen,

von

Samuel Heinecke,

Cantor und Organiſt in Eppendorf,
bey Hamburg.

Erſte Abtheilung.

Hamburg,
in der Heroldſchen Buchhandlung.
1775.

165*b*

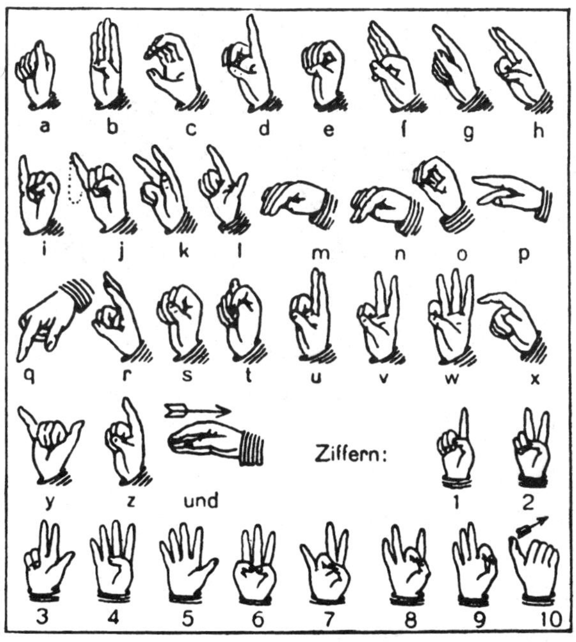


165*c*

# 166. 医学博士乔治·阿格里科拉

人人都知道出生于格劳豪（Glauchau）的——乔治·阿格里科拉（Georgius Agricola，1494—1555）是采矿学的奠基人，但很少人知道，他也是一位重要的医生。他的原名叫乔治·鲍尔（Georg Bauer）。他的学术生涯开始之后，他根据当时学者的习惯，把自己的名字拉丁化。在莱比锡及著名的意大利波伦亚、帕多瓦和威尼斯医学系的学习结束之前，他曾作为古典语文学家在茨维考（Zwickau）工作过。

获得医学博士的头衔后，他和著名的威尼斯古版书出版商阿尔杜斯·马努修斯（Aldus Manutius）一起出版古希腊医生盖仑的著作，当时盖仑在医学界具有最高的权威。他还参与了希波克拉底作品的整理工作。从意大利回来后，他在圣约阿希姆斯塔尔（Joachimsthal），即今天捷克的雅希莫夫（Jachymov），以地方医院的医生和药剂师的身份安顿下来。同时，他还对矿工提供医疗方面的服务。他所从事矿工医生的工作，使他不仅全面地了解矿工和冶金工人的艰苦工作，而且还很清楚他们的职业病和身体上的缺陷。

这些经历，使他在后来所撰写的有关矿冶业的开创性著作中，从不忽略什么是损害健康的因素和保持身体健康的预防措施以及对职业病治疗的问题。他于1530年就已经出版的矿物学处女作《矿工》（*Bergmannus*）中，呼吁要对所有从事矿冶业工作的人员提供医疗帮助。

翌年，他迁居到开姆尼茨（Chemnitz），担任当地市立医院的医生。在开姆尼茨，他对防治黑死病的工作做出了很大的贡献。在“关于黑死病”（Über die Pest）的文章里，他主张保持绝对的环境卫生，主张采用发汗疗法、用含硫的软膏来治疗黑死病。他在百科全书式的主要著作《冶金学》（*De re metallica*，1550）中详细地讨论了天候不佳与冶金炉排出的废气对呼吸器官造成的损害；他还谈到了预防与治疗措施。作为药剂师，他倡言确立可靠、精确的药物重量标准。

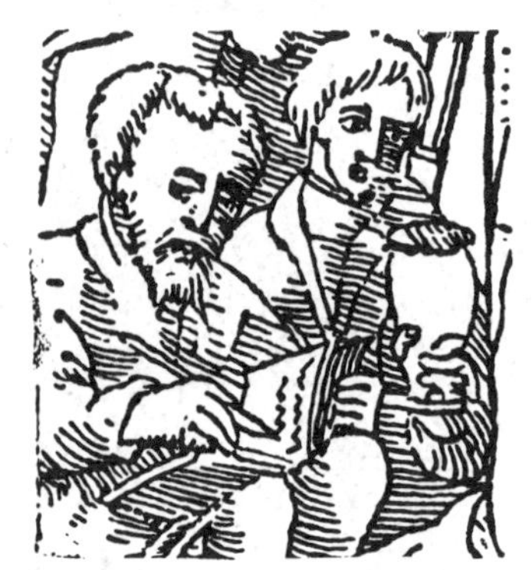

166*a*

**插图 166*a*　医学博士乔治·阿格里科拉，德国人文主义者，矿物学家，医生**

据推测，这是阿格里科拉当时唯一的肖像画。出自他的主要著作《冶金学》中对锡井式炉的描述，巴塞尔，1557年

**插图 166*b*　开姆尼茨的主要教堂，圣雅各布及教堂街中乔治·阿格里科拉的住宅（右）**

根据19世纪无名者的描述绘制，原作品收藏于开姆尼茨的城堡博物馆。出自乌尔里希·霍斯特：《阿格里科拉小册子》（Ulrich Horst: *Das Agricola-Büchlein*），德累斯顿，1955年

**插图 166*c*　《冶金学》的德语译本扉页，在这本书中，阿格里科拉也描述了矿工的病症**

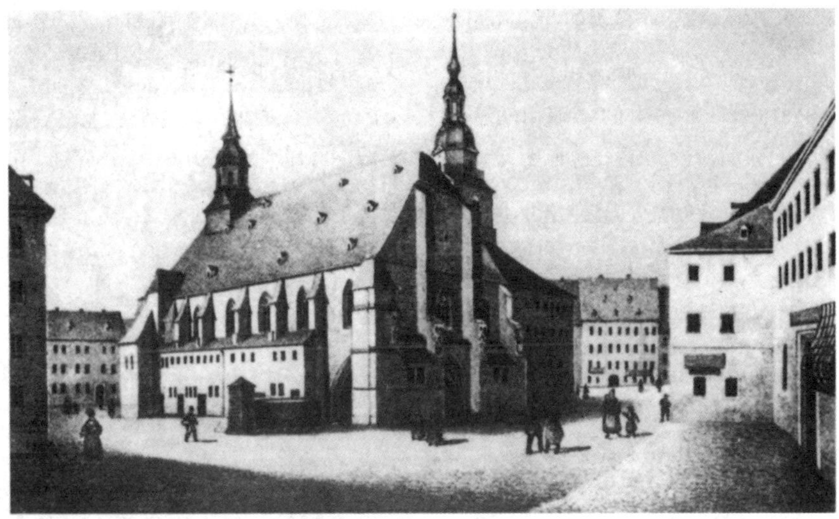

166*b*

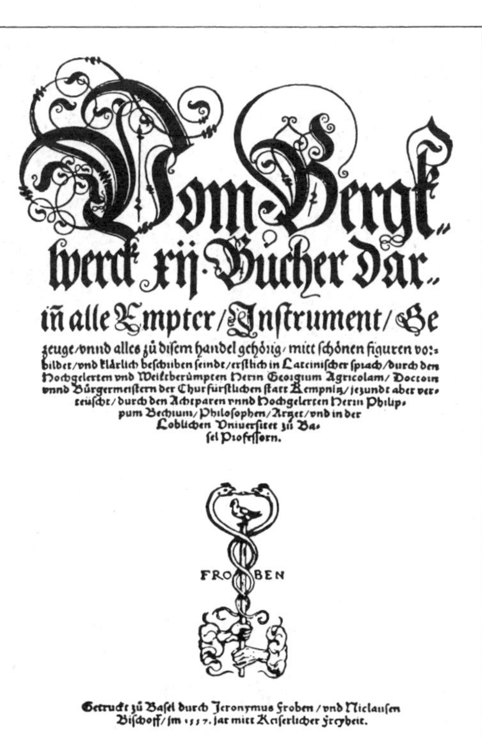

Vom Bergk-
werck xij. Bücher dar-
iñ alle Empter/Instrument/Ge-
zeuge/vnnd alles zů disem handel gehörig/mitt schönen figuren vor-
bildet/vnd klärlich beschriben seinde/erstlich in Lateinischer sprach/durch den
Hochgelerten vnd Weitberümpten Herin Georgium Agricolam/Doctorn
vnnd Bürgermeistern der Churfürstlichen statt Kempniz/jezundt aber ver-
teüscht/durch den Achtparen vnnd Hochgelerten Herin Philip-
pum Bechium/Philosophen/Arzet/vnd in der
Loblichen Vniuersitet zů Ba-
sel Professorn.



Getruckt zů Basel durch Jeronymus Froben/vnd Niclausen
Bischoff/im 1557. jar mitt Keiserlicher Freyheit.

166*c*

# 167. 加尔博士奇特的“颅相学”

出生于巴登州蒂芬布隆（Tiefenbronn）的医生弗朗茨·约瑟夫·加尔（Franz Joseph Gall，1758—1828）所提出的“颅相学”在当时引起了激烈的讨论，不乏持保留意见的赞成者，但也有不怀好意的嘲弄。而他绝对不是一个江湖骗子。“颅相学”使医生和解剖学者加尔声名大噪。通过细致的大脑解剖实验，他得出一个并非错误的假设：大脑，尤其是脑皮层，它不是一个单一的器官，它由好几个部分组成，每个部分都有不同的功能。

是否可以从一个人的外表推断出他的性格，加尔出生在一个对这样的问题非常感兴趣的时代，他结束了在斯特拉斯堡和维也纳医学系的学习后，首先在奥地利的首都作为一名研究者不懈地努力研究大脑各部分功能。他还宣称，大脑皮层是个人思想与道德形成的地方。

瑞士神学家约翰·卡斯帕·拉瓦特尔（Johann Kaspar Lavater）在20年前就提出了一个半真理性的理论：通过一个人的外貌可以看出其性格。与他相类似，加尔创造了叫“颅相学”的伪科学，他认为可以从一个人大脑的结构形式看出他的天性。

为了维护其理论的科学性，他强行把大脑划分为27个区，每个区都有其特定的基本功能，如接受教育的能力、交友能力、统治能力、艺术能力、辨认方位的能力、斗殴能力、赢得声望的能力等。

加尔认为，大脑尤其鲜明的特征是，脑皮层的各个部分和脑皮层覆盖的头颅部分明显隆起。假如加尔努力给大脑各部分定位是正确的，那他不久就该认识到他所犯的错误。但他的做法并不正确，神经生理学家们对他都很懊恼。现代大脑的图像与加尔设想的完全不同。

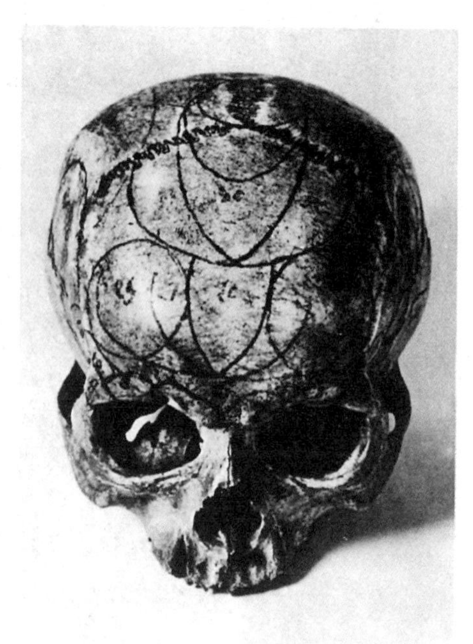

167*a*

**插图 167*a* 划分为27个区的颅骨**

出自伯恩特·卡尔格–德克尔：《探究大脑》，莱比锡，1977年

**插图 167*b* 加尔的讲座**

漫画：加尔创立的伪科学“颅相学”，托马斯·罗兰德森（Thomas Rowlandson，1756—1827）绘制。出自伯恩特·卡尔格–德克尔：《探究大脑》，莱比锡，1977年

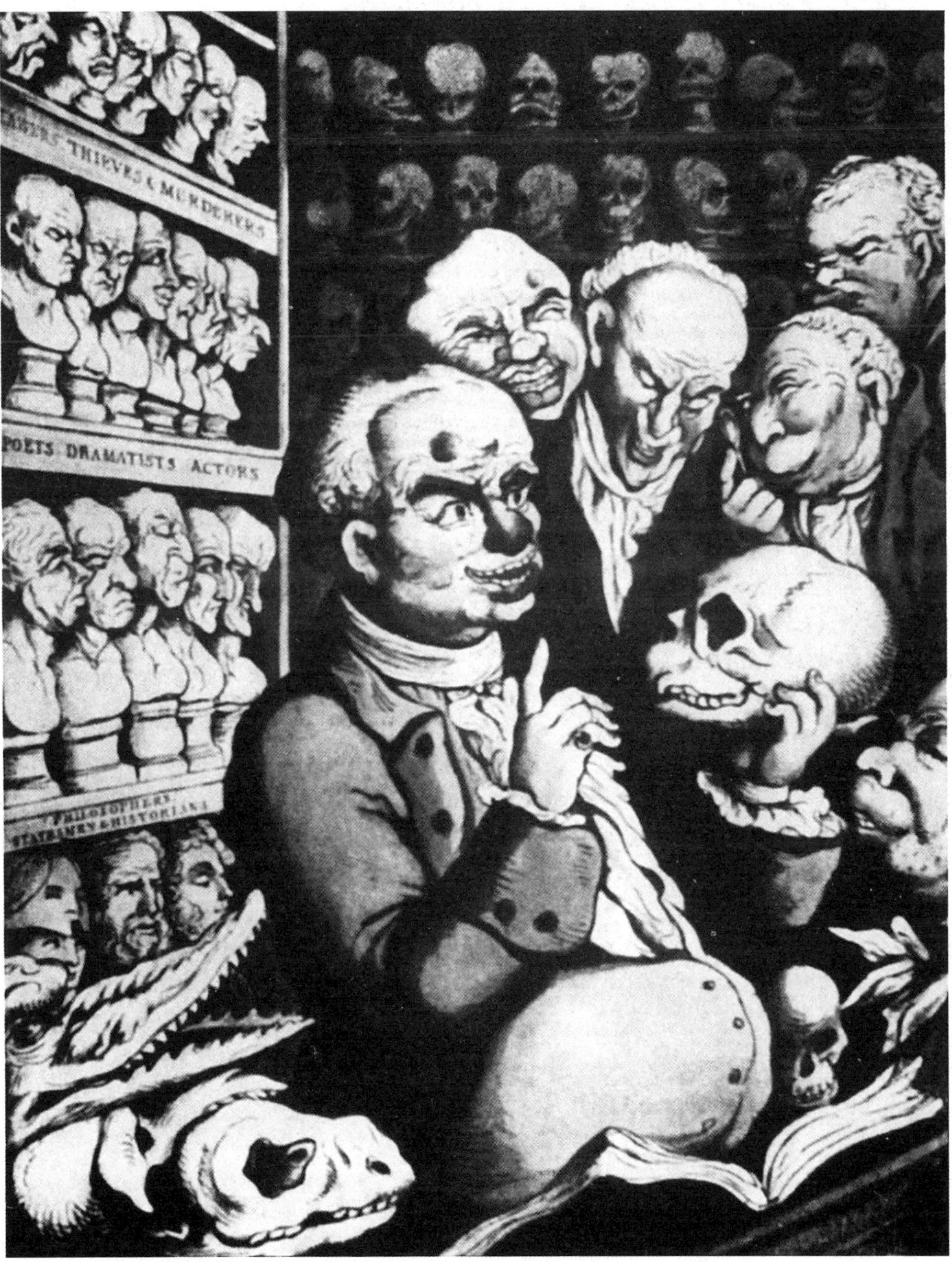


167*b*

# 168.“海姆爸爸”的逸事

1783年4月1日，来自图林根施潘道地方医院的医生恩斯特·路德维希·海姆（Ernst Ludwig Heim，1747—1834）迁到了柏林，在这儿开了一家私人诊所。他在普鲁士的首都行医半个多世纪，由于他诊断准确、医疗具有独创性以及对他人态度友好，尤其是对穷困病人热情，深受大家的欢迎与爱戴。

海姆免费为穷人治病，他用自己的钱给他们买药。此外，他还向没钱的人捐助钱或食物。因此，为了支付自己的生活费用，他向富人索取很高的酬金。柏林人尊敬地称这位能干、高尚、前卫的医生为自己的“海姆爸爸”。他尚在世时，关于他和他的名字就有许多很能说明其特点的逸闻。

只有少数逸事能在短时间内说清楚。下面这个趣事就说明了他的正直，有时简直是迂腐的正直：一天，他被请去给一位伯爵夫人看病，海姆和蔼地问道：“亲爱的，您怎么啦？”她对他的不拘礼节极为恼火：“大夫先生，我是一位尊贵的夫人！”海姆回答道：“噢，亲爱的，对此我无药可治，我也没法帮助你！”说着，他拿起帽子，平静地离开了。

还有一次，在一个高雅的聚会上，有人问海姆关于医生与病人之间关系的问题，他思考了一会儿回答说：“医生在病人的想象中有三张脸：当他走到病榻前帮助病人时，他有一张天使般的脸；当他帮助病人后，他有一张上帝的脸；当寄账单时，他有一张魔鬼般的脸。”

海姆去世前记录了他在柏林的工作情况：“在柏林，我各方面都很好，很幸福。从国王到他的家人，甚至刽子手都请我看过病。”他去世前还领有枢密顾问的头衔。

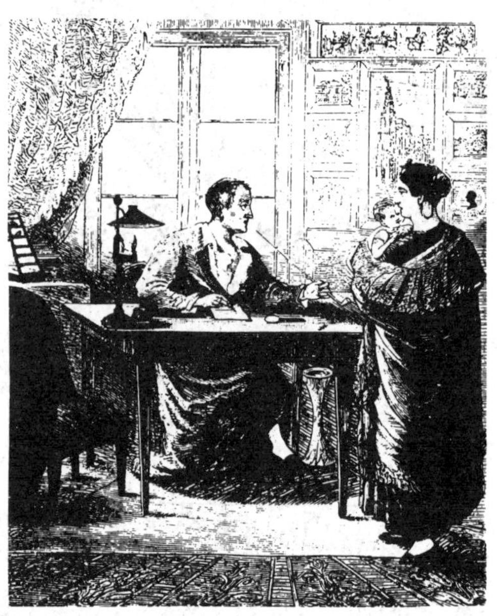

168*a*

**插图168*a*　恩斯特·路德维希·海姆，柏林最受欢迎的医生正为病人看病**

无名木版画，根据亨舍尔兄弟（Gebrüder Henschel）1822年的铜版画绘制

**插图168*b*　“海姆爸爸”在柏林人的簇拥下上马**

1814年无名木刻画。出自奥托：《人类的乐善好施者》（Otto: *Wohlthäter der Menschheit*），出版地点与年代不详

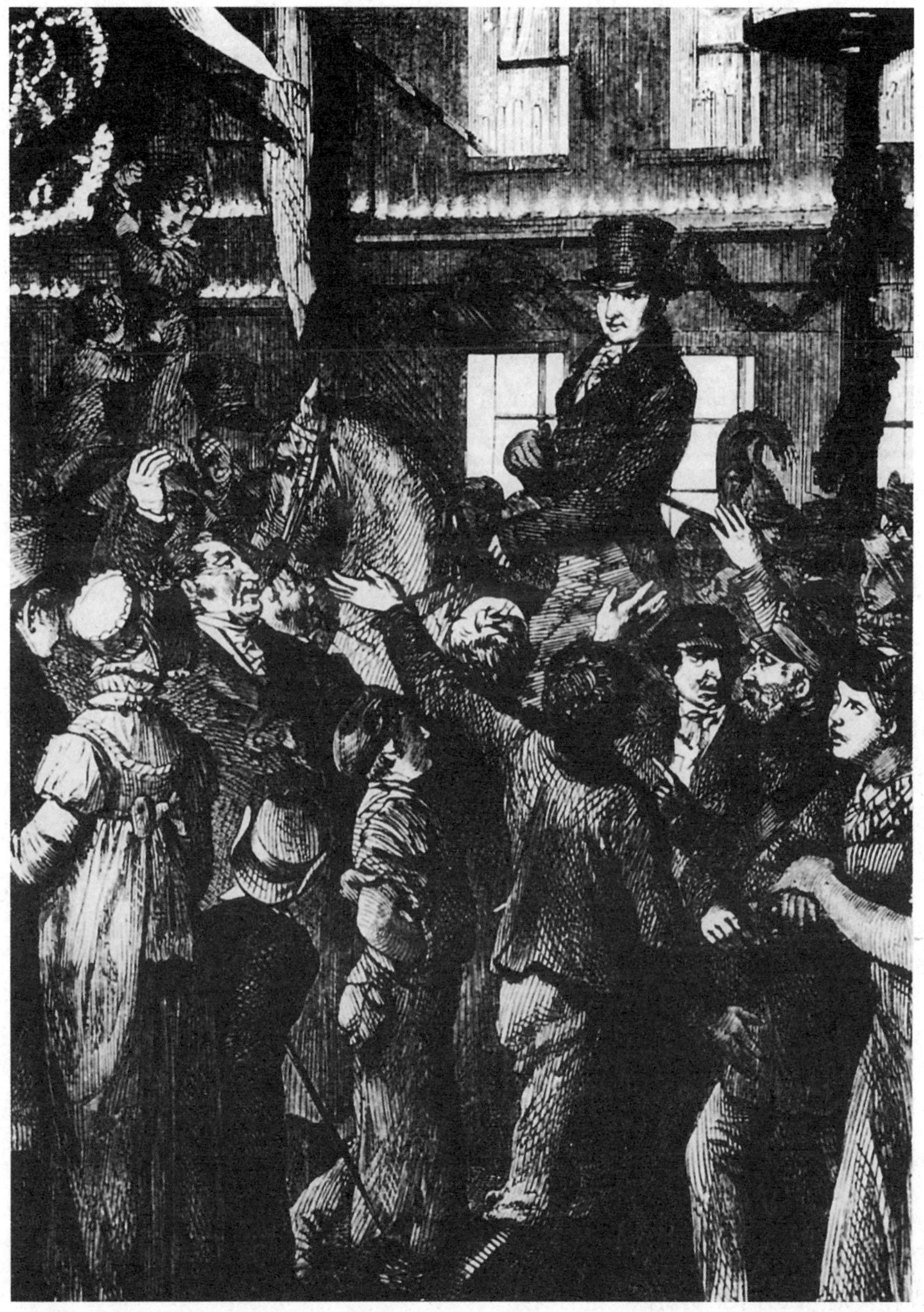

168*b*

# 169. 马丁·路德与医学

“啊，亲爱的上帝，健康的身体是多么的宝贵，健康的人可以吃、喝、睡、消化、小便，还可以做其他的事情！”患病的马丁·路德在他著名的祝酒词里经常这样说，从中我们也可以看出，他对待疾病的积极态度以及他对待医学的态度。他除了急切地帮助最小的儿子鲍尔实现学医的愿望，与他的家庭医生保持着亲密的关系外，他还乐于运用自己道德上的权威，帮助那些有能力的医生在职业或研究方面有所建树。

根据《旧约》的《箴言》（*Jesus Sirach*）里“耶稣在土地上创造出了药，一个明智的人是不会蔑视它的”引文，路德主张小心、慎重地保存好药方。此外，他还果断地表明了自己对当时使用古代流传下来的所谓“巫药房”里的药怀有厌恶之感。他认为保持身体健康，最重要的是理智的、有节制的生活方式，这是最好的药。但“我们没完没了地吃、喝，没完没了地昏睡，没完没了地大吃大喝，没完没了地放屁”，在布道或谈话中，路德都请人们认真地思考他的话。

这位改革家还大力促进建立乡镇卫生事业，就像我们今天从有案可查的维滕堡的主治医生沃尔夫冈·伯梅尔（Wolfgang Böhmer）所著的《马丁·路德与维滕堡的医药卫生》（*Martin Luther und das Wittenberger Medizinalwesen zu seiner Zeit*）一书中所了解的那样：路德致力于对贫穷的人进行有组织的救助；建议建立一个乡镇银行，用这个银行的资金来解决穷人“除了住院以外应支付的护理、医疗及药物的用销”；他对很多与医疗卫生有关的事情都产生了影响，如建立一个老年者之家，对精神病患者进行人道主义的照顾，停止妓院营业，以及出于医疗卫生的考虑，在城外为染上瘟疫的死者建立墓地；等等。

黑死病流行的时候，路德并不像大多数有钱的健康人一样逃之夭夭，而是不顾自己被传染的危险，留下来帮助染病的患者。伯梅尔评价路德说，他“对医务人员医德的形成做出了重要的贡献”。

**插图 169*a*　黑死病流行时的临时医院：在城墙前面的仓库里躺着失去生存希望的病人，僧侣们都来帮忙，他们用绳子绑着一个死者从楼上放到楼下，尸体就地掩埋**

根据维也纳 17 世纪铜版画绘制。出自赫尔曼·彼得斯：《德国历史上的医生与医疗》，耶拿，1924 年

**插图 169*b*　病榻上的马丁·路德**

出自伯恩哈德·罗格：《德国宗教改革史画册》（Bernhard Rogge, *Illustrierte Geschichte der Reformation in Deutschland*），黑施费尔德，1908 年

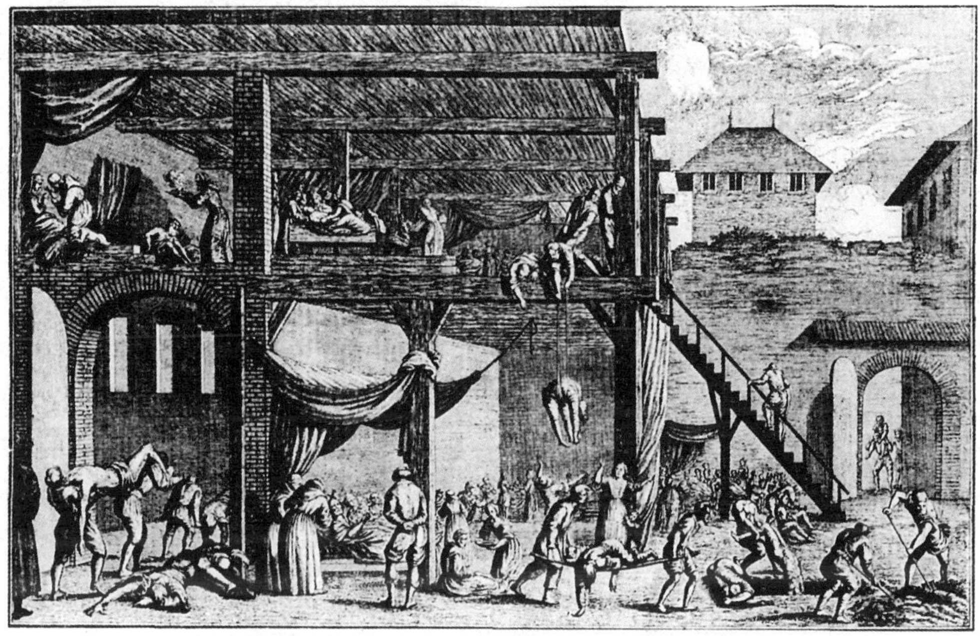

169*a*

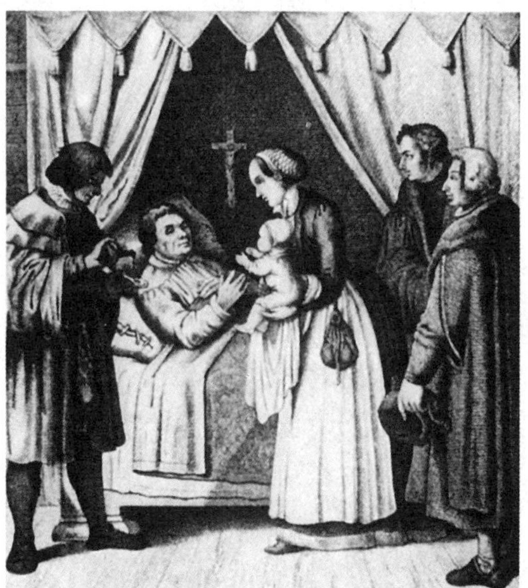

169*b*

# 170. 马拉与人权

1789 年 8 月 26 日，法国制宪会议通过了“人权与公民权宣言”。不到一年，巴黎的医生与政论家让－保罗·马拉（Jean-Paul Marat，1744—1793）根据自己的经验认识到，在封建极权统治下不可能实现宣言中理想的“自由、平等、博爱”，那些特权人物绝不会放弃他们的政治与经济权力。于是马拉宣告了进行革命推翻独裁的必要性。

在他编辑的具有战斗性的《人民之友报》（*Ami du peuple*）里，他揭露了反革命者对第三等级的背叛，要求坚决消除社会贫困与反革命。

他相继到法国与英国学习医学，之后，他在伦敦行医，伦敦政府施行的富裕市民的体制给他留下了深刻的印象。他在政治处女作《奴隶的锁链》（*Ketten der Sklaverei*）中，第一次强调独立自主的人民应有革命起义的权利。他在两篇医学论文中作为一名专科医生，坚决反对当时在检查和治疗眼疾中所使用的水银疗法和扩张器检查。1775 年以来，他长期在巴黎担任阿图瓦伯爵（Artois）卫队的医生，直到最终献身于革命的使命之前，他都专门从事胸科疾病与眼疾的治疗与研究。

1792 年 9 月 21 日，当法国宣布由新当选的国民议会执政而成为共和国时，马拉在讲台上充满激情地警告吉伦特派成员，即那些代表大资产阶级和中产阶级利益的、温和的共和党人，不要策划反革命的行动。他还组织反对国内高利贷活动，在当选为雅各宾派主席后，他为推翻吉伦特派做出了决定性的贡献。在此之前几个月，法国国王路易十四（1754—1793）被送上了断头台。

革命的敌人都极其憎恨马拉，不断诋毁中伤他，甚至要他对恐怖分子的“9 月谋杀”负责。1793 年 7 月 13 日，攻占巴士底狱后四年，他被一位逃亡的吉伦特派的追随者、25 岁的贵族夏绿蒂·科戴（Charlotte Corday）刺死在浴缸里。四天后，科戴为此在巴黎被送上了断头台。

**插图 170*a*　马拉，法国革命家、政论家与医生。一直是雅各宾派成员，被夏绿蒂·科戴（1768—1793）谋杀**

带有死者肖像的献词“献给马拉：人民的朋友”。根据雅格－路易·戴维（Jacques-Louis David）的铜版画绘制

**插图 170*b*　马拉的送葬队伍正前往巴黎万神殿（Panthéon）**

根据扬（Yan）的铜版雕刻绘制。出自阿道夫·梯也尔：《法国大革命》（五卷本，Adolf Thiers: *Histoire de la Révolution Française*），巴黎，年代不详

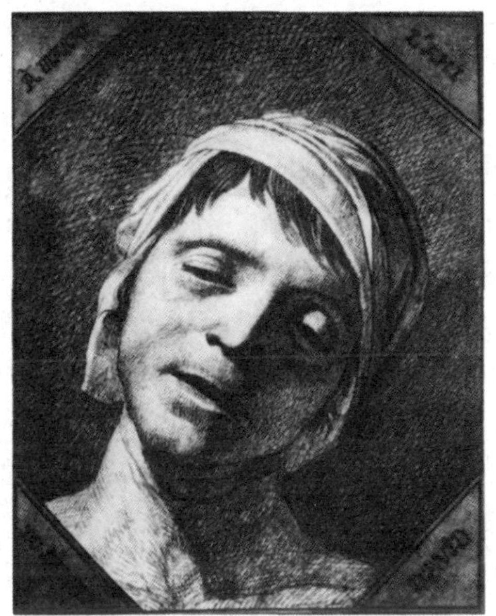

170*a*

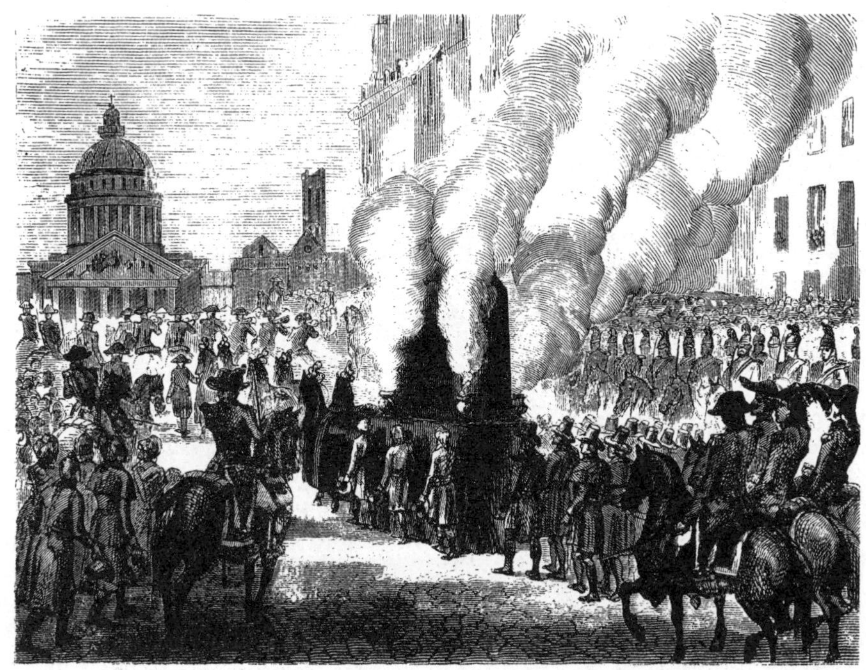

170*b*

# 171. 长胡子的女人

在古老的中世纪教堂里，人们常常可以见到一幅奇特的受难者的画像。认真的观察者会发现，这个受难者不是带着荆冠的耶稣，而是一位身披华丽长袍、戴着镶嵌宝石头冠、长着大胡子的年轻女子。人们可以通过画像解说者的讲解获悉，这位年轻的女子在很早以前是一位颇受人尊敬的苦难圣女。传说她是一位异教徒的女儿，她的父亲是一位诸侯，她悄悄地改变了信仰，成了基督徒。她违抗了父亲的安排，不仅放弃了自己小时候的誓言，而且拒绝与早已订婚的无信仰的男子结婚。她很坚定，祈求上天帮助她。上帝一夜之间就把她变成了一位长着胡子、有着男人面孔的女人，这样，她的求婚者便放弃了这门亲事。她的父亲对此大为恼火，百般折磨她，最后让人把她钉死在十字架上。

自此以后，这位神圣的苦难之女，就成了为所有像男人那样长胡子而遭受异常痛苦的女人的庇护人，替她们祈祷的人。那个时代的医生们还不知道这种所谓的多毛症是由肾上腺皮质增大，或由肿瘤、卵巢肿瘤引起的，对这种症状都束手无策。在这种情况下，那些对宗教心怀恐惧感的人，就把改变这种妇女本性的现象和找到摆脱这种病症的方法，都归到上帝的圣力范围，认为只有上帝才能改变。因此，许多多毛症的妇女都来到苦难圣女的神像前朝拜，祈求能从她那儿得到帮助，从而摆脱使她们破相的悲惨境遇。

许多文学作品都曾经记载，有不少夏娃的女儿患上了长胡子的病。一些有生意头脑的患病者如果不能摆脱这种病症的话——便为自己开辟了一片新天地：在年市或游艺场上展示自己，以获取金钱。就像1850年著名的墨西哥长胡子的舞女朱莉亚·帕斯特拉纳（Julia Pastrana）；17世纪被贪图金钱的丈夫带着走遍欧洲的芭芭拉·乌尔斯勒（Barbara Ursler），她成了一位有大胡子的齐特琴演奏者。还有1731年12月12日被送到德累斯顿市立医院年老体弱的、世界著名的“玛格丽特·米勒小姐”（Rosine Margarethe Müller），她带着亚麻面纱，在揭去面纱后，让医生们大吃一惊，“下巴上长满了浓密的黑色胡子”，医生们这样描述说。

**插图171*a*　苦难圣女的肖像**

根据汉斯·布克迈尔（Hans Burgkmair，约1507）的木刻画绘制。

**插图171*b*　“猴人”芭芭拉·乌尔斯勒**

根据伊萨克·布鲁恩（Isaac Brunn，1653）的木版画绘制。出自特奥多尔·汉佩：《德国历史上行驶的人》，莱比锡，1902年

**插图171*c*　长胡子的朱莉亚·帕斯特拉纳**

根据木版画绘制。出自汉斯·克雷默：《宇宙与人类》的插图，柏林－莱比锡－维也纳－斯图加特，年代不详

DIE BILDNVS ZV LVCA
HB

171*a*

Barbara Vrslerin ward geboren ihm Iar 1 6 3 3. den 18. Febru:
arij. in Augspurg Ihres Alters im 20 Iar. Ist gantz vnd gar
ha: echt mit schönem gelben häar im angesicht 2 grosse locken
auss beÿden ohren gehn, Ihr vatter heÿst Balthaser Vrsler.
ihr Mutter Anna Vrslerrin.
Isaac Brunn delin. et sculpsit. 1653

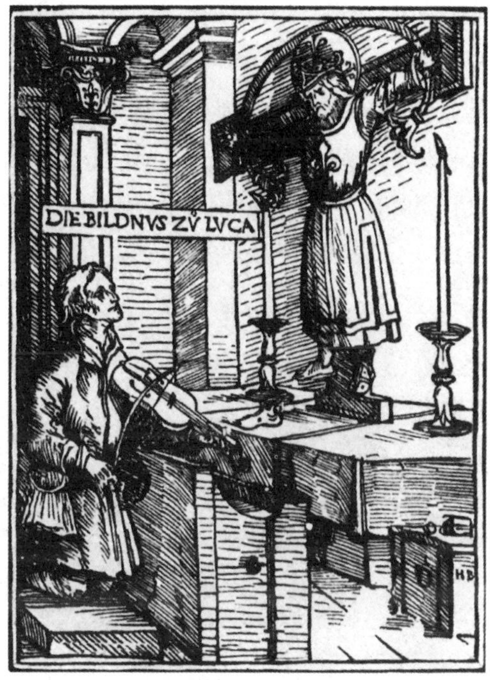

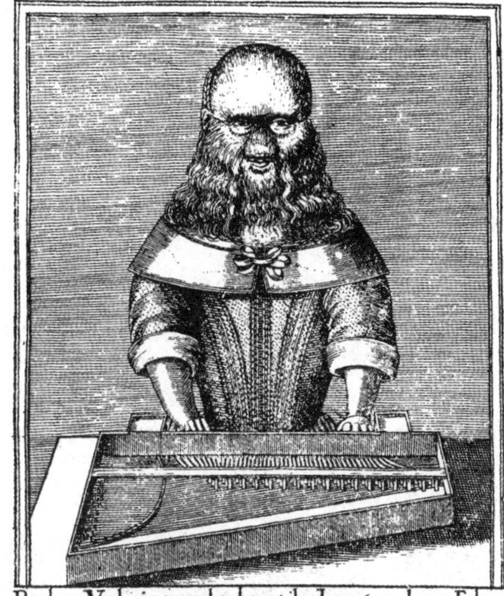

171*b*

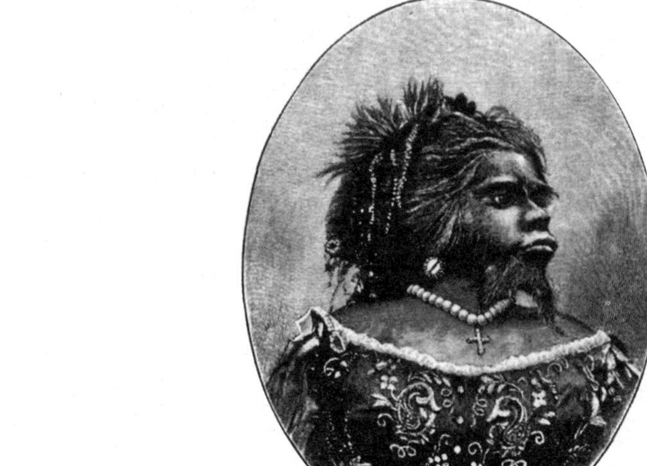

171*c*

# 172. 配镜无需医生与验光师

早期的编年史学家声称，古代就已经有眼镜了，因为古代的尼禄皇帝就近视，他总是通过一枚绿宝石观看马戏团里的斗剑士表演。但这只是一个错误的结论，因为发明眼镜的前提条件是对光的折射的认识。但光的折射在11世纪才被阿拉伯的自然科学家与医生伊本·海塞姆（Ibn Haitam）发现。他第一次观察到，通过一个玻璃的球缺体去看物体时，物体好像被放大了。这就是说，皇帝的绿色单片镜并没有改善视觉的功能，只是为了保护眼睛不受强烈的太阳光或运动场上耀眼的沙子的伤害而已。

今天，人们一般都把威尼斯看作眼镜的发源地，因为这座充满艺术气息的城市在中世纪晚期就拥有最发达的玻璃制造业，有最古老的对眼镜的文字与图片的记载。最简单的眼镜是老人或远视者手里拿的很烦琐的放大镜。为了使用方便，后来威尼斯磨玻璃的工人就把它制作成用金属镶嵌的、带有一个手柄的圆形单片眼镜。

除此之外，在13世纪末14世纪初出现了一种铆合眼镜。它是由两个带手柄的单片，用一个钉子铆合而成，这种眼镜也需要手扶。所以此后夹鼻眼镜的发明就被看作一种善举了，尽管它很臃肿，又很重，在鼻子上坐不稳。人们喜欢把它固定在深深压住脑门的帽子上，或者用绳子把它系在头上或耳朵上。中国人为了避免绑来绑去的麻烦，就在耳朵上垂下来的绳子两端系上有一定重量的东西来固定它。在还没有制定规范眼镜制造与销售的法规之前（医生们认为这样的法规有损于他们的尊严），眼镜在医学方面不能充分发挥效用，它只是多少有些放大的作用罢了。能买得起这种改善视力眼镜的人，可以出高价向上门兜售的人或街上的摊贩购买。

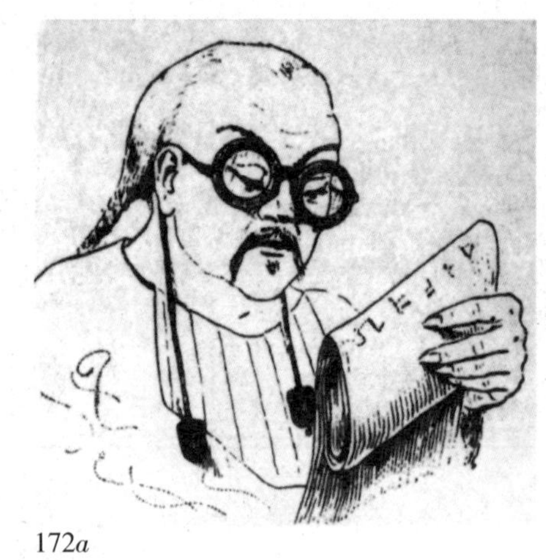

172*a*

**插图 172*a*　古代中国人的眼镜。从耳朵上垂下来的绳子两端，系上有一定重量的东西来固定眼镜**

根据佚名画绘制，无出处

**插图 172*b*　最早的眼镜之一：一种用手扶的铆合眼镜**

根据1400年后康拉德·封·泽斯特（Konrad von Soest）所创建的维尔洞祭坛绘制。复制部分

**插图 172*c*　在法官席上，手握18世纪流行的羽茎、戴夹鼻眼镜和假发的法官**

木版画，根据威廉·霍格思（William Hogarth, 1697—1764）的讽刺画绘制。出自格奥尔格·克里斯托夫·利希滕贝格：《威廉·霍格思其人其画》（Georg Christoph Lichtenberg: *William Hogarth's Zeichnungen nebst einer Biographie Hogarth's*），斯图加特，1857年

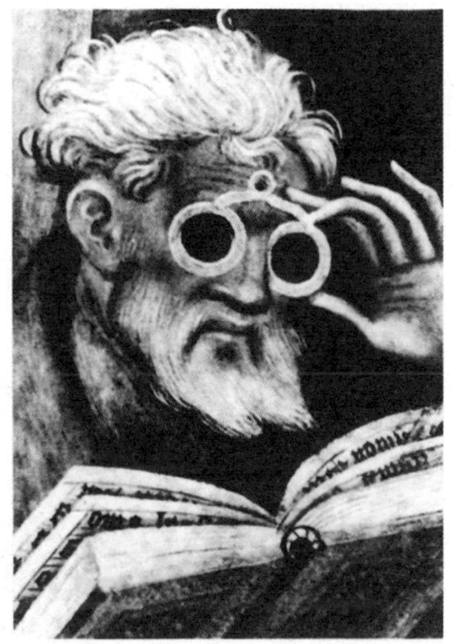

172*b*

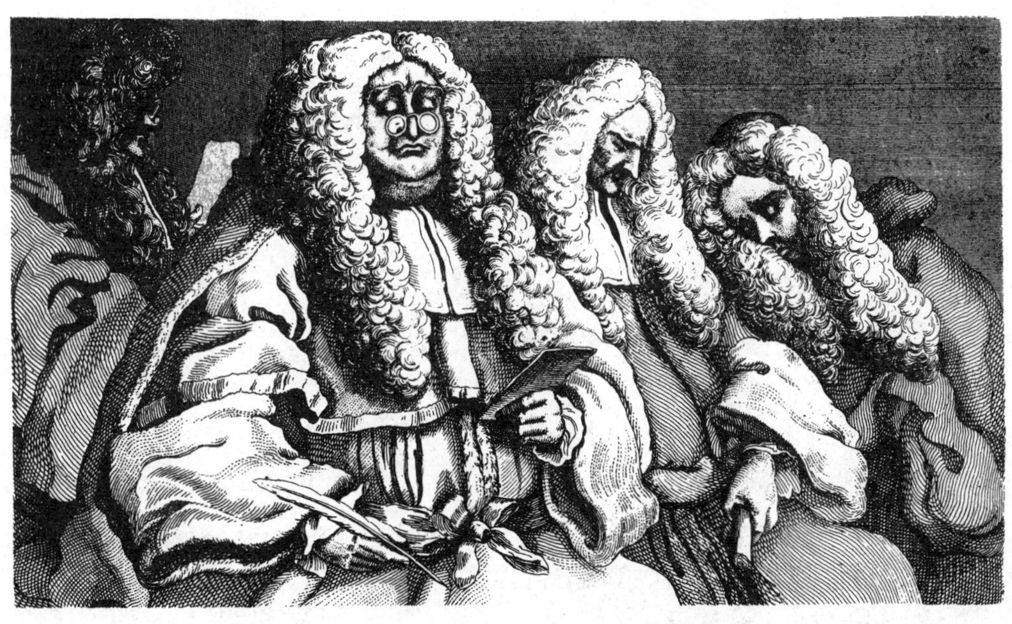

172*c*

# 173. 疟疾病患阿尔布莱希特·丢勒

1520年的圣灵降临节，阿尔布莱希特·丢勒与妻子阿格纳斯（Agnes）及侍女苏珊娜（Susanna）一起前往荷兰，目的是向在荷兰拜访亲戚的卡尔五世（Karl V）证实他终生养老金的支付情况。卡尔五世死去的祖父马克西米利安一世（Maximilian I）答应继续支付丢勒每年100古尔登的养老金，但纽伦堡的市议会拒绝支付，不久前他收到了议会的拒付证书。在这儿，黑死病又开始肆虐，画家与他的家人还暂时幸免此难。

丢勒在安特卫普宿营，他从安特卫普到附近各城市旅游，最后往北到了泽兰（Zeeland）。他对为期一年左右的荷兰之旅做了详尽的记录。在泽兰海边停留时，也就是1520年12月上旬，就像他在日记中记下的那样，“一种从未听任何人说过的怪病”侵袭了他。关于这场无法解释的疾病他强调说，他认为这次生病与他在第二年春天所遭受的“高热、失去知觉，没精打采与头痛”有关。

丢勒画了一幅画给他的家庭医生，用来说明他的病情。今天保存在不来梅艺术馆的这幅12.7厘米×11.7厘米、略带水彩的钢笔画可以让人猜测到，疾病使这位艺术家深受折磨。画上是裸体的丢勒用手指指着画了圆圈的地方，他用手在画上写了这样的说明：“我用手指着的这块黄色的地方，你让我痛苦。”在日记里，丢勒心情沉重、详细地向医生和药剂师描述了他所经历的种种痛苦。

这位本来就一直身体虚弱的画家不久死于慢性疟疾。当时他对疾病极为准确的速写，著名的洗浴图与大量符合解剖学原理、与裸体成比例的描绘，使阿尔布莱希特·丢勒在医药文化史上占有一席之地。由于患病，他只活到57岁。

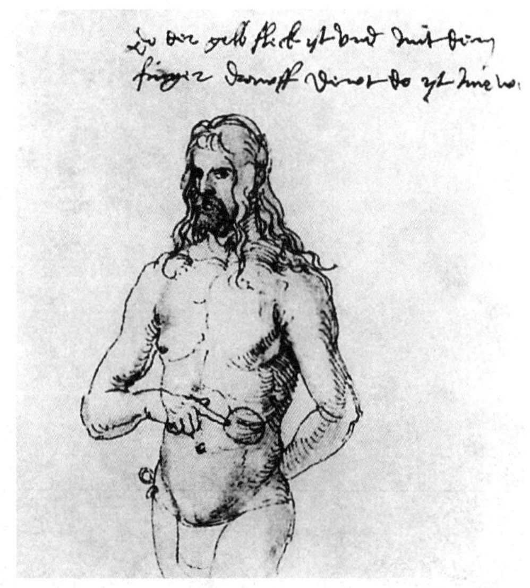

173*a*

**插图173*a* 阿尔布莱希特·丢勒在荷兰旅行身染疟疾时，给他的家庭医生画的速写。他的手所指的地方经常疼痛：“你让我痛苦。”圆圈标出的地方是脾的位置，脾大是疾病的一个病征**

根据保存在不来梅艺术馆的原作绘制

**插图173*b* 16世纪初男人的洗浴**

根据阿尔布莱希特·丢勒的木刻画绘制。出自阿尔弗雷德·马丁：《德国历史上的洗浴业》（Alfred Martin: *Deutsches Badewesen in vergangenen Tagen*），耶拿，1906年

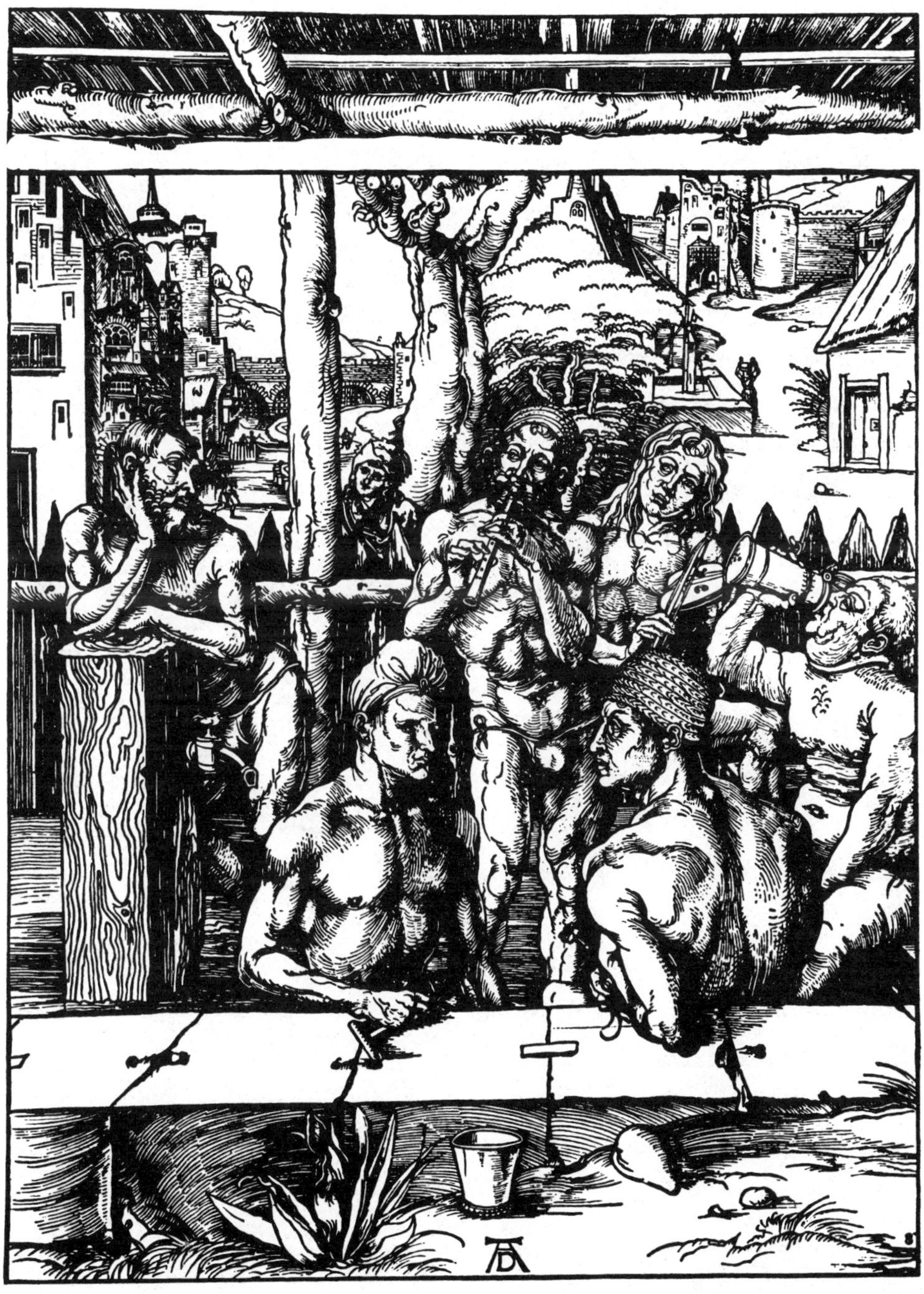

173*b*

# 174. 萨克森－魏玛的急救委任状（1776）

在翻阅以前出版的《慕尼黑医学周刊》时，我发现了翻印的萨克森－魏玛大公卡尔·奥古斯特（Karl August）在1776年2月21日签署的急救委任书。急救的历史要追溯到《慕尼黑医学周刊》的出版商、医学博士哈塞（G. Fr.Hasse），他当时是埃森那赫一所医院的主治医生，他讲述了保存于魏玛档案馆资料里所记载的一次突发事件，这场突发事件最终使医院的急救工作有了制式的规定与流程。

据记载，耶拿一家名叫“熊”旅店的女店主试图跳进萨勒河自杀。两个手工工匠把这位已经不能动弹的女店主打捞了上来，便急急忙忙地去告诉管理机构所发生的事。在对情况进行了详细的核实后，镇长向魏玛市报告了这件事，并认为如果马上对这位女店主进行抢救的话，她有可能会活过来。

女公爵安娜·阿玛丽娅（Anna Amalia）当时在替年幼的儿子卡尔·奥古斯特摄政。镇长的文书很恭顺地请求她为居民制定将来救助受难者时所应遵循的行为准则。尽管一个接受任务的医药机构立即拟订了相应的规定，但直到若干年后，安娜·阿玛丽娅18岁的儿子亲政时，对所有事故的抢救办法才有了详细的说明。

这份急救委任书明文规定，当人们看见有冻死、吊死、淹死或窒息而死的情况时，不能漠然地等待有关管理人员的到来，而应必须马上主动采取急救措施。这份委任书对所有急救措施皆有详细的实施步骤及细节说明。尽管在当时已有了一些先进的办法，但这并非近代救援业的开端。

不容争议的是，拿破仑野战医院最重要的外科医生让·多米尼克·拉雷（Jean Dominique Larrey）开创了近代救援业，他通过采用“快速如飞的野战医院”来改革军队的医疗制度。在战争中这些野战医院到最前线去寻找受伤的人员，在炮火下就地治疗和手术，在经过最基本处理后，小心地直接把他们运送到后方军医院继续治疗。

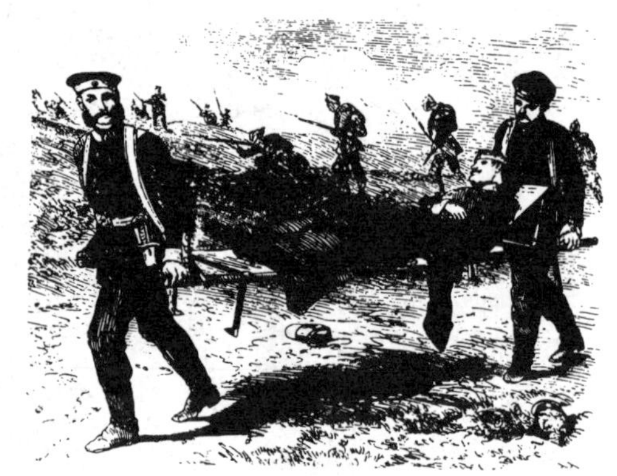

174*a*

**插图 174*a*　把伤员从前线送到后方军医院**
木版画。出自雨果·舒尔茨:《1870—1871德法战争》（Hugo Schulz: *Der Deutsch-Franzosische Krieg*），柏林，1914年

**插图 174*b*　萨克森－魏玛急救委任的前言（1776）**
出自《慕尼黑医学周刊》（*Münchener Medizinische Wochenschrift*）（108），1966年

**插图 174*c*　在前线的急救包扎**
出自雨果·舒尔茨:《1870—1871德法战争》，柏林，1914年

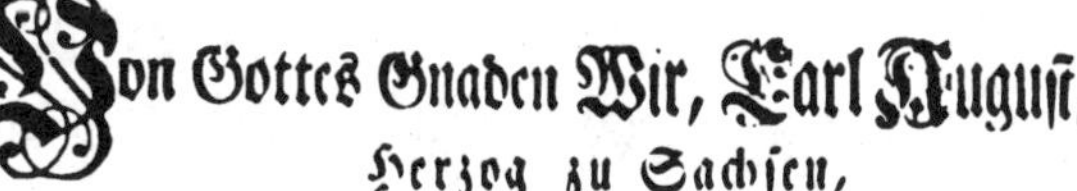

Von Gottes Gnaden Wir, Carl August,
Herzog zu Sachsen,
Jülich, Cleve und Berg, auch Engern und Westphalen, Landgraf in Thüringen, Marggraf zu Meissen, gefürsteter Graf zu Henneberg, Graf zu der Marck und Ravensberg, Herr zu Ravenstein.

Entbiethen Unsern Prälaten, Grafen, Herren, und denen von der Ritterschaft, Beamten, Gerichtsherren, Bürgermeistern, Stadt Voigten und Räthen in denen Städten, Richtern, Schultheißen, Gemeinden und sämtlichen Unterthanen Unserer Fürstenthümer Weimar und Eisenach, wie auch der Jenaischen Landes Portion, Unsern resp. gnädigsten Gruß und fügen ihnen zu wissen, wasmaßen Wir mehrmalen wahrgenommen, daß die Rettung derer im Wasser oder durch Frost und andere plötzliche Fälle verunglückten Personen öfters um deshalb verhindert worden, und

174*b*

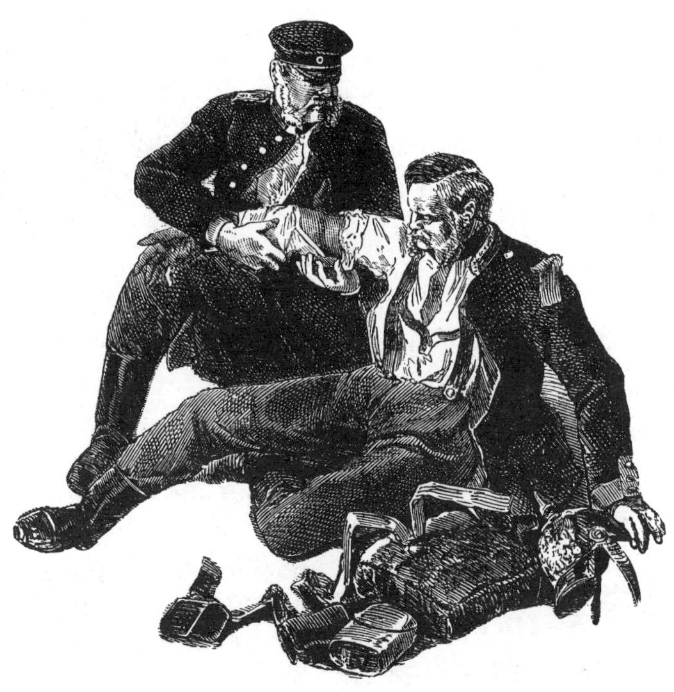

174*c*

# 175. 家庭幸福与大众健康

丹尼尔·哥特洛布·莫里茨·施雷贝尔（Daniel Gottlob Moritz Schreber，1808—1861），是莱比锡一位律师的儿子。他结束了大学的医学学业后，首先在故乡行医，并担任内科学的编外讲师，1844 年被任命为当地矫形外科医院的院长，此后开始改革体育与医疗体操。劳动民众的孩子之命运深深地打动了他，他们大多生活在阴暗的后院或在危险的街道上玩耍，发育及健康大受影响，甚至受到贫血的危害。

为了避免疾病的发生，施雷贝尔在大量关于保护儿童健康的通俗文章中呼吁，在大型的青年游戏场由专业人员引导组织集体游戏，让孩子们在空气清新、阳光充足的地方尽兴玩耍。然而后来，他因为身患严重的阑尾炎而过早去世，无法亲自实现自己的梦想。

施雷贝尔去世后三年，他的朋友恩斯特·因诺岑茨·豪席尔德（Ernst Innozenz Hauschild，1808—1866）——一位莱比锡市立中学热衷于改革的校长，在市里的父母官及开明家长的帮助下成立了一个联合会，目的是修建儿童游戏场。在该协会的建议下，该协会被命名为“施雷贝尔协会”，以纪念死去的、建立儿童游戏场的倡议者施雷贝尔先生。1865 年 5 月 25 日，在莱比锡的托马斯草坪上建起第一个“施雷贝尔游戏场”。后来，在退休的教育学家、看护员卡尔·格塞尔（Karl Gesell）的带领下，孩子们在游戏场周围修筑花坛，亲手种植和护理花草，这样更加激发了他们对大自然的热爱。

后来父母们也加入到花草的培植中来，他们开始把这些地区划分成小块，用栅栏把它围起来，这样在游戏场周围出现了第一批小花园。此后这些花园逐渐发展成了一排排“圆亭”，变成了家庭娱乐和休闲的莱比锡式的花园。今天在全世界都有这样的花园，它们是“家庭幸福与大众健康的向导”，就像施雷贝尔规划设想的那样。

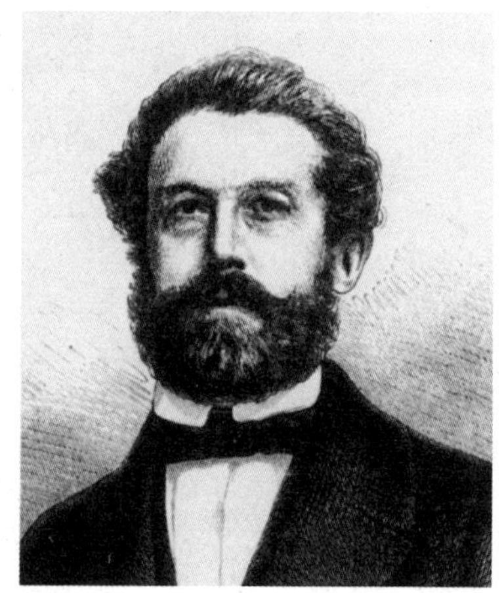

175*a*

**插图 175*a* 施雷贝尔，莱比锡医生，体育与医疗体操的改革者**

出自 1863 年插图日历，莱比锡

**插图 175*b* 1864 年左右按照施雷贝尔的设想所修建的带草坪、攀缘架及花园的儿童游戏场**

出自《德国红十字会》，德累斯顿，1988 年第七期

**插图 175*c* “施密特夫人，这里有一只金龟子！”**

作者：海因里希·齐勒（Heinrich Zille）。出自海因里希·齐勒：《在春天的阳光里》（*In der Frühlingssonne*）系列绘画

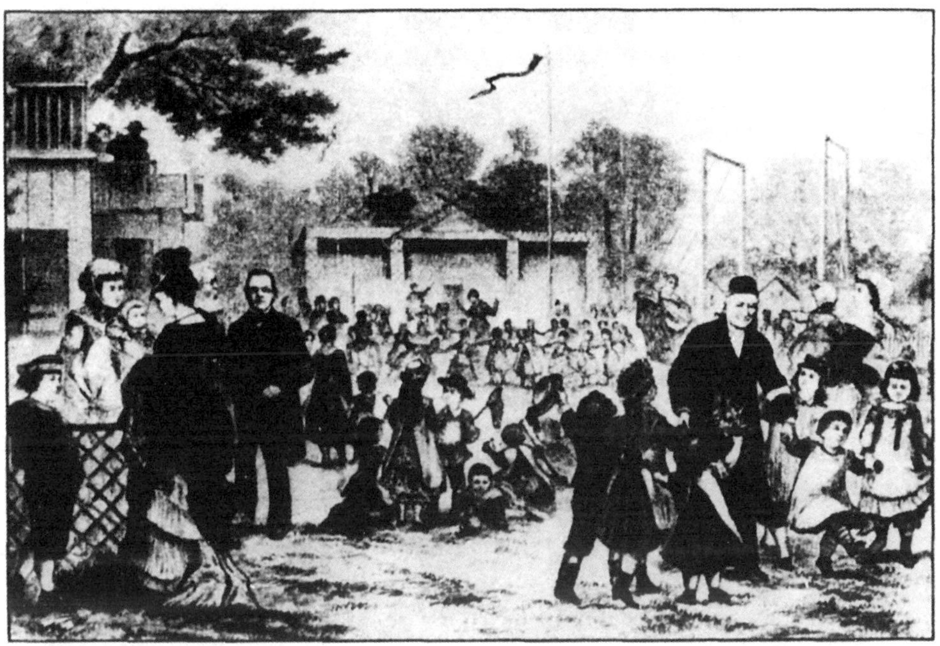

175*b*

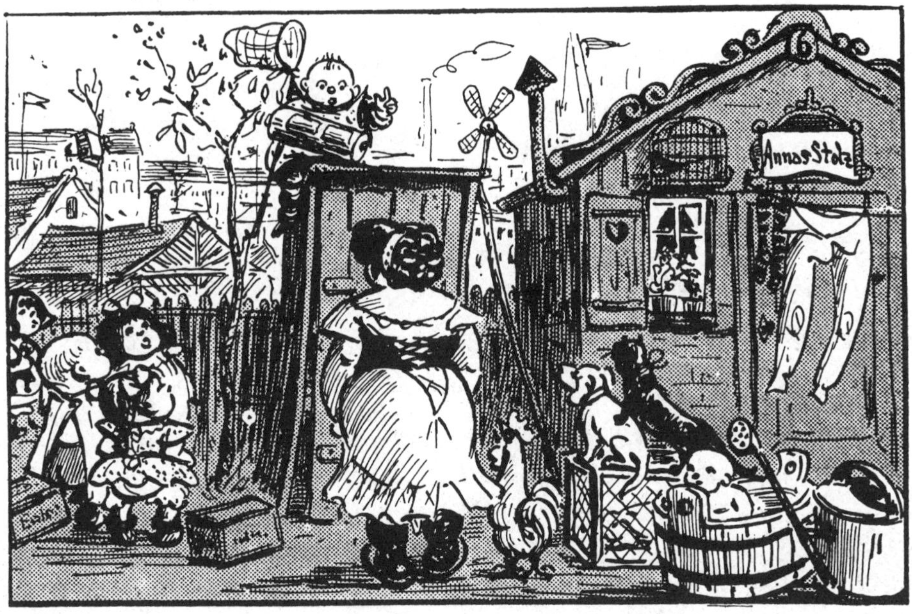


175*c*

# 176. 俾斯麦医疗保险法

1848 年 2 月，柏林夏利特医院年轻的讲师、解剖医生鲁道夫・微耳和与便衣警察、医务总顾问巴莱茨博士（Baretz）一起，到上西里西亚地区调查长期在这儿蔓延的、灾难性的伤寒病。巴莱茨博士此行是受普鲁士文化部的委托。后来微耳和对这件事所做的汇报对政府而言没有一点儿溜须拍马的意思，他直截了当地指出，社会与政治的弊端使人民忍受瘟疫流行之苦。当时，微耳和作为一名民主革命者，要求政府除了继续采取促进健康的措施外，还要首先给患病的工人提供物质保障。

直到三十多年后，即 1883 年 6 月 15 日，德意志帝国议会才通过并开始实施俾斯麦医疗保险法。保险法规定，为所有患病的产业工人（农村工人除外）提供免费治疗，条件是自己必须交纳 2/3 的保险金，其他 1/3 由企业主解决。尽管这条法律为工人减轻了一些负担，但毫无疑问它并非统治者制定的进步的社会福利政策。俾斯麦在 1884 年 11 月 26 日的帝国议会讲话中也坦率地承认，“假如没有社会民主，假如大多数人对此都不以为然，那么就连最低程度的改善也不会出现。”

换句话说：1878 年实行了压制德国工人运动的、卑鄙的《紧急状态法》，但它不能让工人阶级忘掉社会民主，所以反动分子就通过某些社会改革措施来达到他们的目的。当然，德国的工人阶级不会被俾斯麦的“面包加皮鞭”的政策收买。社会民主工人党的领袖奥古斯特・贝贝尔完全有理由说，社会保险的实行是革命斗争的结果。

1890 年取消了《社会主义者法》之后，工人阶级继续进行全方位的斗争。在 1891 年的《埃尔富特纲要》中，他们就要求在工人患病时国家应提供免费治疗和免费药品，同时要求国家采取预防性的医疗福利保健措施。

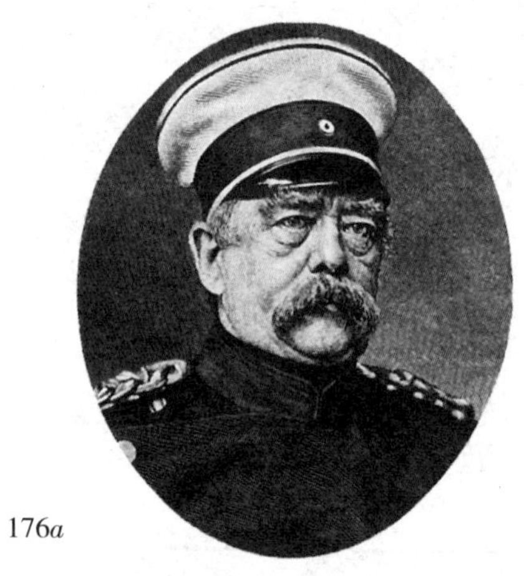

176*a*

**插图 176*a* 俾斯麦（1815—1898）**

木版画，根据勒舍尔（Löscher）与佩奇（Petsch）（1877 年 3 月 7 日）的原作绘制

**插图 176*b* 19 世纪身染饥饿性斑疹伤寒的西里西亚纺织工人**

木刻画，根据奥托・E. 劳（Otto E.Lau）的画绘制。出自威廉・布洛斯：《德国革命：1848 年至 1849 年的工人运动史》（Wilhelm Blos: *Die Deutsche Revolution–Geschichte der Deutschen Bewegung von 1848 bis 1849*），斯图加特，1891 年

**插图 176*c* 19 世纪中叶柏林亚历山大广场边强制劳动所里的简易病房**

根据赫尔伯特・柯尼希（Herbert König）当时的描述绘制。档案画

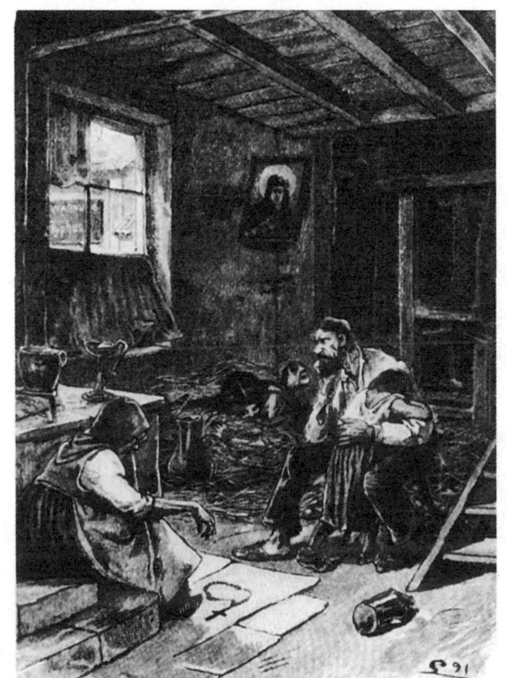

176*b*

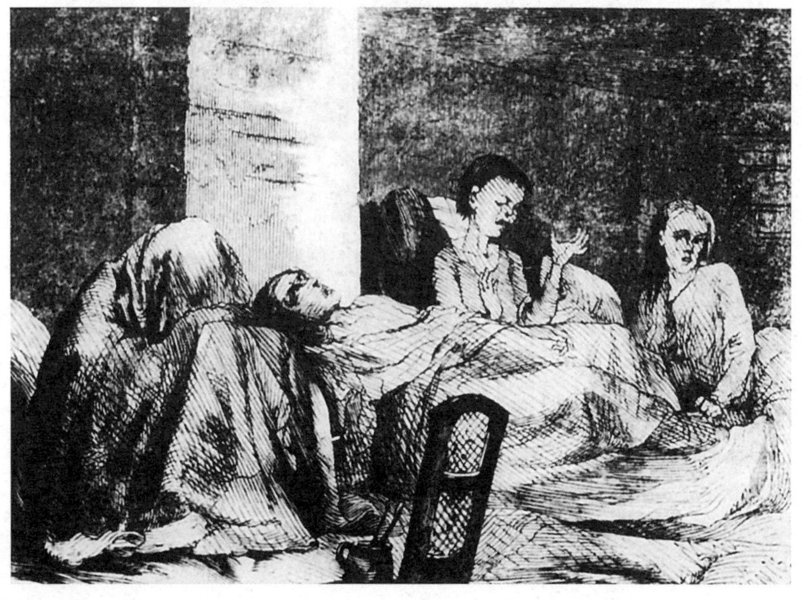

176*c*

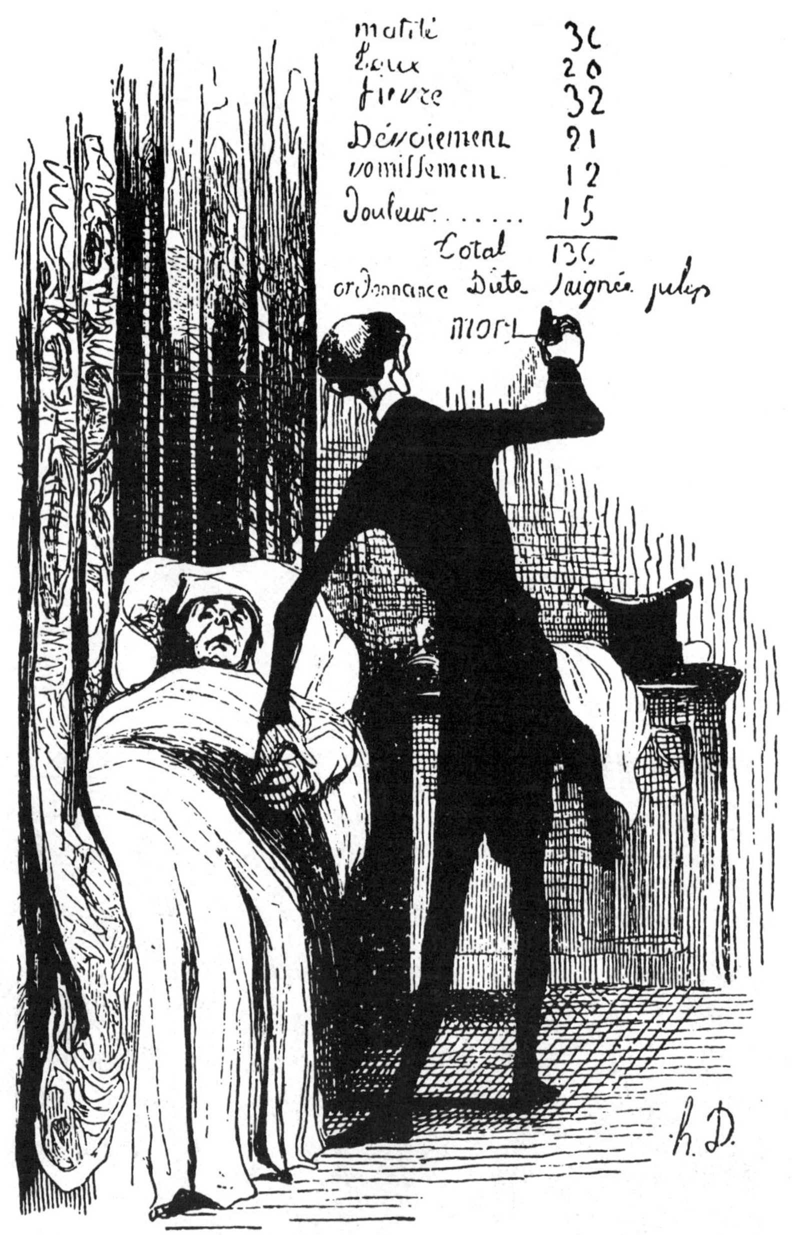
matité 36
fièvre 32
Dévoiement 21
vomissement 12
Douleur ...... 15
Total 136
ordonnance Diète saignée juleps
mort
h.D.

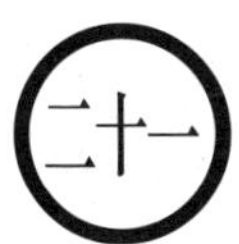

# 被嘲笑的医生

……笑比烦恼更能使
我们保持理智。

——戈特霍尔德·埃夫莱姆·莱辛
（Gotthold Ephraim Lessing，1729—1781）

# 177. 被嘲笑的医生

漫画是要通过滑稽的、夸大的描绘方式来表现社会的弊端以及人本身的缺点或错误行为，使人们去改变它们。在中世纪，医生就已成为人们嘲笑的对象，尤其是那些脱离实际、把尿检当作主要诊断方法的古板老学究。当时的画家创作了大量讽刺医生的作品。在医生与患者之间的信任还有待于提高的情况下，出现了一幅这样的画：一位病人从医生面前逃走了。

1494 年，人文主义者、社会风俗小说家塞巴斯蒂安·勃兰特在巴塞尔出版的、著名的讽刺性作品《愚人船》中，强烈地批评了那些江湖庸医。这些傻瓜唱着歌，驾着船去参加傻子比赛。勃兰特专门用一整章来批评这些白痴，在这些白痴中有一个被称为“古怪的骗子”的庸医，他自认为医术高明，可他实际上根本就不具备专门的医学知识。讽刺性的木刻画《愚人船》大部分来自年轻的阿尔布莱希特·丢勒，当时他在巴塞尔一家很大的印刷厂从事插图工作。有一幅画描绘的是一位穿着优雅的大夫在观察垂死病人尿液的情景。

甚至到了 18 世纪，尿检瓶对英国现代漫画的奠基人威廉·霍格思（William Hogarth，1697—1764）来说，仍是描绘医生面对未知疾病的无助之象征物。由于有一些医生极其无知，他们对挑剔的人来说就好像是“尸体的看护者”，这正是霍格思一幅漫画的题目。1902 年法国的《幽默》《大笑》等杂志对许多医生滥开处方的讽刺画给读者留下了深刻的印象。而德语的《大众》（*Simplizissimus*）周刊也在 1930 年谴责了资本主义社会的阶级医疗：有钱的病人才能享受到医生的帮助，而穷人则只是在作为试验品时才引起他人注意。

**插图 177*a*　“大夫，他还有希望吗？”大夫回答说：“有希望，他的舌头还行。”**

法国杂志《大笑》中的漫画，法弗尔（A. Faivre，1867—1945）。出自爱德华·福克斯：《欧洲各国漫画》，柏林，1903 年

**插图 177*b*　“我的医生给我开的药不多……”**

漫画，法弗尔，1902 年。出自伯恩特·卡尔格－德克尔：《探究大脑》，莱比锡，1977 年

**插图 177*c*　对阶级医疗的讽刺：“您看，这是根本性的区别：医学为头等病人服务，三等病人为医学服务。”**

出自《大众》周刊，慕尼黑，1930 年

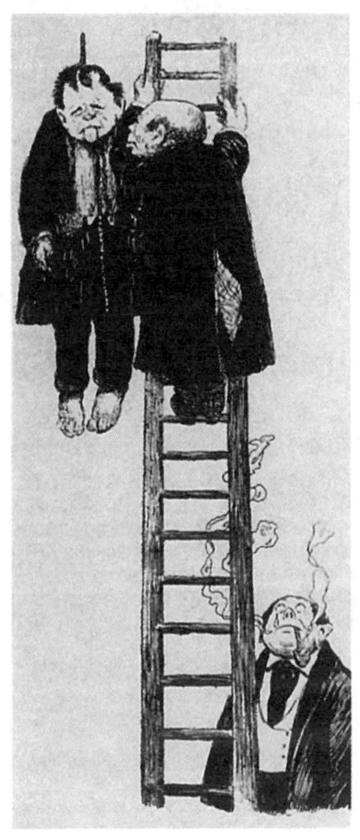

177*a*

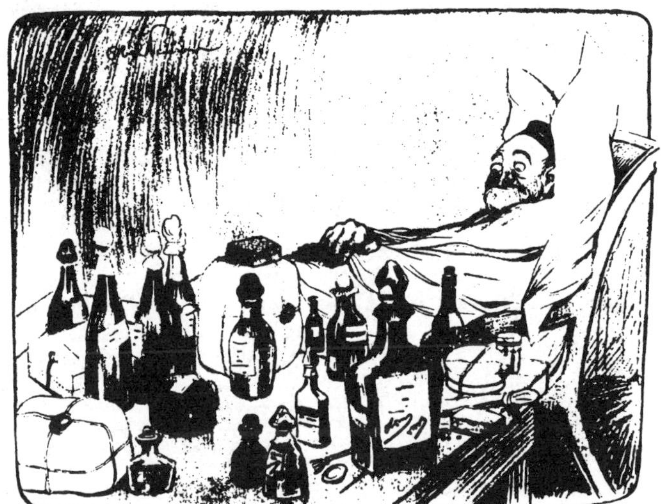

177*b*

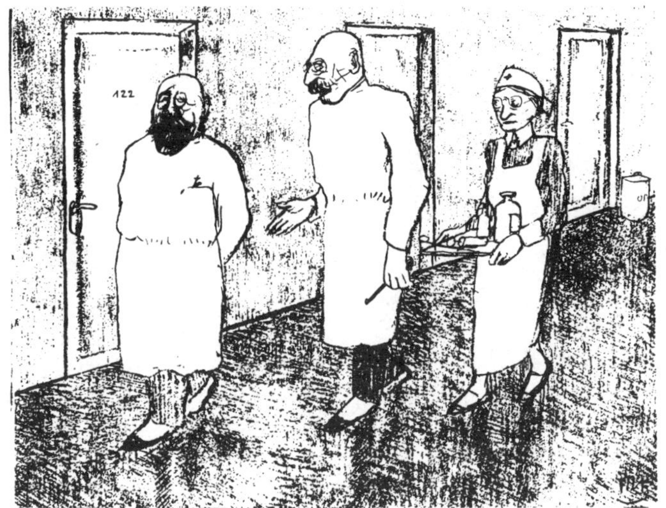

177*c*

# 178. 漫画里的杀菌者

1876年，沃尔施泰因（Wollstein）地区年轻的医生罗伯特·科赫通过对炭疽病成因的研究，开创了微生物学的新纪元。一个月的实验之后，当时还名不见经传的阿斯克勒庇俄斯的追随者科赫，成功地确认了杆状异物的病原体种类；1849年，莱茵地区的地方医生阿洛伊斯·波伦德（Aloys Pollender）在被污染的牛血中终于找到了这种病原体。科赫在适宜的营养物质中培养这种炭疽病菌，并把它移植到小鼠的身上。这个轰动性的实验，为微生物病原体病菌学的研究和发展奠定了基础。

为此他被调派到皇家卫生局，享有行政专员的级别。此外，民间都尊称他为“细菌之父”。从此以后许多漫画家都喜欢把他作为他们创作中的主题。例如，W.A. 韦尔纳（W.A.Wellner）在《幽默》杂志中有趣地描绘了这位一夜成名的研究者。他被塑造成仪表堂堂的首席教师形象：他站在一群学生面前，胆怯地望着一排试管，学生们长着真菌形状的脑袋，他正以威胁的手势给学生讲述人工培植病原菌和对病原体及其毒素进行人工免疫的实验。

在他揭开炭疽病菌的真面目后两年，即1878年，科赫发现了伤口的感染是腐败菌引起的，同时证明了用水蒸气就能有效地杀灭这种腐败菌。外科医生埃恩斯特·冯·贝格曼（Ernst von Bergmann）在他的启发下，采用蒸汽灭菌的方法来对医疗设备进行消毒。

同样地，韦尔纳在《幽默》杂志中，对贝格曼进行有趣的描绘，称赞了他的开创性举动；漫画还描绘了贝格曼用“抗菌的人体缝合机器”，缝合手术后的伤口。

韦尔纳对另一个杀菌者——血清治疗的奠基人——埃米尔·冯·贝林（Emil von Behring）也做了风趣的描绘。在他的画作《未来药店》中，表现了这样的情景：一种特殊的抗毒素挽救了患白喉的孩子，母亲们的脸上充满了喜悦；人们排着队购买从“刚刚被刺伤”的马的体内所汲取的治疗白喉的血清。

**插图 178*a*　克诺布洛赫特（H. Knoblochter）所绘制的瘟疫流行时的死亡之舞：教堂内院的鼠疫灾难纪念碑**

出自凯·布鲁门塔尔－巴比：《当人死亡的时候……》（Kay Blumenthal-Barby: *Wenn ein Mensch stirbt...*），柏林，1986年

**插图 178*b*　罗伯特·科赫在非洲考察睡眠病。原作中有一行文字“科赫教授用网驱赶和捕捉舌蝇”**

出自古斯塔夫·霍赫施泰特、乔治·策登：《听筒与针管》，柏林，1921年

**插图 178*c*　贝林，血清治疗的奠基人，从“刚刚被刺伤”的马的身体里汲取治疗白喉的血清**

出自《幽默》杂志，柏林，1894年

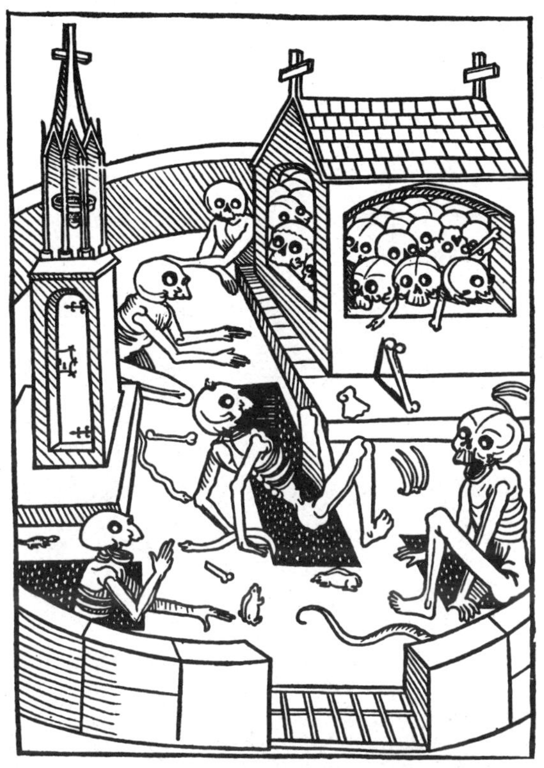

178*a*

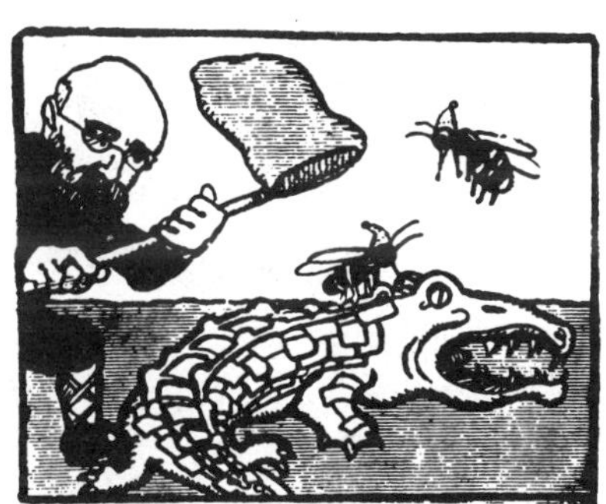

178*b*

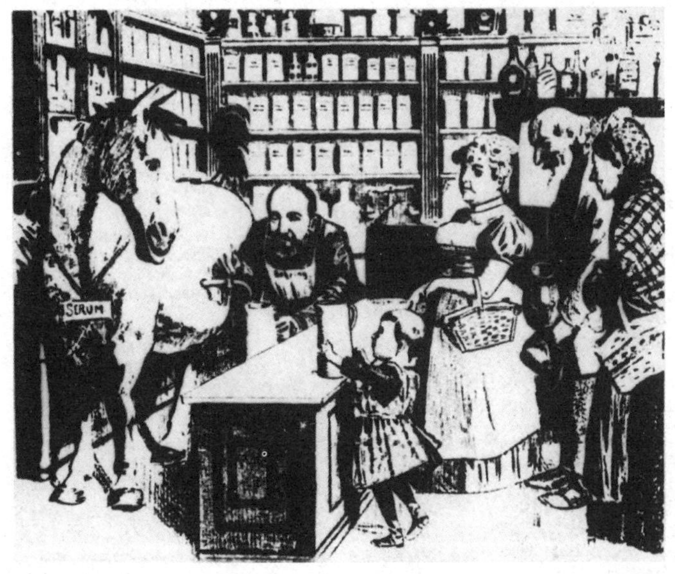


178*c*

# 179. 奥诺雷·杜米埃的医学讽刺画

出生在法国南部港口城市马赛的画家奥诺雷·杜米埃（Honoré Daumier，1808—1879）将漫画发展成了19世纪新闻媒体中最有力量的工具，因此成了反动分子最害怕的战斗武器。他理所当然享有他该获得的荣誉。作为一名贫穷的玻璃装配工人的儿子，他在法国大革命后看到了穷困、不自由与不公正的现象，以至于攻击他人的兴趣成了他的第二本性。24岁的他高兴地接受了巴黎《漫画》杂志社的工作，他每周都在这本极富攻击性的杂志里，用尖刻的石版画与“七月王朝”的社会与国家的腐败堕落做斗争。

塞纳河上大都市巴黎的那些金融资产阶级以及同样只考虑为自己聚敛财富的路易·菲利普（Louis Philippe），觉得杜米埃无情的石笔揭穿了其真面目，因此杜米埃不久便被判处六个月的监禁，原因是“冒犯了国王陛下”。因为杜米埃把这位人们所痛恨的君主的脑袋夸张地画成了梨形。这样，梨就成了反抗与工人敌对的反动政府的象征。路易·菲利普喜欢把自己装扮得平易近人，装模作样地自诩为法国“人民的国王”。在法语中，巴黎的市井粗话“梨”同时有“傻瓜蛋”的意思，“梨形国王”很快就成了具有双关意义的、贬低路易·菲利普的称呼。

出狱后，巴黎杰出且进步的精神病医生皮内尔（Pinel）的私人医院成为杜米埃的临时避难所。在新的环境中，他第一次领悟到医生高尚的道德，但他也看到了这一职业的弊病，此后，他辛辣地批判了这些弊端。尤其针对医学研究者的优越感，对病人敲诈勒索、唯利是图的医生，江湖医生和迷信的民间疗法，疑病患者与没病找病的人，顺势疗法，像小贩那样兜售和滥用药物的医生，与他漫画中医生的标准形象罗伯特·马凯尔一样，表面友好而实则冷漠的医生等，都一一加以挖苦和抨击。

**插图179*a*　奥诺雷·杜米埃创作了大量尖锐的医学漫画**

根据埃米勒·巴亚德（Emile Bayard）的肖像画绘制。出自巴亚德《漫画与漫画家》（Emile Bayard: *La Caricature et les Caricaturistes*），巴黎，1900年

**插图179*b*　1840年左右的医院**

出自埃里希·克瑙夫：《杜米埃》（Erich Knauf: *Daumier*），柏林，1931年

**插图179*c*　被证明有效的木槌法**

普隆（A. Plon）根据杜米埃的原作品为法伯雷（F. Farbre）的“Némésis Médicale”绘制，巴黎，1840年

**插图179*d*　“重要的是账单正确”**

普隆根据杜米埃针对一些医生提出高额报酬的要求所作的漫画绘制。出处同上

179*a*

179*b*

179*c*

matité
toux 20
fièvre 32
Dévoiement 91
vomissement 12
douleur...... 15
Total
ordonnance Diète saignée julep
mort
h.D.

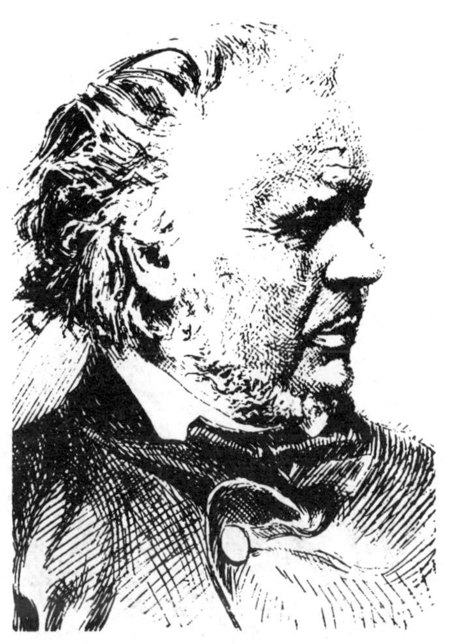

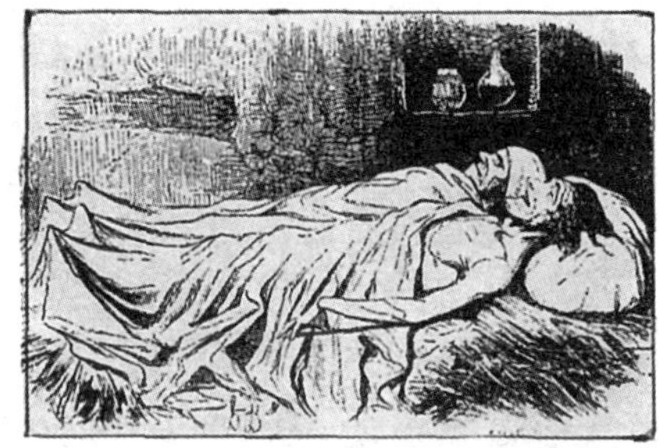

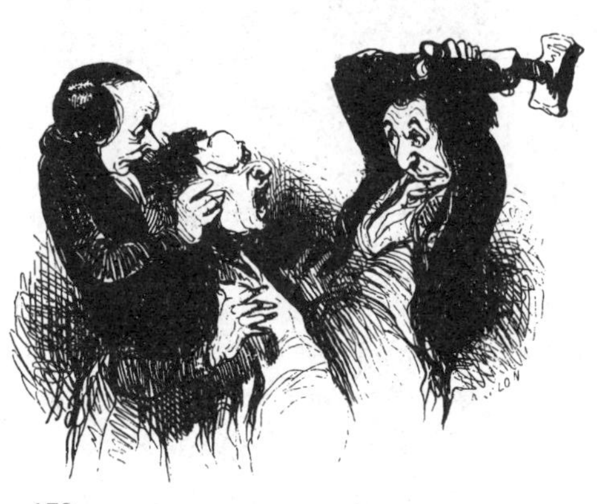

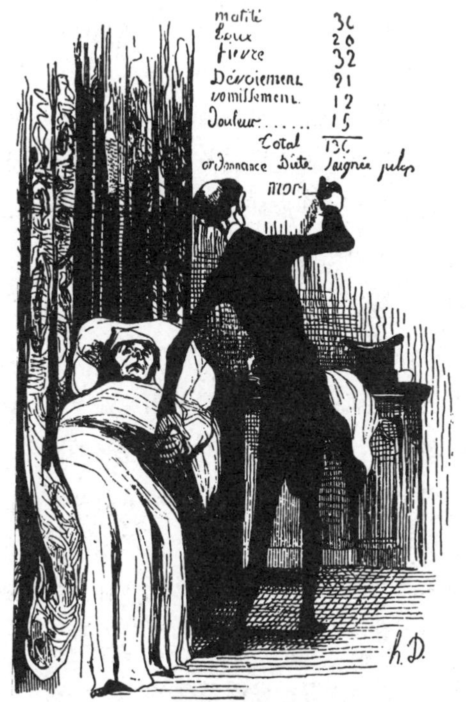

179*d*

# 180. 莫里哀与医生

每年 2 月 17 日，巴黎法兰西喜剧院的演员们都要登上舞台，纪念法国及近代欧洲戏剧最伟大的诗体喜剧家让 – 巴蒂斯特·波克兰（Jean-Baptiste Poquelin）。他既是剧作家也是演员，他通常都用笔名莫里哀发表作品。这位著名的艺术家在 1673 年 2 月的一个晚上演出了他的剧本《无病呻吟》（*Der Eingebildet Kranke*），在最后一幕开始剧烈地咳嗽，接着脸色苍白的他被送回了家。没过多久，他就被窒息性的大咯血夺去了生命。在《无病呻吟》中，长期被肺病折磨的 51 岁的莫里哀扮演主角——没病找病的阿甘，他毫不怀疑地接受医生、药剂师和妻子使他相信的一切事情。另外，莫里哀在这部讽刺性的芭蕾喜剧里针对当时医生与药剂师的缺陷进行挖苦，使之成为笑柄。这部剧本最精彩的部分是对获取博士学位人的嘲讽，它影射了那种以为戴上博士帽就不会缺乏专业知识的社会偏见。

深受古代四体液学说影响的医学观点，以及由此而推导出的大量采用放血、灌肠、催泻等方法，一直都是喜剧所嘲笑的对象。在《无病呻吟》中，莫里哀除了对当时的医术和医药学进行批评之外，他还创作了不加修饰的、可笑的病人的形象。此外，他还创作了三部剧本，揭露一些医生与药剂师的无知、高傲自大等不良行为。

《唐·璜》（*Don Juan*）表现了徒有白大褂外表的医生的权威，而《多情的医生》（*Die Liebe als Arzt*）则讥讽了当时市里著名的医生面对疾病时经常表现出的不知所措。在剧本《屈打成医》（*Arzt wider Willen*）中，莫里哀批判了当时医疗人员的虚伪。例如，当一位父亲问医生，他的女儿为什么是哑巴时，自作聪明的大夫回答说：因为她不能说话了。为什么不能说话了呢？因为她的舌头残废了！

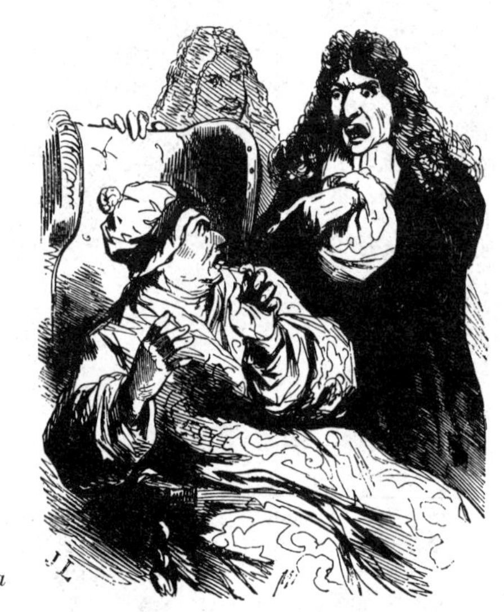

180*a*

**插图 180*a*　莫里哀的喜剧《无病呻吟》中的场景：病人阿甘与大夫普贡（Purgon）**

雷尼耶（Régnier）根据雅内·朗格（Janet Lange）的绘画制作的木版画。出自古斯塔夫·巴尔巴《名人流行插图》（Gustave Barba: *Panthéon populaire illustré*）

**插图 180*b*　莫里哀倒在舞台上。他在《无病呻吟》中扮演主角。被送回家后痉挛性咳嗽发作，死于窒息性咯血**

根据菲利波托（P. Philippoteaux）的想象绘制。出自奥托·冯·莱克斯纳：《外国文学史》（Otto von Leixner: *Geschichte der fremden Literaturen*），莱比锡，1882 年

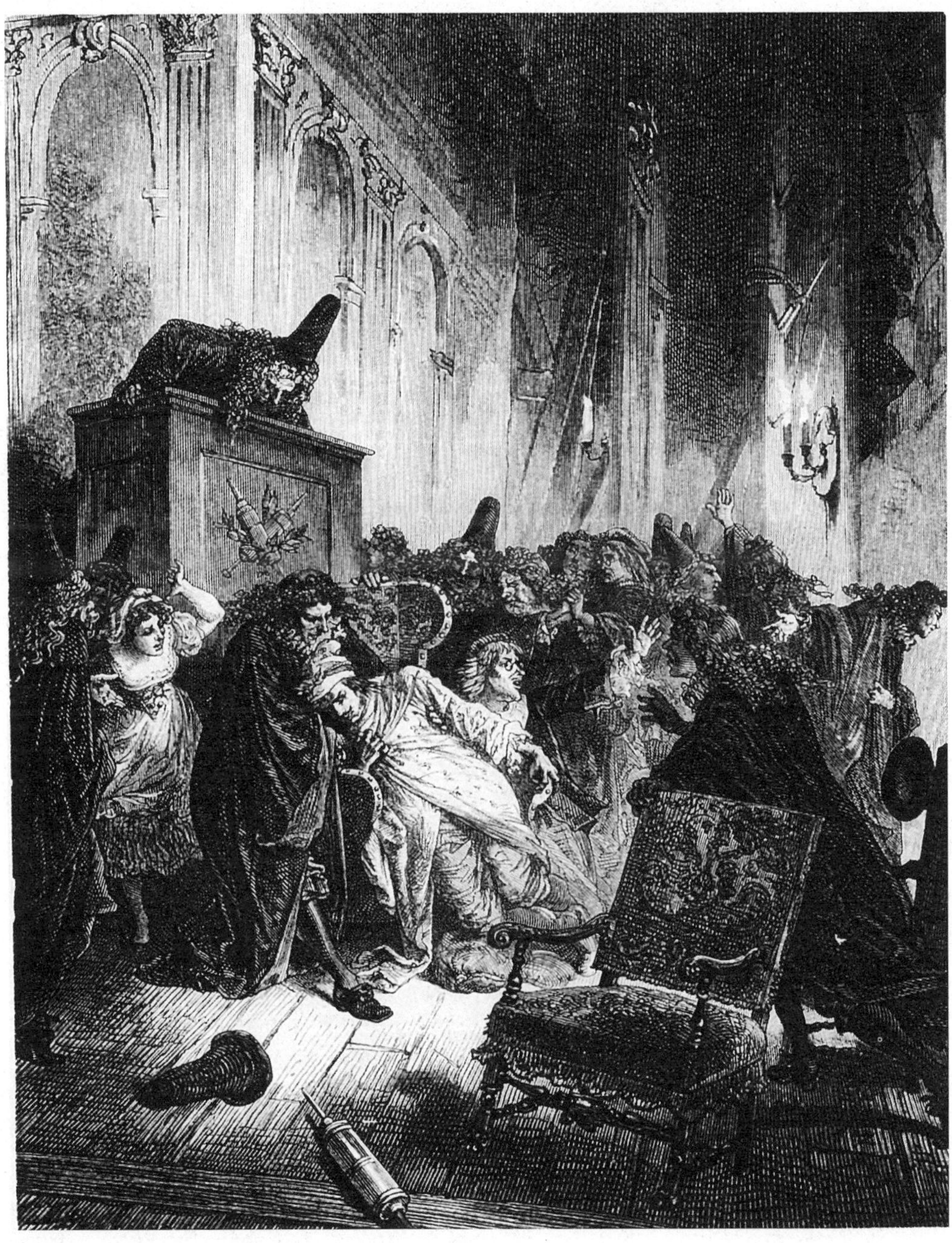

180*b*

# 181. 保健医生谈“自行车病”

在卡尔斯鲁厄，巴龙·德赖斯（Baron Drais）用木头做了一辆可以跑的“机器”，当他每天在同一时间骑着“机器”上街时，游荡街头的年轻人便欢呼着：“他来了！他来了！”每个人都取笑他和他那滑稽的交通工具。1818 年他为此获得了专利。直到这位勤奋的发明者把他那更舒适的、有踏蹬、钢丝、金属车架、球轴承与充气轮胎的自行车投放到市场后，自行车才在 19 世纪末被人们接受。当时人们称它为“Veloziped”。

许多医生赞成人们骑自行车，只要像当时人们常说的，“理智地进行练习，而不要速度太快。”骑自行车就是健康的运动。但人们并不都按照这种说法去做，所以不少健康的卫道者坚决反对骑自行车。一些医疗保险公司宣称，骑自行车是一种“危险的运动”，并向骑自行车的人收取更高的保险费。因此“治疗自行车病的专业医生”就在一些较大的城市里应运而生了。

1898 年，慕尼黑的一位医生认为逆风行驶的危险性最大。他警告说，谁无所顾忌地张着嘴骑车，而不是“慢慢地、有规律地、均匀地用鼻子深呼吸”，那么连续的降温，不仅会严重地损害他的支气管，而且还会使其舌上的味觉变得麻木。

经常可以看到骑自行车的人身体向前倾，“专业医生们”强调说，这种姿势对胸和腹腔中的器官极为有害。为了防止对身体任何部位造成压迫，一定要注意端正坐姿。

为此，自行车的车把是很重要的，它的把手应该与胸部同高，一位保健教授这样要求说。一位医生要求脂肪心的患者骑车要慢，速度大约为每公里 5 分钟。另外一位医生认为，糖尿病、痛风、内脏下垂、慢性便秘，以及贫血患者也都应该如此。慢慢地骑车成了有助于治疗神经紧张与自卑情结的运动。为了避免产生手淫，鞍座不应该摩擦到生殖器。

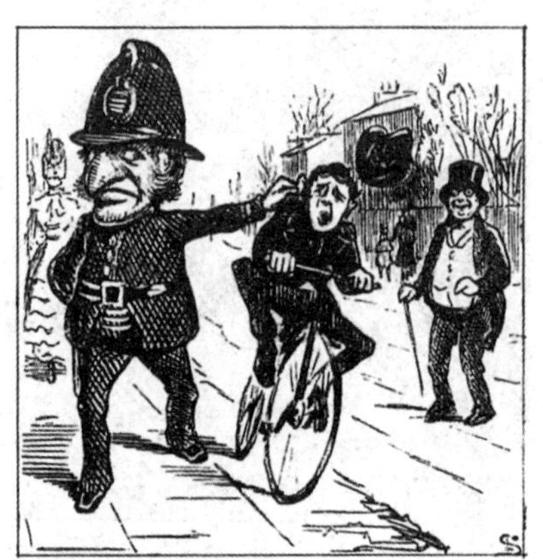

181*a*

**插图 181*a* 因为超速行驶而受罚**

漫画。出自《笨拙》画报（*Punch*），伦敦，1870 年

**插图 181*b* 骑自行车比赛，从卢森堡到巴黎的花园**

根据当时的着色铜版画绘制。出自保罗·拉克伊克斯：《内阁、任期与 1795—1815 的帝国》（Paul Lacroix: *Directorium, Consulat und Kaiserreich 1795—1815*），莱比锡，年代不详

**插图 181*c* 母亲与儿子：“噢，妈妈，尊敬的妈妈，您不再相信上帝了吗？！”**

漫画，托马斯·特奥多尔·海涅《家庭生活集锦》（Thomas Theodor Heine: *Bilder aus dem Familienleben*），第二十集。出自《大众》周刊，慕尼黑，1898—1899 年第八期

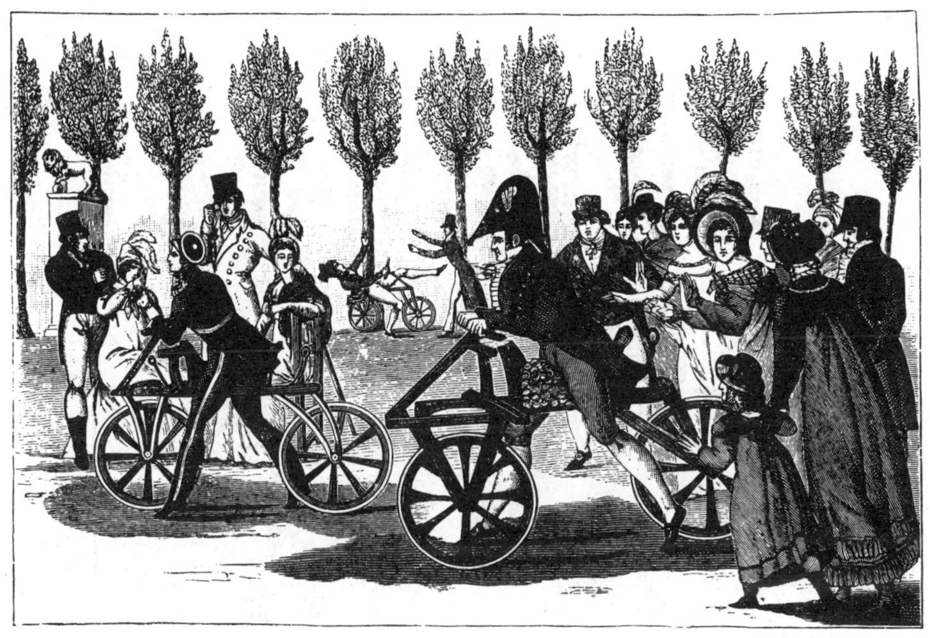

181*b*

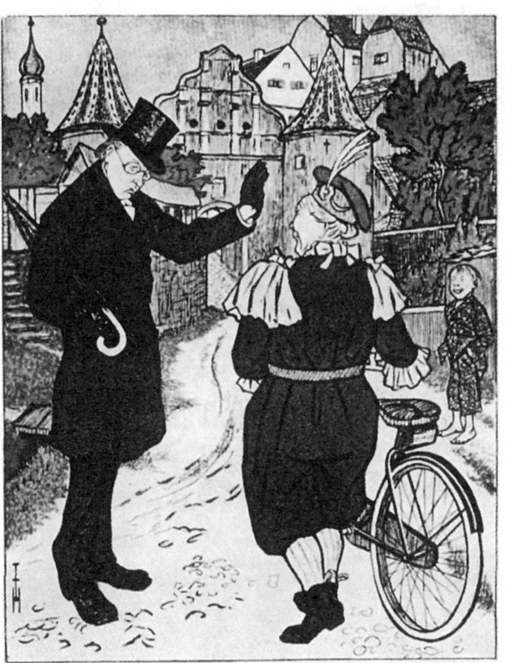

181*c*

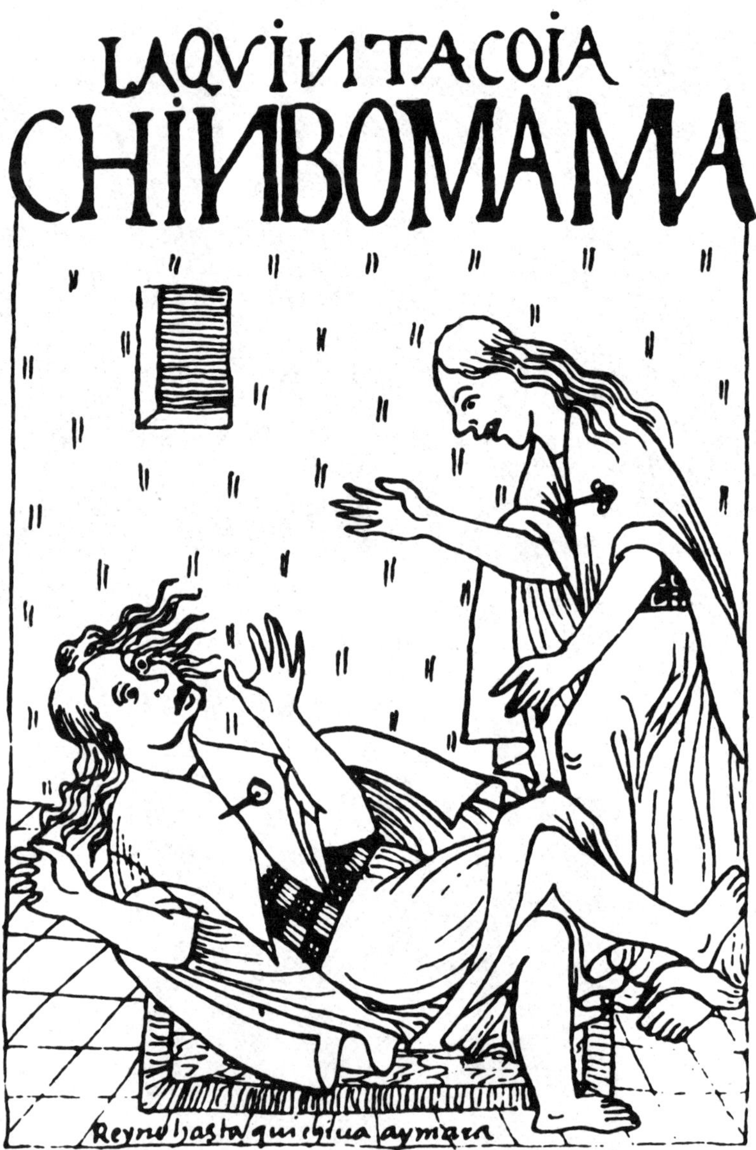
LAQVINTACOIA
CHINBOMAMA
Reyno hasta quichiua aymara

# 二十二 精神错乱

有些风暴是戴着睡帽的。

——彼得·希勒
（Peter Hille，1854—1904）

# 182. 中了舞魔的邪

中世纪晚期，尤其在莱茵河沿岸与佛兰德地区，不断流行着一种舞蹈病瘟疫，它不仅侵袭了成年人，而且还侵袭了儿童。这种所谓的舞蹈病是一种神经性疾病，染上它的人就像当时寻求肉欲而喜欢被折磨的性变态者一样抽搐，他们不停地跳舞，一直跳到筋疲力尽，口吐白沫，瘫倒在地失去知觉为止。身染舞蹈病的人喜欢选择墓地或有教堂的地方歇斯底里地发泄，如同 1632 年《戈特弗雷德历史编年史》（*Gottfrieds Historischer Chronik*）中的铜版画所描绘的那样。

人们对这些不幸的宗教－性欲狂躁者毫无办法，因此把救助苦难的十四圣徒之一的法伊图斯（也叫法伊特，Vitus/Veit）当作舞蹈病人的守护者。根据传说，他是基督徒中被罗马皇帝戴克里先（Diokletian）迫害的年轻受害者。他在被折磨致死前，挽救了着魔的戴克里先的儿子，使他摆脱了魔鬼的纠缠。因此被授权的天主教神甫也试图用驱除魔鬼的办法使被舞蹈病折磨的人安静下来。在所谓的魔鬼不愿离开病人时，人们就把病人浸到圣水里，直至水淹到病人的脖子。18 世纪末，医生们把各种形式的舞蹈病称为“法伊特舞”（Veitstanz）。

在意大利，人们把中世纪的舞蹈病叫作“塔兰图拉毒蛛舞”（Tarantismus），因为人们认为患舞蹈病是由于被塔兰图拉毒蛛咬伤了，这是一种生长在南欧的狼蛛，白天藏在自己挖的地下洞穴里，晚上像食肉动物一样出来寻找食物。当时人们相信，被它咬伤的人除了发热、出汗外，疼痛会扩散到全身，并周期性地发作，逐渐地开始像跳舞那样痉挛。当时人们试图让他们整天听音乐、疯狂地跳舞、然后用放血的方法来对付这种疾病，因为人们相信跳舞可以解除病人身上的蛛毒。

今天我们知道，塔兰图拉毒蛛的毒对人类并不会造成伤害。“就像被塔兰图拉毒蛛刺了一下”，已经成了俗语，其意义是从沉思中惊醒。

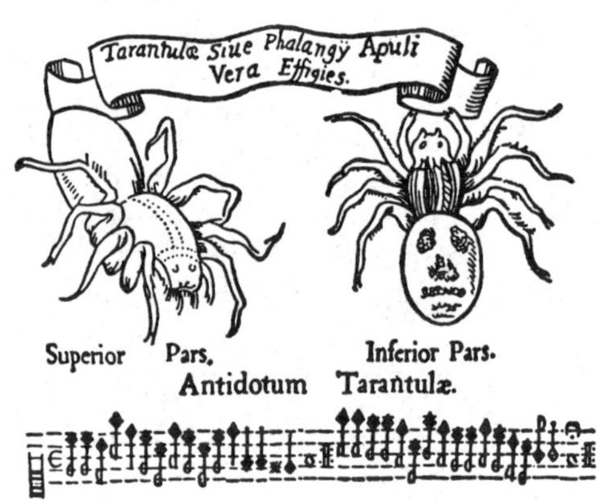


182*a*

**插图 182*a* 塔兰图拉毒蛛的传单，介绍了阿普利亚的狼蛛以及可以作为解毒药的塔兰图拉音乐**

根据托普和伍德森（Thorp & Woodson）的作品绘制

**插图 182*b* 在教堂院内的舞蹈病患者**

出自赫尔曼・彼得斯《德国历史上的医生与医疗》，耶拿，1924 年

**插图 182*c* 圣居伊（Saint Guy）中了邪的跳舞者**

根据彼得・布罗伊格尔（Peter Breughel）的铜版画绘制。出自勒内・福罗普－米勒：《与疾病与死亡抗争》（René Fülöp-Miller: *Kampf gegen Schmerz und Tod*），柏林，1938 年

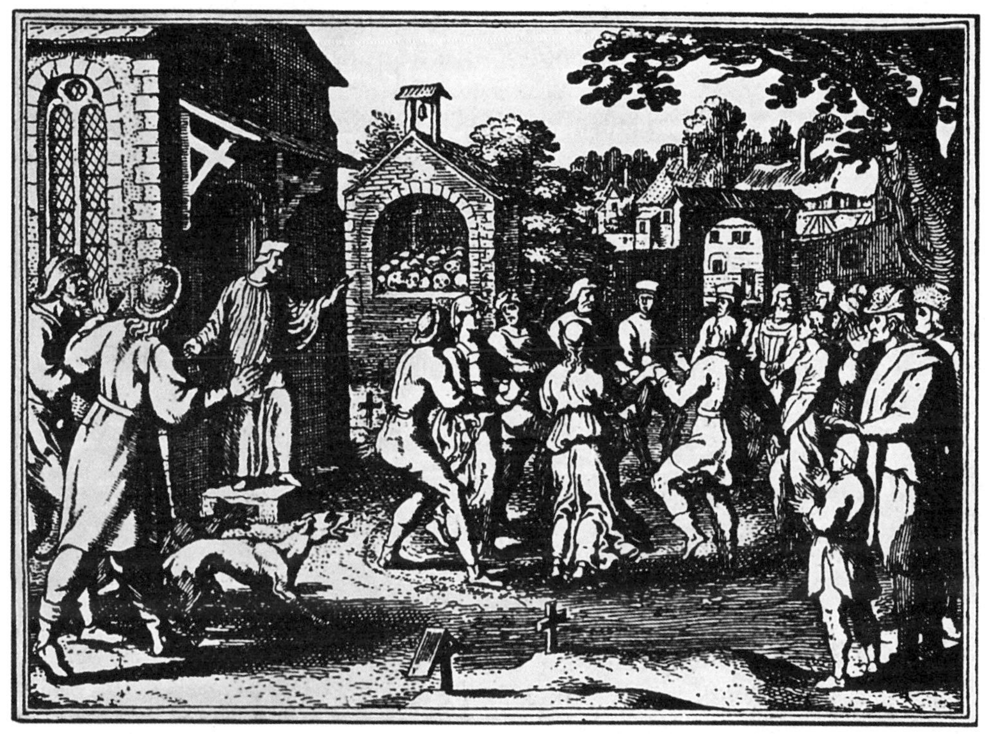

182*b*

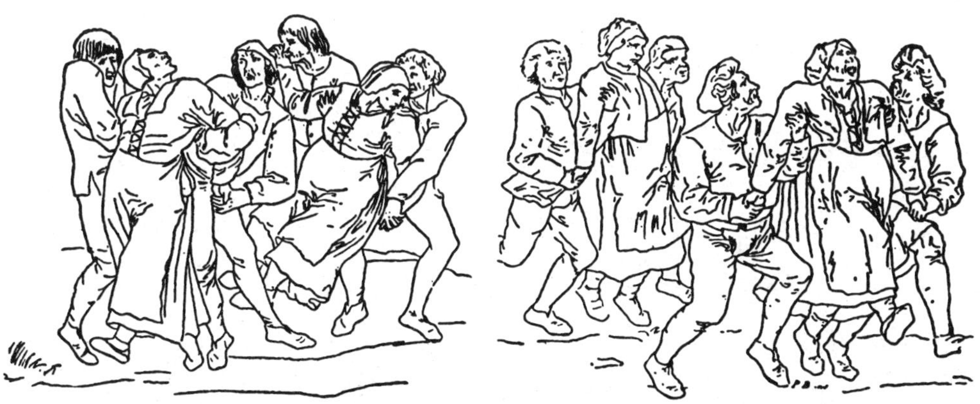

Besessene Tanzgruppen von Saint Guy (Peter Breughel)

182*c*

# 183. “跌倒成瘾”的癫痫

医学名词“癫痫”（Epilepsie）源于希腊文“epilambanein”（意思是对某人进行突然袭击）。古希腊医生对这种可怕的癫痫再也找不到一个更确切的词了，尤其是当他们还不知道这种病的病因的时候。他们把这种时而发作的癫痫更多地视为上帝赐予的狂热状态，具有神秘性。因此，癫痫在古代和后来的伊斯兰教中，被当作一种“圣病”。

科学医学的奠基者希波克拉底大胆地否定癫痫来自上帝的观点。尽管基督教占统治地位的中世纪应该在很大程度上感谢希波克拉底，但当时人们却坚持癫痫来自魔鬼的说法。这样，在当时的人们看来癫痫不再是来自上帝，而是来自他的敌人——魔鬼。

人们相信，神甫用驱邪术可以驱逐癫痫发作者身上的所谓魔鬼。随着巫术的产生，不少癫痫病人也死在巫医的火堆上。

就连反叛的医学改革者巴拉塞克苏斯也认为，不能完全排除“巫婆”在癫痫中的作用。

古希腊医生盖仑早已经指出，癫痫在发作前有不同的轻微症状，如情绪不好，缺乏兴致，易激动。他把发作前直接表现出的征兆（情绪激动）称为“先兆”。

然后病人就闪电般地倒在地上失去知觉，常常还伴有大声的惊叫，这样病人就有受伤的危险。醒来后，病人再也想不起曾发生的事。人们用放血、发泡膏、冷水浴、泻药和呕吐药来治疗癫痫，却徒劳无功。

直到19世纪，人们才开始认识到癫痫是大脑神经细胞的功能紊乱，人们在近代也学会了用药物，即用抗癫痫药来彻底或部分地治疗癫痫。

**插图 183*a*　耶稣在治疗癫痫发作者**

根据18世纪荷兰《圣经》中霍特（Hoet）的铜版画绘制。出自奥斯卡·罗森塔尔:《造型艺术中的神奇医术与医神》，莱比锡，1925年

**插图 183*b*　印加人俞潘奎身染癫痫的第一夫人**

出自印第安历史编撰者菲利普·加曼和波马·德·阿亚拉（Philip Guamam & Poma de Ayala）所绘（1613年左右）

**插图 183*c*　在大街上癫痫发作**

根据迪普莱西－贝尔陶（Duplessis-Bertaux，1747—1818）的铜版画绘制。出自勒内·福罗普－米勒《医学文化史》，汉堡，1937年

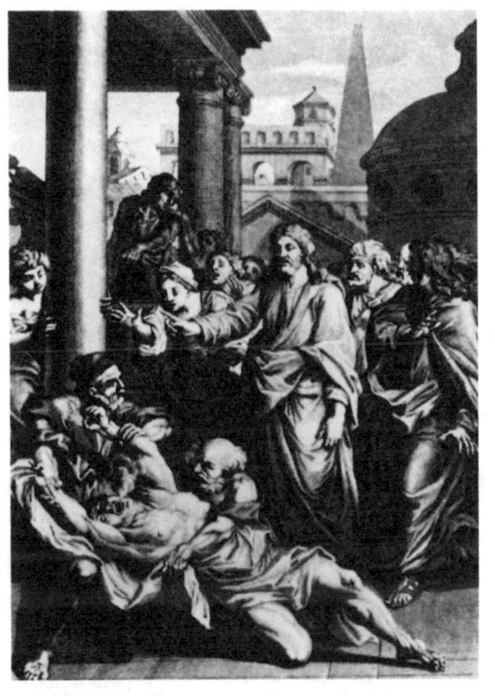

183*a*

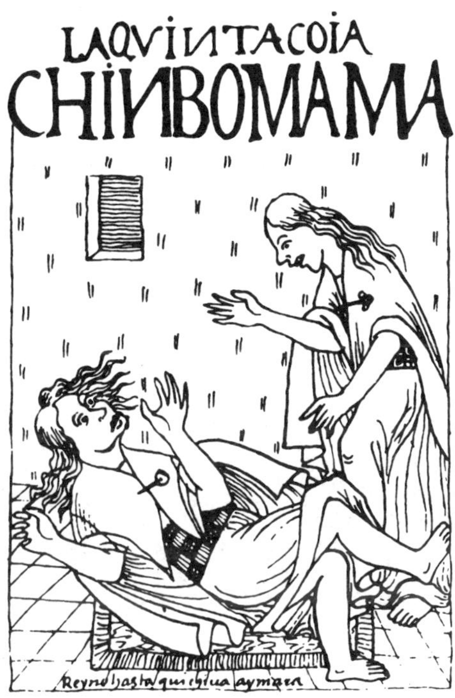


183*b*

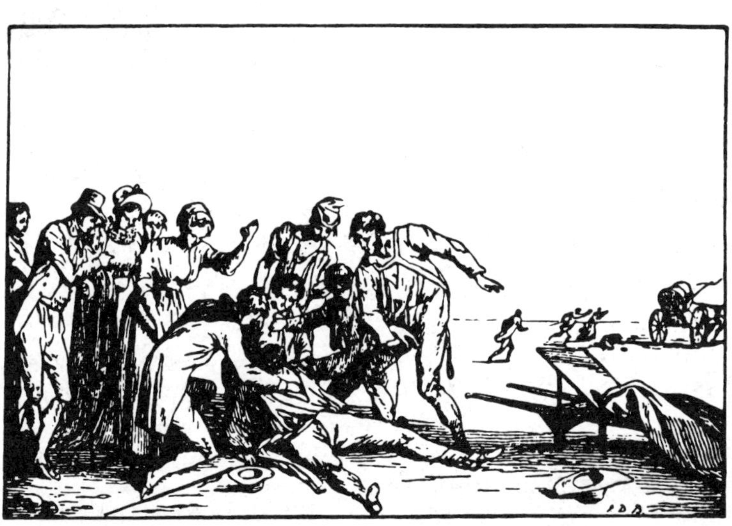

183*c*

# 184. 挣脱铁链的精神病患者

19 世纪上半叶，诗人克莱门斯·布伦塔诺（Clemens Brentano）参观了疯人院后，对精神错乱者悲惨的境况做了令人震惊的描述："这些病人像猪一样躺在黑暗、肮脏的地方，脖子以下的部位都埋在了腐烂的秸秆里，半裸的身体穿着破烂的衣服，一脸迷茫，人们完全辨认不出他们，简直分辨不出哪个是男的，哪个是女的，脓疮掩盖了虱子和跳蚤，发疯的人用铁链抽打着自己已经完全溃烂的伤口……"

为了防止那些精神错乱者的暴力行为，用来束缚他们的除了铁链外，还有皮带、手铐、铁项圈、钢鞭以及拘束衫。一开始人们甚至认为这些值得同情的精神病患者是着了魔，因此用野蛮的方式来驱逐附在他们身体上的魔鬼。直到法国大革命产生启蒙思想和宣告了人权与公民权之后，人们才逐渐改变了看法。

在人道主义思潮的影响下，巴黎的比克特雷精神病院的主治医生菲利普·皮内尔（Philippe Pinel）对心理学与精神病学产生了兴趣。他在勤奋研究相关的医疗病史的过程中推测，精神错乱是一种真正的大脑疾病，是可以治疗的。这样，他开始在 12 个有攻击性的病人身上尝试无暴力疗法。就连其中人们最害怕的一个病人，在取消了强制性暴力方法后，恢复了他在医院空地的自由活动，在非暴力的柔和方法治疗下，他不仅能在约定时间自觉回到病房，而且还像其他病人一样，他的躁狂症逐渐地不再发作了。

最后，皮内尔在比克特雷医院普遍采用了人道主义的方法。当然这种方法经历了很长时间才普遍推广开来。

184*a*

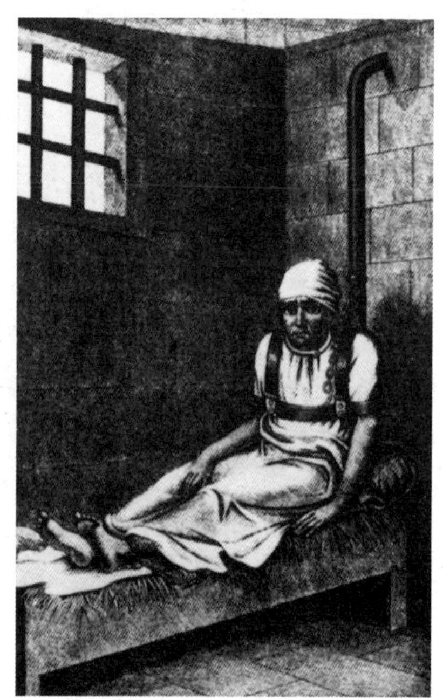

**插图 184*a* 戴锁链的精神病患者**

出自让·埃蒂安·多米尼克·埃斯基罗尔：《精神病》（Jean Etienne Dominique Esquirol: *Des maladies mentales*），巴黎，1838 年

**插图 184*b* 19 世纪精神病院的淋浴**

出自勒内·福罗普－米勒：《与疾病与死亡抗争》，柏林，1938 年

**插图 184*c* 给精神病患者驱魔**

根据 16 世纪无名木刻画绘制。出自伯恩特·卡尔格－德克尔：《探究大脑》，莱比锡，1977 年

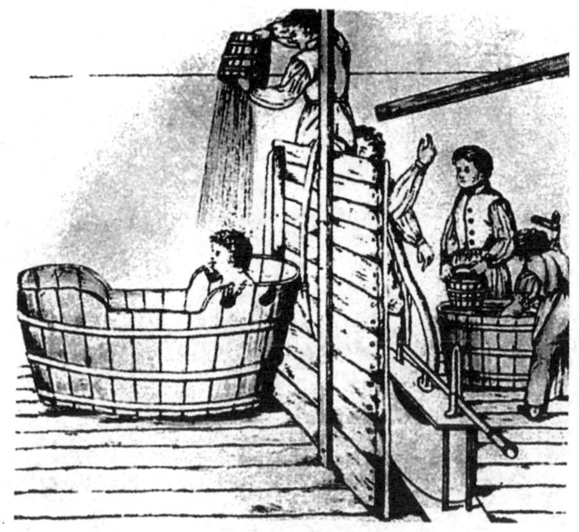

184*b*

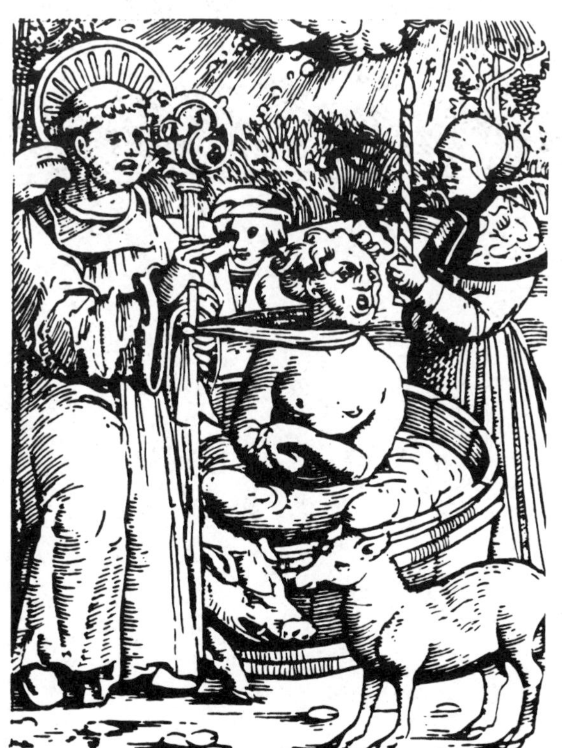

184*c*

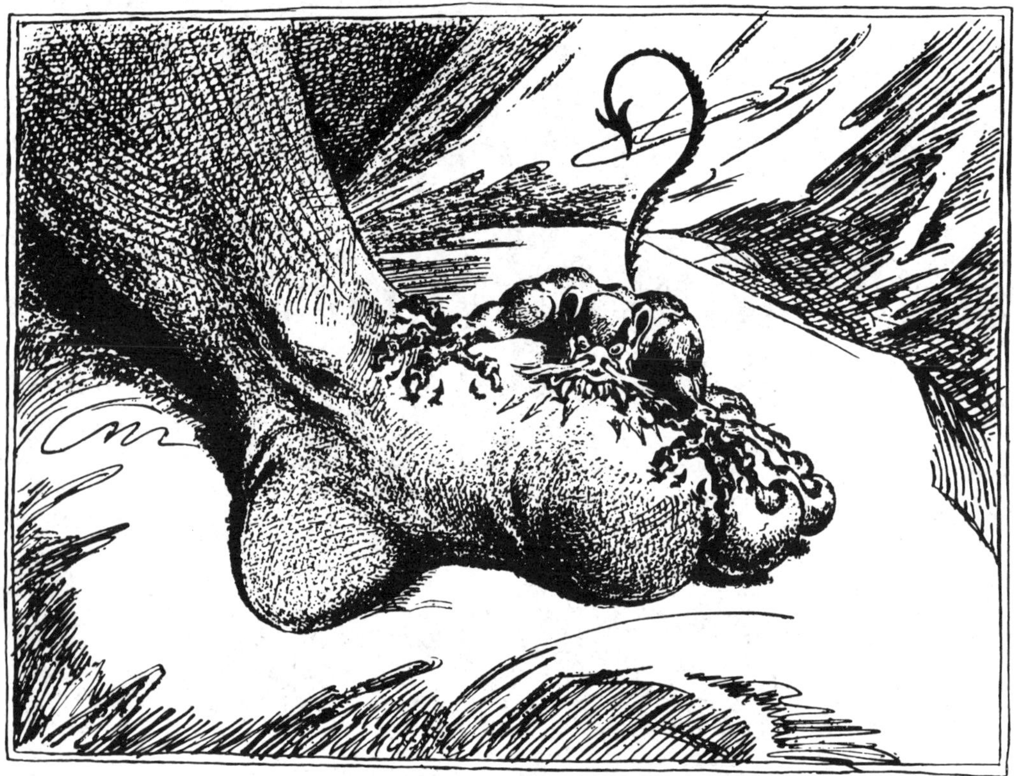

# 二十三 足痛风

……舒适之处也必有不适。

——蒂图斯·彼得罗纽斯
（Titus Petronius，？–66）

# 185. 烦人的足痛风

足痛风（Zipperlein）一词是近代医学的先锋人物巴拉塞克苏斯根据中古高地德语词“zipfen”造出来的。“zipfen”的意思是“小步奔跑”或“活蹦乱跳”。典型的痛风大多在夜间发生在大脚趾的基底关节——就像古希腊语“Podagra”（足痛风）表述的一样。

古代医生希波克拉底和盖仑以及罗马百科全书式的作家塞尔苏斯（Celsus，公元1世纪）曾描述过痛风的症状。但对这种病进行精确描述的是，17世纪50年代以后的英国医生托马斯·西德纳姆（Thomas Sydenham，1624—1689），他本人在30岁以后便患上痛风病。他亲身体验并仔细地观察痛风的症状。

历史上很多著名人物都经历过痛风的苦楚，如亚历山大大帝、普鲁士弗里德里希二世皇帝、卡尔五世皇帝、法国“太阳国王”路易十四、三十年战争中的军队统帅沃伦斯坦（Wallenstein）、血液循环的发现者威廉·哈维、彼得·保罗·鲁本斯（Peter Paul Rubens）、莱布尼茨、牛顿、马丁·路德、路德维希·蒂克（Ludwig Tieck）、歌德。歌德在卡罗维法利（Karlovy Vary）的卡尔斯巴德温泉（Karlsbad）曾多次进行治疗，病痛得到了减缓。

在病因没有被发现的时代，人们用各种多少让人有些质疑甚或毫无用处的办法来治疗痛风，如中世纪炼丹士的金丹和椴树下的土，刺柏果酒和柳树皮煎汁及冷敷，都曾是治疗痛风的药物。

直到近几年，经过仔细研究，人们才认识到，痛风是“尿酸浓度升高、排泄受阻造成的代谢疾病，尿酸钠盐聚积造成骨关节发炎，病情呈慢性发展”，因而应采取对症的治疗方法，如药物治疗、食疗和运动治疗。

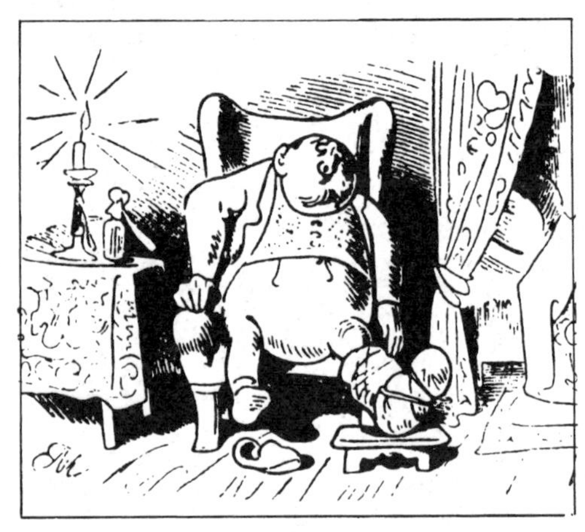

185*a*

**插图185*a*　威廉·布什（William Busch，1832—1908）的画册《嫉妒的工匠》（*Der neidische Handwerksbursch*）中患痛风的病人。这个胖病人大叫“哎哟！我的腿！”实际上是痛风使然**

**插图185*b*　痛风病人**

法国画家、蚀刻画家雅克·卡洛（1592/1593—1635）的连环画《残废与乞丐》（Jacques Callot: *Krüppel und Bettler*）中的画。出自《德国红十字会》，德累斯顿，1984年第九期

**插图185*c*　讽喻痛风**

英国漫画家詹姆斯·吉尔雷（James Gillray，1757—1815）的画。出自古斯塔夫·霍赫施泰特、乔治·策登：《听筒与针管》，柏林，1921年

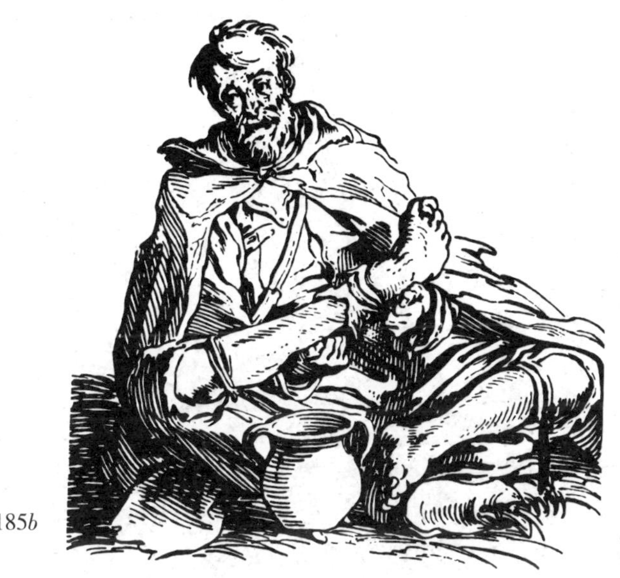

185*b*

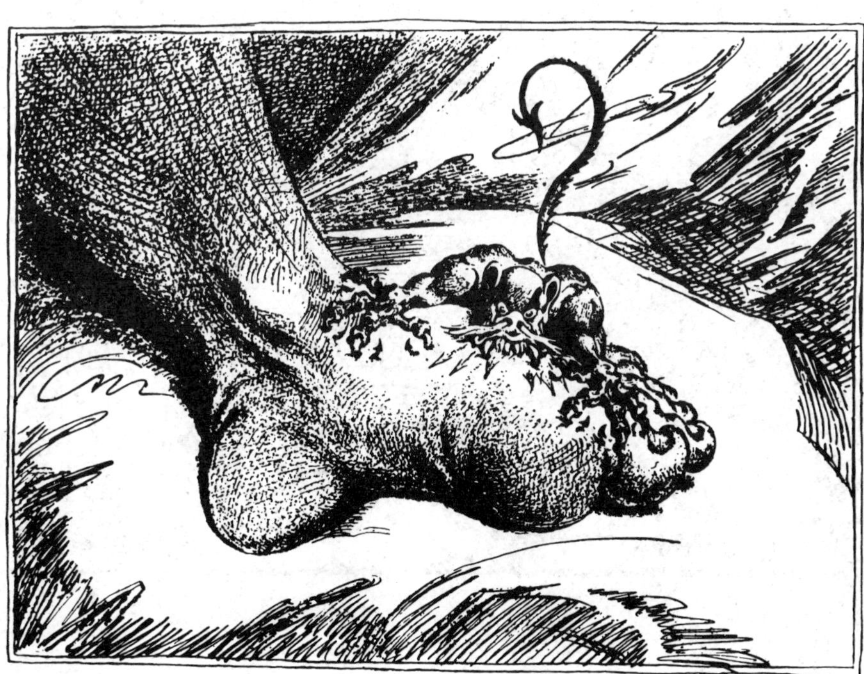

185*c*

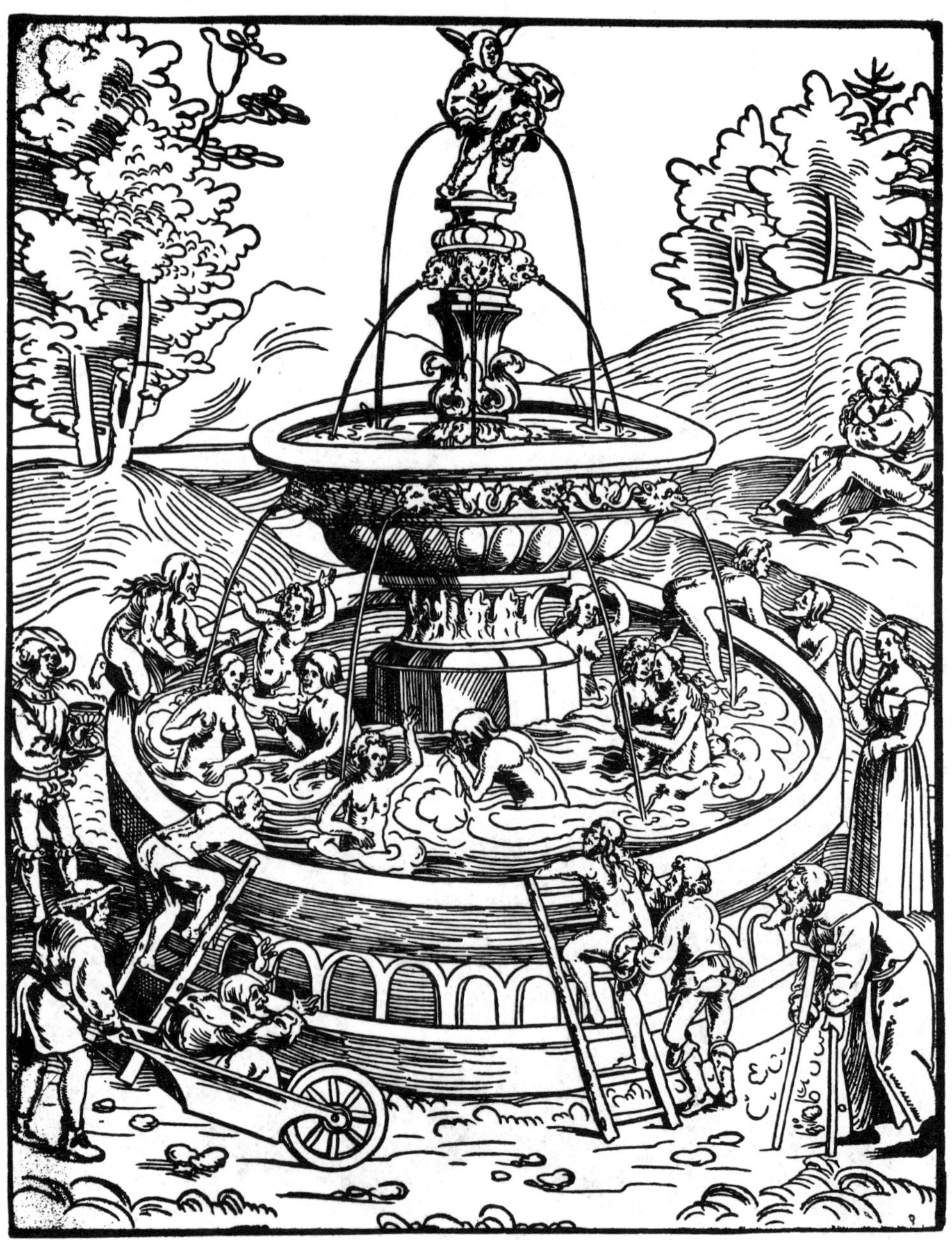

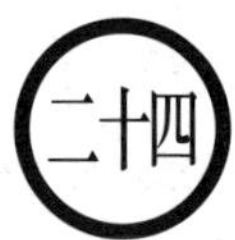

# 童话中的医生

……再伟大的业绩也会逝去，
不留痕迹。
但是，美丽的童话，
却能流传千古。

——列夫·托尔斯泰
（Leo Tolstoi，1828—1910）

# 186. 童话中的医生

在一篇谈童话意义的文章中，有一句话给我留下了深刻的印象："童话的历史与人类社会及社会意识的发展历史紧密地联系在一起。"这一点在有关医生的童话中表现得最为明显。其实，这是很自然的。出生、疾病和死亡是对人影响最深刻的经历，而迎接一个人降临到世界上，帮助其摆脱病痛并且逃脱死亡命运，或者至少帮助其暂时逃脱死亡命运的人，理应得到特别的尊重和记录。

在古代，我们的祖先就已经提出了关于疾病起源、久病不愈的原因和死亡的问题，因为他们无法想象，自从人类社会历史开始，病痛便给人们带来挥之不去的折磨。有一个印度童话是这样写的："古时候不存在纠纷和争吵。所有的人都生活得很幸福，没有人生病和死亡。"但是有一天，一个恶毒的妇人对森林之神玉若孔（Yurokon）做了一件坏事。玉若孔不仅和人们友好相处，而且和他们共饮派瓦瑞（Paiwar）酒。但是当玉若孔化身成母亲的形象，和一个孩子去看望恶毒的妇人时，恶毒的妇人给玉若孔端上的饭菜里放了很多的胡椒，玉若孔被呛住了，疾步跑到附近的河边，用河水清润喉咙。这时，恶毒的妇人把孩子放在一个锅里煮。森林之神回来的时候看到了妇人所做的一切，流下了眼泪，他以一切森林善神的名义结束了与人们的友谊，并预言："将来你们的孩子都会死亡，你们会永远流泪，就像我现在一样！你们孩子出生的时候，将会遭受疼痛！"

古代的所有民族都流传着类似的童话——这丝毫不奇怪，人们不知道身体的病痛源自何处，只能把它解释成与人敌对的神灵所为。他们认为，能驱除恶魔、让病人恢复健康的人一定是魔法师。于是，巫医出现了，直到今天，在氏族部落的社会中，巫医仍旧受到尊敬，"为人治病"时充满热情，目的是惊吓魔鬼，使它从身体里逃走。就像很多民族童话中所讲到的那样，这些巫师大声笑嚷，戴着吓人的面具或者把脸画得令人惊恐，而他们表现得却十分陶醉，常常挥舞着棍棒，要把病人身体中讨厌的病魔狠狠地揍一顿。

古代的神话和传说都写道，从人类历史开始，病魔就与和人类友好交往的神灵为敌。马来人的一个童话讲到，过去有个善神以英俊少年的形象出现，他去苏门答腊岛以南的恩加诺（Engano）岛的时候，与岛上的一个姑娘成婚了。妻子给他生了一个男孩，不幸的是，男孩眼睛天生失明，按照天国的法律，善神必须返回。小男孩长大以后，岛上的居民得了一种传染病，很多人都死去了。这时，一个患病的岛民公开了秘密，说那个瞎眼的男孩是一个"医神"的儿子，他可以让病人重返健康。的确，瞎眼的男孩只需触摸一下向他求救的病人的头，传染病就没有了。后来，他结婚了，有了一个儿子，他教给儿子医学知识，成为医生的鼻祖。

最杰出的医学家希波克拉底让自己所有

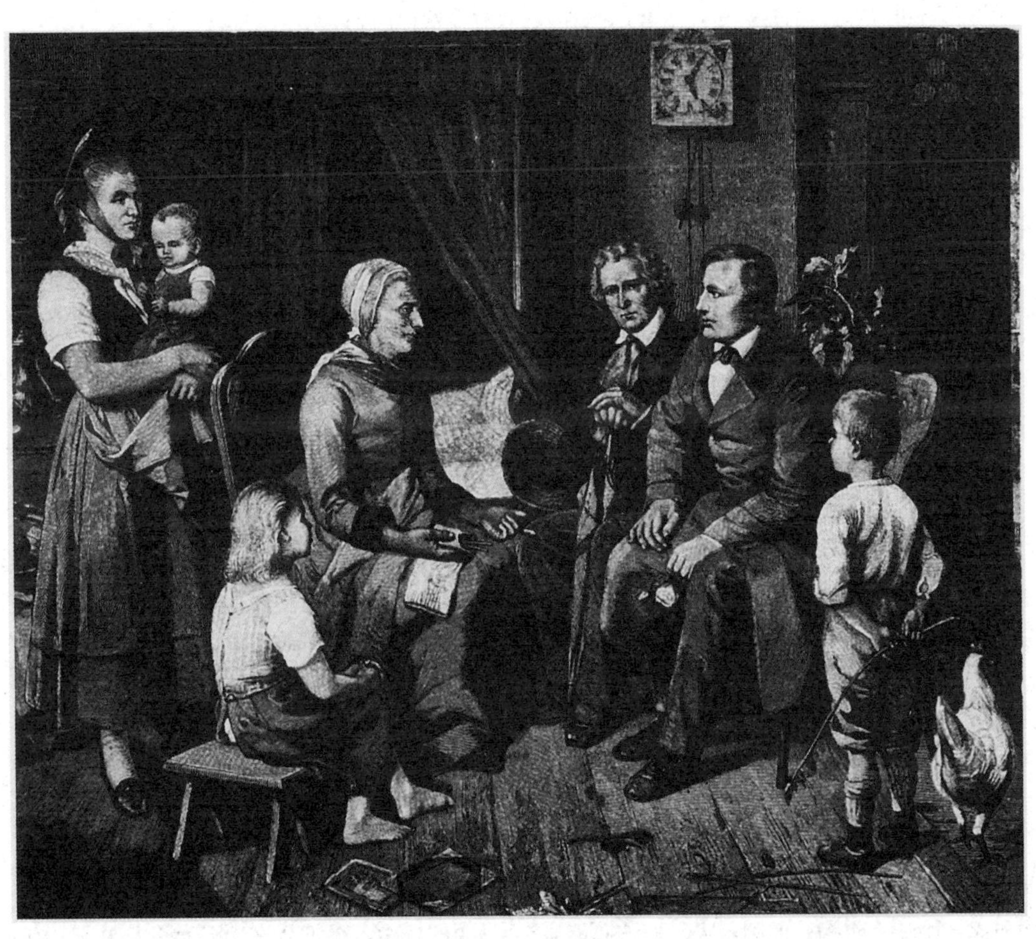

插图 186*a*　格林兄弟在听下茨维仑（Niederzwehren）的菲曼夫人（Frau Viehmann）讲童话
根据卡岑施泰因（Katzenstein）的画制作的木版画，出处不详

的弟子遵循“我向医神阿斯克勒庇俄斯发誓，遵守为病家谋利益之信条”。从此，病人的健康成为阿斯克勒庇俄斯神所有善良弟子的关注所在。但是，这个医生职业的最高道德准则在古代常常被忽略，芬兰的一个童话便显示出这种情况：

一个男人和一个女人生活得并不幸福。她很爱吵架，他在绝望之中多少次都想从悬崖上跳下去，却没有勇气。最后，他使用诡计，阴险地把妻子推进了深渊，但是几天之后，他对于孤身一人的生活便厌烦了。于是，他顺着一根绳索溜向峡谷，如果妻子还活着的话，打算把她拉上来。但是，摸到绳索的不是他的妻子，而是一个陌生的女人。她请求他说：“哎，尊贵的大哥，帮帮我，把我拉上去吧！”到了上面，陌生女人向他解释说，本来自己在深谷里住得好好的，然而有一天，突然来了一个女恶魔——就是被丈夫推下去的妻子——她的男人已经无法同她生活下去了。男人问陌生女人她现在想怎么办，女人说：“我不知道。我们一起周游世界吧！”他问：“我们靠什么生活呢？”她回答说：“我有个主意。我把你变成一个无比聪明的人，我变成个发烧精；我让人生病，你去救人，这样我们就能生活下去了。”后来事情果真如此：她让人生病，他则救人。病人总能康复，他马上就出名了，而且变得十分富有。

这则明示医生和疾病共属关系的童话把治病救人的人称为“无比聪明的人”。在遭受病痛折磨的人眼里，治病救人的人也是一个智者，因为即使医术不起作用，医生也能通过自己的人格给人祛病除灾。特别是在幽默的童话中，医生常常用幽默让病人——大多是忧郁的公主——笑出来，让病人摆脱沮丧和漠然的心情。医生是一个聪明的观察家！另外，也有赞美心理疗法的童话，医生治疗人的性格弱点，比如有一则阿拉伯童话就是这样的：

巴格达有一个妇女，臃肿的体态使她无法走路。她请求医生给她一种能治疗肥胖的药。“那我要问问预言书，什么药对你最合适。”他回答说，然后翻开一本书。“有了，”他抽泣着说，“你不需要什么药了，因为七天以后你就要死了！”这个噩耗让那个女人痛苦万分，她既不吃也不喝，马上就瘦了下来。但是她没有死，当第八天她向医生提出自己经受了精神的痛苦时，医生狡黠地说：“你现在是胖了还是瘦了？这就是我的药：害怕！”

医生之间的竞争是阶级社会中的一个重要的特点。在保加利亚的一个童话中，“嫉妒的医生”就受到了谴责。“嫉妒的医生”其医术十分高明，但是有一天，他的知识和才能还是被自己的助手超过了，所以他想用毒药把助手除掉，当然没有成功，因为在毒药学上高于主人一筹的助手及时发明了解毒药。高明的医生不得不死去，因为杀人阴谋没有得逞，助手迫使他把毒药喝了下去。

不仅在其他国家的童话里，而且在德语国家的童话中，聪明的医生也常常是故事中的主角。最著名的童话要算《万事通医生》（*Doktor Allwissend*），尽管主人公更多的是

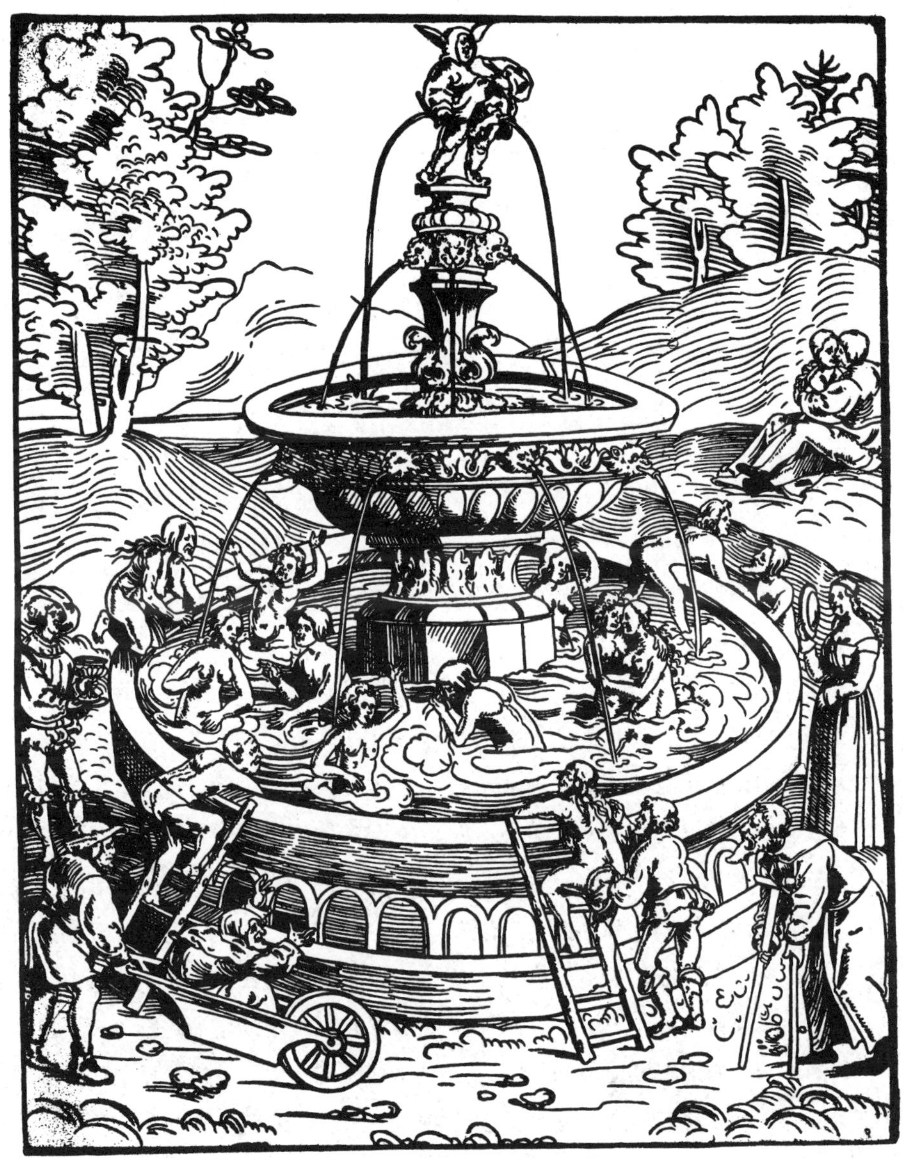

插图 186*b*　年轻泉

汉斯・泽巴尔德・贝哈姆（Hans Sebald Beham，1500—1550）关于我们祖先渴望通过生命之水摆脱衰老的漫画。无名氏活页画

个万事通，而不是一个真正的医生，但是在人们的心里他是个神医，他不仅治病救人，而且能够洞见财富和正直表面背后的卑劣。

童话中也有描写关于医生的能力和机智都无法对付的情况，但并不是说他得听天由命，因为他能够给人以间接的帮助，他给濒临死亡的人指引“生命之水”。除了医生，没有一个普通人知道它在哪里，虽然他们也知道要经过千辛万苦和艰难险阻，才能获得这种水。但最终总是有个不怕危险的人设法找到生命之水。产生于中世纪的这种童话题材在很多民族的童话中都有。其中一个童话是这样写的：

从前有个国王得了不治之症，根据御医的说法，他的病只有使用隐蔽在山后被咒诅的宫殿中的长生水才能治好。于是，国王派他的三个儿子去取水。他们分成三路，最小的儿子遇到一个白发老人，便告诉老人自己的任务。老人劝他，如果觉得不能勇敢地闯过难关，就放弃自己的计划。这些难关是：他得杀死一条蛇；遇见一群他不应该看见的迷人的女孩、迎面而来的骑士和伯爵，当他们给他呈上武器时，他不能接受；最后的难关则是，宫殿门口挂着小钟，里面住着保管生命泉钥匙的贞女。哪怕轻轻地碰一下门，小钟叮当作响，宫殿的看守便会拉响警报，此时，他的命运也就可想而知了。

老人给国王的儿子一块海绵，让他堵上小钟，令它不会作响。这个年轻人忠实地遵照老人的所有建议去做。当他到达宫殿的时候，看到了一个令他倾心的姑娘。他请求她把长命圣水给他。姑娘说：“父亲命令我嫁给那个闯过所有难关、来到我面前的骑士；他不仅要把长生水拿走，而且要把我一起带走，我要成为他的妻子。”于是，他和公主成了婚，回到父亲那里，把装着长生水的小瓶子交给了国王，国王不久就恢复了健康。

童话里常常把医生描绘成有主意、能战胜死亡的人。这个大概源自冰岛的教父——死亡主题在不同的民族那里有着不同的解释。但是，有一点是所有的童话里共有的：死亡给自己的教子——医生以一种草药和正确诊断的礼物。“如果你面对一个病人，我会在你面前显现。”死亡保证说，“我站在病人的头上，你可以大胆地说，你要把他们治好。然后你把我的药给他们，这样他们就会恢复健康；但如果我站在病人的脚边，他就是我的，你得说一切都没有用了，世界上没有一个医生能够救他。”

于是，世界的现实就这样发生了。但是，格林兄弟在童话中写道，著名的医生在特别重要的情况下会欺骗死亡，医生会把床头掉转方向，这样死亡会违背意愿站到病人头的上方，不再纠缠病人。为此，气急败坏的死亡会熄灭自己教子的生命之灯，教子便会毫无生气地瘫倒在地上。格林兄弟的另一则童话说，一个聪明的医生在死亡将要来临、他的生命之灯将要熄灭时，使了一个小诡计：“让我先祈祷一下！”死亡满足了他的愿望。医生默念了主祷文的开头几句，当然没有祈祷完，死亡不得不让他继续生活下去，直到百年。

看到我们的祖先满怀热爱之心在童话中

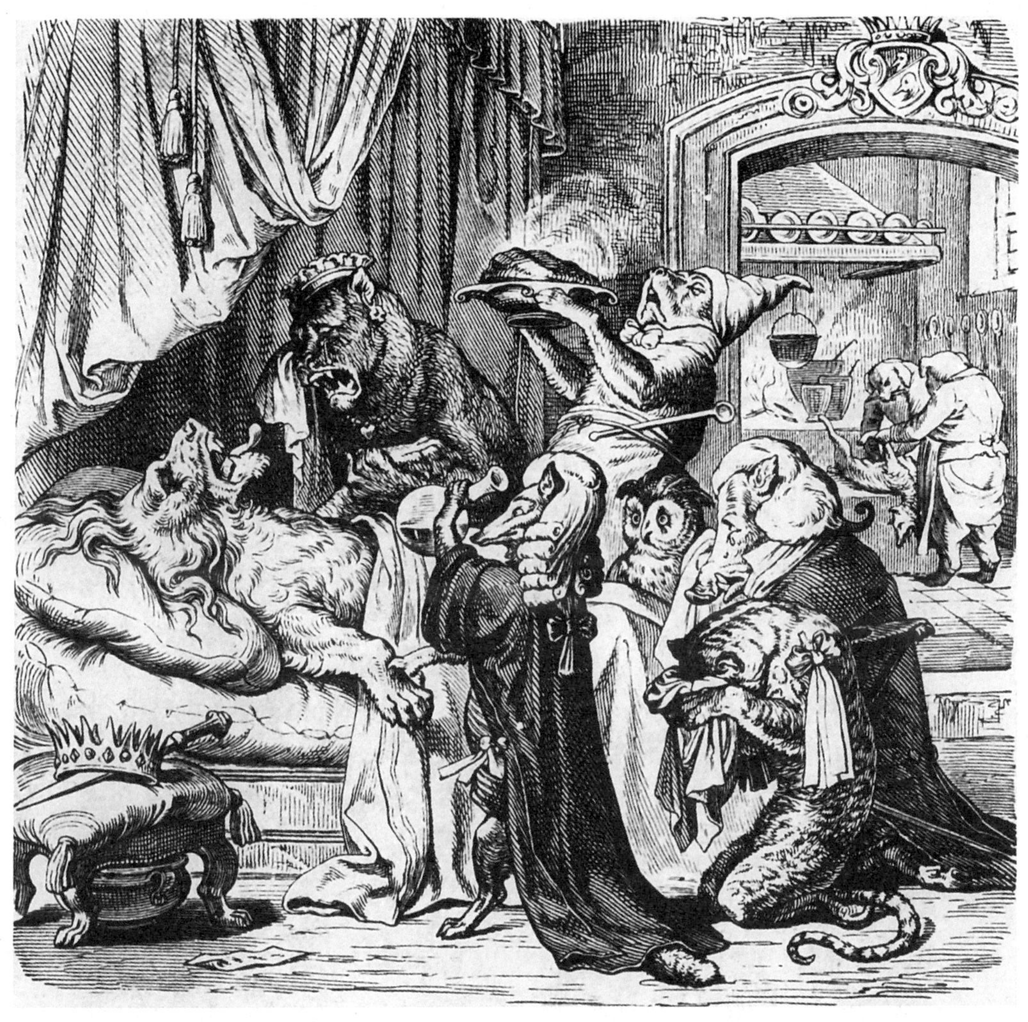

**插图 186*c*　动物诗《列那狐之歌》（*X. Gesang des Reineke Fuchs*）中的医生：“狼不得不马上进入厨房，发现那里有肝脏，它立即把肝脏大口地吃了下去；同时摆脱了一切疾病和罪恶。”**

阿尔盖尔（Allgaier）和西格勒（Siegle）根据威廉·冯·考尔巴赫（Wilhelm von Kaulbach，1805—1874）制作的木版画绘制

画中的前方，狐狸医生在查看病人的尿

哥达（Cotta）书店出版的《列那狐之歌》中的插图，斯图加特，1863 年

描绘那些不遗余力地挽救人类生命的医生，人们一定非常感动。如果说医生的职业在今天的社会中享有特别的尊重和很高评价的话，那么一定不是他们医术的神秘和神奇，而在于医生坚持不懈的投入和渊博的专业知识，没有这些，现代医学的成功是不可能的。

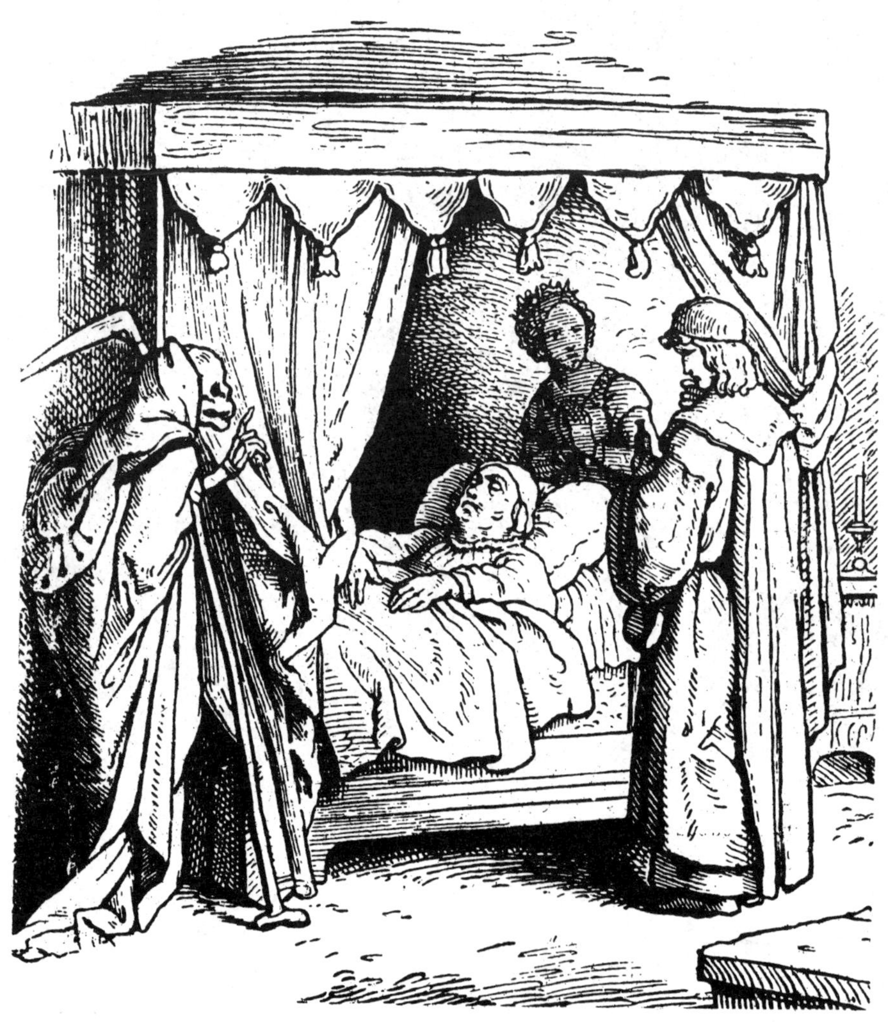

**插图 186*d*　病床边的医生和死亡**

路德维希·里希特尔（Ludwig Richter）为格林兄弟的童话《死亡教父》（*Gevatter Tod*）配图